颞下颌关节紊乱病与咬合的诊治

Management of Temporomandibular Disorders and Occlusion

第8版

颞下颌关节紊乱病与咬合的诊治

Management of Temporomandibular Disorders and Occlusion

第8版

（美）杰弗里·奥克森 主编
（Jeffrey P. Okeson）

傅开元 主审

张思慧 陈 江 主译

北方联合出版传媒（集团）股份有限公司
辽宁科学技术出版社
沈 阳

图文编辑

杨 帆 刘 娜 张 浩 刘玉卿 肖 艳 刘 菲 康 鹤 王静雅 纪凤薇 杨 洋

图书在版编目（CIP）数据

颞下颌关节紊乱病与咬合的诊治：第8版 /（美）杰弗里·
奥克森（Jeffrey P. Okeson）主编； 张思慧，陈江主译. —沈
阳：辽宁科学技术出版社，2024.1

ISBN 978-7-5591-2790-7

Ⅰ. ①颞… Ⅱ. ①杰… ②张… ③陈… Ⅲ. ①颞下颌关
节综合征—诊疗 Ⅳ. ①R782.6

中国版本图书馆CIP数据核字（2022）第202064号

出版发行：辽宁科学技术出版社
　　　　　（地址：沈阳市和平区十一纬路25号　邮编：110003）
印 刷 者：凸版艺彩（东莞）印刷有限公司
经 销 者：各地新华书店
幅面尺寸：210mm×285mm
印　　张：28.5
插　　页：4
字　　数：570千字
出版时间：2024 年 1 月第 1 版
印刷时间：2024 年 1 月第 1 次印刷
策划编辑：陈　刚
责任编辑：金　烁
封面设计：袁　舒
版式设计：袁　舒
责任校对：李　霞

书　　号：ISBN 978-7-5591-2790-7
定　　价：398.00 元

投稿热线：024-23280336
邮购热线：024-23280336
E-mail:cyclonechen@126.com
http://www.lnkj.com.cn

Elsevier (Singapore) Pte Ltd.

3 Killiney Road, #08–01 Winsland House I, Singapore 239519

Tel: (65) 6349–0200; Fax: (65) 6733–18170020

声　明

Printed in China by Liaoning Science and Technology Publishing House Ltd. under special arrangement with Elsevier (Singapore) Pte Ltd. This edition is authorized for sale in the People's Republic of China only, excluding Hong Kong SAR, Macau SAR and Taiwan.

Unauthorized export of this edition is a violation of the contract.

著作权合同登记号：06-2021第23号

这本书献给我的妻子Barbara，
感谢她在工作与生活中给予我持续无条件的
爱、支持和理解。
同时向我的患者致以最深情的谢意，
希望借此书缓解或消除更多患者的痛苦。

致谢 Acknowledgments

可以说，本书并非一人所著，而是凝聚于许多前人的积淀。他们的无私奉献构筑了今天颞下颌关节领域的所知、所想。颞下颌关节领域的每个部分都是浩瀚的工程，参考文献的背后都凝聚着学者们辛勤的工作。我有义务也乐于向大家介绍其中几位学者。首先是Weldon E. Bell博士，虽然我们在1990年失去了这位"巨人"，但他至今仍是我崇敬的导师。他是一位杰出的思想家、学者和教师。由他所编写的第7章是关于颞下颌关节紊乱病（TMD）和口颌面疼痛，其中的知识值得每个人深思。他是一位非常特殊的人，我永远缅怀他。

我要感谢美国加利福尼亚州圣地亚哥的Terry Tanaka博士慷慨地与我分享他的知识。多年来，我非常珍视和他的友谊。他专业的解剖知识极大地帮助了我们理解复杂的咬合系统及其功能。

我要感谢我的同事Charles Carlson博士，感谢他教给我关于疼痛心理学的一切。我们在口颌面疼痛中心一起工作了30多年，我见证了他成功创建并归纳了自我理疗的理论。这些技术帮助了许多慢性疼痛的患者。在第11章，他与大家慷慨地分享了他的想法和理念。

本书中还使用了以下学者的一些专业资料和见解：美国罗切斯特大学的Per-Lennart Westesson博士，威斯康星州密尔沃基的Jay Mackman博士，肯塔基州列克星敦的肯塔基大学的Joseph Van Sickel博士、Larry Cunningham博士、Douglas Damm博士和Galal Omami博士；奥地利维也纳的Gerhard Undt博士，美国俄亥俄州森特维尔的Steve Burke博士，美国加利福尼亚大学洛杉矶分校的Carol Bibb博士和William Solberg博士。此外，还要感谢David Hoffman博士为本书提供的临床病例图片。

我还要再三感谢Lightbox Visual Communications的Jodie Bernard女士和她优秀的艺术家团队，帮助编辑并出版本书。当然，还要感谢编辑Alexandra Mortimer、Melissa Rawe以及整个出版公司的支持和帮助，没有他们，本书不可能问世。

我还要感谢来自25个不同国家的60多位同事，他们让我保持求索和专注，让我不断地寻找真相。

最后，我想感谢我的家人，感谢他们在我创作路上不断地给予爱、支持、鼓励。我父母从一开始就一直鼓励我。我的妻儿都给了我充裕的私人时间去写作。48年来，我有幸娶了这位美丽又有爱的妻子，是她的奉献成就了本书的出版。

杰弗里·奥克森，DMD

前言 Preface

多年来，关于咬合及其与咬合系统功能的关系一直是口腔界的研究热点。咬合与功能之间的关系相当复杂。人们对这一领域怀揣着浓厚的兴趣，但又缺乏完备的认知，由此提出诸多概念、理论和治疗方法，使本已复杂的该领域更加混乱。虽然如今的知识水平较过去已有所提高，但仍有很多未解之谜。一些当今的技术将在未来成为我们的最佳疗法，而一些其他方法可能将被摒弃。尽职尽责的医生应当在熟悉这些治疗方法之后开展治疗，并不断地从大量的研究中学习新的知识。这是一项艰巨的任务。我希望本书能帮助学生、教师和临床医生更好地诊治他们的患者。

1974年，我在美国肯塔基大学开始了我的咬合教学生涯。当时，我坚信必须要有一本能够系统地、科学地且富有逻辑地介绍咬合和颞下颌关节紊乱病（TMD）的教学手册。1975年，我创作了这样一本手册来辅助教学。很快，其他几所牙学院也在他们的教学课程中加入了这本手册。1983年，CV Mosby出版公司向我提议将这本手册完善成一本完整的教科书。经过2年的编写和编辑，第1版于1985年出版。我很高兴且谦卑地得知，本书目前正广泛应用于美国的大多数牙学院的教学中，并已经被翻译成11种语言应用于国外教学。我非常荣幸在学术上有此成就，希望本书能够真正帮助我们更好地诊治我们的患者。

我很荣幸有机会将本书更新至第8版，并试着在书中加入了过去4年里最有意义的科研结论。我相信著作的力量不在于笔者的文字，而在于支撑书中观点的参考文献。未被引用的观点应仅被视为意见，因为这需要进一步的科学调查来支持或否定。要重编一本教科书是极其困难的，尤其是在高速发展的学科之中。33年前，在本书的第1版中，我引用了约450篇文献来支持我的观点和想法。而在第8版中，则引用了近2400篇文献。这也反映出这一学科的科研工作正在高速发展。应该承认，随着研究的深入，学者们也应当根据最新的研究做出适当的改变。这对于临床医生可能很困难，因为可能需要改变治疗方案。然而，对于患者而言，最好的诊治应该是建立在科学的理论支持之上的。

本书旨在为咬合和咀嚼功能的研究提供合理且实用的方法。全书分为4个主要部分：第一部分由6个章节组成，呈现了咬合系统的解剖和生理特征。了解正常的咬合关系和咀嚼功能对于理解功能障碍至关重要。第二部分由4个章节组成，介绍咬合系统中常见功能障碍的病因与鉴别诊断。其中加入了有意义的文献支持。第三部分由6个章节组成，根据病因提出了合理的治疗方案。对于现有的治疗方案和新兴的观点也加入了最新的研究成果。第四部分由4个章节组成，介绍了不可逆性咬合治疗中具体的考量因素。

本书旨在对咬合和咀嚼功能的研究提出一种易于理解且合理的治疗方案。为了帮助读者，我们已经提供了详细的治疗手段。应当意识到，这些治疗技术是为了实现一定的治疗目标。而实现这些治疗目标主要在于治疗过程中的考量因素，而不是技术本身。任何建立于充分的思考、合理的手段并符合患者的最大利益的基础之上，且能达到治疗目标的技术都是合理的。

1972年，Jeffrey P. Okeson博士毕业于美国肯塔基大学牙学院。毕业后在公共卫生服务部门完成了2年的口腔轮转实习和主任工作。1974年，Okeson博士开始在肯塔基大学任教。目前，他是口颌面疼痛科的教授和主任，同时也是学院的教学主任。1977年，Okeson博士成立了口颌面疼痛中心。口颌面疼痛中心是口腔颌面部慢性疼痛疾病的多学科诊疗中心。该中心已开设了多个研究生培训课程，包括口颌面疼痛学硕士学位。这是第一个完全得到了美国口腔医学会认证的口颌面疼痛学硕士学位。Okeson博士在美国国内外各大杂志上发表了关于咬合、颞下颌关节紊乱病（TMD）的文献240多篇。出版的《颞下颌关节紊乱病与咬合的诊治》被大多数美国牙科学校所采用并已被翻译成11种语言。除了本书，他还著有《口颌面疼痛》，也广泛应用于口颌面疼痛的诊疗。

Okeson博士是许多TMD和口颌面疼痛学术组织的主要成员，在许多委员会和学术机构均有任职。他是美国口颌面疼痛学院（AAOP）的前任院长和创始成员，是美国口颌面疼痛学委员会创始人之一，并曾两次担任主任委员。他一直活跃在AAOP，致力于研发TMD和口颌面疼痛的课程及疗法，编辑了第3版AAOP临床指南——《口颌面疼痛分类与治疗的临床指南》。此书已成为世界各地的治疗标准。Okeson博士已受邀在美国50个州和其他58个国家举办了1300多场关于TMD与口颌面疼痛的讲座。在美国国内外会议上，他经常被称为"口颌面疼痛的世界大使"。他也获得过多个教学奖项，是肯塔基大学的杰出教师，获得过教务处的"杰出教授奖"；美国口颌面疼痛学专业委员会的"服务奖"；第一个由牙学院颁发的"杰出校友奖"。他是第一个也是唯一一个进入肯塔基大学杰出校友大厅的口腔医生。Okeson博士还荣获了由国际牙科学会颁发的"年度国际口腔医生奖"。这是该机构的最高奖项，以表彰他在TMD和口颌面疼痛领域所做出的巨大贡献。

中文版序言 Foreword

张思慧博士和陈江教授主译的《颞下颌关节紊乱病与咬合的诊治（第8版）》一书即将出版。本书是由著名的关节与咬合疾病专家Jeffrey P. Okeson博士所著。书中涵盖了咬合系统的功能解剖、咬合系统功能紊乱的病因与鉴别诊断以及咬合疾病治疗等内容，本书展示了大量精美的临床病例图片，非常值得一读。

本书呈现几大特点：

一是理论知识成体系。从解剖到病因，再从诊断到治疗，阐述清晰，可很好地帮助阅读本书的临床医生建立起诊疗全局观。

二是内容新。本书为Jeffrey P. Okeson博士所著的第8版，也是DC/TMD发表后的最新版，本书整合了其团队丰富的临床实践经验和学界最新的研究成果与观点。

三是可读性强。本书图文并茂，许多晦涩难懂的咬合和关节知识通过大量精美的图片加以展示，非常便于读者理解。

此外，本书翻译团队实力雄厚。张思慧博士和陈江教授长期从事颞下颌关节及咬合相关疾病的临床诊治与基础研究，并在相关专业委员会任职，且有在国外访学交流的经历。他们团队在咬合重建，尤其是数字化咬合重建中，做了许多有益的开创性工作，在国内具有较高的影响力。由两位学者主译的本书，很好地还原了原著的学术精华，充分体现了原作者的观点和理念。

我国咬合和关节疾病患病人群较多。然而，能够系统规范地开展诊疗的临床医生不足以满足治疗的需求。相信本书的出版，必将让国内关注这一领域的学者和临床医生从中受益，有助于提升该专业的诊疗水平，进而推进颞下颌关节与𬌗学专业的发展，并为广大患者带来福音。感谢辽宁科学技术出版社的精心组织，感谢两位主译和翻译团队为我国口腔事业发展的辛勤付出。

邓旭亮

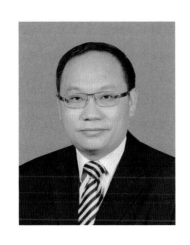

邓旭亮，教授，主任医师，博士研究生导师

第十四届全国政协委员，农工党中央委员，农工党北京市副主任委员，北京大学口腔医院教授、院长，北京大学跨学部生物医学工程系常务副系主任，国家口腔医学中心副主任，中国医学科学院学部委员。现任国家药品监督管理局口腔材料重点实验室主任，口腔生物材料和数字诊疗装备国家工程研究中心副主任，生物医用材料北京实验室副主任，国家口腔疾病临床医学研究中心副主任。国家杰出青年基金获得者，国家自然科学基金创新群体项目负责人，国务院政府特殊津贴专家。中国共产党中央委员会组织部"万人计划"领军人才，科技部中青年科技创新领军人才，教育部"新世纪优秀人才"，科技部重点研发项目首席科学家。

近年来，主持国家级、省部级科研项目30余项。在口腔生物修复材料领域取得了一系列原创性的研究成果，得到国内外同行的高度认可。在《Science》《Nature Materials》等国际知名期刊发表论文250余篇，其中SCI收录160余篇，共被引用4534次。授权国家发明专利35项，国际发明专利4项。所研发的系列新型牙齿与颌骨修复材料取得3项国家药品监督管理局第三类医疗器械注册证，已在国内外1500余家医疗机构推广使用，临床推广应用1000多万例。

获全国创新争先奖，教育部"高等学校科学研究优秀成果奖"科技进步一等奖1项（第一完成人），教育部"高等学校科学研究优秀成果奖"技术发明二等奖1项（第一完成人），中华口腔医学会科技奖励一等奖1项（第一完成人），华夏医学科技奖一等奖1项（第二完成人），"全国优秀科技工作者"荣誉称号，全国颠覆性技术创新大赛最高奖，光华工程科技奖青年奖，树兰医学奖青年奖。

审译者简介 Reviewer and Translators

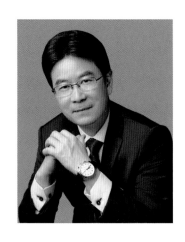

主审　傅开元，教授，主任医师，博士，博士研究生导师

　　1988年毕业于浙江医科大学，1991年毕业于华西医科大学获硕士学位，1994年毕业于北京医科大学获博士学位。1996—1998年美国北卡罗来纳大学牙学院（University of North Carolina at Chapel Hill）博士后。2002年美国北卡罗来纳大学医学院访问教授，2007—2008年美国哈佛大学麻省总医院（Massachusetts General Hospital, Harvard Medical School）疼痛研究中心高级研究员。2003年晋升为教授和主任医师，2005年聘为博士研究生导师。曾任北京大学口腔医学院颞下颌关节病口颌面疼痛中心、医学影像科主任，中华口腔医学会颞下颌关节病学及𬌗学专业委员会主任委员，北京大学医学部疼痛医学中心副主任，美国北卡罗来纳大学牙学院诊断科学系兼职教授。现任中华口腔医学会第6届理事会理事，北京市口腔医学会口腔颌面影像学专业委员会主任委员，北京市口腔医学会颞下颌关节病学及𬌗学专业委员会候任主任委员。

　　主要研究方向：①颞下颌关节病的基础与临床研究；②疼痛中枢调节机制的基础研究；③口腔疾病的影像学诊断。以第一作者和通讯作者身份发表论文120余篇，其中SCI收录60余篇。主编专著3部，参编专著及教材25部。

主译　张思慧，博士，副主任医师

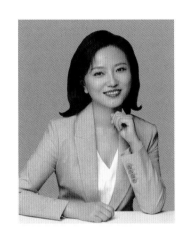

　　2007年毕业于中南大学湘雅医学院获学士学位，2010年毕业于中南大学湘雅医学院获口腔医学专业硕士学位，2020年毕业于福建医科大学获口腔医学博士学位。2014年赴美国纽约大学进修，完成维也纳多学科综合课程的基础班和高级班、马尔堡殆学高级课程的学习，担任维也纳多学科咬合重建技师班翻译。现任中华口腔医学会颞下颌关节病学及殆学专业委员会委员，中华口腔医学会口腔美学专业委员会青年讲师。临床主要从事咬合重建治疗和全口种植后的修复治疗，基础研究主要集中于咬合与全身健康的管理。主译《修复与正颌正畸垂直空间》。获2020年BITC总决赛一等奖、2022年口腔青年教师授课技能大赛全国二等奖，福建省教学成果一等奖。获省厅级科研课题3项。

主译　陈江，教授，主任医师，博士，博士研究生导师

　　1986年毕业于福建医科大学口腔系获学士学位，1992年毕业于华西医科大学获口腔临床医学专业硕士学位，1999年毕业于华西医科大学获口腔临床医学专业博士学位。2000年获国家留学基金，为美国哈佛大学牙学院及塔夫茨大学新英格兰医学中心访问教授。国际牙学院院士，国务院政府特殊津贴专家，全国优秀科技工作者，全国"白求恩式好医生"，国家自然科学基金项目评审专家，福建省百千万人才工程人选、福建医科大学学科带头人、福建省闽江科学传播学者。兼任中华口腔医学会常务理事、中华口腔医学会口腔美学专业委员会主任委员、中华口腔医学会口腔种植专业委员会候任主任委员、福建省口腔疾病重点实验室主任、福建省医师协会副会长、福建省口腔医学会会长。

　　担任《Journal of Oral Maxillofacial Implant》中文版主编，《Clin Oral Implant Research》审稿专家，《中华口腔医学杂志》编委、特约审稿专家，《口腔医学研究》杂志副主编，全国住院医师规范化培训统编教材《口腔修复学》副主编，全国口腔专业本科统编教材《口腔种植学》编委。长期从事口腔种植及口腔颌面外科的研究。从事教学工作至今30余年，主持国家自然科学基金项目2项，福建省发展和改革委员会产业技术开发项目、福建省科技重大科研项目、福建省教育厅重点项目、福建省自然科学基金项目等国家级和省厅级科研课题10余项。主编、主译、参编学术专著8部。在国内外学术期刊发表论文80余篇（近5年SCI收录14篇）。获福建省科技进步二等奖1项、福建省医学科技奖三等奖2项，新型实用与发明专利6项。

译者名单 Translators

主译

张思慧（福建医科大学附属口腔医院）

陈　江（福建医科大学附属口腔医院）

译者

陈　江（福建医科大学附属口腔医院）

张思慧（福建医科大学附属口腔医院）

林晗昱（福建医科大学附属口腔医院）

李德雄（福建医科大学附属口腔医院）

苏晶晶（福建医科大学附属口腔医院）

陈文倩（福建医科大学附属口腔医院）

林　焱（福建医科大学附属口腔医院）

许　亮（福建医科大学附属第一医院）

何凯讯（福建医科大学附属口腔医院）

吴为良（福建医科大学附属口腔医院）

林宇轩（福建医科大学附属口腔医院）

陈威夷（福建医科大学附属口腔医院）

目录 Contents

扫二维码查阅
参考文献

第一部分

功能解剖
Functional Anatomy

　　咬合系统极其复杂，主要由骨骼、肌肉、韧带和牙齿组成。其运动受大脑、脑干和外周神经构成的复杂神经系统调控。因此，咬合系统的每个运动都尽可能相互协调，以最小的结构创伤获取最大的功能。在功能运动过程中，上下牙齿的有效移动有赖于咀嚼肌引导下颌精确运动，故认识咬合运动的力学及生理学特性是研究咀嚼功能的基础。第一部分由6个章节组成，主要介绍咬合系统的正常解剖、功能运动和生物力学机制。只有理解了正常功能，才能理解功能紊乱的意义。

第1章
咬合系统的功能解剖与生物力学
Functional Anatomy and Biomechanics of the Masticatory System

"解剖是所有治疗的基础。"

——杰弗里·奥克森

咬合系统是身体主要的功能单位，在咀嚼、言语、吞咽、味觉和呼吸功能中发挥着重要作用。咬合系统由颌骨、关节、韧带、牙齿和肌肉组成，由复杂的神经控制系统对这些结构进行调控。

咬合系统既复杂又精密，对其功能解剖和生物力学的良好理解是学习咬合的重中之重。本章所描述的咬合系统的解剖特征是理解咀嚼功能的基础，更详细的内容可以参考颈部解剖的文章。

功能解剖

本章讨论了牙列及其支持结构、骨骼、颞下颌关节、韧带和肌肉等解剖结构，描述了颞下颌关节的生物力学特性。在第2章，将介绍调控咀嚼功能的复杂神经系统。

牙列及其支持结构

人的牙列由32颗恒牙组成（图1.1A和B）。每颗牙齿可分为两个基本部分：在牙龈组织上方可见的牙冠以及被牙槽骨包埋的牙根。许多结缔组织纤维从牙根的牙骨质表面延伸至牙槽骨，使牙根与牙槽骨相连，大多数纤维由牙颈部的牙骨质斜向牙槽骨（图1.2），这些纤维统称为牙周韧带（牙周膜）。牙周韧带不仅能将牙齿牢固地附着在牙槽窝内，还能在牙齿功能接触时帮助分散牙槽骨承担的应力。从这个意义上说，它可以被认为是一种天然的"减震器"。牙周韧带有本体感受器，感受压力和位置的信息，这些感受信息对功能至关重要，将在第2章中进行描述。

32颗恒牙均匀分布于上下牙弓上：上颌骨的牙槽突位于颅骨的前下部，16颗上颌牙齿排列其中；下颌骨是可活动的，16颗下颌牙齿排列在其牙槽突上。由于上颌牙弓略大于下颌牙弓，咬合时在垂直向和水平向上上颌牙齿盖过下颌牙齿（图1.3）。导致这一差异的主要原因是：（1）上颌前牙的宽度远大于下颌前牙，从而成了更大、更宽的牙弓；（2）上颌前牙的唇倾度大于下颌前牙，这造成了水平向和垂直向上的覆𬌗、覆盖。

恒牙可以根据牙冠形态分为以下4类：

切牙：位于牙弓最前部，呈典型的铲状，有明显的

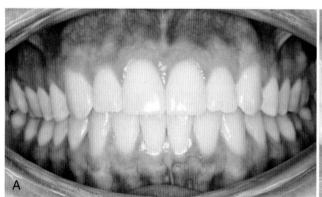
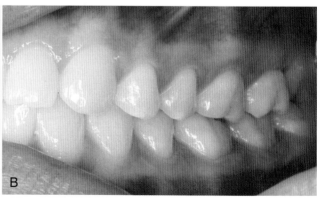

•图1.1　牙列。A.正面观。B.侧面观。

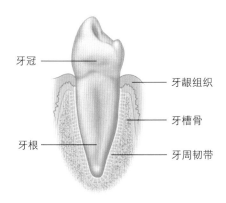

•图1.2 牙齿及其牙周支持组织（为了更清楚地显示，增大了牙周韧带的宽度）。

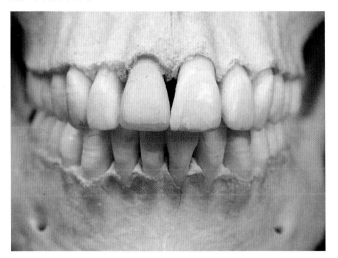

•图1.3 上颌牙齿较下颌牙齿更靠近面颊部。

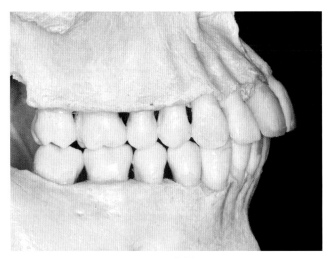

•图1.4 后牙的侧面观。

切缘。有4颗上颌切牙和4颗下颌切牙，上颌切牙明显比下颌切牙大得多，盖过下颌切牙，形成覆𬌗、覆盖。切牙的功能是在咀嚼时切开或切断食物。

尖牙（图1.4）：位于切牙的后面（远中），牙弓的转角，通常是恒牙中最长的牙齿，只有一个牙尖和牙根。尖牙在其他动物（如犬）身上非常明显，因此又称为"犬牙"。上下各有2颗。对于动物来说，尖牙的主要功能是撕裂食物。在人类的牙列中，这个功能仅偶尔使用，主要功能与切牙类似。

前磨牙（图1.4）：位于尖牙的远中，上下各有4颗。由于有2个牙尖，因此又称为"双尖牙"。两个牙尖的存在大大增加了牙齿的咬合面积。上下前磨牙在咬合时能够将食物固定并碾碎。前磨牙的主要功能是将食物分解为更小的颗粒。

磨牙（图1.4）：位于前磨牙远中，上下各有6颗。每颗磨牙的牙冠有4个或5个牙尖，这样一个宽大的𬌗面

为食物的粉碎和研磨提供了空间。磨牙主要在咀嚼的后期阶段起作用，它能够将食物分解成足够小的颗粒，更容易吞咽。

如前所述，每颗牙齿的形态均与功能相适应。牙齿在牙弓间和牙弓内的接触关系非常重要，影响咬合系统的健康和功能。这些将在第3章进行详细的讨论。

骨骼

人类头部由颅骨和下颌骨组成（图1.5）。颅骨主要由颞骨、额骨、顶骨、蝶骨、枕骨、颧骨、鼻骨和上颌骨通过骨缝拼接而成。下颌骨是一块单独的骨骼，通过肌肉、韧带将其悬吊于颅骨的下方。咬合系统由3个主要骨骼构成：支持牙齿的上颌骨和下颌骨（图1.6），以及连接下颌骨与颅骨的颞骨。

上颌骨

在发育过程中，两块上颌骨融合形成腭中缝（图1.7）。这些骨骼构成了面上部骨性结构的大部分。上颌骨的边缘向上延伸形成鼻腔及眼眶的底面，向下形成腭和支持牙齿的牙槽嵴。由于上颌骨与周围颅骨的骨骼融合在一起，上颌牙齿被认为是颅骨的固定部分，因此也是咬合系统的稳定部分。

下颌骨

下颌骨呈U形，支持下颌牙列并构成面下部骨性结构。它和颅骨没有骨性的连接，主要通过肌肉、韧带和

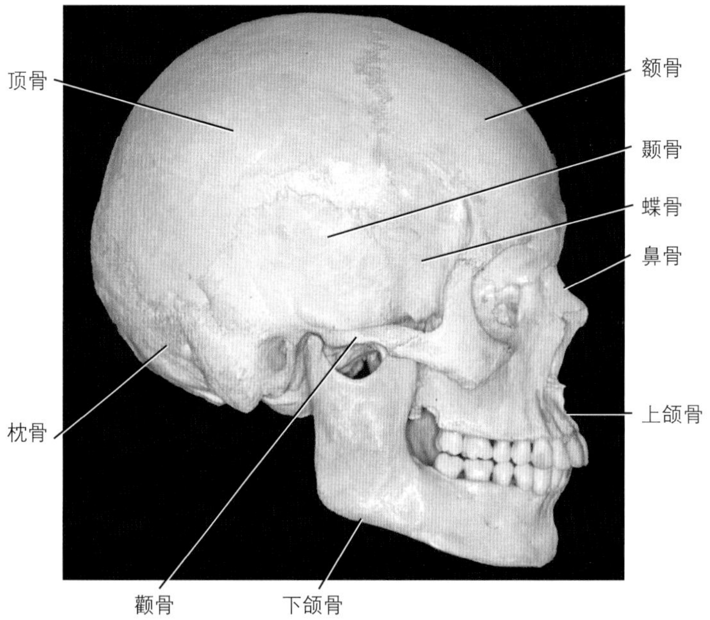

顶骨
额骨
颞骨
蝶骨
鼻骨
枕骨
上颌骨
颧骨 下颌骨

• **图1.5** 颅骨及下颌骨的侧面观（标注了组成颅骨的不同骨骼）。

颞骨

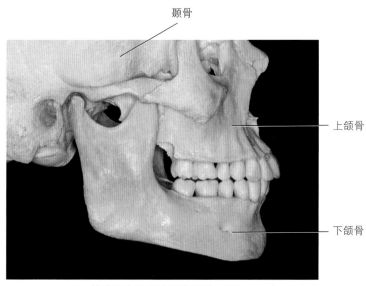

上颌骨

下颌骨

• **图1.6** 构成咬合系统的骨骼包括上颌骨、下颌骨、颞骨。

其他软组织悬吊在上颌骨的下方，因此下颌骨可以灵活地行使功能活动。

弓形下颌骨的上部由牙槽突和牙齿组成（图1.8）。下颌骨体向后下方延伸形成下颌角，向后上方延伸形成上颌升支。向上延伸的垂直骨板形成了下颌升支的两个突起：前部的喙突和后部的髁突。

髁突是下颌骨连接颅骨的部分，能够自由活动。从冠状位看，髁突内侧和外侧各有一个突起，称为内极和外极（图1.9），内极通常比外极突出。从水平位看，通过髁突内外极作一条直线，通常向内后方延

伸，直到枕骨大孔前缘（图1.10）。髁突内外长度为18~23mm，前后宽度为8~10mm。髁突关节面的前斜面和后斜面均向上延伸至顶部（图1.11），后斜面大于前斜面。髁突关节面前后突度较大，内外突度较小。

颞骨

下颌骨髁突与颅骨基底部在颞骨的鳞部相连。颞骨鳞部构成了容纳髁突的下颌窝，也称为关节窝（图1.12）。关节窝的后部是鳞鼓裂，它向内侧延伸，又分为前面的岩鳞裂和后面的岩鼓裂。关节窝前面是一骨性

突起，称为关节结节。关节结节的突度变异很大，但很重要，因为当下颌向前运动时，关节结节表面的突度决定了髁突的路径。关节窝的后部骨质很薄，表明颞骨的这一区域不能承受过重的负荷。而关节结节由厚而致密的骨组成，更有可能承受这种力量。

颞下颌关节

下颌骨与颅骨的颞骨相连接的区域称为颞下颌关节（TMJ），毫无疑问，它是人体最复杂的关节之一。颞下颌关节可以在一个平面上做铰链运动，因此被认为是铰链关节。与此同时，由于它又可以进行滑动运动，因而也被视为滑动关节。所以颞下颌关节被认为是铰链-滑动关节。

颞下颌关节是由下颌骨髁突、颞骨的关节窝和两者

之间的关节盘组成。颞下颌关节属于复合关节，严格定义，一个复合关节至少需要3块骨构成，而颞下颌关节只有两块骨。在功能上，关节盘作为非钙化骨，支持关节进行复杂运动。由于关节盘发挥了第三块骨的功能，颞下颌关节被认为是一个复合关节。关节盘作为非钙化骨的功能将在本章后面的"颞下颌关节的生物力学"中详细描述。

关节盘由致密的纤维结缔组织组成，大部分无任何血管或神经纤维。然而，关节盘的边缘有少量的神经分布[1-2]。在矢状面上，根据厚度可分为3个区域（图1.13）。中间区域最薄，称为中间带。中间带前后逐渐变厚，后缘一般比前缘稍厚。在正常关节中，髁突关节面正对关节盘的中间带，并与较厚的前带和后带毗邻。

从冠状位看，关节盘内侧通常较外侧更厚，这与髁突和关节窝之间更大的间隙相适应。关节盘的形状由髁突和关节窝的形态共同决定（图1.14）。在运动过程中，关节盘具有一定的灵活性，以适应关节面的功能需求。但是，灵活性和适应性并不意味着关节盘在功能运动的过程中，其形态总会发生可逆的改变。一般情况下，关节盘将保持其原有的形态。然而，当关节承受破坏力或结构变化时，关节盘的形态也会发生不可逆的改变，并在功能运动时产生生物力学改变。这些改变将在后面的章节中进行讨论。

关节盘向后附着于疏松结缔组织，该区域有丰富的血管和神经（图1.15），又称为双板区或后附着。盘后组织（又称双板区）上板是包含丰富的弹性纤维的结缔

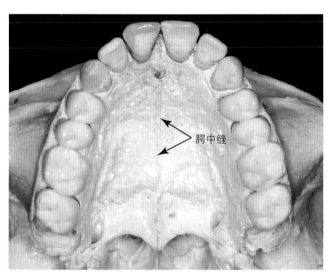

• **图1.7** 发育过程中，两块上颌骨融合形成腭中缝。

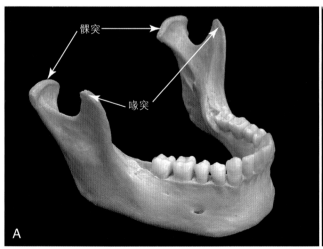

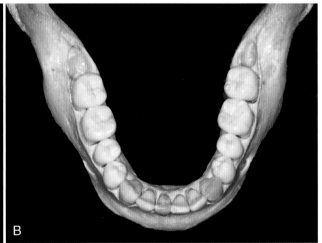

• **图1.8** A. 下颌升支向上延伸形成喙突和髁突。B. 𬌗面观。

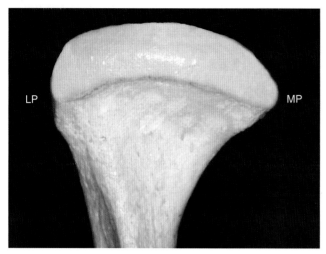

• 图1.9　髁突正面观。内极（MP）比外极（LP）突出。

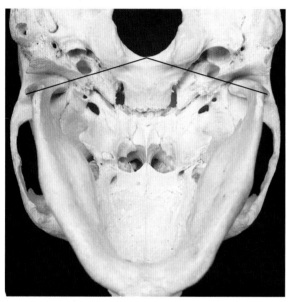

• 图1.10　颅骨和下颌骨的下面观。髁突有轻微的倾斜，因此通过髁突内外极作一条直线，通常向内后方延伸，直到枕骨大孔前缘。

组织，它向后附着于鼓膜板。盘后组织下板将向后下附着于髁突关节面的后缘。盘后组织下板主要由胶原纤维组成，与上板的成分弹性纤维不同。剩余板间组织向后附着于一个大的静脉丛，当髁突向前滑动时，静脉丛血液呈充盈状态[3-4]。关节盘前带附着于包裹大部分关节的关节囊韧带。其上附着在颞骨关节面的前缘，其下附着在髁突关节面的前缘，上下附着均由胶原纤维组成。在关节囊韧带的上下附着之间，关节盘也通过肌腱纤维与翼外肌上头相连。

关节盘不仅前后附着于关节囊韧带，而且内外也有附着。这将关节分成两个明显的腔隙。上腔以关节窝和关节盘上表面构成，下腔以下颌骨髁突和关节盘下表面构成。关节腔内表面覆盖一层特殊的内皮细胞，形成滑膜衬里。它与位于盘后组织前缘的特殊滑膜皱襞一起产生滑液，充满两个关节腔，因此颞下颌关节称为滑膜关节。滑液有两个作用：首先，由于关节面没有血管，滑液作为一种介质可满足软骨组织的代谢需求，使关节囊的血管、滑液、关节组织之间能够自由和快速进行物质交换。其次，滑液也可以作为关节面之间的润滑剂。关节盘、髁突和关节窝的表面非常光滑，运动时的摩擦力很小，滑液有助于进一步减少摩擦。

滑液通过两种机制润滑关节面：

第一种润滑机制称为界面润滑。当关节运动时，滑液从腔内的一个区域被挤压到另一个区域，即发生界面润滑。原本位于关节腔边缘或隐窝内的滑液被挤压到关

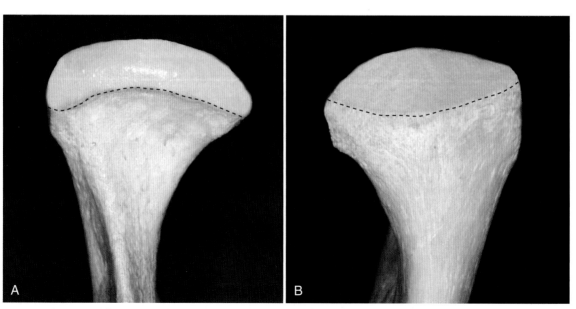

• 图1.11　髁突。A. 正面观。B. 后面观。虚线标出关节面的边界。髁突后斜面的关节面大于前斜面。

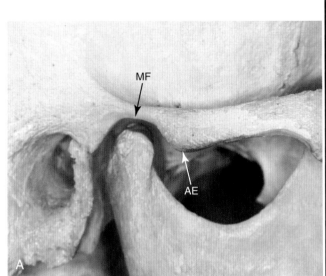
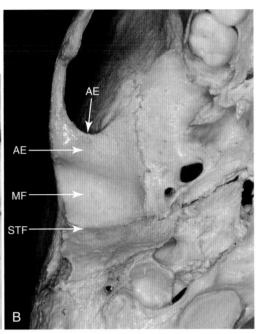

•图1.12 A. 颞下颌关节的骨性结构（侧面观）。B. 关节窝（下面观）。AE：关节结节；MF：关节窝；STF：鳞鼓裂。

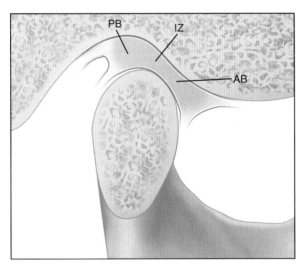

•图1.13 关节盘、关节窝和髁突（侧面观）。髁突通常位于关节盘较薄的中间带（IZ）上。关节盘的前带（AB）较中间带厚，后带（PB）最厚。

节面，从而发挥润滑作用。界面润滑减小了运动过程中关节面的摩擦力，是关节润滑的主要机制。

第二种润滑机制称为渗出润滑。由于关节面具有吸收少量滑液的能力[5]，在关节功能运动的过程中，关节表面之间会产生应力，应力能够驱使少量滑液渗出或进入关节组织，这也是关节代谢交换发生的机制。因此，在压应力下，少量的滑液被释放出来，作为关节组织之间的润滑剂，防止组织粘连的发生。渗出的滑液还有助于消除被压缩但不发生相互运动的关节面间的摩擦。由于只有少量的滑液能够被释放以进行渗出润滑，因此持

续的压应力会将其消耗殆尽。持续的静态负荷对于关节结构的影响将在后面的章节中讨论。

关节面的组织学

颞下颌关节的关节软骨和典型的关节软骨有很大的不同，这是由于下颌骨和颞下颌关节是膜内成骨而不是软骨成骨。正因为如此，颞下颌关节的纤维软骨将其软骨祖细胞深埋在内部，这与失去软骨祖细胞的典型关节软骨不同。由于纤维软骨构成的不同，使颞下颌关节能够持续生长、修复和改建（remodeling）。

髁突和关节窝的软骨由4个不同的区域组成（图1.16）。

第一个区域是最浅表的区域，称为关节表面层，它与关节腔相邻，形成最外层的功能面。与大多数滑膜关节不同，该关节层由致密的纤维结缔组织构成，而不是透明软骨。大部分胶原纤维呈束状排列，几乎平行于关节表面[6-7]。纤维排列紧密，使之能够承受运动过程中产生的应力，一般认为这种纤维结缔组织相比透明软骨具有以下优点：首先，它比透明软骨更不容易受到增龄性变化的影响，因此不会随着时间的推移而分解；其次，它也有比透明软骨更好的修复能力[8]。这两个因素在颞下颌关节维持正常功能和功能障碍中的重要性将在后面的章节中进行更全面的讨论。

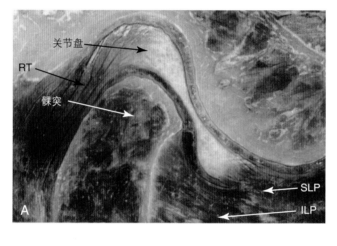

•图1.14 A. 和B. 关节盘、关节窝和髁突（正面观）。关节盘与关节窝和髁突的形态相适应。LP：外极；MP：内极。（Courtesy Dr. Per-Lennart Westeson, Rochester, NY. ）

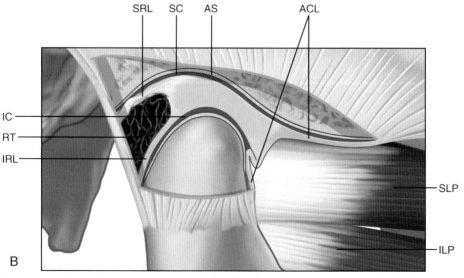

•图1.15 颞下颌关节。A. 侧面观。B. 解剖示意图。ACL：关节囊前韧带（胶原纤维）；AS：关节面；IRL：盘后组织下板（胶原纤维）；RT：盘后组织；SC：关节上腔；IC：关节下腔；SLP：翼外肌上头；ILP：翼外肌下头；SRL：盘后组织上板（弹性纤维）；图中未画出关节盘（副）韧带。（Courtesy Dr. Per-Lennart Westeson, Rochester, NY. ）

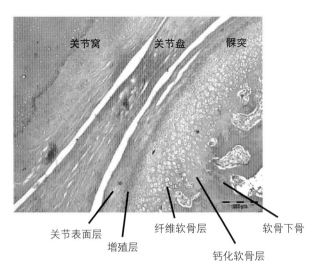

第二个区域称为增殖层，主要由细胞组成。该区域为未分化的间充质组织，该组织主要负责根据负载时关节表面的功能需求进行关节软骨的增殖。

第三个区域称为纤维软骨层。其间尽管有些胶原纤维呈放射状排列，但大部分呈束状交叉排列。纤维软骨在一个随机的方向上构建三维网络结构，以利于抵抗压力和侧向力。

第四个区域也是最深的区域，称为钙化软骨层。该区域由分布在关节软骨的软骨细胞和成软骨细胞组成。在这个区域，软骨细胞变得肥大、死亡，细胞质被排空，并由来自髓腔内的骨细胞所占据。与机体其他部位一样，细胞外基质所构成的支架表面提供了膜内成骨改建场所。

关节软骨由软骨细胞和细胞外基质组成[9]，软骨细胞能够分泌构成细胞外基质的胶原蛋白、蛋白多糖、糖蛋白和酶。蛋白多糖是由蛋白核心和糖胺聚糖链组成的复杂分子。它与透明质酸链相连接，形成蛋白多糖，构成基质中的大分子量蛋白质（图1.17）。这种蛋白大分子亲水性强，并与胶原网络相交错。蛋白多糖与水结合，使基质膨胀，胶原纤维的张力抵消了蛋白多糖的膨胀压力[10]。通过这种方式，间隙内的液体可以抵抗关节负荷时的应力，负荷时产生的外压力与关节软骨间的内部压力达到平衡。当关节负荷增加时，组织液向外流动，直到达到新的平衡；当关节负荷减少时，液体被重新吸收，组织又恢复原来的体积。关节软骨主要是由滑液扩散滋养，这种滑液扩散依赖关节在正常活动中的泵

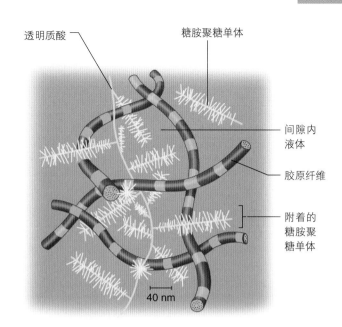

作用[11]，这种泵作用是前文讨论过的渗出润滑的基础，被认为对保持关节软骨健康非常重要[12]。

颞下颌关节的神经支配

与所有关节一样，TMJ受到同类神经的支配，该神经是控制肌肉运动和感觉的神经——三叉神经。下颌神经（V3）的分支为TMJ的传入性神经，其中大部分来自耳颞神经，它从下颌神经分出，从关节后方向外、向上走行，分布于关节后方区域[13]。其他部分的神经来自颞深神经和咬肌神经。

颞下颌关节的血供

TMJ的血供来自周围的各种血管。主要包括来自后方的颞浅动脉、来自前方的脑膜中动脉和来自下方的颌内动脉。其他重要的动脉有耳深动脉、鼓室前动脉和咽升动脉。髁突接受来自骨髓腔的下牙槽动脉，以及来自髁突前后方大血管发出的滋养动脉的血供[14]。

韧带

与任何关节系统一样，韧带在保护结构方面起着重要的作用。韧带由具有特定长度的胶原纤维结缔组织组成。然而，如果在韧带上施加伸长力，无论是突然的还

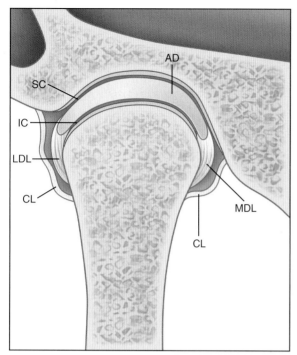

• 图1.18　颞下颌关节（正面观）。AD：关节盘；CL：关节囊韧带；IC：关节下腔；LDL：关节盘外侧韧带；MDL：关节盘内侧韧带；SC：关节上腔。

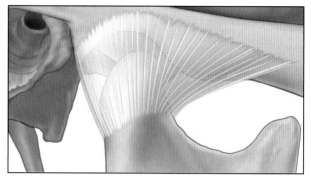

• 图1.19　关节囊韧带（侧面观）。关节囊韧带向前延伸包裹关节结节，进而包裹整个关节面。

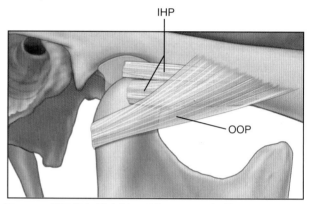

• 图1.20　颞下颌韧带（侧面观）。颞下颌韧带分为两个不同的部分：外侧斜行部（OOP）和内侧水平部（IHP）。外侧斜行部主要限制正常的开口旋转运动；内侧水平部则限制髁突和关节盘向后运动。（Modified from Dubrul EL: Sicher's oral anatomy, ed 7, St Louis, MO, 1980, The CV Mosby CO, pp185.）

是持续的，韧带都会被拉长。这种情况会使韧带受损，从而改变了关节的功能。这一变化将在后面关于关节病理的章节中阐述。韧带不是主动行使关节功能的，而是作为被动的限制结构来限制其边界运动。3条功能韧带支持着颞下颌关节：（1）盘侧韧带；（2）关节囊韧带；（3）颞下颌韧带。也有2条辅助韧带：（4）蝶下颌韧带；（5）茎突下颌韧带。

盘侧韧带

盘侧韧带连接关节盘的内外侧缘与髁突的两极，它们通常也称为关节盘韧带，共有2条。关节盘内侧韧带将关节盘的内侧缘连接到髁突的内极；关节盘外侧韧带将关节盘的外侧缘连接到髁突的外极（图1.18）。这两条韧带在内外侧将关节腔分为上下两个腔。关节盘韧带是真性韧带，由胶原结缔纤维组织构成，因此它们没有延展性。它们的作用是防止盘髁脱位。换句话说，它们允许关节盘随着髁突前后滑动而被动移动。关节盘韧带的附着使关节盘能够在髁突表面进行前后向的旋转，因此，这些韧带也参与髁突和关节盘之间的关节铰链运动。

关节盘韧带存在血管和神经分布，这些神经传递关

节位置和运动的信息，且张力会引起韧带的疼痛。

关节囊韧带

如前所述，整个TMJ都被关节囊韧带包裹（图1.19）。关节囊韧带的纤维向上沿着关节窝和关节结节的边界附着于颞骨表面，向下与髁突的颈部相连。关节囊韧带能够抵抗任何可能导致关节面分离或脱位的内外侧或下压力。关节囊韧带的一个重要功能是包裹关节，从而储存滑液。关节囊韧带富含良好的神经支配本体感受器反馈关节位置和运动。

颞下颌韧带

关节囊外侧韧带（即颞下颌韧带）的纤维粗大且致密。其由两部分组成，外侧斜行部和内侧水平部（图1.20）。外侧斜行部从关节结节和颧突的外表面向后下方走行，止于髁突颈的外表面；内侧水平部从关节结

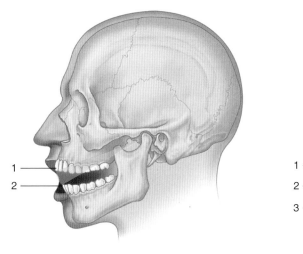
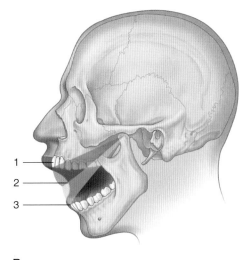

A   B

• 图1.21 颞下颌韧带外侧斜行部的作用。A. 在开口运动过程中，从位置1到位置2前牙相距20～25mm，而髁突不会从关节窝内滑出。在位置2处，颞下颌韧带完全拉伸。B. 如果继续张口，髁突将向前下移出关节窝，从而形成了第二阶段的开口弧线（从位置2到位置3）。

和髁突的外表面向后水平走行，止于髁突的外极和关节盘的后部。

颞下颌韧带的斜行部可抵抗髁突的过度后下移位，因此限制了开口的范围，这部分韧带也参与下颌的正常开口运动。在开口初期，髁突可以围绕一个固定点旋转，此时颞下颌韧带在髁突颈部后方的附着点也向后运动，直到韧带被拉紧为止。当韧带拉紧时，髁突颈部不能进一步旋转，如果继续开口，髁突就需要越过关节结节向前下滑动（图1.21）。这种作用可以在临床上通过示意患者闭口并对其颏部施加轻微向后的力体现出来。开始开口时下颌会很容易地旋转打开，开口至前牙相距20～25mm时如果继续开口，就会感觉到阻力，开口动作就会发生明显的变化，髁突从绕一个固定点做旋转运动变为沿着关节结节向前下方滑动。这种开口运动的变化是由颞下颌韧带收紧造成的。

颞下颌韧带限制旋转开口的作用为人类所独有。由于直立体位和垂直位脊柱的存在，持续的旋转开口运动将导致下颌骨碰撞其下方和后方颈部的重要结构。颞下颌韧带的外侧斜行部可防止此类碰撞。

颞下颌韧带的内侧水平部限制了髁突和关节盘的后移位。向下颌施力使髁突向后移位时，该韧带变得紧绷，防止髁突滑动到关节窝的后方。因此，颞下颌韧带保护关节盘后组织免受髁突后移位造成的创伤。内侧水平部也防止了翼外肌的过度拉长。颞下颌韧带的作用在

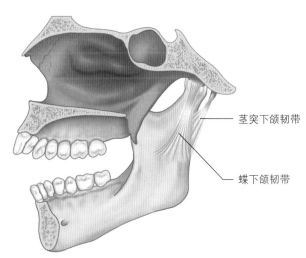

茎突下颌韧带

蝶下颌韧带

• 图1.22 下颌骨、颞下颌关节和辅助韧带。

下颌骨严重创伤的病例中得到了证实，外伤时，髁突颈部先发生骨折，以防止关节盘后组织被切断或髁突进入颅中窝。

蝶下颌韧带

蝶下颌韧带是两条颞下颌关节副韧带之一（图1.22）。它起于蝶棘，向下延伸并止于下颌升支内侧表面的下颌小舌，它对下颌运动没有任何显著的限制作用。

茎突下颌韧带

第二条副韧带是茎突下颌韧带（图1.22）。它起于

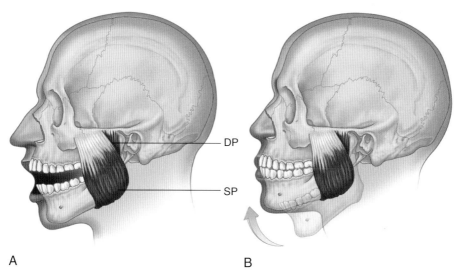

• 图1.23 A.咬肌。DP：咬肌深层；SP：咬肌浅层。B.功能：提升下颌。

茎突，向下、向前延伸止于下颌及升支后缘。当下颌前伸时处于紧绷状态，但当开口时处于松弛状态。因此茎突下颌韧带限制了下颌过度前伸运动。

咀嚼肌

全身的骨骼由骨骼肌相连，骨骼肌是个体生存运动的基础之一。肌肉由许多直径为10～80μm的肌纤维组成，它们又依次由更小的亚单位组成。在大多数肌肉中，除了约2%的肌纤维外，其余肌纤维延展至整块肌肉。每束肌纤维由位于肌纤维中段的神经末梢支配。神经末梢聚集的区域称为运动终板。肌纤维的末端融合形成肌腱纤维，再聚集成束，形成肌腱嵌入骨头。每束肌纤维包含几百到几千个肌原纤维。每个肌原纤维由约1500条肌凝球蛋白丝和3000条肌动蛋白丝构成，它们是大分子聚合蛋白，控制肌肉收缩。关于肌肉收缩生理学的更完整阐述，还需要其他相关资料[15]。

肌纤维可以根据肌红蛋白（一种类似于血红蛋白的色素）的含量来划分类型。肌红蛋白浓度较高的纤维颜色较深，能够缓慢而持续地收缩，称为慢肌纤维或Ⅰ型肌纤维。慢肌纤维有良好的有氧代谢，因此抗疲劳。肌红蛋白含量较低的纤维颜色更白，称为快肌纤维或Ⅱ型纤维。快肌纤维线粒体较少，更多地依赖无氧活动来发挥功能，仍能够快速收缩，但较易疲劳。

所有骨骼肌都含有不同比例的快肌纤维和慢肌纤维，它们反映了肌肉的功能。需要快速反应的肌肉主要由快肌纤维构成。负责缓慢、连续活动的肌肉中，慢肌纤维的含量更高。

咀嚼肌由4对肌肉组成：咬肌、颞肌、翼内肌和翼外肌。二腹肌虽然不被认为是咀嚼肌，但也在下颌功能中发挥重要作用，因此也在本节讨论。每块肌肉都是根据它的附着、走行和功能来进行讨论。

咬肌

咬肌起自颧弓，向下延伸并止于下颌支下缘的外侧面，是一块矩形肌肉（图1.23）。它在下颌骨上的附着是从第二磨牙的下缘向后延伸至下颌角。它由两部分组成：浅层肌肉纤维向下和向后走行；深层肌肉纤维垂直走行。

当咬肌收缩时，下颌提升，上下牙齿相接触。咬肌是一块强大的肌肉，提供高效咀嚼所必需的力量。咬肌浅层可以前伸下颌。当下颌前伸并咬合时，咬肌深层能够稳定髁突与关节结节的相对位置。

颞肌

颞肌起自颞窝和颅骨侧面，是一块扇形肌肉。它的肌纤维在颧弓和颅骨侧面之间向下延伸并聚集形成一个肌腱，嵌入喙突和下颌升支的前缘。根据肌纤维方向和最终功能可将其分为3个不同的部分（图1.24）。前部的肌纤维几乎是垂直的。中部的肌纤维斜行穿过颅骨侧面（前下走行）。后部的肌纤维几乎是水平排列的，向

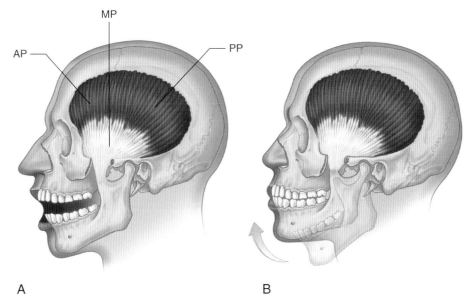

• 图1.24 A. 颞肌。AP：前部；MP：中部；PP：后部。B. 功能：提升下颌。确切的运动方式取决于收缩的肌纤维部位。

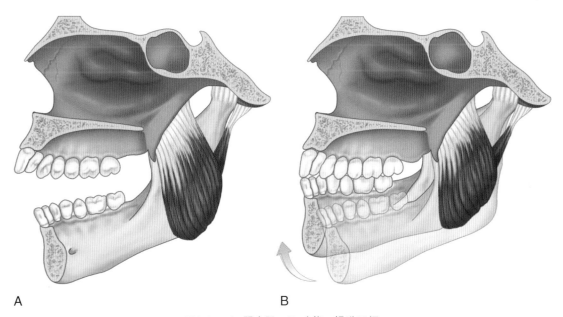

• 图1.25 A. 翼内肌。B. 功能：提升下颌。

前走行并在耳上方穿过颧弓与其他颞肌纤维连接。

颞肌收缩会提升下颌，上下牙齿相接触。如果只有部分收缩，下颌就会根据被激活的纤维方向移动。当前部肌纤维收缩时，下颌垂直提升；中部肌纤维收缩将提升并后退下颌；颞肌后部肌纤维的功能有些争议，尽管这部分的收缩似乎会使下颌后退，DuBrul[16]认为颧突根部下方的肌纤维才是唯一有意义的部分，收缩会导致下颌的提升和轻微的后退。由于其肌纤维的角度不同，颞肌能够协调闭口动作。因此，它对下颌位置的维持至关重要。

翼内肌

翼内肌起自翼腭，向下、后、外延伸，止于下颌角内侧面（图1.25）。它与咬肌一起在下颌角形成了一个肌肉悬吊结构以支撑下颌骨。当肌纤维收缩时，提升下颌，上下牙齿接触。这块肌肉也参与下颌前伸运动，单侧收缩会引起下颌向内侧运动。

翼外肌

多年来，大多数学者认为翼外肌由上头和下头两部分组成，由于其在解剖学上的结构和功能被认为是一体

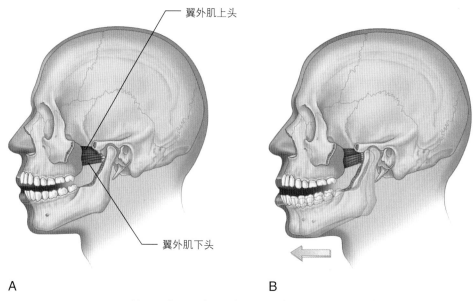

翼外肌上头

翼外肌下头

A B

• 图1.26　A. 翼外肌下头和翼外肌上头。B. 翼外肌下头的功能：前伸下颌。

的，因此这种描述在当时可以被接受。然而，现代研究发现这是不对的[17-18]，我们认识到翼外肌两部分的功能完全不同。因此，在本章中，由于它们几乎相反的功能，翼外肌的上、下头将被分为两种完全不同的肌肉，称为翼外肌下头和翼外肌上头。

翼外肌下头

翼外肌下头起自翼外板的外侧面，并向后、上、外延伸，主要止于髁突颈部（图1.26）。当左右翼外肌下头同时收缩时，髁突沿着关节结节向前下滑动，下颌前伸。单侧收缩造成髁突向内、前运动，并导致下颌向对侧运动。当翼外肌下头与降颌肌群共同收缩时，下颌将会下降，同时髁突沿着关节结节向前下滑动。

翼外肌上头

翼外肌上头较翼外肌下头小，起自蝶骨大翼的颞下面，几乎水平地向后、外延伸，止于关节囊、关节盘和髁突颈部（图1.15和图1.26）。翼外肌上头与关节盘的确切附着仍存在争议，虽然一些学者认为没有附着[19]，但大多数研究表明，存在肌肉-关节盘附着[14,20-24]。翼外肌上头的大部分肌纤维（60%~70%）附着在髁突颈上，只有30%~40%附着在关节盘上。同样重要的是，相较于外侧，更多的肌纤维附着于关节盘的内侧，因此，从外侧面观察关节结构时会显示很少或没有肌肉附着。这也许可以解释不同研究对关节盘与翼外肌上头附着的争议。

开口运动时，翼外肌下头持续收缩，而翼外肌上头不收缩，只有在与升颌肌群协同作用时才会收缩。翼外肌上头在咬合阻力运动和咬合时特别活跃。咬合阻力运动是指对抗阻力状态下的闭口运动，例如，咀嚼或紧咬牙。翼外肌上头的功能意义将在下一章详细讨论，这将涉及颞下颌关节的生物力学。

值得注意的是，翼外肌对关节盘和髁突的拉力主要是向前的，同时它也有向内侧的分力（图1.27）。当髁突进一步向前移动，这些肌肉的向内侧拉力的角度就会变得更大。在大开口位，肌肉拉力的方向更多的是向内侧而不是前面。

然而，约80%构成两侧翼外肌的肌纤维是慢肌纤维（Ⅰ型）[25-26]。这表明这些肌肉更抗疲劳，可以长时间为髁突提供支持。

二腹肌

尽管二腹肌一般不被认为是咀嚼肌，但它确实对下颌骨的功能有重要的影响。它被分为二腹肌前腹和二腹肌后腹（图1.28），二腹肌后腹起自乳突内侧的乳突切迹，向前下内延伸，止于与舌骨相连的中间腱。二腹肌前腹起自下颌骨内侧面的下颌下缘上方，靠近中线的二腹肌窝；它的纤维向下、向后延伸与二腹肌后腹同样止于中间腱。

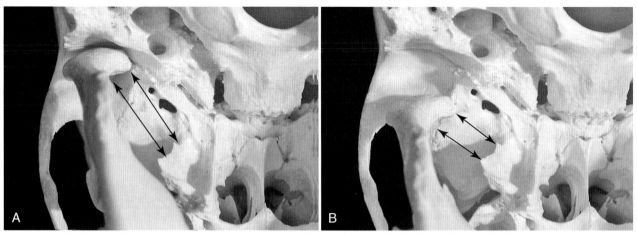

• 图1.27　A. 当髁突在窝内处于正常位置时，翼外肌上头和翼外肌下头的附着对髁突与关节盘形成向内、向前的拉力（箭头）。B. 当髁突向前移动时，拉力将变得更向内侧（箭头）。

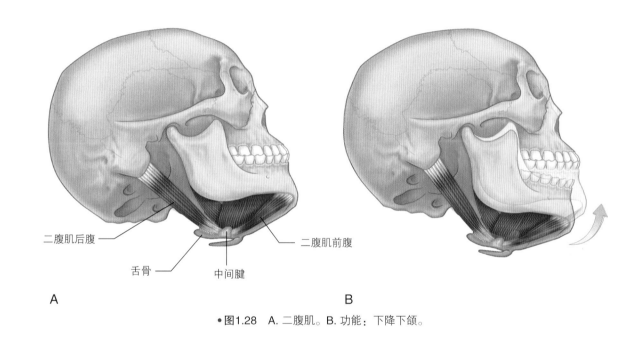

二腹肌后腹　　　　　　　　　　　二腹肌前腹

舌骨　　　中间腱

A　　　　　　　　　　　　　　　B

• 图1.28　A. 二腹肌。B. 功能：下降下颌。

当舌骨被舌骨上下肌群固定，左右侧二腹肌收缩时，下颌被拉向下后方，牙齿咬合分离。当下颌固定时，二腹肌与舌骨上下肌群能够提升舌骨，协助吞咽。

二腹肌是能够下降下颌并提升舌骨的众多肌肉之一（图1.29）。一般来说，连接下颌骨和舌骨的肌肉称为舌骨上肌群，连接舌骨和锁骨、胸骨的肌肉称为舌骨下肌群。舌骨上下肌群在协调下颌功能中起主要作用，头颈部的许多其他肌肉也是如此。可以观察到，研究下颌功能并不局限于咀嚼肌。其他主要肌肉（如胸锁乳突肌和颈后肌群）在稳定颅骨和控制下颌运动中也起着重要作用。在所有头颈部肌肉之间存在着一种精细的动态平衡，这对理解下颌运动的生理机制至关重要。当一个人

打哈欠时，颈后肌群收缩，头部后仰，上颌升高，这个简单的例子表明，即使咬合系统功能正常，也需要更多的肌肉参与。了解了这一关系，我们就会发现，影响咀嚼肌的功能因素，也会影响头颈部的其他肌肉。整个咬合系统的生理学将在第2章进行更详细的回顾。咀嚼肌的解剖学特征小结在表1.1列出。

颞下颌关节的生物力学

颞下颌关节是一个非常复杂的关节系统，双侧颞下颌关节由下颌骨相连接，这使整个咬合系统的功能更加复杂。尽管每侧关节可以同时执行不同的功能，但它们

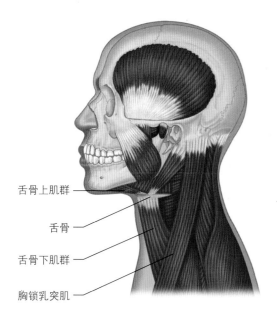

舌骨上肌群

舌骨

舌骨下肌群

胸锁乳突肌

• 图1.29 头颈部的运动是许多肌肉共同协调的结果，咀嚼肌只是这个复杂系统的一部分。

仍对对侧关节有影响。正确认识颞下颌关节的生物力学是研究咬合系统功能和功能障碍的基础。

颞下颌关节是一个复合关节，根据它的结构和功能可以分为两个不同的系统：

1. 第一个系统是由髁突和关节盘构成的关节下腔组织。关节盘通过外内侧的盘侧韧带与髁突紧密结合，它们之间唯一能发生的生理运动是在关节盘沿着髁突表面做旋转运动。髁突、关节盘及它们之间的附着称为盘–髁复合体，负责颞下颌关节做旋转运动。

2. 第二个系统是由盘–髁复合体和关节窝构成的。由于关节盘与关节窝之间没有紧密连接，它们可以在关节上腔中做自由滑动。当下颌前伸时，滑动发生在关节盘上表面和关节窝之间的上关节腔。因此，关节盘作为非钙化骨同时参与关节两个系统的功能运动，其功能意义说明颞下颌关节是真正的复合关节（图1.30）。

关节盘曾被认为是一种半月板。然而，它和半月板

表 1.1	咀嚼肌的解剖特征				
肌肉	起点	止点	功能	神经支配	血供
咬肌	上颌骨颧突和颧弓下缘的前2/3	下颌角和下颌升支后外侧面的下半部	提升和前伸下颌	三叉神经中下颌神经的咬肌神经	咬肌动脉
颞肌	颅骨侧面至上颞线的整个区域	喙突及下颌升支前缘至最后一颗磨牙的远中部	提升和后退下颌	三叉神经中下颌神经的颞深神经	颞前、颞后、颞上动脉
翼内肌	翼外板的内侧面和腭骨椎突	下颌升支及下颌角内面的上后部，高度与下颌孔一致	提升和前伸下颌	三叉神经的下颌神经	上颌动脉翼肌段
翼外肌上头	蝶骨大翼的颞下面和颞下嵴	下颌髁突颈部和关节盘前缘	在下颌负荷时稳定髁突和关节盘（如单侧咀嚼）	三叉神经的翼外肌神经	上颌动脉及其分支
翼外肌下头	翼外板的外侧面	下颌髁突颈部	提升下颌，参与张口和侧向运动	三叉神经的翼内肌神经	上颌动脉及其分支
二腹肌前腹	下颌下缘内侧靠近正中联合的凹陷	附着于舌骨的中间腱，二腹肌前腹通过中间腱与后腹相连	下降下颌和提升舌骨	三叉神经的下颌分支和下颌舌骨肌神经	颏下动脉
二腹肌后腹	颅骨的下面，从颞骨乳突内侧的乳突切迹至乳突和茎突间的深沟	附着于舌骨的中间腱，二腹肌后腹通过中间腱与前腹相连	下降下颌和提升舌骨	面神经的二腹肌支	舌动脉和面动脉

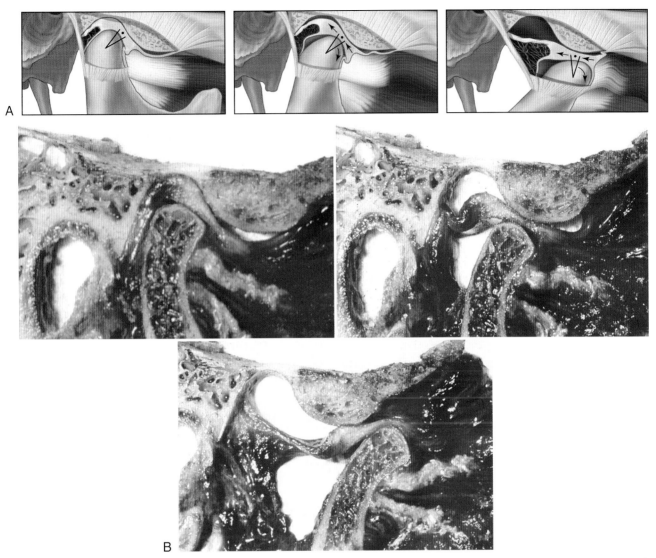

• 图1.30 A. 开口过程中髁突和关节盘的正常运动。当髁突移出关节窝时，关节盘向后旋转。旋转运动主要发生在关节下腔，而滑动运动主要发生在关节上腔。B. 在尸体标本中观察到同样的运动。（Courtesy Dr. Terry Tanaka, San Diego, CA.）

完全不同。根据定义，半月板是在关节腔自由延伸的一种楔状新月形纤维软骨，它一侧附着在关节囊上，另一侧没有附着。半月板不能分隔关节腔，隔绝滑液，也不能作为关节运动的决定因素。相反，它只是被动地促进骨骼之间的运动。典型的半月板位于膝关节。在颞下颌关节中，关节盘在关节的两个系统中都作为真正的关节面而存在，因此"关节盘"是更准确的名称。

尽管我们在上述章节将关节的两个系统分别进行了讨论，但关节依然是一个整体。髁突前斜面与关节结节后斜面在结构上没有任何附着或连接，但是为了关节的稳定，髁突前斜面与关节结节后斜面必须持续地保持接触。关节的稳定是通过肌肉的持续收缩来维持的，主要

是升颌肌群。即使在静息状态，这些肌肉也处于一种轻微的收缩状态，称为肌紧张，这个特性将在第2章中讨论。随着肌肉收缩的加强，髁突对关节盘和关节盘对关节窝的压力会越来越大，导致这些关节面之间的压力升高[27-28]。如果没有髁突前斜面与关节结节后斜面之间的压力，两者将会分离，关节将会发生移位。

关节盘间隙随关节内压力的变化而变化。当压力低时（如在休息位），关节盘间隙增大；当压力高时（如紧咬牙），关节盘间隙变窄。关节盘的形态和运动保证了关节面的持续接触，这对关节的稳定十分必要。随着关节内压力的增加，髁突位于关节盘较薄的中间带；当压力降低，关节盘间隙增加，关节盘通过旋转使较厚的

部分能够充填这一空间。由于关节盘的前带、后带比中间带宽，原则上可以通过关节盘向前或向后的旋转来完成这一任务。然而，关节盘旋转的方向不是偶然决定的，而是由关节盘前后附着的结构决定的。

附着于关节盘后缘的盘后组织又称为双板区。如前所述，双板区上板由不同数量的弹性纤维组织构成。由于该组织具有弹性，且闭口时处于一定的折叠状态，所以髁突可以很容易地前伸离开关节窝而不会对上板组织造成任何损伤。当闭口时，关节盘上的弹性牵引力很小甚至没有。然而，在开口期间，当髁突沿着关节结节向前下滑动时，上板组织被逐渐拉长，对关节盘的拉力也越来越大。在最大开口位时，上板对关节盘的拉力达到最大，关节压力和关节盘的形变可防止其被过度牵拉。换句话说，当下颌完全向前伸并返回时，上板的拉力使关节盘在关节盘间隙允许的范围内尽可能地向后旋转，这对于关节的功能运动非常重要。同样重要的是，上板是唯一能够牵拉关节盘使其相对髁突发生向后运动的结构，尽管这种拉力只存在于大开口运动中。

附着于关节盘前缘的是翼外肌上头。当这块肌肉收缩时，通过附着的肌纤维将关节盘向前内牵拉，所以翼外肌上头是关节盘的牵引肌。但是要记住的是，这块肌肉也附着于髁突颈部，这种双重附着可以防止肌肉将关节盘拉出关节盘间隙。然而，在开口时不会发生关节盘的牵拉，当翼外肌下头牵拉髁突向前时，翼外肌上头是不收缩的，因此不会使关节盘与髁突一起前移。翼外肌上头仅在闭口或咬合阻力运动时与升颌肌群共同收缩。

在翼外肌上头无收缩的情况下，关节盘与髁突一起向前移动这一特性是很重要的。前关节囊韧带将关节盘附着于髁突关节面前缘（图1.15），双板区下板将关节盘后缘附着于髁突关节面后缘。这两种韧带都是由胶原纤维组成的，不会被拉伸。因此，韧带迫使关节盘与髁突一起向前平移，这种假设虽然符合逻辑，但并不准确：这些结构并不是导致关节盘和髁突运动的主要原因，韧带并不主动参与正常的关节功能运动，而只是被动地在边界限制关节的运动。维持关节盘与髁突一同滑动的机制是关节盘的形态和关节内压力。关节盘为正常形态时，髁突的关节面位于关节盘的中间带。随着关节间压力的增加，关节盘间隙变窄，髁突与中间带的接触更加紧密。

在滑动过程中，关节盘形态和关节内压力的协同作用使髁突保持在中间带位置，关节盘也随着髁突向前移动。因此，关节盘的形态对在功能运动中维持髁突正确位置非常重要。合适的关节盘形态和关节内压力形成了关节盘重要的自我定位特性。只有当关节盘的形态发生明显改变时，关节盘的韧带附着才会影响关节功能，此时关节的生物力学也随之改变，功能紊乱逐渐发生。这些情况将在后面的章节中详细介绍。

像大多数肌肉一样，翼外肌上头持续处于轻度收缩的张力状态，对关节盘施加轻微的前内侧拉力。在休息位（关节闭口位）时，这种向前内侧的拉力通常会超过由未拉伸的双板区上板所提供的向后收缩力。因此，在休息位（关节闭口位）时，当关节内压力较低，关节盘间隙增宽，关节盘将相对髁突向前旋转并占据间隙，直到关节间隙的最前位置。换句话说，在闭口休息时，髁突将与关节盘的中间带和后带接触。

这种盘-髁关系在轻微的被动旋转和滑动运动中得以保持。一旦髁突向前滑动到足以使双板区上板的回弹力大于翼外肌上头的肌张力时，关节盘就会在关节盘间隙宽度允许的范围内向后旋转。当髁突恢复到休息位（关节闭口位）时，翼外肌上头的肌张力再次成为主导力量，关节盘在关节盘间隙允许的范围内重新向前移位（图1.31）。

对于单侧咀嚼时的咬合阻力运动，翼外肌上头的功能显得十分重要。当一边咬硬物（如坚韧的牛排）时，双侧颞下颌关节的负荷并不相同。这是因为牙合力不是作用在关节上，而是食物。下颌以食物为支点发生杠杆运动，导致对侧关节内压力增加，而同侧关节内压力突然下降。这可能导致关节面分离，同侧关节的脱位。为了防止脱位的发生，翼外肌上头在咬合阻力运动时收缩，使关节盘相对于髁突向前旋转，使关节盘较厚的后带与关节面保持接触。因此，在咀嚼运动时，关节的稳定性得以保持。当牙齿穿透食物并接近间隙时，关节内压力增加，关节盘间隙缩小，关节盘向后旋转，这使较薄的中间带充填间隙。当停止咬合时，关节又回到休息时的位置。

了解颞下颌关节功能的这些基本概念，对理解关节

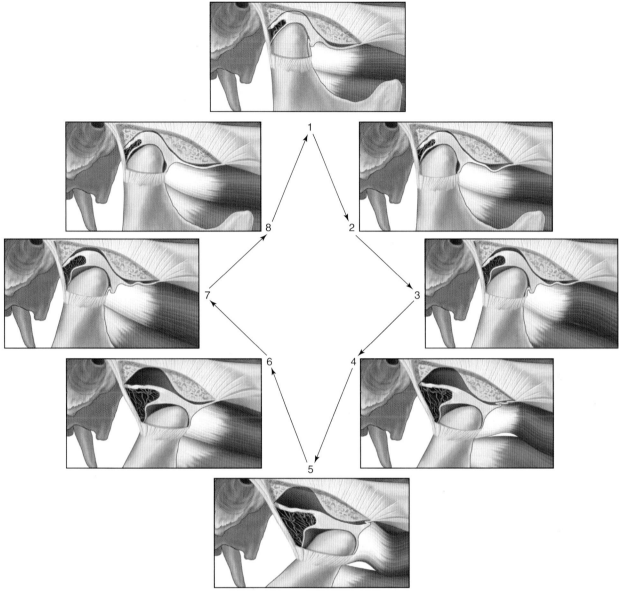

• 图1.31 开闭口过程中髁突和关节盘的正常功能运动。当髁突移出关节窝时，关节盘向后旋转。闭口运动与开口运动完全相反。这将形成关节面之间的压力。

功能紊乱至关重要。正常的颞下颌关节生物力学功能必须遵循前面介绍的原则：

1. 韧带不主动参与颞下颌关节的正常功能，它们只是起到引导线的作用，通过机械方式和神经肌肉反射活动限制某些关节活动，同时允许其他关节活动（见第2章）。

2. 韧带是没有弹性的。如果对其施加牵引力，它们会被拉长，长度增加。一旦韧带被拉长，正常的关节功能就会受到损害。

3. 颞下颌关节的关节面必须保持持续地接触，这种接触主要是依靠肌肉的牵拉完成的（颞肌、咬肌和翼内肌等升颌肌群）。

正确理解这些原则对于各种关节紊乱的评估和治疗是十分重要的，这些内容将在本书的后面部分进行介绍。

第2章
咬合系统的功能神经解剖和生理
Functional Neuroanatomy and Physiology of the Masticatory System

"理解咬合系统的功能是治愈紊乱的基础。"

——杰弗里·奥克森

咬合系统的功能十分复杂，为了精确地移动下颌并使其高效地行使咀嚼功能，头颈部各组肌肉并非同步性收缩，这需要一个高度精确的神经系统调节和协调整个咬合系统的活动。其主要由神经和肌肉组成，因此称为神经肌肉系统。了解神经肌肉系统解剖和功能对于理解咬合以及其他因素对下颌运动的影响至关重要。

本章分为3个部分。第一部分详细回顾神经肌肉系统的基本解剖和功能。第二部分描述咀嚼、吞咽和言语等基本生理活动。第三部分讲述与口颌面疼痛相关的重要概念和机制。掌握这3个部分的概念将极大地提高临床医生理解患者主诉和提供有效治疗的能力。

神经肌肉系统的基本解剖和功能

为了方便讨论，将神经肌肉系统分为两个主要部分：神经结构和肌肉。尽管在许多情况下两者的功能密不可分，但我们将分别介绍这两部分的解剖和功能。了解这些有利于理解整个神经肌肉系统的基本功能。

神经结构

神经元

神经元是神经系统的基本结构单位，它由大量的原生质（神经元胞体）和来自神经细胞的原生质突起（树突和轴突）组成。中枢神经系统（CNS）的神经元胞体位于脊髓灰质中，而中枢神经系统外的胞体聚集于神经节。轴突（来自希腊语单词"axon"，意为轴）是构成神经元主要传导部分的核心，是神经细胞胞质的延伸。许多神经元聚集在一起形成神经纤维，这些神经元能够

沿着轴突传递电和化学冲动，使信息进出中枢神经系统，根据它们的位置和功能进行命名。传入神经元将神经冲动传导到中枢神经系统，而传出神经元将神经冲动传导到外周。中间神经元完全位于中枢神经系统。第一个感觉神经元称为初级神经元或第一级神经元。第二级和第三级感觉神经元是中间神经元。运动神经元或传出神经元传出冲动以产生肌肉运动或分泌作用。

神经冲动在神经元间通过突触连接或传递，在突触处两个神经元紧密相连。所有传入突触都位于中枢神经系统灰质内；因此，正常情况下，感觉神经纤维之间没有外周的解剖连接，所有的连接都在中枢神经系统内，感觉冲动从一条纤维传到另一条纤维的外周传输是异常的。

感受器

感受器是位于所有机体组织中的神经结构或器官，通过传入神经元向中枢神经系统提供有关这些组织状态的信息。和机体的其他部位一样，咬合系统的构成组织中也分布有各种各样的感受器，特定的感受器通过传入神经向中枢神经系统提供特定的信息。

分布在皮肤和口腔黏膜等外周组织中的感受器称为外周感受器。这些感受器提供来自机体外部组织的信息，将环境状况报告中枢神经系统，包括能够感受温热（Ruffini小体）、压力（Pacinian小体）、寒冷（Krause小体）和轻触觉（Merkel末梢和Meissner小体）等特定的外周感受器。也有专门感受不适和疼痛的痛觉感受器，但其不仅分布于外周组织，而且遍布全身（图2.1）。

另外，还有一种感受器能够提供关于下颌骨及相关口腔结构的位置和运动的信息即本体感受器（主要存在

于所有的肌肉骨骼结构中）。携带有关内部器官状态信息的感受器称为内感受器，这些内感受器能够传达中枢神经系统（如血流、消化过程和呼吸活动相关机体内部结构）的状态。通过这些感受器的持续信息输入，皮层和脑干能够协调单块肌肉或肌肉群的活动，让机体产生适当的反应。

来自中枢神经系统外组织的信息被传送至中枢神经系统，并由位于脑干和皮质的高级中枢进行分析及评估，评估完成后就做出适当的反应和动作。高级中枢向下将冲动传送到脊髓，并反馈到外周的效应器，以完成相应的动作。初级传入神经元（一级神经元）接受来自

感受器的刺激，继而神经冲动通过背根与脊髓背角的次级（二级）神经元突触传入中枢神经系统（图2.2），所有初级传入神经元的胞体均位于背根神经节。这种神经冲动由第二级神经元跨到脊髓对侧，沿着前外侧脊髓丘脑通路向上传入更高级的中枢。可能存在多个中间神经元（三级、四级等）参与，共同将这种冲动传递至丘脑和皮质。还有位于背角的中间神经元与二级神经元形成突触时，也可能参与冲动的传递。这些神经元中的一部分可以直接与传出神经形成突触，通过腹侧根直接将中枢神经系统的反馈传出，以刺激例如肌肉这样的效应器。

脑干和大脑

神经冲动传递到二级神经元后，这些神经元就会将其传入更高级的中枢进行分析和评估。在脑干和大脑中有许多神经核团帮助分析这些冲动的意义。医生应该明白许多中间神经元可能参与了将冲动传入更高级中枢的过程，事实上，试图沿着神经冲动从脑干到达大脑皮质并不是一件简单的任务。为了清楚地讨论肌肉的功能和疼痛，本章也介绍脑干和大脑的某些功能区域。需要注意的是，后文仅仅概述了中枢神经系统的几个重要功能组成部分，我们鼓励读者通过阅读其他资料，更全面地了解相关知识[1-3]。

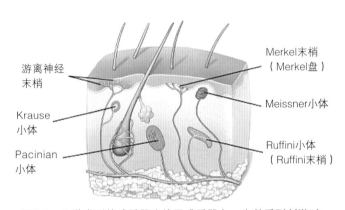

• 图2.1　几种类型的感受器（外周感受器），当其受到刺激时，会通过初级传入神经元产生特定的神经冲动。（From Okeson JP: Bell's Oral and Facial Pains, ed 7, Chicago, iL, 2014, Quintessence Publishing Co, Inc, p 17）

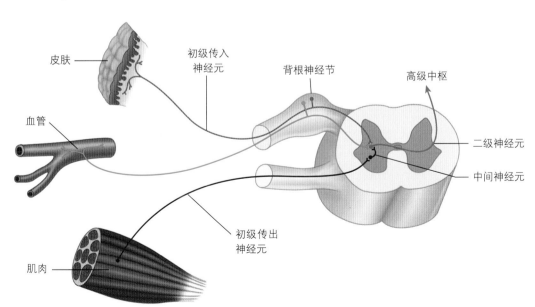

• 图2.2　外周神经传入脊髓的示意图。一级神经元（初级传入神经元）将冲动传递至背角，与二级神经元形成突触。二级神经元跨到对侧并向更高级的中枢传递。小的中间神经元连接初级传入神经元和初级运动（传出）神经元形成反射活动。背根神经节（DRG）由初级传入神经元的胞体构成。

如图2.3所示，本章将要介绍的脑干和大脑功能区域的示意图。了解这些区域和它们的功能有助于理解口颌面疼痛。这些区域包括脊束核、网状结构、丘脑、下丘脑、边缘系统和皮质。我们将按照神经冲动传入高级中枢的顺序对其依次讨论。

脊束核

在机体中，初级神经元与次级神经元在脊髓背角形成突触。然而，从面部和口腔结构传入的神经冲动不会通过脊髓神经进入脊髓，而是通过第五对脑神经，即三叉神经传入中枢神经系统。三叉传入神经元的胞体位于三叉神经节中，它是最大的脑神经节。三叉神经传入冲动直接进入脑干，在脑桥区域与三叉神经脊束核形成突触（图2.3）。脑干的这一区域与脊髓背角十分相似，事实上，它常被认为是背角的延伸，因此也称为延髓背角。

脑干三叉神经复合体包括：（1）三叉神经感觉主核，它位于口侧，主要接收牙周和牙髓的神经传入；（2）三叉神经脊束核，它位于尾侧，分为口侧亚核、极间亚核、尾侧亚核（相当于延髓背角）。牙髓神经传入

3个亚核[4]，伤害性神经元电生理学的研究显示，尾核亚核与三叉神经的痛觉机制有关[5-6]。口腔亚核是脑干三叉神经复合体中口腔疼痛机制的重要区域[6-8]。

脑干三叉神经复合体的另一个组成部分是第五对脑神经的运动核。这个区域涉及关于运动反应神经冲动的分析，面部的运动反射产生于此，与机体其他部位的脊髓反射类似[9]。

网状结构

初级传入神经元在脊束核形成突触后，中间神经元通过几条通路将冲动传递至更高级的中枢，这一脑干结构称为网状结构。网状结构内有各种神经细胞团，它在监测进入脑干的冲动中起着极其重要的作用。网状结构通过增强或抑制大脑的冲动，从而控制大脑的整体活动。脑干的这一区域对疼痛和其他感觉传入具有非常重要的影响。

丘脑

丘脑位于大脑的最中央，大脑从顶部和侧面将其包绕，其下方为中脑（图2.3）。它由大量功能核团组成，共同影响冲动。几乎所有来自大脑下部和脊髓的冲

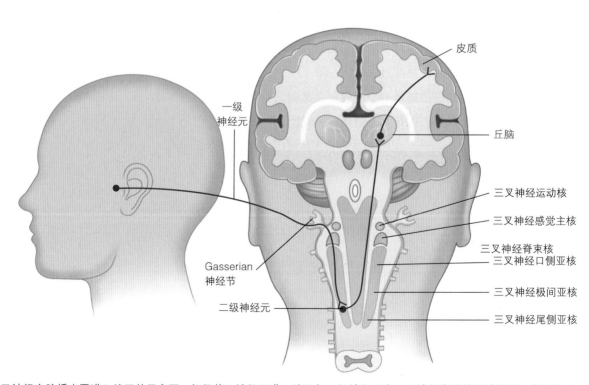

• 图2.3 三叉神经在脑桥水平进入脑干的示意图。初级传入神经元进入脑干与二级神经元在三叉神经脊束核形成突触。脊束核分为3个部分：口侧亚核、极间亚核和尾侧亚核。脑干三叉神经复合体由三叉神经运动核和感觉主核组成。三叉神经的胞体位于Gasserian神经节（GG）。二级神经元一旦接收到传入信号，就会向丘脑传递，并在那里进行分析。（Adapted from Okeson JP: Bell's Oral and Facial Pain, ed 7, Chicago, IL, 2014, Quintessence Publishing Co, Inc, p 11）

动，在到达大脑皮层之前，都要通过丘脑的突触传递。丘脑是脑干、小脑和大脑之间大部分通信的中继站。当神经冲动到达丘脑时，它会对其做出分析，并将冲动传递至更高级中枢的适当区域进行分析和反应。

如果把人脑比作计算机，丘脑就相当于控制功能和指挥信号的键盘。丘脑驱动皮层活动，并促使皮层与中枢神经系统的其他区域进行交流。没有丘脑，大脑皮层就无法发挥作用。

下丘脑

下丘脑是位于大脑基底中部的一个小结构。它虽小，但是功能强大。下丘脑是控制机体内部功能的主要中枢，包括体温、饥饿和口渴。激活下丘脑会兴奋全身的交感神经系统，增加体内许多部位的整体活动水平，特别是增加心率和导致血管收缩。我们可以清楚地看到，大脑的这一小区域对机体功能有着强大的影响。正如后文将要介绍的，情绪应激水平的增加会激活下丘脑，从而上调交感神经系统，并极大地影响进入大脑的伤害性冲动。这个简单现象对临床中疼痛的治疗有着重要意义。

边缘系统

"limbic"一词的意思是边缘。边缘系统包括大脑和间脑的边界结构，它的功能是控制人的情绪和行为活动。边缘系统内是控制愤怒和顺从等特定行为的核团或中心。边缘系统还控制抑郁、焦虑、恐惧或偏执等情绪。还有一个痛苦/愉快中心，本能地驱使个体做出刺激愉快中心的行为，而远离痛苦。这些驱动力通常不会在意识层面被感知，而更多的是一种本能。然而，这种本能导致某些意识层面的行为。例如，当一个人经历慢性疼痛时，他会倾向于避免任何可能增加疼痛的行为，通常患者会逃避生活，并产生抑郁情绪。人们认为，边缘系统与皮层相互作用并关联，从而使大脑的意识行为功能和深层边缘系统的潜意识行为功能相协调。

从边缘系统进入下丘脑的冲动可以使下丘脑控制的任何一个或所有的体内功能发生改变。从边缘系统传入中脑和髓质的冲动可以控制某些行为（如清醒、睡眠、兴奋和注意力等）。有了对边缘系统功能的基本了解，就能很快理解它对个体整体功能的影响。同时，边缘系统在疼痛问题中也起着至关重要的作用，这将在后面的章节进行介绍。

皮质

大脑皮质是大脑的最外层区域，主要由灰质组成。皮质与大脑的思考紧密相关，但不能在没有大脑深层结构的情况下提供思考。大脑皮质储存着我们的所有记忆，也是我们获得肌肉技巧的最主要区域。尽管大脑皮层储存记忆或肌肉技能的基本生理机制仍不清楚，但我们已经发现大脑具有应对环境输入的变化和反应能力，即神经可塑性，它是大脑功能的重要部分。

在大多数区域大脑皮质约6mm厚，共包含500～800亿个神经胞体。大概有10亿条神经纤维从大脑皮质延伸出去，也有众多的神经纤维进入大脑皮质，或通过皮质的其他区域进入或穿出大脑的深层结构，还有一些一直延伸到脊髓。

大脑皮质的不同区域具有不同的功能。运动区主要负责协调运动功能；感觉区负责接收躯体感觉传入并进行分析。同时，还存在一些特殊感觉的区域（视觉和听觉区域）。

如果把人脑比作计算机，大脑皮质就相当于存储所有记忆和运动功能信息的硬盘驱动器，而丘脑相当于键盘，是控制皮质发挥作用的必要单元。

肌肉

运动单元

运动单元是神经肌肉系统的基本组成部分，它由一个运动神经元支配的许多肌肉纤维组成。每个神经元在运动终板处与肌纤维相连。当神经元被激活后，将刺激运动终板并使之释放少量乙酰胆碱，从而启动肌肉纤维的去极化（图2.4），使肌纤维发生收缩。

一个运动神经元支配的肌纤维量由运动单元的功能决定，支配的肌纤维越少，运动就越精确。一个运动神经元可能只支配两三束肌纤维，例如，睫状肌（它精确地控制着眼睛的晶状体）。相反，一个运动神经元也可以与任何大肌肉（如腿部的股直肌）一样，支配数百个肌肉纤维。在咀嚼肌中，每个运动神经元支配的肌纤维数量也有类似的变化。翼外肌下头具有相对较低的肌纤维/运动神经元比率，因此能够精细地改变长度以调整下颌位置的水平变化。相比之下，咬肌每个运动神

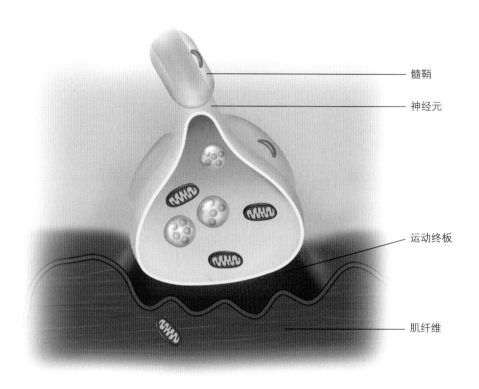

髓鞘

神经元

运动终板

肌纤维

• 图2.4　运动神经元和肌肉在神经肌肉节点处连接。乙酰胆碱储存于神经终板；它释放到突触间隙启动肌肉纤维的去极化，导致肌肉的收缩。

经元支配更多的肌纤维，这与其在咀嚼中主要提供力量有关。

肌肉

　　数以万计的运动单元连同血管神经被结缔组织和筋膜包绕在一起构成肌肉。第1章介绍了控制咬合系统运动的主要肌肉，为了理解这些肌肉彼此之间及它们与附着骨的相互影响，我们必须观察头颈部骨骼的基本关系。颅骨由颈椎支撑，但它并不位于颈椎的中央位置。事实上，如果将一个干头颅放置在颈椎的理想位置，它将会失去平衡而发生前倾。考虑到下颌骨悬挂在颅骨的前下部，维持平衡变得更加困难。显而易见，头颈部骨骼并不是平衡的，因此为了克服它们重量和质量的不平衡，肌肉发挥着重要作用。为了使头部保持直立，以便平视前方，连接头颅后部与颈椎和肩部的肌肉必须保持收缩。有此功能的肌肉包括斜方肌、胸锁乳突肌、头夹肌和头长肌。然而，这些肌肉也有可能过度收缩而导致头颅上扬，引导视线向上。为了抵消这一作用，在头前部有一组拮抗肌群：咬肌（连接下颌骨和颅骨）、舌骨上肌群（连接下颌骨和舌骨）和舌骨下肌群（连接

舌骨和胸骨/锁骨）。当这些肌肉收缩时就会低头。因此，是肌肉力量的平衡使头部保持在理想的位置（图2.5）。这些肌肉联合其他肌肉，也能保持头部在左右方向的正确位置和旋转活动。

肌肉功能

　　运动单元只能执行一个动作：收缩或变短。然而，整块肌肉一般有3种潜在功能：（1）当肌肉中多数的运动单元受到刺激时，肌肉就会收缩或变短。这种在等负荷下的收缩，称为等张收缩。当咀嚼食物时，咬肌发生等张收缩。（2）当一定数量的运动单元收缩以对抗施加的作用力时，肌肉作用的结果是保持或稳定下颌，此时肌肉的长度不变，称为等距收缩。当物体被咬在牙齿之间时（如烟斗或铅笔），咬肌就会发生这种收缩。（3）肌肉也可以通过可控制的放松来发挥作用。当对运动单元的刺激停止时，肌纤维能够放松并恢复到正常长度。通过可控制地减少对运动单元的刺激，可以精确地伸长肌肉，从而产生流畅准确的运动。在咀嚼过程中，当开口接受新的食物时，可以观察到咬肌发生这种可控制的放松。

　　通过这3个功能，头颈部肌肉使头部保持在一个需

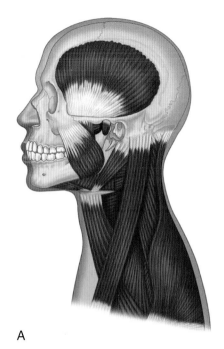
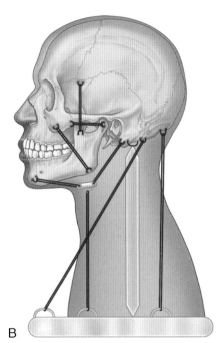

A B

• 图2.5 头颈部肌肉精确而复杂的平衡对维持头位和功能是必需的。A. 肌肉系统。B. 每块主要肌肉都像皮筋一样。肌张力必须精确，以助于保持头位的平衡。如果一根皮筋断裂，整个系统的平衡就会被破坏，头位也会发生改变，除非其他肌肉被激活以弥补破坏的平衡。

要的位置。负责抬头的肌肉和负责低头的肌肉之间保持平衡。即使头部发生最轻微的运动，每块肌肉都与其他肌肉协调一致完成所需的运动。如果头部向右转，某些肌肉必须缩短（等张收缩），其他肌肉必须放松（可控制地放松），还有一些肌肉必须稳定或保持一定的关系（等距收缩），这需要一个高度复杂的控制系统来协调这种精细的肌肉平衡。

这3种肌肉功能在头颈部的日常功能中都会出现。然而，还有一种在特定条件下发生的肌肉功能，称为离心收缩，它是指在肌肉收缩的同时被迫伸长，这种收缩通常会对肌肉组织造成损伤。例如，屈伸性损伤（急性颈扭伤）相关的组织损伤可发生离心收缩。在车祸发生的瞬间，颈部肌肉会收缩以支撑头部并抵抗运动。但如果冲击力过大，头部惯性的突然改变会导致头部移动，同时肌肉收缩试图支撑头部，最终导致肌肉在收缩时突然伸长。肌肉在收缩时的突然伸长通常会导致损伤，我们将在后续的肌肉疼痛部分进行探讨。

肌肉感受器

与其他肌肉、骨骼单位一样，咬合系统有4种主要的感觉受体（本体感受器）来监测自身的状态：（1）肌梭：肌肉组织中特有的感受器；（2）高尔基腱器官：位于肌腱；（3）Pacinian小体：位于肌腱、关节、骨膜、筋膜和皮下组织；（4）伤害性感受器：遍布咬合系统的所有组织中。

肌梭

骨骼肌由两种类型的肌纤维组成。一种是可收缩的梭外肌，它构成了肌肉的大部分；另一种是梭内肌，只有微小的收缩性。一束梭内肌由结缔组织鞘包裹，称为肌梭（图2.6）。肌梭主要监测骨骼肌内的张力。其遍布于肌肉之中并与梭外肌平行排列。在每个肌梭中，梭内肌的核以两种不同的方式排列：链状（核链型）和簇状（核袋型）。

梭内肌纤维有两种类型的传入神经。根据直径可将其分类，较粗的神经纤维传入速度更快，阈值更低。那些末端位于梭内肌中央的是粗神经纤维（Ⅰa，A-α）（在本章节后文介绍），称为主要末梢（又称为环状螺旋样末梢）。那些末端位于梭内肌两极（远离中心区域）的是细神经纤维（Ⅱ，A-β）和次级末梢（又称为花洒样末梢）。

由于肌梭的梭内肌纤维与梭外肌纤维平行排列，当肌肉被拉伸时，梭内肌纤维也会被拉伸，这将被核链和核袋区域监测。环状螺旋样和花洒样的末梢被拉伸激活，传入神经元将这些神经冲动传送至中枢神经系统。

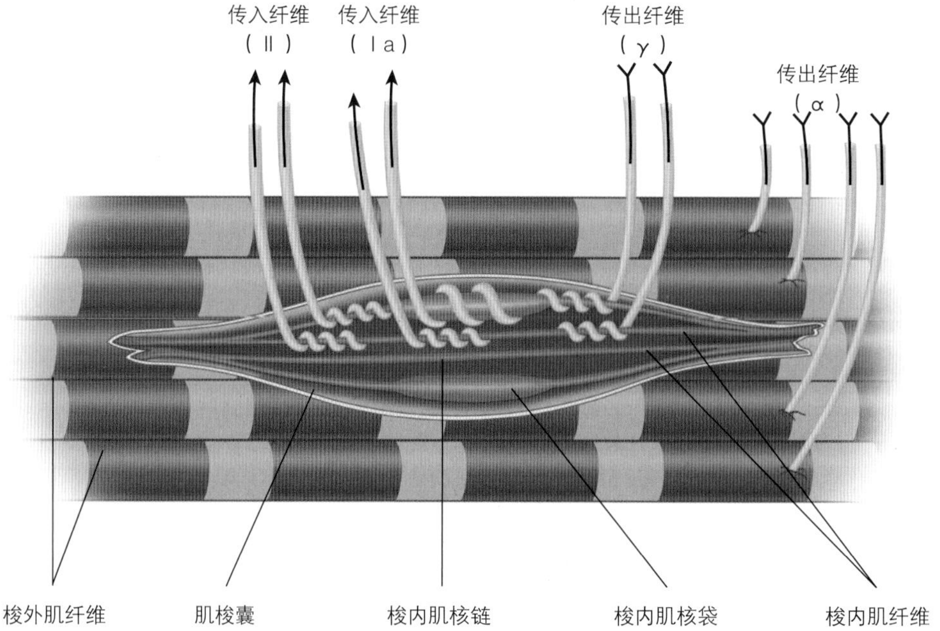

• 图2.6 肌梭。（ Modified from Bell WE, Davidson JN, Emslie–Smith D: Textbook of Physiology and Biochemistry, ed 8, Edinburgh, 1972, Churchill Livingstone, p 828. ）

来自咀嚼肌肌梭的传入神经元的胞体位于三叉神经中脑核。

梭内肌纤维受肌梭运动纤维的支配。这些神经纤维按字母顺序分为 γ 纤维和 α 纤维，后者也是梭外肌纤维的支配纤维。与其他传出神经纤维一样，γ 纤维源自中枢神经系统，当受到刺激时引起梭内肌纤维收缩。当梭内肌纤维收缩时，核链和核袋区域被拉伸，与整块肌肉被拉伸一样，传入冲动被激活。因此，有两种方式可以刺激肌梭的传入神经纤维：整块肌肉的广泛拉伸（梭外肌纤维）和传出纤维刺激梭内肌发生收缩。肌梭只能记录拉伸，而不能区分这两种活动，因此，中枢神经将这两个活动记录为同一种活动。

梭外肌纤维受 α 传出运动神经的支配，其大多数胞体位于三叉神经运动核。因此，对这些神经元的刺激会导致成群的梭外肌纤维（运动单元）收缩。

从功能的角度来看，肌梭起着监测长度的作用，它不断地向中枢神经系统反馈有关肌肉伸长或收缩状态的信息。当肌肉突然被拉伸时，它的梭外肌纤维和梭内肌纤维都会被拉长。肌梭的伸长引起 I 群和 II 群传入神经的激活，并将信息传入中枢神经系统。当 α 传出运动神经元受到刺激时，肌肉的梭外肌纤维收缩，肌梭变短，这使肌梭的传入活动减少。在肌肉收缩过程中，如果没有 γ 传出系统，肌梭的传入活动就会完全停止。如

前所述，对 γ 传出神经的刺激会导致肌梭的梭内肌纤维收缩。这样即使在肌肉收缩时，也能引起肌梭的传入活动。因此，γ 传出有助于维持肌肉收缩。

γ 传出系统是使肌梭保持敏感的一种机制。因此，这个传出系统也是一个改变肌梭活动的控制机制。值得注意的是，在咬合系统的 γ 传出机制并没有与在脊髓系统中一样得到很好的研究。虽然 γ 传出在大多数咀嚼肌中似乎都有活动，但也有些显然没有。我们将在肌肉反射的介绍中将进一步强调 γ 传出系统的重要性。

高尔基腱器官

高尔基腱器官位于肌纤维与骨骼相连接之间的肌肉肌腱中。曾经，人们认为它们的感觉阈值高于肌梭，因此，其作用仅仅是保护肌肉免受过度或破坏性的牵拉。如今认为正常功能的反射调节方面，高尔基腱器官要更加敏感和活跃，其主要监测张力，而肌梭主要监测肌肉长度。

高尔基腱器官与梭外肌纤维相连接，而不是与肌梭平行排列。每个高尔基腱器官都由肌腱纤维组成，周围是被纤维囊包绕的淋巴间隙。传入神经纤维从其中央附近进入，并且遍布整个纤维。肌腱上的张力会刺激高尔基腱器官的受体，因此肌肉的收缩也会刺激它。同样，肌肉拉伸造成的肌腱紧张也会刺激它。

Pacinian小体

Pacinian小体是由同心圆结缔组织薄片组成的、大的椭圆形器官。这些器官分布广泛，由于它们常分布于关节结构中，通常认为其主要功能是感受运动和较大的压力（而非轻触）。

在每个小体的中心是包含神经纤维末梢的核心。这些小体见于肌腱、关节、骨膜、肌腱连接、筋膜和皮下组织。施加于这些组织的压力会使器官变形，从而刺激神经纤维。

伤害性感受器

一般来说，伤害性感受器是受损伤刺激后通过传入神经纤维将损伤信息（痛觉）传递给中枢神经系统的感觉感受器。伤害性感受器分布在咬合系统的大部分组织中。一般有几种类型：一种是仅对有害的机械、化学和热刺激具有特异性反应；另一种是对各种各样的刺激，从触觉到有害损伤均有反应；还有一种是针对轻触、压力或面部毛发运动的低阈值感受器，也称为机械感受器。

伤害性感受器（以及本体感受器）的主要功能是监测咬合系统中组织的状态、位置和运动。当存在对组织有潜在伤害或已造成伤害的情况时，伤害性感受器将这些信息以不适或疼痛的感觉传递给中枢神经系统。痛觉将在本章后文介绍。

神经肌肉功能

感受器的功能

前面介绍的头颈部肌肉的动态平衡可能是通过各种感受器提供的反馈机制来维持的。当肌肉被动拉伸时，肌梭就会将这一活动告知中枢神经系统。高尔基腱器官和肌梭同时监测肌肉的收缩活动，关节和肌腱的活动会刺激Pacinian小体。所有的感觉感受器都在不断地向中枢神经系统传入信息，脑干和丘脑负责持续监测和调节身体活动。有关正常机体内环境稳态的信息在这个水平上被处理，皮质甚至没有参与这一调控过程。然而，如果传入的信息对人体有重要的影响，丘脑就会将信息传递到大脑皮质进行有意识的分析和决策。因此，丘脑和脑干对个体的功能有重要的影响。

反射活动

反射活动是机体对刺激所产生的反应，刺激以神经冲动的形式沿传入神经传导到后神经根或脑神经根，然后在那里立即经传出神经反馈到骨骼肌。尽管信息也传入高级中枢，但这种反应是无意识的，不受皮质或脑干的影响正常发生。反射活动可以是单突触的，也可以是多突触的。当传入纤维在中枢神经系统内直接刺激传出纤维时，则发生单突触反射。而当传入神经元刺激中枢神经系统中的一个或多个中间神经元，然后再刺激传出神经纤维时，则发生多突触反射。

在咬合系统中的两种非特异的反射活动是重要的：（1）肌牵张反射；（2）伤害性（屈肌）反射。它们并不是咀嚼肌所特有的，也存在于其他骨骼肌中。

肌牵张反射

肌牵张反射是下颌唯一的单突触反射。当骨骼肌被快速拉伸时，这种保护性反射就会被激活，从而导致拉伸的肌肉收缩。

肌牵张反射的一个众所周知的例子是膝跳反射。用肌腱反射锤敲击髌骨下方的髌腱，可导致大腿股四头肌收缩。这刺激了拉伸感受器（最重要的是肌梭），从而刺激股神经的感觉神经纤维发出传入神经冲动至脊髓的腰段（L4）。在那里感觉神经元直接与运动神经元形成突触，运动神经元将传出冲动传导到股四头肌，引发其收缩。同时，与之对抗的屈肌腘后腱舒张，最终导致踢腿的发生。

肌牵张反射也发生在咬合系统中。用橡胶锤突然给颏部施加一个向下的力（图2.7），咬肌内的肌梭将因突然伸展，而产生传入神经活动。这些传入冲动通过三叉神经中脑核进入脑干，然后到达三叉神经运动核，传入神经纤维与α传出运动神经元形成突触，并直接返回咬肌的梭外肌纤维。Ⅰa传入纤维对α传出神经的刺激导致肌肉收缩。临床上，通过放松下颌肌肉，使牙齿轻微分开，然后突然向下敲击颏部会导致下颌反射性地抬高。此时咬肌收缩，牙齿发生接触。

肌牵张反射的发生无须大脑皮质的参与，且对于确定下颌休息位十分重要。如果支撑下颌的所有肌肉均完全放松，下颌在重力的作用下与颞下颌关节面发生分离。为了防止这种脱位，升颌肌群会维持适度的收缩，称为肌张力。升颌肌群的这一特性抵消了重力对下颌骨的影响，并使关节面保持持续的接触。肌牵张反射是决定升颌肌群肌张力的主要因素。当重力拉下颌骨向下时，升颌肌群会被动地拉伸，这也导致了肌梭的拉伸。这些信息将被反射地从肌梭的传入神经元传递到α运动神经元，再返回到升颌肌群的梭外肌纤维。因此，被动拉伸会引起反射性的收缩，从而缓解肌梭的拉伸。肌张力也会受到来自其他感觉感受器传入的影响，例如，来自皮肤或口腔黏膜感受器的传入。

肌牵张反射和由此产生的肌张力也可以通过肌梭运动系统受到高级中枢的调控。大脑皮质和脑干可增加到肌梭梭内肌的γ传出活动。当这种活动增加会导致梭内肌纤维的收缩，并引起核袋和核链区域的拉伸。这减少了肌梭传入活动形成之前整块肌肉的拉伸量。因此，高级中枢可以通过肌梭运动系统来改变肌梭对拉伸的敏感性。增加的γ传出活动增加了肌张力反射的敏感性，而减弱的γ传出活动将会降低反射的敏感性。高级中枢调控γ传出活动的具体方式将在后面的章节进行介绍。

当肌肉收缩时，肌梭也会缩短，从而导致肌梭的传入活动停止。如果对传入神经活动的电位进行监测，在收缩阶段将会出现一个静息期（没有电活动）。γ传出活动可影响静息期的长短。γ传出活动增加会导致梭内肌纤维收缩，从而减少了肌肉收缩时肌梭停止活动的时间。相反，γ传出活动的减少将延长静息期。

伤害性（屈肌）反射

伤害性或屈肌反射是保护性的多突触反射，例如，手接触热物体时会缩回。在咬合系统中，当咀嚼时突然咬到硬物时就会激活伤害性反射。例如，在吃樱桃派时，意外地咬到了樱桃核（图2.8）。当施加于牙齿的𬌗力突然增大，会立即导致牙周结构超负荷，产生有害

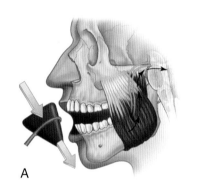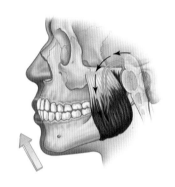

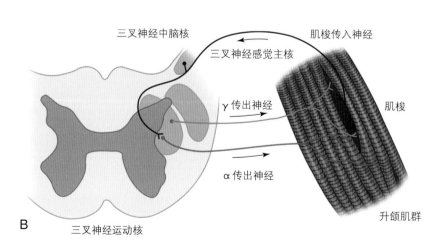

• 图2.7　A. 肌牵张反射是通过用一个小橡胶锤突然给颏部施加向下的力来激活的。这导致了升颌肌群（咬肌）的收缩。其作用是防止进一步的拉伸，并使下颌回到咬合状态。B. 反射弧如下：肌梭的突然伸展增加了肌梭的神经传入。传入冲动通过三叉神经中脑核进入脑干，在三叉神经运动核的传入纤维与α传出运动神经元形成突触，直接反馈被拉伸肌肉的梭外肌纤维，最终导致升颌肌群的收缩。由于γ传出纤维的存在，能够刺激肌梭的梭内肌纤维发生收缩，从而使肌梭对突然的拉伸敏感。（From Sessle BJ：Mastication, swallowing, and related activities. In Roth GI, Calmes R, editors: Oral Biology, St Louis, 1981, Mosby-n-Year Book, p 57.）

的刺激。初级传入神经纤维将信息传递到三叉神经脊束核，在那里与中间神经元形成突触，这些中间神经元将信息传递到三叉神经运动核。这一反射过程所产生的运动反应比肌牵张反射更为复杂，因为必须通过多个肌群的协调一致才能够实现[10-11]。不仅要抑制升颌肌群以防止下颌对硬物的进一步咬合，还必须激活降颌肌群以使牙齿分离，远离潜在的伤害。当来自感觉感受器的传入信息到达中间神经元时，会发生两种不同的行为[12-13]。中间神经元通过激活三叉神经运动核的传出神经，刺激降颌肌群的收缩；同时，传入纤维刺激抑制性中间神经元，使升颌肌群放松。总的结果是，下颌迅速下降，牙齿离开造成伤害刺激的物体，这个过程称为拮抗性抑制，它可发生在机体的许多伤害性反射活动中。

肌牵张反射保护咬合系统不受肌肉突然拉伸的损伤，并通过肌张力维持肌肉骨骼系统的稳定。伤害性反射保护牙齿及其支持结构免受突然过大的功能力量所造成的损害。高尔基腱器官通过直接对它们监测的肌肉产生抑制性刺激，从而避免肌肉过度收缩。在咀嚼肌中还存在许多其他类型的反射活动，它们大多非常复杂，由中枢神经系统的高级中枢控制。反射活动在功能运动（如咀嚼、吞咽、呕吐、咳嗽、说话）中起着重要作用[4]。

交互支配

在反射活动中对拮抗肌的控制是至关重要的，它对身体的日常功能同样重要。与其他肌肉系统一样，每块支持头部并在一定程度上控制其功能的肌肉都有相应的拮抗肌来对抗其活动，这是前文介绍的肌肉平衡的基础。特定肌群主要是提升下颌；另外的肌群则是下降下颌。为了使下颌被颞肌、翼内肌或咬肌抬高，舌骨上肌群必须放松并伸长。同样，为了下降下颌，舌骨上肌群必须收缩，而升颌肌群将放松伸长。

这些拮抗肌群的神经控制机制称为交互支配，它使下颌运动更加平稳和精确。为了保持颅骨、下颌骨和颈部的骨骼关系，每个拮抗肌群必须保持稳定的适度张力状态。这将克服重力导致的骨骼失衡，并保持头部的姿势位。如前所述，肌张力在下颌维持姿势位和抵抗下颌被动移位中起着重要的作用。肌肉的完全收缩会激活大部分的肌纤维，从而影响血液流动，导致疲劳和疼痛。相比之下，肌张力只需要少量的肌纤维收缩，且收缩的肌纤维不断循环。这种活动可以使血液正常流动，不会产生疲劳。

肌肉活动调节

为了产生精确的下颌运动，中枢神经系统必须通过传入纤维接收来自各种感觉感受器的传入。脑干和皮

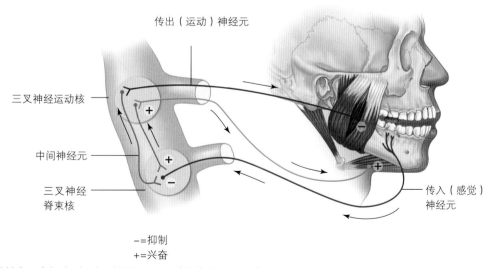

传出（运动）神经元

三叉神经运动核

中间神经元

三叉神经脊束核

传入（感觉）神经元

−＝抑制
＋＝兴奋

• 图2.8 伤害性反射在无意间咬到硬物时被激活，这种伤害性刺激来自牙齿和牙周韧带。传入神经纤维将冲动传送到三叉神经脊束核。传入神经元同时刺激兴奋性和抑制性中间神经元。中间神经元与三叉神经运动核中的传出神经元形成突触。抑制性中间神经元与通往升颌肌群的传出纤维形成突触，使升颌肌群停止收缩。而兴奋性中间神经元与支配降颌肌群的传出神经元形成突触，使降颌肌群收缩，最终使牙齿远离有害的刺激。

质必须比较及协调这些输入，并通过传出神经产生适当的运动。这些运动涉及一些肌群的收缩和其他肌群的抑制。一般认为，γ传出系统是持续激活的，尽管它不一定产生运动。γ传出系统使α运动神经元反射性地准备好接收来自皮质或直接来自肌梭的传入冲动。大多数下颌运动可能是由γ传出、肌梭传入和α运动神经元共同控制的。这种综合效应产生需要肌肉的收缩或抑制，并允许神经肌肉系统保持自我检查。

咬合系统的各种状态对下颌的运动和功能有很大的影响。存在于牙周韧带、骨膜、颞下颌关节、舌头和口腔其他软组织中的感觉感受器不断地发出反馈信息，这些信息被处理并指导肌肉活动。为了避免在运动功能中使咬合系统的组织和结构受到损伤，伤害性刺激将被反射性地避免。

高级中枢的影响

如前所述，脑干和皮质共同分析传入的神经冲动。尽管大脑皮质是行动的主要决策者，但脑干负责维持内环境稳态和控制正常身体潜意识的功能。在脑干中有一群神经元控制肌肉活动的节律（如呼吸、行走和咀嚼），它们统称为中枢模式发生器（central pattern generator，CPG）[14-18]。CPG负责拮抗肌肉之间活动的精确时机，以便进行特定的功能。例如，在咀嚼过程中，CPG会在升颌肌群放松时准确地启动舌骨上下肌群的收缩，从而张嘴并接受食物。接下来，CPG将启动升颌肌群的收缩，同时放松舌骨上下肌群，使食物被咬碎。这个过程反复进行，直到食物颗粒小到可以轻易吞咽。为了使CPG更为高效，它必须持续接收咀嚼结构的感觉传入。因此，舌头、嘴唇、牙齿和牙周韧带不断地反馈信息，使CPG决定最合适和有效的咀嚼轨迹。一旦找到一种对所有结构损害最低的高效咀嚼方式，机体将会学习并重复这种方式。这种习得的模式称为肌肉记忆（muscle engram）。因此，咀嚼可以被认为是一种由CPG控制的极其复杂的反射活动，并有许多感觉感受器的传入。与许多其他反射活动一样，咀嚼是一种潜意识活动，但在任何时候都可以被有意识地控制。呼吸和行走是其他CPG反射活动，通常发生于潜意识水平，但受到意识的自主控制。咀嚼的过程将在本章后面详细介绍。

高级中枢对肌肉功能的影响

一般来说，当刺激被传递至中枢神经系统时，系统将发生复杂的交互作用以做出恰当的反应。大脑皮质受丘脑、CPG、边缘系统、网状结构和下丘脑的影响，决定了将采取动作的方向和强度。这些动作几乎是自发的（如咀嚼）。尽管患者意识到它，但并没有积极地干预它的执行。在没有明显情绪状态的情况下，行动通常是可预测且高效的。然而，当个体正经历更高级的情绪状态时（如恐惧、焦虑、沮丧或愤怒），肌肉活动将发生以下变化：

1. 情绪压力的升高会刺激边缘系统和下丘脑-垂体-肾上腺（hypothalamic/pituitary/adrenal axis，HPA）轴并激活γ传出系统。随着γ传出活动的增加，梭内肌收缩，导致肌梭感觉区域的部分伸展[19-20]。当肌梭部分伸展时，仅少量肌肉的伸展将引起反射反应。这会影响肌牵张反射，并最终导致肌张力的增加[21]。肌肉对外界刺激也变得更加敏感，这会进一步导致肌张力的增强。随着肌张力的增强，肌疲劳的风险也随之增加，此外也会导致TMJ关节内压力的增加。

2. 增加的γ传出活动也可能增加无关的肌肉活动。网状结构受边缘系统和HPA轴的影响，它可以产生与完成动作无关的额外肌肉活动[22]。这些活动通常是精神紧张的表现（如咬指甲或铅笔、紧咬牙、夜磨牙）。正如将在第7章中介绍的，这些活动会对咬合系统的功能产生重大影响。

咬合系统的主要功能

前面介绍的神经解剖和生理是下颌执行重要功能运动的基础。咬合系统有3个主要功能：（1）咀嚼；（2）吞咽；（3）言语。此外，还有辅助呼吸和情绪表达的次要功能。所有这些功能运动都是高度协调且复杂的神经肌肉活动。来自咬合系统结构（如牙齿、牙周韧带、唇、舌、颊、腭）的感觉传入被接收，并与已有的反射活动和习得的肌肉记忆在CPG中进行整合，以进行恰当的功能活动。由于牙齿咬合在咬合系统的功能中起着关键作用，所以理解这些功能活动是必要的。

咀嚼

　　咀嚼即咀嚼食物的动作[23]，它是食物消化的初始阶段，将食物分解成小颗粒以便吞咽。它通常是伴味觉、触觉和嗅觉的愉快活动。当人饥饿时，咀嚼是一种令人愉快和满足的动作。饱腹后，反馈会抑制这些正向的感觉。

　　咀嚼可以通过减少肌张力和缓解不安达到放松的效果[24]，它具有舒缓的特性[25]，甚至可以减轻压力[26]。在某些情况下，压力会影响咀嚼活动[27]。咀嚼是一个复杂的功能活动，不仅涉及肌肉、牙齿和牙周支持结构，而且还包括唇、颊、舌、腭和唾液腺。它通常是自发的且无意识的功能活动；在必要的时候，也受意识的控制。

咀嚼动作

　　咀嚼是由上下牙齿节律性且控制良好的开闭口运动组成，它受到脑干的中枢模式发生器的控制。下颌的每次开闭口运动都代表一次咀嚼运动，完整的咀嚼动作是泪滴状的运动模式，分为开口阶段和闭口阶段。闭口运动又进一步细分为压碎阶段（crushing phase）和磨细阶段（grinding phase）（图2.9）。在咀嚼过程中，类似的咀嚼动作会一遍又一遍地重复直到食物被分解。在冠状面上追踪下颌的一次咀嚼过程时，会按照以下顺序发生：在开口阶段，下颌从牙尖交错位向下，直到切牙切缘相距16～18mm的位置。随着闭口运动的开始，从中线向外侧移动5～6mm。闭口的第一阶段将食物咬在牙齿之间，称为压碎阶段。随着牙齿相互靠近，下颌的侧向位移逐渐减少，所以当牙齿间距离只有3mm时，下颌只比咀嚼初始的位置侧向位移了3～4mm。此时，在下颌侧向位移的一侧，下颌牙齿的颊尖几乎在上颌牙齿颊尖的正下方。随着下颌继续闭合，大量的食物位于牙齿之间，这就开始了闭口过程的磨细阶段。在磨细阶段，下颌被牙齿的𬌗面引导回到牙尖交错位，随着牙尖斜面的交错运动，食团被磨细。

　　从矢状面观察一个典型咀嚼过程的下颌切牙运动可以发现，在开口阶段，下颌略微向前移动（图2.10）。

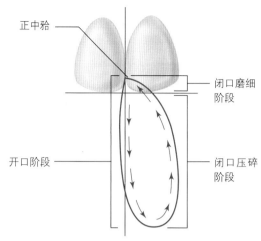

●图2.9　咀嚼运动的冠状面观。

在闭口阶段，下颌略微后退，回到牙尖交错位。前牙的移动量取决于前牙的接触方式和咀嚼的阶段[28]。在早期阶段，需要对食物进行切割，根据对侧切牙的排列和位置，下颌向前移动一段距离。当食物被切割并送进嘴里后，前伸运动幅度减小。在咀嚼的后期，食物的磨细集中于后牙，下颌很少需要前伸运动；此时，开口相下颌位置仍位于闭口相前方[29-31]。

　　在一个典型的咀嚼过程中，双侧下颌第一磨牙在矢状面上的运动并不相同。如果下颌向右侧移动，那么右下第一磨牙就会沿着与切牙相似的路径移动。换句话说，磨牙在开口阶段稍微向前移动，在闭口阶段稍微向后，最后向前移动进入牙尖交错位。右侧髁突也沿着这条路径，闭口时稍微向后，最后向前移动进入到牙尖交错位（图2.11）[29,31]。

　　对侧第一磨牙则遵循着不同的轨迹。当下颌向右侧移动时，左下第一磨牙几乎垂直下降，伴轻微的前后向移位，直到完全张口。闭口时，下颌轻微向前，然后几乎直接回到牙尖交错位（图2.11）。左侧髁突也遵循与磨牙相似的路径，在磨牙或髁突的路径中没有最后前移到牙尖交错位的轨迹[29,31]。

　　与前伸运动一样，下颌侧向运动的幅度与咀嚼阶段有关。当食物刚进入口中，侧向运动的幅度大，随着食物逐渐变小，侧向运动的幅度也变小。侧向运动的幅度还根据食物的硬度而变化（图2.12），食物越硬，咀嚼时侧向运动越明显[29]。同时，食物的硬度也会影响吞咽前所需的咀嚼次数，越硬的食物需要的咀嚼次数就越多[32]。在某些实验对象中，咀嚼次数并不随食物质地的

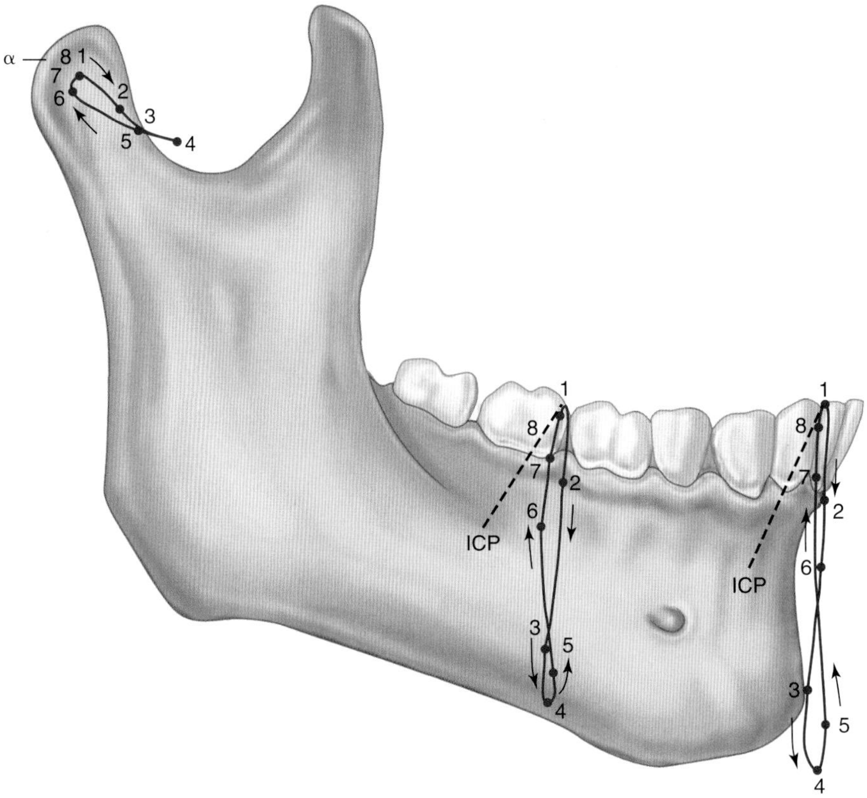

● 图2.10　工作侧咀嚼运动的矢状面观。在开口过程中，切牙略微前移至牙尖交错位（ICP），然后从稍后的位置返回。工作侧第一磨牙随下颌运动的轨迹也被记录。磨牙在张口阶段开始向前移动，在闭口阶段向后移动。闭口过程中，工作侧髁突也向后移动。直到最终闭口时，向前移动到牙尖交错位。（From Lundeen HC, Gibbs CH: Advances in Occlusion, Boston, MA, 1982, John Wright PSG Inc, p 9.）

变化而变化[32]，这可能表明对于某些受试者CPG较少受到感觉传入的影响，而更多地受到肌肉记忆的影响。

　　尽管双侧都可以咀嚼，但约78%的受试者主要用一侧咀嚼[33]。通常是在侧向滑动时牙齿接触较多的一侧[34-36]。没有倾向单侧咀嚼的人通常两侧交替咀嚼。如第1章所述，单侧咀嚼会导致颞下颌关节的负荷不均匀[37-39]。由于翼外肌上头对关节盘的稳定作用，在正常情况下不会造成任何问题。

咀嚼中的牙齿接触

　　早期的研究表明，在咀嚼过程中牙齿并没有接触[40]。据推测，牙齿之间的食物引起了神经肌肉系统的急性反应，从而阻止牙齿的接触。然而，其他研究认为咀嚼过程中发生了牙齿接触[41-42]。当食物最初进入口腔时，牙齿很少发生接触，随着食物的分解，接触的频率逐渐增加。在咀嚼的最后阶段，也就是吞咽之前，每次咀嚼都会发生牙齿接触，但对牙齿的作用力很小[43]。有两种接触类型已经被确认：滑动接触（gliding）和单次接触（single）。前者发生在咀嚼的开口阶段和磨细阶段，牙尖斜面相互移动；后者发生在牙尖交错位[44]。几乎所有人都有某种程度的滑动接触，在咀嚼过程中，滑动接触发生的平均百分比在磨细阶段为60%、在张口阶段为56%[45]。咀嚼过程中牙齿接触的平均时间为194毫秒[45]。显然，这些接触影响甚至决定了咀嚼运动初始的开口阶段和最后的磨细阶段[37]。甚至有研究认为，咬合状况会影响整个咀嚼运动。在咀嚼过程中，牙齿接触的质量和数量不断发出感觉信息传递回中枢神经系统，从而反映咀嚼运动的特点。这种反馈机制可使咀嚼运动根据咀嚼食物的特点而发生改变。一般来说，高牙尖和深牙窝增加了垂直向咀嚼运动，而磨平或磨损的牙齿增加了水平向咀嚼运动。当侧向运动时后牙发生异常接触，错𬌗会产生不规则且不易重复的咀嚼运动（图2.13）[45]。

　　将正常人的咀嚼运动与颞下颌关节疼痛患者的咀嚼运动进行比较，可以看到明显的差异[46-47]。正常人咀嚼时，咀嚼轨迹平滑，重复性好，边界明确。而颞下

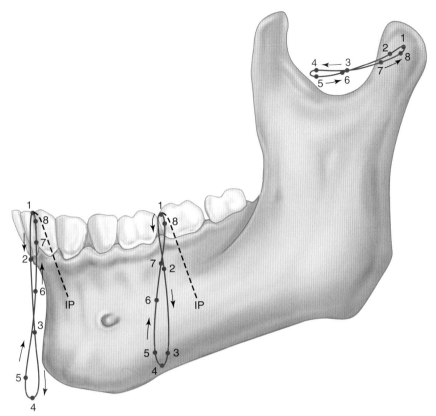

• 图2.11 平衡侧咀嚼运动的矢状面观。第一磨牙开始从牙尖交错位（ICP）垂直下降，几乎没有前后向移动。闭口过程的最后阶段同样几乎垂直。平衡侧髁突在开口时向前移动，返回时几乎沿相同的路径移动。平衡侧髁突不会位于牙尖交错位的后方。（From Lundeen HC, Gibbs CH: Advances in Occlusion, Boston, MA, 1982, John Wright PSG Inc, p 9.）

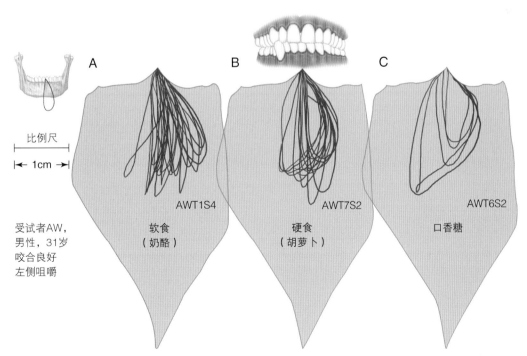

• 图2.12 咀嚼运动（冠状面观）。咀嚼胡萝卜（B，硬食）似乎比咀嚼奶酪（A，软食）产生更大幅度的咀嚼运动。嚼口香糖（C）会产生更大幅度的咀嚼运动。（From Lundeen HC, Gibbs CH: Advances in Occlusion, Boston, MA, 1982, John Wright PSG Inc, p 19.）

颌关节疼痛患者的咀嚼轨迹重复性差、短而慢，且不规律。这些较慢且不规则但可重复的轨迹似乎与疼痛导致的髁突功能运动改变有关。

𬌗力

牙齿的最大𬌗力存在个体差异，通常男性的最大𬌗力大于女性。在一项研究中报道[48]，女性的最大𬌗力为79～99磅（1磅≈0.45kg），而男性的最大𬌗力则为118～142磅。有报道称最大𬌗力为975磅[49]。

施加在磨牙上的最大𬌗力通常是切牙的几倍。研究发现，第一磨牙所受的最大𬌗力范围是91～198磅[50]，而中切牙所受的最大𬌗力为29～51磅。

最大𬌗力随着年龄的增长而增加直到青春期[51-52]。也有证据表明人们可以通过练习和锻炼来增加自身的最大𬌗力[48,52-55]。因此，一个人的饮食中含有高比例的坚硬食物，将造就更大的𬌗力，这也解释了为什么一些研究表明因纽特人具有更大的𬌗力[55]。𬌗力的增加也可能影响面部骨骼的关系，相对于上下牙弓匹配的人，上下颌骨存在明显差异的人通常不能为牙齿提供较大的力量。

在咀嚼过程中，施加在牙齿上的力量因人而异。Gibbs等的研究认为闭口磨细阶段施加于后牙的平均力量为58.7磅，这是后牙最大𬌗力的36.2%[56]。而Anderson[57]对不同硬度食物进行咀嚼的研究认为所需的𬌗力要小得多。他的研究认为咀嚼胡萝卜所需的𬌗力约30磅，而咀嚼肉类只需要16磅的𬌗力。也有证据表明牙痛[58]或肌痛[59]会减少咀嚼时的𬌗力。

咀嚼时，第一磨牙的受力最大[60]。硬物的咀嚼主要发生在第一磨牙和第二前磨牙区域[61-63]。全口义齿受试者的𬌗力仅为天然牙列受试者的1/4[63]。

咀嚼中软组织的作用

咀嚼不能在没有邻近软组织的帮助下进行。当食物进入口腔时，嘴唇会引导和控制食物的摄入，同时封闭口腔，特别是在吃液体食物时，嘴唇的作用尤其重要。舌头不仅在味觉上扮演着重要的角色，而且搅拌口腔内的食物以获得充分的咀嚼。当食物被放进嘴里时，舌头通常将食物压在硬腭上，将其碾碎。之后舌头把食物推到牙齿𬌗面，在咀嚼过程中食物会被压碎。在下一次咀嚼的开始阶段，舌头将部分碾碎的食物重新放到牙齿𬌗面上，以便进一步压碎。当舌从舌侧重新定位食物时，颊肌（脸颊）也从颊侧完成同样的任务。因此，食物会不断地放置于牙齿的𬌗面上，直到颗粒足够小，可以被

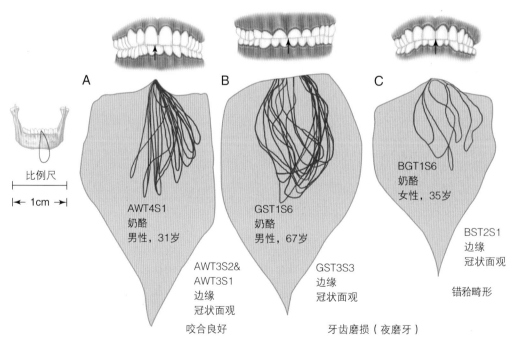

●图2.13　工作侧（左侧）的边缘和咀嚼运动（冠状面观）。咬合情况对咀嚼运动有显著影响。A. 咬合良好。B. 牙齿磨损（夜磨牙）。C. 错𬌗畸形。（From Lundeen HC, Gibbs CH: Advances in occlusion, Boston, MA, 1982, John Wright PSG Inc, p 11.）

有效地吞咽。舌头还能有效地将食物分成需要继续咀嚼的部分和准备吞咽的部分。吃完东西后，舌头还可以扫过牙面以清除口腔中残留的食物。

吞咽

吞咽是通过一系列协调的肌肉收缩，将食物从口腔通过食道送进胃的过程。它包括自发性、非自发性和反射性肌肉活动。决定是否吞咽取决于几个因素：食物的精细度、味道的浓度以及食物的润滑程度。吞咽时，嘴唇闭合以封闭口腔，牙齿位于牙尖交错位，下颌位置稳定。

稳定下颌是吞咽的重要组成部分。下颌必须先稳定，这样舌骨上下肌群的收缩才可以控制舌骨产生吞咽所需的适当运动。正常的成人吞咽用牙齿来稳定下颌，称为躯体性吞咽（somatic swallow）。当牙齿不存在时（如婴儿），下颌必须用其他方式支撑。舌前伸并置于牙弓或牙龈垫之间来支撑下颌骨，这种类型的吞咽将持续到牙齿萌出，称为婴儿式吞咽（infantile swallow）或内脏性吞咽（visceral swallow）[64]。

后牙萌出建立咬合，咬合的牙齿可以支撑下颌，从而实现成人吞咽。在某些情况下，婴儿式吞咽不能顺利向成人吞咽转变。这可能是由于牙齿位置或牙弓关系不佳，从而缺乏牙齿支撑。因龋齿或牙齿敏感导致牙齿接触过程中出现不适时，婴儿式吞咽也可能继续存在。婴儿式吞咽的持续存在，会因为过强的舌肌力量导致前牙唇倾，临床上可能表现为前牙开𬌗。然而，需要注意的是吐舌习惯并不一定导致牙齿位置的改变。

在正常的成人吞咽中，通过牙齿的接触来稳定下颌。吞咽过程中牙齿接触的平均时间约683毫秒，这比咀嚼的时间长3倍多[45]。吞咽时施加在牙齿上的力约66.5磅，比咀嚼时的力多7.8磅[45]。

普遍认为，当下颌稳定时，下颌位于稍向后的位置[65-68]。如果在此位置牙齿咬合不佳，牙齿将向前滑到牙尖交错位。研究认为当牙齿在后退接触位咬合良好时，咀嚼肌的活动水平较低，咀嚼过程更加流畅[69]。学者认为牙尖交错位的质量将决定吞咽时下颌的位置，而不是关节窝的后退位。在功能过程中很少看到前滑动，这是由于肌肉记忆和反射活动会直接控制下颌闭口至牙

尖交错位。这个概念将在第5章进一步介绍。

虽然吞咽是一个连续的动作，但为了便于讨论，我们将吞咽分为3个阶段（图2.14）。

第一阶段

吞咽的第一阶段是自主的，从选择咀嚼好的食物部分形成团块开始，这种分离主要是由舌完成。把食团放在舌背，轻轻压在硬腭上。舌尖位于前牙后的硬腭上。双唇紧闭，牙齿接触。当食物出现在腭部黏膜时将刺激舌肌发生反射性的波浪形收缩而后推食团。食团到达舌后部并被后送至咽部。

第二阶段

吞咽的第二阶段是当食团到达咽部后，咽部收缩肌收缩引起的蠕动波会把食团送到食道。软腭上升触及咽后壁，封闭鼻腔通道，会厌阻塞了通往气管的咽道，使食物保持在食道中。在吞咽的这个阶段，咽部肌肉的活动使通常关闭的咽鼓管咽口打开[25]。据估计，吞咽的前两个阶段总共持续约1秒。

第三阶段

吞咽的第三阶段是通过食道进入胃。蠕动波将食团带下食道，通过食道需要6~7秒。当食团到达贲门时，括约肌放松让食物进入胃。在食道的上段，肌肉主要受意识的控制，当需要时，可将食物返回口腔。而食道下部肌肉完全不受意识控制。

吞咽的频率

研究表明，吞咽周期在24小时内发生590次：吃饭时146次，清醒时394次，睡眠时50次。睡眠时唾液减少，吞咽的需求就降低[70-71]。

言语

言语是咬合系统的第三个主要功能。膈膜将大量空气通过肺部从喉部和口腔排出，喉部有控制地收缩和放松声带，就能发出所需要的音调[25]，音调产生后，嘴唇的具体形状决定了声音的共振和清晰度。因为说话是由肺部释放空气产生的，所以它发生在呼吸的呼气阶段。

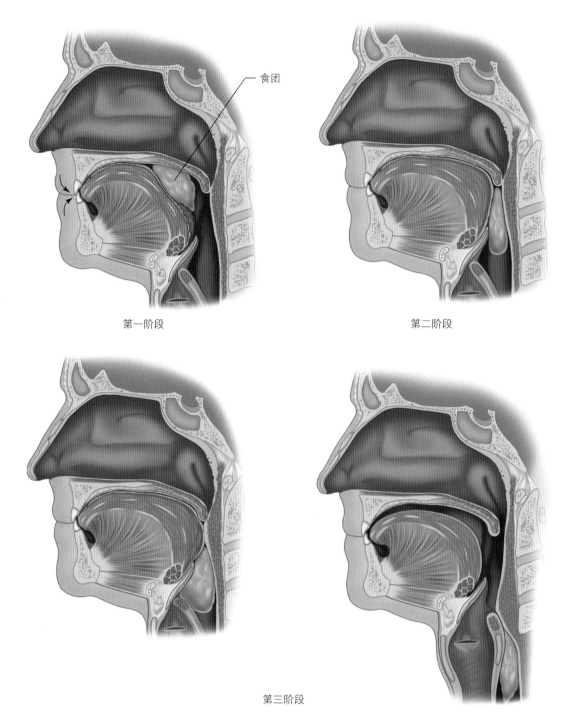

第一阶段   第二阶段

第三阶段

• 图2.14 吞咽的3个阶段。（From Silverman SI: Oral Physiology, St Louis, MO, 1961, Mosby Yearbook, p 377.）

吸气相对较快，一般发生在句子结束或停顿时。呼气则长，可发出一系列音节、单词或短语。

声音的清晰度

通过改变嘴唇和舌头与腭部和牙齿之间的关系，人们可以发出各种不同的声音[25]。重要的唇音是M、B和P。在发这些音时，上下唇接触。S是齿音，上下切牙的切缘需要接近（但不接触），空气从齿间穿过，发出S

音。舌头和腭部在形成D音时特别重要，舌尖向上位于切牙后抵住腭部。

许多声音也可以通过这些解剖结构的联合作用而形成。例如，舌头接触上颌切牙形成TH音。下唇接触上颌牙齿的切缘，形成F和V音。对于像K或G这样的音，舌后半部分上升并触及软腭（图2.15）。

人生的早期阶段，人们学习正确的发音用于语言交流。在说话过程中不会发生牙齿接触。如果一颗错位

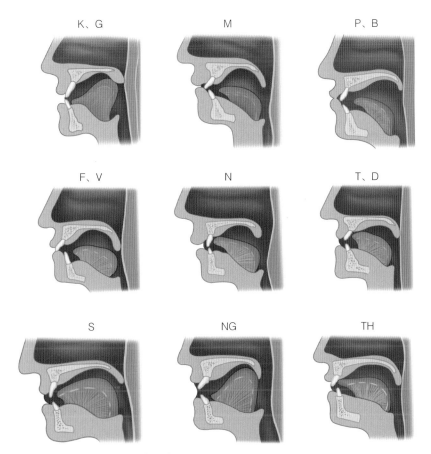

• 图2.15 唇、舌和牙齿在不同位置可发出的不同的音。（From Jenkins GN: The Physiology of the Mouth, ed 4, Oxford, UK, 1978, Blackwell Scientific Publications, p582.）

的牙齿在说话时接触到对颌牙，来自牙齿和牙周韧带的感觉会迅速传递到中枢神经系统。中枢神经系统认为这是潜在的损伤，并立即通过传出神经系统改变说话的方式。这将形成一种新的避免牙齿接触的说话方式。这种新方式可能会导致下颌轻微的侧向偏移，从而在牙齿不接触的情况下发出想要的声音。

一旦学会说话，这个过程将变成几乎完全无意识的神经肌肉系统活动。从这个意义上说，它可以被认为是一种学习反射。

口颌面疼痛的机制

疼痛是人类体验到的最强的负面情绪之一，它需要个体关注和回应。急性疼痛会提醒个体受到伤害，使其能够应对威胁。急性疼痛是一种保护性的反射机制（伤害性反射），它是生存的基础。然而，有些疼痛的持续时间远超正常恢复的时间，因此不再具有保护意义。这些疼痛称为慢性疼痛。这些疼痛可能会消磨精神，导致

生活质量显著下降。最常见的慢性疼痛源于肌肉骨骼结构，慢性背颈部疼痛在人群中非常常见。颈痛12个月的患病率为30%～50%[72]。研究表明30～64岁的工人中有33%报告在过去1个月内出现过肌肉骨骼疼痛，其中20%存在多个部位的痛苦[73]。这些疼痛常常是钝痛，会显著降低个体的运动能力。这种功能丧失进一步损害了个人的生活质量。据估计，18岁以上的普通人群中有10%患有颞下颌关节紊乱病（TMD）疼痛[74]。据报道，30～31岁的人群中口颌面疼痛的患病率为23%[75]，在45岁的人群中23%～24%咀嚼时存在疼痛[76]。

慢性疼痛不仅会使个体受苦，也会对社会产生巨大影响。在美国，40～65岁的背痛工人估计每年给雇主造成74亿美元（1美元≈1.74元人民币）的损失[77]；颈痛使1.7%～11.5%的工作活动受限[72]。卫生保健工作者显然在对慢性疼痛的情感和经济影响的评估中扮演着重要的角色。然而，大多数卫生保健工作者只接受处理急性疼痛的培训，而不是慢性疼痛。作为卫生保健工作者，我们必须承担起照顾慢性疼痛患者的责任。

显然四肢和背部的慢性疼痛对生活质量影响很大，但对于患有慢性口颌面疼痛的患者来说，额外的情绪将成为重要的考量因素。然而，感觉皮质的45%分管面部和口腔及相关结构的人类感觉（图2.16），这表明这些结构对个体具有重要意义。事实上，这些结构感受到的疼痛对个体影响很大。例如，口颌面的疼痛明显限制了生存所必需的咀嚼能力。虽然如今我们可以不通过咀嚼（即流质饮食、胃管、静脉营养）维持生命，但我们本能地意识到无法进食将威胁个体的生存，因此慢性口颌面疼痛本能地威胁着个体的生存。此外，口颌面疼痛会影响言语能力，言语对于这个依赖交流的社会中是必不可少的。慢性口颌面疼痛损害了个体在工作和娱乐中顺利融入集体的能力。另外，慢性口颌面疼痛也与情绪成分有关，这也是临床医生经常无法辨别的。颌面部结构对于个体的情绪表达十分重要，微笑与皱眉、大笑与流泪都是在我们的脸上表达出来；亲吻等亲密活动也会受到面部疼痛的影响。大多数临床医生都忽视了口颌面疼痛对个体生活的影响和重要性。因此，临床医生必须认识到口颌面疼痛比身体其他部位的疼痛更具威胁性、更重要且个性化。不理解这种关系的口腔医生通常会马上开始患者检查和治疗，而忽视了疼痛带来的情绪影响。口腔医生需要了解并意识到口颌面疼痛，尤其是持续性慢性疼痛往往伴心理因素。

疼痛的调节

多年来，伤害性感受器受刺激的程度和数量被认为与中枢神经系统所感知的疼痛强度相关。然而，临床上发现并非如此。对于一些患者，小的损伤会造成剧烈的疼痛，而另一些患者，严重的损伤却只有轻微的疼痛。随着对疼痛研究的深入，越来越多的研究认为疼痛和痛苦的程度与组织损伤程度相关性低。相反，疼痛和痛苦的程度与患者对伤害的恐惧及重视程度更密切相关[78-80]。

这一现象颠覆了当时的疼痛理论，1965年人们提出了疼痛调节的门控理论来解释这一现象[81]，1978年对这一理论进行了修正[82]。疼痛调节意味着，有害刺激产生

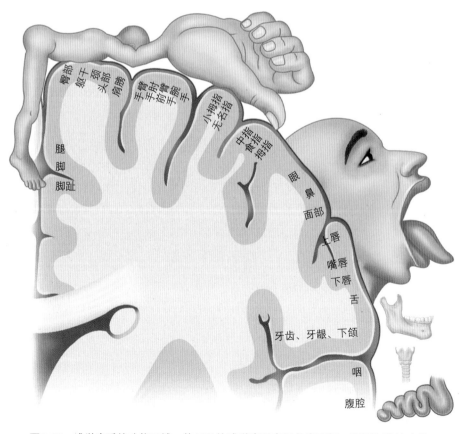

• 图2.16 感觉皮质的功能区域。约45%的感觉皮层专门负责面部、唇部和喉的功能。

的神经冲动主要由痛觉感受器的传入神经元携带，在它到达皮层进行识别之前可以被改变。这些感觉输入的改变或调节可以在初级神经元与中间神经元形成突触，当进入中枢神经系统或传入脑干和皮质后，可能产生增加伤害性刺激的兴奋效应，或是减少刺激的抑制效应。

影响伤害性刺激的条件可能是心理或生理上的。心理因素与人的情绪状态有关（如快乐、悲伤、满足、抑郁、焦虑）。此外，过去的经历也会影响个体对有害刺激的反应。生理因素（如休息或疲劳）也会影响疼痛调节，组织炎症和充血往往会增强疼痛感。同样，刺激的持续时间往往对疼痛具有兴奋作用，即刺激时间越长，疼痛越明显。

区分一下4个术语是十分重要的：伤害、疼痛、痛苦和疼痛行为。

伤害（nociception）。该词是指来自感觉感受器的伤害性刺激。这些信息由初级神经元传入中枢神经系统，这并非疼痛，只是进入中枢神经系统的伤害信息。

疼痛（pain）。该词被国际疼痛研究协会（IASP）定义为"一种与实际或潜在组织损伤有关或根据此类损伤描述的不愉快的感觉和情感体验[83]"。这个定义包括的远不止简单的组织损伤引起的感觉，疼痛有感觉和情感两方面的成分。它可能是由于实际的组织损伤造成的，但组织损伤并非是必要的。许多临床医生并未意识到在没有任何组织损伤的情况下也可以感受到疼痛；然而，这也说明了疼痛的复杂性。如前所述，中枢神经系统有能力在伤害性传入到达皮质进行识别之前改变或调节它。因此，从组织损伤进入中枢神经系统的伤害性传入可能无法被感知，就不会导致疼痛。中枢神经系统调节伤害性刺激的能力是一项极其重要的功能。正如我们即将介绍的，对痛觉传入的调节可以增加或减少疼痛感知。

痛苦（suffering）。该词是指个体对疼痛感知的反应。当大脑皮质感知到疼痛时，许多因素就开始了非常复杂的相互作用。例如，过去的经历、预期、对伤害的恐惧以及对伤害的重视度等因素决定了受伤害者的痛苦程度。因此，痛苦可能与疼痛不成比例，感觉轻微疼痛的患者可能会遭受很大的痛苦，而其他明显疼痛的患者可能会遭受较小的痛苦。

疼痛行为（pain behavior）。该词具有另外不同的意义。疼痛行为是指向他人传达痛苦时，个体看到或听到的动作。疼痛行为是临床医生能够接收到的关于患者疼痛经历的唯一信息，这种行为因人而异。

临床医生必须明白患者向医生提供的信息既不是伤害，也不是疼痛，更不是痛苦，而只是表现出他的疼痛行为。然而，临床医生必须通过这种交流深入了解患者的问题，这显然使疼痛障碍的治疗更为困难。

人体至少有3种机制可以调节疼痛[84]：（1）无痛皮肤刺激系统；（2）间歇性疼痛刺激系统；（3）心理调节系统。

无痛皮肤刺激系统

向中枢神经系统传递信息的神经纤维（传入纤维）具有不同的粗细。如前所述，直径越大，它冲动的传播速度就越快。传入神经根据粗细分为4种类型：Ⅰ（a和b）类、Ⅱ类、Ⅲ类和Ⅳ类。另一种分类采用大写字母和希腊字母：Aα，相当于Ⅰ类；Aβ，相当于Ⅱ类；Aδ，相当于Ⅲ类；C，相当于Ⅳ类。Aδ和C类纤维主要传递疼痛。粗A纤维（Ⅰ类）传递触觉、运动和本体感觉。据推测，如果较粗的纤维与较细的纤维同时受到刺激，则较粗的纤维将具有优先权，并掩盖了较细纤维对中枢神经系统的传入[82]，这最初称为门控理论[85]。根据这个理论，对粗纤维疼痛水平下的持续性刺激才可以达到最有效地抑制疼痛的效果，通常去除粗纤维的刺激后效果就会很快消失。

门控理论的一个例子是当一个人意外地用锤子砸到自己的手指时，疼痛很快引起他的反应，并揉搓或摇晃受伤的手指。这种摩擦或摇动会刺激本体感受器和机械感受器，从而将抑制传递伤害性刺激的C类纤维，从而缓解疼痛。

到达脊髓的伤害性刺激可以在通往皮质的上行通路中的每个突触被调节。这种对疼痛的调节归因于各种结构的作用，其统称为下行抑制系统。下行抑制系统在中枢神经系统中维持着极其重要的功能。现在我们已经认识到，中枢神经系统接收来自机体所有结构的连续不断的感觉传入。这种感觉传入产生于背根神经节，可以产生痛觉。下行抑制系统的作用之一就是调节这种传入，使大脑皮质不会感知到疼痛[86]。这个系统可以被认为是一种内源性镇痛机制。似乎下行抑制系统有几种神经递质，其中最重要的是血清素[87-89]。该系统也在前面介绍过的脑干的其他功能中发挥着重要作用。

下行抑制系统协助脑干减少向大脑皮质的传入。当我们观察睡眠的过程时，这个功能的重要性就变得显而易见。为了使一个人入睡，脑干和下行抑制系统必须完全抑制向大脑皮质的感觉传入（即声音、视觉、触觉、味觉和嗅觉）。如果没有一个功能良好的下行抑制系统，睡眠是不可能的。一个功能不佳的下行抑制系统也可能导致不必要的感觉传入到皮质，并产生疼痛。在这种情况下，疼痛的产生没有伤害性刺激，这正是慢性疼痛治疗中的常见情况[90]。换句话说，患者在没有明显病因的情况下出现了疼痛。

经皮神经电刺激（transcutaneous electrical nerve stimulation，TENS）是一种通过皮肤无痛刺激系统治疗疼痛的方法。在其受伤或其他损伤部位附近的较大神经施以持续的阈下脉冲，抑制较小神经的传入，阻止疼痛刺激到达大脑皮质。然而，当停止使用TENS时，疼痛常常再次出现（TENS在某些疼痛情况治疗中的应用将在第11章中介绍）。

间歇性疼痛刺激系统

另一种类型的疼痛调节系统是通过刺激身体中有高密度伤害性感受器和低电阻区域来诱发的。刺激这些区域可以缓解远处的疼痛，这种缓解是由于内源性阿片类物质——内啡肽的释放。内啡肽是自体产生的一种多肽，它与吗啡有着一样强的镇痛效果（甚至强于吗啡）。

内啡肽有两种基本类型：脑啡肽和β-内啡肽。脑啡肽被释放在脑脊液中，因此能迅速地减轻局部的疼痛。β-内啡肽与激素一样由脑垂体释放到血液中，它们的作用比脑啡肽慢，但持续时间更长。

为了释放内啡肽，必须间歇性地给予身体某些区域一定程度的疼痛刺激，这是针灸的基本原理[91-93]：把一根针放置在有高密度的痛觉感受器和低电阻的身体特定区域，约每秒旋转两次，以产生间歇性的低水平疼痛。这种刺激会导致脑脊液中脑啡肽的释放，从而减少该区域的支配神经感受到的疼痛。体育锻炼特别是长时间的锻炼会释放β-内啡肽到血液中，这可能是长跑运动员在跑步后经常会有一种愉悦感觉（跑步者的快感）的原因。由于β-内啡肽释放在血液中，产生的影响能够更广泛地遍及全身，比脑啡肽持续的时间更长。

心理调节系统

尽管目前心理调节系统运作的确切机制尚不明确，但研究认为个体经历对痛苦具有很大的影响。例如，某些心理状态会对疼痛产生积极或消极的影响。情绪压力水平的增加可能与疼痛水平的升高密切相关[94]。其他会加剧疼痛的情况包括焦虑、恐惧、抑郁、绝望和不确定性。如前所述，对伤害及其结果的重视程度会极大地影响痛苦。将大量注意力集中在疼痛上的患者可能会遭受更多痛苦。反之，能够将注意力分散可能会减轻相应的痛苦。通过心理或身体活动等分散注意力通常对缓解疼痛非常有效。应该鼓励例如自信、确信、宁静和沉着等心理状态。从前的条件反射和经验也会对感受到的疼痛程度造成影响（心理调节系统将在后面的章节中介绍）。

基本原理

掌握了疼痛调节的概念后，很容易看出疼痛不仅仅是一种感觉或反射，还是这个过程的最终结果，该过程在其起源（伤害性感受器）和目的地（皮质）之间被生理及心理因素调节改变。应该将其描述为一种经历而不仅仅是一种感觉，尤其是当它持续很长时间。治疗患者时应着重考虑其疼痛的经历以及最终的痛苦感受。

疼痛的类型

为了更好地了解和治疗疼痛，临床医生需要能够区分疼痛部位（site）和疼痛源（source）。尽管这两个词听起来很相似，但它们并不相同。疼痛部位是指患者描述感觉疼痛的部位，而疼痛源是疼痛真正发生的部位。医生可能会倾向于假设它们是相同的，但它们并不总是相同的。当疼痛部位和疼痛源在同一位置时，称为原发痛。原发痛很容易被察觉，它是最常见的疼痛类型。牙痛就是一个很好的例子，患者在某一颗牙齿感到疼痛，牙科检查发现这颗牙齿有一个很大的龋损，这一般是导致疼痛的原因（疼痛部位和疼痛源是相同的）。

然而，并非所有的疼痛都是原发性的，这使咬合紊乱的治疗变得困难。有些疼痛的部位和来源并不相同，也就是说患者感觉到疼痛的部位并不是疼痛源，这称为异位痛。异位痛一般分为3种类型：第一种异位痛是中枢性疼痛，当中枢神经系统出现肿瘤或其他紊乱时，疼痛部位往往不在中枢神经系统，而在周围结构。例如，一些脑瘤会在面部、颈部甚至肩部产生疼痛；通常伴恶心、肌肉无力、麻木和平衡障碍的全身症状。最初的病因是脑瘤，但症状是在中枢神经系统之外感觉到的。第二种异位痛是放射性疼痛。在这种类型中，神经系统紊乱引起的疼痛会蔓延至同一根神经的外周。例如，颈部区域神经诱导的疼痛会沿手臂辐射到手和手指。疼痛部位在手和手指，但源头在颈部。第三种异位痛是牵涉痛。在这种类型的疼痛不是来自所涉及的神经，而是在该神经的其他分支，甚至是在完全不同的神经。例如，心脏疼痛，当患者发生心肌梗死（心脏病发作）时，疼痛常常发生在颈部和下颌，并向左臂放射，而不是在心脏区域[95-97]。

牵涉痛不是偶然发生的，其通常遵循某些临床规律：（1）牵涉痛最常发生在同一神经根内，从一个分支到另一个分支（如下颌磨牙疼痛会牵涉上颌磨牙）。在这种情况下，第五对脑神经（三叉神经）的下颌支将疼痛指向同一神经的上颌支，这在牙痛中十分常见。一般来说，如果疼痛牵涉同一神经的另一个分支，它会遵循板层方式发生[84]。这意味着切牙牵涉同侧切牙，前磨牙牵涉同侧前磨牙，磨牙牵涉同侧磨牙。换句话说，磨牙不会将疼痛牵涉至切牙，反之亦然。（2）有时牵涉痛会发生在神经分布之外。发生这种情况时，它通常牵涉向头部（向上，朝向头部），而不会影响尾部。（3）在三叉神经区域，牵涉痛极少越过中线，除非它源自中线处。例如，右侧颞下颌关节的疼痛不会牵涉左侧面部。然而，在颈部及以下区域，情况并非如此。颈椎痛可以越过中线，尽管它通常与疼痛源位于同一侧。甚至心脏疼痛也可以从左侧牵涉右侧下颌[96]。

异位痛是头颈部疼痛的常见症状，临床医生必须对其进行准确的识别。为了进行有效的治疗，必须针对疼痛源而不是疼痛的部位。对于临床医生而言，原发痛的处理并不是什么问题，因为疼痛部位和来源是相同的。然而，对于异位痛，对疼痛部位进行治疗是常见的错误，这并不能解决疼痛问题，例如，在牙科治疗心脏病

患者的下颌疼痛。也就是说，治疗必须针对疼痛的源头而不是疼痛的部位。

另一个要牢记的原则是，局部刺激疼痛源会导致症状加重，但局部刺激疼痛部位一般不会加重症状。例如，如果是来源颞下颌关节的疼痛，下颌功能运动（局部刺激）会使其加重；但如果是来源颈部肌肉的疼痛，疼痛牵涉至颞下颌关节区域（常见情况），尽管患者主诉颞下颌关节疼痛，但下颌功能运动并不会加重它。当心脏疼痛涉及下颌时，情况也是如此，下颌功能运动不会增加疼痛。在咀嚼结构的疼痛，但并没有因下颌功能运动而加重，就应该对其是否是疼痛源持怀疑态度。疼痛可能来自其他结构，对咬合系统进行治疗并不能缓解疼痛。

中枢兴奋效应

尽管临床上发现牵涉痛多年，但其产生的确切机制尚未阐明。似乎某些传入中枢神经系统的神经冲动（深度疼痛），可以引起与其无关的中间神经元产生兴奋，这种现象称为中枢兴奋效应。有人认为，向中枢神经系统传递伤害性传入的神经元可以通过两种可能的方式刺激其他中间神经元。第一种解释认为如果传入冲动是持续的，它就会不断刺激中间神经元，导致神经递质在突触堆积。如果堆积过多，神经递质可以溢出到邻近的中间神经元，导致其兴奋，这些冲动传到大脑，此时大脑感知到的疼痛是由两个神经元传递的。原发性兴奋神经元提供了来自真实疼痛源（主要疼痛）的传入，而另一个神经元只是发生中枢性兴奋。因此，大脑从这个神经元感知到的疼痛即为异位痛（特别是牵涉痛）。

对中枢兴奋效应的第二种解释是汇聚效应[98-100]。研究发现许多传入神经元可以在同一个中间神经元上形成突触。而那中间神经元本身可能也与许多其他神经元一起同一个上级中间神经元形成突触。当这种汇合接近脑干和大脑皮质时，大脑皮质评估传入信息的精确位置会变得越来越困难。在正常情况下，大脑皮质能够很好地区分传入的部位。然而，在持续深度疼痛存在时，这种汇聚效应会混淆皮质的判断，导致正常组织出现疼痛（即异位痛）。

重要的是，要认识到并不是所有的疼痛都会引起中枢兴奋效应。造成这些异位痛的疼痛类型是持续性的

（而不是间歇性的），并且起源于深层结构（而不是皮肤或牙龈）。肌肉、骨骼、神经、血管和内脏组织都可以引起深度疼痛。

特别需要注意的是，三叉神经下束与上背根的关系，这解释了颈部深度疼痛是如何牵涉到面部。需要记住的是，三叉神经的感觉传入在脊束核形成突触，脊束核的尾部区域向下延伸，上颈神经（颈1～5）也传入该区域。因此，三叉神经和Ⅶ、Ⅸ、Ⅹ脑神经的神经元共用了上部颈髓的神经元[101-103]。三叉神经和颈神经的汇聚效应是颈部疼痛牵涉到三叉神经分布区域的解剖及生理原因（图2.17）。

中枢兴奋效应导致颈部肌肉牵涉到TMJ。一个人在交通事故中经历颈部屈伸损伤（急性颈部扭伤）的情况并不少见[104]。如果几周症状无法缓解，就会成为持续的深部疼源。这种疼痛传入源于初级神经元，它与中间神经元形成突触，信息在中枢神经系统中汇聚。如果在中间神经元的突触处发生神经递质的过度堆积（或汇聚效应），则附近的中间神经元会受到刺激。这时，中枢兴奋的中间神经元将伤害性信息传递到大脑。如果传入中间神经元提供来自TMJ组织的信息，那么大脑会将信息理解为TMJ的疼痛[105-107]。换句话说，大脑最终感受在颈部和TMJ区域均发生疼痛（图2.17）。颈部区域是疼痛的真正（原发）来源，而TMJ区域是牵涉（异位）痛的部位。因此，尽管TMJ区域可能功能正常，但由于这种中枢兴奋效应，仍会感到疼痛。咀嚼器官的治疗无法解决问题，因为它只是疼痛的部位，而不是疼痛源。

面部疼痛在口腔治疗中经常发生，因此口腔医生需要充分理解以上示例。如果不能了解这种情况，肯定会导致错误的诊断和不当的治疗。对于治疗疼痛的口腔医生来说，这一现象的重要性再怎么强调也不为过。中枢兴奋效应的意义将在以后的章节中介绍。

中枢兴奋效应的临床表现

中枢兴奋效应可根据受累中间神经元的类型（传入、传出或自主神经元）产生出几种不同的临床表现。

当传入中间神经元受累时，常出现牵涉痛。牵涉痛完全取决于疼痛源。换句话说，疼痛部位的局部刺激并不会加重患者的疼痛。然而，疼痛源的局部刺激既增加

了疼痛源部位的疼痛，往往也增加了疼痛部位的疼痛。局部麻醉疼痛部位，并不能缓解疼痛感，因为这不是疼痛源；而局部麻醉疼痛源可以缓解疼痛源和疼痛部位的疼痛。疼痛区域的诊断性麻醉在鉴别疼痛部位和疼痛源方面极具价值，这对于选择正确的治疗至关重要（这将在第10章进行更详细的介绍）。

当传入中间神经元被刺激时，所能感受到的另一种疼痛是继发性痛觉敏感（secondary hyperalgesia）[108]。为了便于理解，必须对术语"hyperalgesia"进行拆分解释。"hyper"意为提高或增加，"algesia"表示疼痛的情况。事实上，这个术语的意思是提高对疼痛刺激的敏感性。当刺激导致不正常的疼痛时（如轻触时），这种情况称为异常性疼痛。原发性痛觉敏感/异常性疼痛是由于某些局部因素引起的敏感性增加，例如，手指上扎了一根刺。几小时后，刺的周围组织对触摸变得非常敏感。因为问题的根源（刺）与高度敏感的部位在同一位置，所以称为原发性痛觉敏感/异常性疼痛。继发性痛觉敏感/异常性疼痛是指无局部原因的组织敏感性增加，继发性痛觉敏感/异常性疼痛常见于头皮。经历持续的深部疼痛的患者通常会自诉有"头皮痛"。然而，当检查头皮时，没有发现局部病因。这在头颈部疼痛中十分常见。

继发性痛觉敏感/异常性疼痛与牵涉痛略有不同，因为对疼痛源局部麻醉可能不能立即缓解疼痛症状，继发性痛觉敏感和异常性疼痛可能会在麻醉后继续持续一段时间（12～24小时）。这一临床特征容易引起误诊。

直到现在，我们仅认为中枢兴奋效应是疼痛症状产生的机制之一。当传入中间神经元参与进来时，这个理论是正确的。然而，如果中枢兴奋效应累及传出中间神经元，则会出现运动反应。伴持续的深部疼痛而来的一个常见的传出效应是肌肉的反射性兴奋，这稍微改变了肌肉的功能活动[109]。如前所述，中枢模式发生器调节下颌的节律性活动。因此，当张口时，降颌肌群被激活，而升颌肌群则得到放松。然而，在疼痛存在时，中枢神经系统的反应有所不同。Stohler[12]认为当对正常受试者进行面部疼痛实验时，可导致其张口时咬肌的肌电活动增加。这种拮抗肌的激活导致张口速度和开口度降低。人们认为中枢神经系统产生这些作用是为了保护受

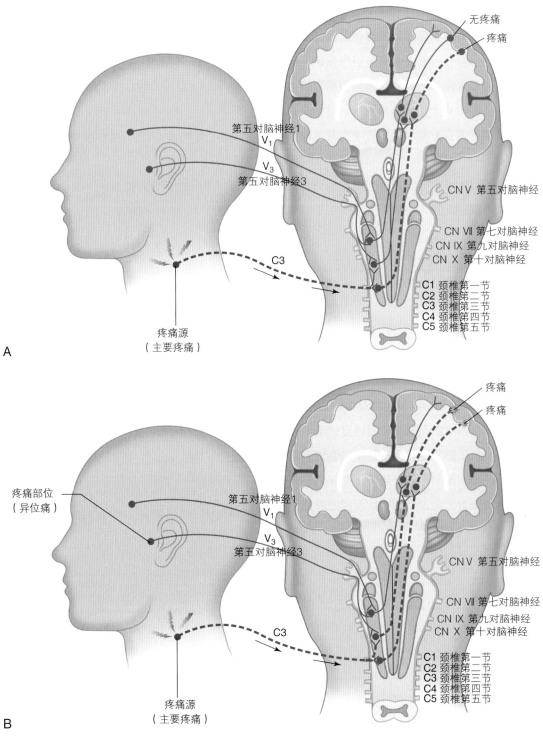

• 图2.17 A. 和B. 斜方肌的损伤导致的组织损伤。在颈部产生的伤害性信息被传送到二级神经元，然后传送到更高级的中枢进行分析。当这种传入持续存在时，会导致邻近神经元发生中枢兴奋，它将额外的痛觉传递到更高级的中枢。感觉皮质便感知到两个疼痛部位。一个在斜方肌区域，它是疼痛（主要疼痛）的真正来源；另一个在颞下颌关节区，它只是一个疼痛部位，不是疼痛源，这就是异位痛（牵涉痛）。

累及的部位[9]。

因为同时存在着拮抗肌群的共同收缩，因此这种现象称为保护性共收缩。Bell[110]将这种中枢神经系统的反应看作是保护性肌僵直。虽然这种情况是一种对深部疼痛的正常中枢神经系统反应，但如果持续时间较长，可能会导致肌肉疼痛。保护性共收缩（肌僵直）通常发生在深部疼痛传入或向头部放射（遵循与牵涉痛相同的原则）。因此，颈部感受到的疼痛可以在三叉神经区域产生一种肌肉反射反应（如在咀嚼肌[111]），这种情况并不罕见，但是许多口腔医生将咀嚼肌视为疼痛的主要来源。然而，单治疗咀嚼肌并不能解决问题，因为保护性共收缩的起源是颈部。必须解决颈部的问题，才能有效地消除咀嚼肌的疼痛。

另一种由深部疼痛传入产生的传出效应是肌肉局部区域高敏反应的发展。这些区域称为扳机点，将在后面的章节中进行更详细的介绍。

理解咀嚼肌深部疼痛的影响对患者的治疗非常重要，这将在后面的章节中详细介绍。然而，这种疼痛的特点就是必须马上治疗，因为这对理解肌肉疼痛十分重要。如前所述，深部疼痛传入可诱发保护性的共收缩，如果共收缩持续，就会导致肌肉疼痛。一旦出现肌肉疼痛，它就成了新的深部疼痛源，将继续产生更多的共收缩。临床上表现为一种自我延续的疼痛状态。这种情况完全独立于最初的疼痛源。以前这种情况称为循环性肌痉挛。然而，最近的研究并不能支持肌肉发生了痉挛。因此，这种情况称为循环性肌痛更为合适。这种情况造成临床医生诊断的困难，因为在解决了病因后很长一段时间，患者仍有疼痛和痛苦。

由于循环性肌痛是一个需要着重理解的临床问题，因此给出以下示例来说明其治疗中的一些注意事项：

拔除第三磨牙后的1周后发生局限性骨炎（干槽症）。这成为持续的深部疼痛源，通过中枢兴奋效应，产生咬肌和翼内肌的保护性共收缩（肌僵直）。患者在5日后复诊诉疼痛。检查显示张口受限，不仅是由于拔牙和感染，还因为肌肉对疼痛的继发性反应。如果深部疼痛的根源很快得到消除（即局限性骨炎消除），保护性共收缩得到解决，张口恢复正常。如果源头没有迅速消除，长期的共收缩本身可能会产生肌疼痛，然后保护性共收缩持续并形成循环性肌痛。在这种情况下，消除原发疼痛源（骨炎）并不能消除肌肉疼痛。必须专门针对咀嚼肌疼痛进行治疗，该疼痛已完全独立于初始疼痛源。

如果中枢兴奋效应涉及自主神经元，则会出现特征性表现。由于自主系统控制血管的扩张和收缩，血流的变化可能表现为供区组织的变红或变白。患者可能主诉眼睑水肿或眼睛干涩。有时眼睛的结膜会变红，甚至可能出现过敏症状（如鼻塞或流鼻涕）。有些患者可能出现疼痛同侧的脸有肿胀的感觉。临床上明显的肿胀很少见于颞下颌关节紊乱病，但许多患者有这种主诉，可能是继发于自主神经作用的非常轻微的水肿。

确定这些症状是否是中枢兴奋效应的结果的关键是其是否为单侧性。需要牢记的是，中枢兴奋效应在三叉神经区域不会越过中线。因此，临床表现只会出现单侧的持续的深部疼痛。换句话说，一只眼睛会发红，另一只眼睛是正常的；一个鼻孔流鼻涕，而另一个不会。如果是全身性的自主神经问题（如过敏），两只眼睛会发红，两个鼻孔都会流鼻涕。

了解这些中枢兴奋效应是治疗面部疼痛的基础。这些情况在TMD诊断和治疗中的作用将在后面的章节中详细介绍。

第3章
牙列与咬合
Alignment and Occlusion of the Dentition

"咬合是上下牙齿的静态接触关系，是所有牙科学的基础。"

——杰弗里·奥克森

牙齿的排列和咬合对咀嚼功能十分重要，咀嚼、吞咽和言语等基本活动不仅很大程度上受牙齿在牙弓中的位置的影响，而且与它形成咬合的对颌牙之间密切相关。牙齿的位置不是随意排列的，而是由许多因素共同决定的（如牙弓的宽度和牙齿的大小）。同时，周围软组织所产生的各种力量也是其决定因素之一。本章分为3个部分，第一部分将讨论影响牙齿位置的因素和力；第二部分介绍牙弓内牙齿的排列；第三部分将讲述牙列间排列关系。

影响牙齿位置的因素和力

牙齿在牙弓中的排列位置是在牙齿萌出期间以及萌出后多向复合力协同作用的结果。牙齿在萌出过程中，被引导到一个内外作用力平衡的位置。影响牙齿位置的主要作用力来自周围的肌肉组织，牙齿受到唇颊部产生的舌向力，以及舌体产生的唇颊向力。这些力量轻且持续，随着时间的推移，可以导致牙齿在牙弓内的移动。

牙齿位于口内唇舌向和颊舌向的力量都平衡的中性区，此时牙齿位置最为稳定（图3.1）。如果一颗牙齿在萌出的过程中，出现舌向或唇颊向错位，牙弓间隙足够时（舌向错位时，舌肌为优势力量；唇颊向错位时，唇颊肌为优势力量）将推动错位牙齿到中性区，如果间隙不足，周围的肌肉力量就不能推动牙齿排列到正常位置，这时牙齿位于正常牙弓之外，形成牙列拥挤。除非通过附加的力量才能纠正牙齿大小与牙弓长度之间的不

协调（如正畸治疗），否则拥挤将一直存在。

即使在牙齿萌出之后，这些肌肉力量的大小、方向、作用频率的任何变化或干扰都会将牙齿移动到一个新的平衡位置。舌体异常活跃或舌体大，就会破坏肌力平衡，此时舌肌对牙齿施加的力量大于唇肌的力量，中性区向唇侧偏移。这通常会导致前牙的唇倾，直到唇舌侧力量再次处于平衡状态，临床上表现为前牙开𬌗（图3.2）。开𬌗的患者吞咽时，舌头会如图3.2B所示充满前间隙。从前人们猜测在这样的吞咽过程中，舌头产生的力量会使前牙发生唇倾，但是最近的研究并不能证明这一假说。事实上，前牙的唇倾更有可能是由于舌头的持续作用或位置导致的，而不是吞咽活动[1]。在吞咽过程中舌头前伸更有可能是患者试图封闭口腔以有效地完成吞咽动作。

医生应当牢记，口颌肌肉的力量对牙齿功能具有持续的协调作用。这些影响并非仅来自口颌肌肉的直接作用，有关口腔习惯的力量也会影响牙齿的位置。例如，不停地咬吸管会改变牙齿的位置。放置于上下牙齿之间的乐器（如单簧管）可能会对上颌前牙舌侧施加唇向力，从而导致前牙的唇倾。当发现牙齿位置异常时，需要着重询问是否有此类口腔习惯，如果不消除这些病因，恢复牙齿位置的矫正治疗必然失败。

牙齿的近远中面也受到多种力，牙齿的邻面接触有助于保持牙齿正常排列。牙齿周围的牙槽骨和牙龈纤维的功能性改建会导致牙齿向近中移动。在咀嚼过程中，持续、轻微的颊舌向和垂直向运动也会导致邻面接触区的磨耗。当这些部位发生磨耗时，牙齿的近中移动有利于保持相邻牙齿之间的紧密接触，从而稳定牙弓。当后牙发生龋坏缺损或拔除时，邻牙的近中移动最为明显。随着邻接接触的消失，拔牙位置远端的牙齿将向近

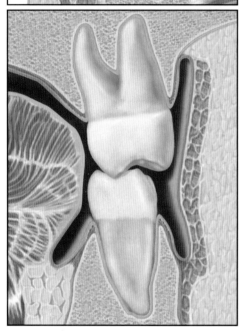

•图3.1 正中关系位。前牙和后牙都存在唇（或颊）舌力量平衡的位置。

中移动，这通常会导致牙齿向缺牙区倾斜，尤其是在磨牙区。

咬合接触是维持牙齿排列稳定的另一个重要因素，它可以防止牙齿的压低或伸长从而稳定牙弓。每当闭口时，下颌通过与上颌特定的咬合接触关系保持牙齿的稳定。如果牙齿𬌗面部分缺失或发生改变时，牙周组织的改建允许牙齿移动，无对颌的牙齿将过度萌出直到重新建立咬合。因此，当牙齿脱落时，不仅远端牙齿有可能向近中移动，对颌牙也会过度萌出，以建立咬合接触（图3.3）。因此，牙齿的邻接和咬合接触对于保持牙齿排列及牙弓的完整性具有重要作用，单颗牙齿的缺失

会严重影响牙弓的稳定性。

牙弓内牙齿的排列

牙弓内牙齿的排列是指牙弓内牙齿之间的位置关系，在这一部分将对上下牙齿在牙弓内的正常排列关系进行介绍。

𬌗平面是指通过下颌所有牙颊尖顶点及切缘的连线（图3.4），并向舌尖顶点延伸，连同对侧颊、舌尖顶点构成的假想平面。对于大部分已知的运动形式，双侧颞下颌关节行使功能时，很少能进行理想的同步运动。由于大多数下颌运动十分复杂，且旋转中心不断移动，一个较平坦的𬌗平面不允许牙弓的多个区域发生同时的功能接触。因此，牙弓的𬌗平面是弯曲的，以允许其在功能活动中最大限度地发挥咬合接触的功能。𬌗平面的曲度主要是由牙齿在牙弓内不同的排列倾斜度决定的。

从侧面观察可以看出牙轴的近远中向倾斜情况。将牙根长轴沿咬合方向向冠方作延长线（图3.5），便可以观察到牙齿与牙槽骨之间形成的夹角。下颌的前后牙均向近中倾斜，第二磨牙和第三磨牙较前磨牙的倾斜度更大。上颌牙齿的倾斜方向则与下颌不尽相同（图3.6），上颌前牙一般向近中倾斜，而大部分上颌后牙相对于牙槽骨向远中倾斜（译者注：前后牙均向近中倾斜）。从侧面画一条通过后牙（磨牙和前磨牙）颊尖顶点的假想线，可形成一条沿着𬌗平面的曲线（图3.4A），上颌凸向下，下颌凹向上。当上下牙弓咬合时，上下凹凸的曲线完全吻合。这一牙弓曲线最早由Von Spee[2]首先提出，因此称为Spee曲线。

从正面观察牙弓可以看到牙轴的颊舌向倾斜情况。总体来看，上颌后牙稍颊倾（图3.7），下颌后牙稍舌倾（图3.8）。如果画一条连接左右两侧后牙颊舌尖顶点的假想线，可以形成上颌凸向下、下颌凹向上的𬌗曲线（图3.4B）。同样，咬合时上下颌的曲线将完美吻合，这一𬌗曲线称为Wilson曲线。

在牙科学的早期，学者们试图寻找到牙齿在牙弓内排列关系的规律。Bonwill[3]首先提出了自己观点：双侧髁突中心与下颌中切牙近中接触区之间形成一个等边三角形，其边长为10.16cm（4英寸）。换句话说，从下颌

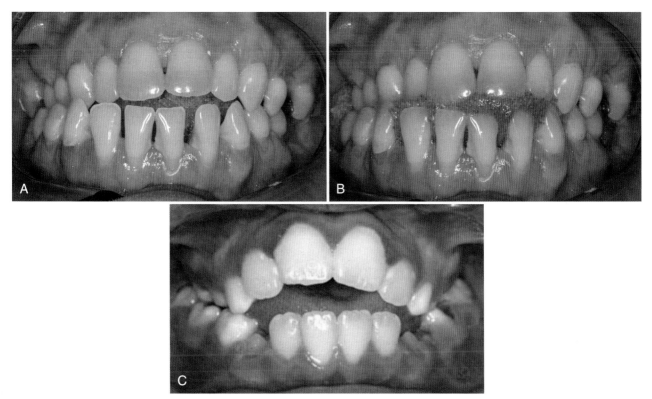

• 图3.2 A. 成人的前牙开拾与舌体大、功能活跃有关。B. 在吞咽的过程中，可以看到舌头填满了前面的空间，这样就可以密闭口腔以便吞咽。C. 一位年轻人由于舌头功能活跃发展成前牙开拾。

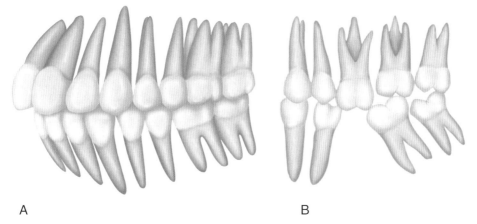

A   B

• 图3.3 A. 正常稳定的牙弓内牙齿排列关系。B. 单颗牙齿的缺失对上下牙弓的稳定性有显著影响。下颌第一磨牙缺失后，下颌第二磨牙和第三磨牙向近中倾斜，下颌第二前磨牙向远中移动，而上颌第一磨牙伸长。

中切牙的近中接触区到任一髁突中心的距离为10.16cm（4英寸），双侧髁突中心之间的距离也为10.16cm。1932年，Monson[4]在Bonwill三角的基础上提出了自己的理论，即存在一个半径为10.16cm的球体，其中心位于与后牙拾面和髁突中心等距的位置。尽管这些理念基本正确，但它们过于简单化，并不适用于所有情况。也正是这些简单的理论激发了研究者们的争论与探索，从而发展成为当代的拾学理论体系。

牙齿的拾面由不同数量的牙尖、窝和沟组成，这些结构能够在行使功能时有效分解食物并使之与唾液混合，从而有利于食物的吞咽。为了便于讨论，可以将后牙的拾面分为几个区域，颊舌尖顶之间的区域称为咀嚼面（图3.9），是承受主要咀嚼力量的区域，占后牙颊舌径的50%~60%，且位于牙根的长轴上。牙尖顶之间的区域称为内侧部分，而牙尖顶之外的区域称为外侧部分。牙齿的内外侧部分由从牙尖顶延伸至中央窝或颊舌

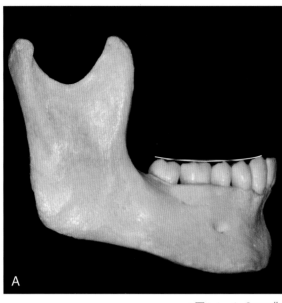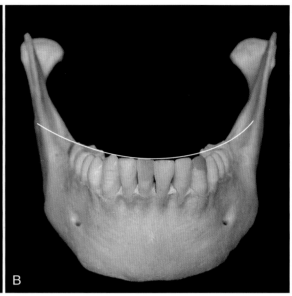

•图3.4　A. Spee曲线。B. Wilson曲线。

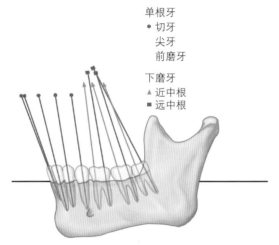

•图3.5　下颌牙齿的倾斜度，前后牙均向近中倾斜。（From Dempster WT, Adams WJ, Duddles RA: Arrangement in the Jaws of the Roots of the Teeth. J Am Dent Assoc 67: 779–797, 1963.）

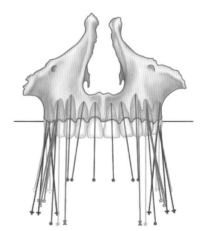

•图3.7　上颌牙齿的倾斜度，所有的后牙均稍颊倾。（From Dempster WT, Adams WJ, Duddles RA: Arrangement in the Jaws of the Roots of the Teeth. J Am Dent Assoc 67: 779–797, 1963.）

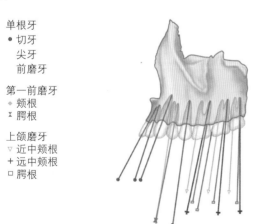

•图3.6　上颌牙齿的倾斜度。前牙向近中倾斜，而大部分的后牙相对于牙槽骨向远中倾斜（译者注：前后牙均向近中倾斜）。（From Dempster WT, Adams WJ.Duddles RA: Arrangement in the Jaws of the Roots of the Teeth. J Am Dent Assoc 67: 779–797, 1963.）

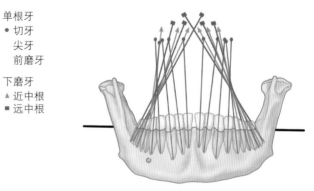

•图3.8　下颌牙齿的倾斜度，所有的后牙均稍舌倾。（From Dempster WT, Adams WJ, Duddles RA: Arrangement in the Jaws of the Roots of the Teeth. J Am Dent Assoc 67: 779–797, 1963.）

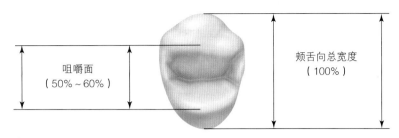

• **图3.9** 上颌前磨牙的粭面。

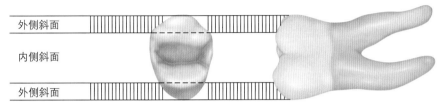

• **图3.10** 上颌前磨牙的内外侧斜面。

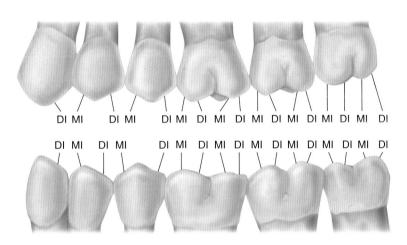

• **图3.11** 近远中斜面。每个后牙牙尖由相邻的两个斜面组成。DI：远中斜面；MI：近中斜面。

面轮廓高点的斜面组成，因此这些斜面称为内侧斜面和外侧斜面（图3.10）。内外侧斜面可以通过它们所处牙尖的具体部位来进一步命名，例如，右上第一前磨牙颊尖的内侧斜面。牙齿的斜面也可以根据它们所在的方位进行命名（即近中或远中），近中斜面是牙齿面向近中的斜面，而远中斜面则面向远中（图3.11）。

牙列间排列关系

牙列间排列关系是指牙弓内的牙齿与对颌牙弓内的牙齿之间的位置关系，当上下牙弓接触时（如闭口时），就建立了咬合关系。这部分将介绍正常的上下牙列间的排列关系。

上下牙齿以非常精确的方式形成咬合接触。牙弓长度是指起自一侧第三磨牙远中向近中连接牙弓中所有牙

的邻接点，并延伸至对侧第三磨牙远中的曲线长度。上下牙弓长度大致相同，下颌略小（上颌为128mm；下颌为126mm）[5]，这主要是由于下颌切牙近远中径较上颌切牙小。牙弓宽度是指两侧同名牙间的距离，下颌牙弓的宽度略小于上颌，因此在咬合时，每颗上颌牙齿都咬在对应的下颌牙齿的唇颊侧。

由于上颌牙齿更偏唇颊侧（至少更唇倾），后牙的正常咬合关系为下颌牙齿的颊尖咬在上颌牙齿的中央窝，而上颌牙齿的腭尖咬在下颌牙齿的中央窝（图3.12）。这种咬合关系有利于保护周围的软组织，上颌牙齿的颊尖可以防止咬合时咬到唇颊部的黏膜。同样，下颌牙齿的舌尖可防止咬舌。

当然，舌、颊和唇在咀嚼时发挥着重要作用，它们能够不断地将食物输送至牙齿的粭面上，从而将其更彻底地粉碎。牙列的正常颊舌向关系有助于最大限度地提

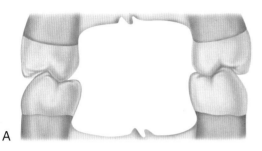
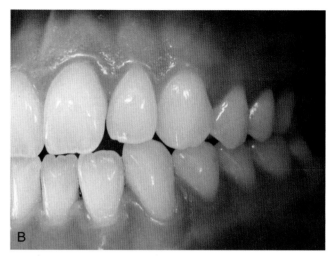

●图3.12　A. 牙列的正常颊舌向关系。下颌牙齿的颊尖咬在上颌牙齿的中央窝，上颌牙齿的腭尖咬在下颌牙齿的中央窝。B. 正常颊舌向关系的临床表现。

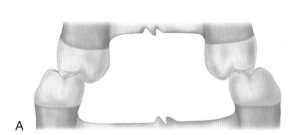
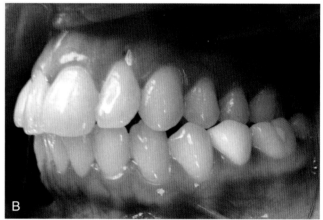

●图3.13　A. 后牙反𬌗。当这种情况存在时，下颌牙齿的舌尖咬在上颌牙齿的中央窝，上颌牙齿的颊尖咬合在下颌牙齿的中央窝。B. 后牙反𬌗的临床表现。

高肌肉组织的工作效率，同时最大限度地减少软组织的创伤（咬颊或咬舌）。有时，由于牙弓宽度不调或牙齿萌出位置异常，导致上颌牙齿的颊尖咬在下颌牙齿的中央窝，这种咬合关系称为反𬌗（图3.13）。

　　下颌后牙的颊尖和上颌后牙的腭尖均咬在对颌牙的中央窝，这些牙尖称为支持尖或中央尖，主要负责维持上下颌骨之间的距离。由于这个距离决定了面部的高度，故其称为咬合垂直距离。这些牙尖的内外侧部分在咀嚼中相互接触，因此发挥着重要的作用。中央尖宽而圆钝，从𬌗面观察，它们几乎占据了牙齿颊舌径的1/3（图3.14）。

　　上颌后牙的颊尖和下颌后牙的舌尖称为引导尖或非中央尖，它们相对尖锐，约占据了颊舌径宽度的1/6（图3.14）。非中央尖内侧斜面上的一小区域可能具有功能意义，这个区域位于靠近牙齿中央窝，与对颌中央

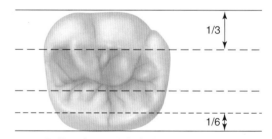

●图3.14　下颌第一磨牙。注意中央尖和非中央尖的位置相对于整颗牙齿颊舌径的宽度关系。

尖的外侧面接触或相邻。这一小区域（约1mm）是中央尖外侧部分唯一具有功能意义的区域，因此称为功能外侧区。每个中央尖上都有一个小的功能外侧区与非中央尖的内侧斜面发生功能接触（图3.15）。由于这个区域在咀嚼过程中协助食物的剪切，因此非中央尖也称为剪切尖。

　　如前所述，非中央尖的主要作用是尽量减少咬伤软

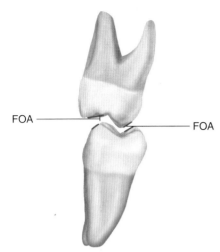

• 图3.15 中央尖的功能外侧部分（FOA）是牙冠外侧唯一具有功能意义的区域。

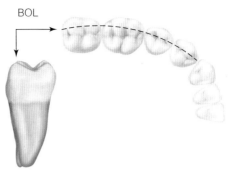

• 图3.16 左下牙列的颊侧咬合线（BOL）。

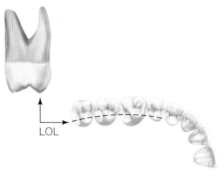

• 图3.17 右上牙列的舌侧咬合线（LOL）。

组织，并维持食物位于𬌗面以供咀嚼。其也可维持下颌位置的稳定，以便在完全咬合时精准地维持咬合关系。牙齿在最广泛、最紧密接触时的关系位置称为最大牙尖交错位（ICP）。如果下颌从这个位置开始进行侧向运动，非中央尖将发生接触并引导下颌运动。同样，如果做开闭口运动，非中央尖将帮助并引导下颌回到牙尖交错位。同时，在咀嚼过程中，非中央尖完成引导后将为控制咀嚼的神经肌肉系统提供反馈。因此，非中央尖也可称为引导尖。

颊舌向咬合接触关系

当从𬌗面观察牙弓时，可以通过设想某些标志以利于理解牙齿的咬合关系。

1. 画一条连接下颌后牙所有颊尖的假想线，即颊侧咬合线（buccoocclusal line，BOL）。在正常的牙弓中，这条线平滑连续，反映了整个牙弓的形态。它也代表了颊尖内外侧部分的分界（图3.16）。

2. 同样，画一条连接上颌后牙的舌尖的假想线，即舌侧咬合线（linguoocclusal line，LOL）。这条线也反映了整个牙弓的形态，并代表了这些中央尖内外侧部分的分界（图3.17）。

3. 如果再画一条假想线连接上下后牙发育中央窝，即中央窝连线（central fossa line，CFL）。在正常且排列整齐的牙弓中，这条线是连续的，并反映了牙弓的形态（图3.18）。

值得注意的是，牙齿的邻接区一般位于CF线的稍偏颊侧（图3.19），这将形成较大的舌外展隙和较小的颊外展隙。在行使功能时，更大的舌外展隙将作为被咀嚼食物的主要溢出道。当咬合时，大部分食物会被挤压到舌侧，舌肌能够比颊肌和口周肌肉组织更有效地将食物送回𬌗面。

为了形象地理解后牙咬合接触时的颊舌向关系，我们必须把上述的假想线在空间上对应起来。如图3.20所示，下颌的BOL与上颌的CFL咬合在一起。同时，上颌的LOL与下颌的CFL咬合在一起。

近远中向咬合接触关系

如前所述，咬合接触时，中央尖与对颌的中央窝连线相接触。从𬌗面观察，这些牙尖通常接触在以下两个区域之一：（1）中央窝区域；（2）边缘嵴和外展隙（图3.21）。

牙尖顶和中央窝之间的接触关系如同杵臼之间的研磨关系，当两个不同的曲面接触时，在一定的时间内只有某些特定的区域会发生接触，而其他没有接触的区域则充当被压碎食物的溢出道。当下颌在咀嚼过程中移动时，不同的区域发生接触，从而形成不同的溢出道，这

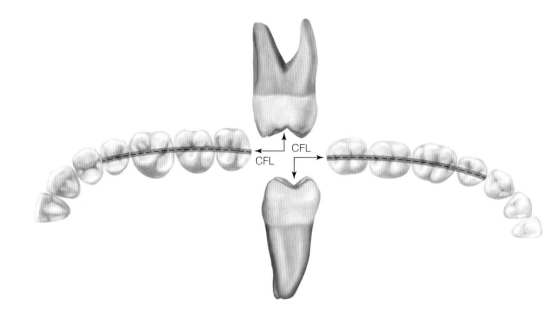

• 图3.18 左侧牙列的中央窝连线（CFL）。

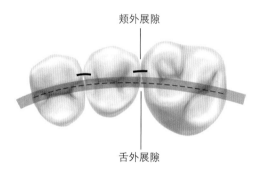

• 图3.19 后牙邻接区一般位于中央窝连线的颊侧。

种变化提高了咀嚼效率。

　　第二种咬合接触是在牙尖和边缘嵴之间，边缘嵴是殆面近远中边缘轻微隆起区域，也是邻接面的一部分。边缘嵴最隆起的部分也只是略微的凸起，因此这类咬合接触只是牙尖顶与平面的接触。在这种咬合关系中，牙尖可以很轻松地穿透食物，并向四周溢出。当下颌侧向运动时，实际接触区域就会改变，从而提高咀嚼效率。需要注意的是，牙尖顶并不是唯一发生咬合接触的部位，与对颌牙的实际咬合接触区发生在以牙尖顶为圆心、直径约0.5mm的圆形区域内。

　　当从侧面观察正常的咬合接触关系，可以看到一颗牙齿与两颗对颌牙咬合接触，除了下颌中切牙和上颌第三磨牙只与一颗对颌牙咬合接触。因此，在整个牙弓中，任何牙齿都与它的对颌同名牙及其邻牙咬合接触。这种一颗牙齿对两颗牙齿的咬合关系有利于将殆力分散

至多颗牙齿乃至整个牙弓。它还有利于保持牙弓的完整性，即使发生牙齿脱落，余留牙齿仍能保持稳定的咬合接触。

　　在正常的咬合关系中，下颌牙齿的位置略偏向舌侧和近中，后牙和前牙都是如此（图3.22）。在研究牙弓的常见咬合接触时，有必要将后牙和前牙分开进行讨论。

正常的后牙咬合接触关系

　　在检查后牙的咬合关系时，多把注意力集中于第一磨牙。下颌第一磨牙通常位于上颌第一磨牙稍近中的位置（图3.23）。然而，有些患者的下颌磨牙可能位于这个位置的远中，而另一些患者的下颌磨牙可能位于这个位置的近中。Angle[6]首先对这种关系的变化进行了阐述，因此称为安氏Ⅰ类、Ⅱ类或Ⅲ类关系。

　　Ⅰ类。安氏Ⅰ类关系在天然牙列中最为常见，有如下特征：

1. 下颌第一磨牙的近中颊尖咬在上颌第二前磨牙和第一磨牙之间。
2. 上颌第一磨牙的近中颊尖正对下颌第一磨牙的颊沟。
3. 上颌第一磨牙的近中舌尖咬在下颌第一磨牙的中央窝。

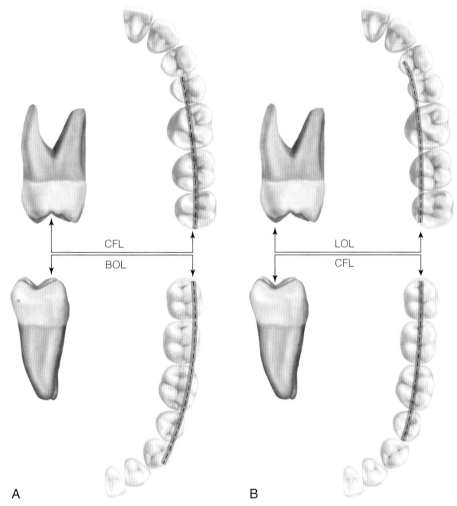

• 图3.20　正常牙列的咬合关系。A. 下颌牙齿的颊尖（中央尖）咬在上颌牙齿的中央窝。B. 上颌牙齿的腭尖（中央尖）咬在下颌牙齿的中央窝。CFL：中央窝连线；LOL：舌侧咬合线；BOL：颊侧咬合线。

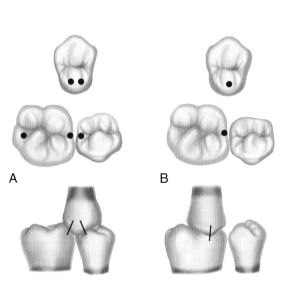

• 图3.21　A. 一些中央尖咬在对颌两颗牙齿之间的外展隙，这导致牙尖顶周围形成两个接触点。B. 另一些只咬一颗牙的边缘嵴，只形成一个接触点。

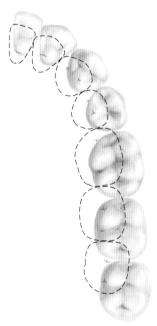

• 图3.22　上下牙列间的位置关系（下颌牙齿用轮廓虚线表示）。每颗下颌后牙位于对颌牙的稍舌侧近中。

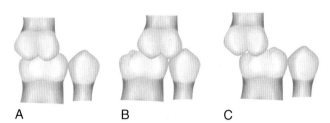

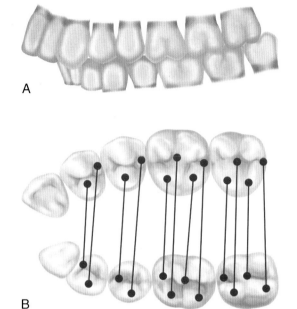

•图3.23 上下第一磨牙最常见的关系是Ⅰ类关系（A）。在某些情况下，下颌磨牙位于较远中，称为Ⅱ类关系（B）。有时可能较近中，称为Ⅲ类关系（C）。

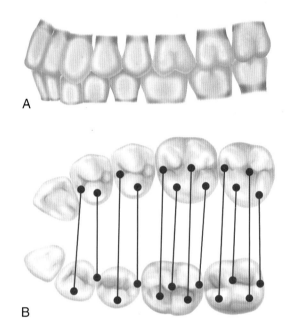

•图3.24 Ⅰ类磨牙咬合的牙列关系。A. 颊侧观。B. 典型的咬合接触𬌗面观。

•图3.25 Ⅱ类磨牙咬合的牙列关系。A. 颊侧观。B. 典型的咬合接触𬌗面观。

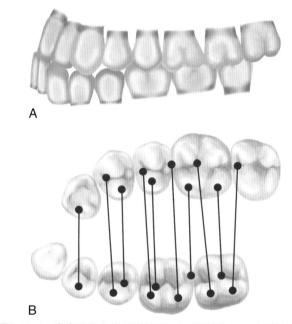

•图3.26 Ⅲ类磨牙咬合的牙列关系。A. 颊侧观。B. 典型的咬合接触𬌗面观。

在这种关系中，每颗下颌牙齿均与对颌牙及其近中邻牙发生咬合接触（如下颌第二前磨牙与上颌第二前磨牙和上颌第一前磨牙同时接触）。磨牙之间的接触发生在牙尖和中央窝、牙尖和边缘嵴之间，图3.24描述了Ⅰ类磨牙关系的颊侧观和典型的咬合接触关系。

Ⅱ类。在一些患者中，上颌牙弓较大或前突，下颌牙弓较小或后缩，将导致下颌第一磨牙位于Ⅰ类磨牙关系的远中（图3.25），称为Ⅱ类磨牙关系，通常具有以下特征：

1. 下颌第一磨牙的近中颊尖咬在上颌第一磨牙的中央窝。

2. 下颌第一磨牙的近中颊尖正对上颌第一磨牙的颊沟。

3. 上颌第一磨牙的远中舌尖咬在下颌第一磨牙的中央

窝。与Ⅰ类关系相比，每个咬合接触都向远中偏移约一颗前磨牙近远中径的距离。

Ⅲ类。Ⅲ类磨牙关系通常与下颌的过度发育有关。它相比于Ⅰ类关系，下颌磨牙位于上颌磨牙更偏近中（图3.26），特征如下：

1. 下颌第一磨牙的远中颊尖咬在上颌第二前磨牙和第一磨牙之间。

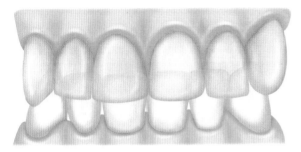

• 图3.27　正常情况下，上颌切牙盖过下颌切牙几乎1/2的牙冠长度。

2. 上颌第一磨牙的近中颊尖咬在下颌第一磨牙和第二磨牙之间。

3. 上颌第一磨牙的近中舌尖咬在下颌第二磨牙的近中点隙处。同样，每个咬合接触相对于Ⅰ类关系更靠近近中约一颗前磨牙的宽度。

　　最常见的磨牙关系是Ⅰ类，虽然上述的Ⅱ类和Ⅲ类相当罕见，但有Ⅱ类和Ⅲ类倾向的相当常见。Ⅱ类和Ⅲ类倾向的情况不同于Ⅰ类，但还没有极端到足以满足上述的Ⅱ类和Ⅲ类关系。前牙及其咬合接触也会受到生长发育的影响。

正常的前牙咬合关系

　　和上颌后牙一样，上颌前牙通常位于下颌前牙的唇侧。与后牙不同的是，上下前牙都向唇倾，与垂直参考线成12°～28°[7]。尽管唇倾角度差异很大，但下颌切牙切缘都咬在上颌切牙的舌侧，通常咬在上颌切牙切端龈方约4mm的舌窝处。换句话说，唇侧观可以见到下颌前牙有3～5mm被上颌前牙盖住（图3.27）。由于下颌前牙牙冠长约9mm，因此唇侧仍然可以看到超过1/2的牙冠。

　　前牙与后牙的唇倾所承担的功能不相同。如前所述，后牙的主要功能是在咀嚼时有效的粉碎食物，同时维持咬合垂直距离。排列整齐的后牙可以承载巨大的垂直向殆力，而不会损伤牙齿或其支持结构。然而，上颌前牙的唇倾以及其与下颌前牙的咬合方式均不利于其承载较重的殆力。如果在闭口运动过程中前牙受到较大的力，上颌前牙会有发生唇侧移位的趋势。因此，在正常咬合中，前牙在牙尖交错位的咬合接触比后牙轻得多，甚至前牙不接触也并不少见。因此，前牙的目的不是维

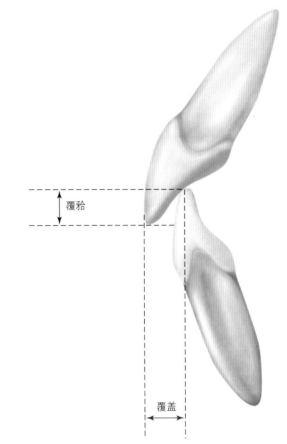

• 图3.28　正常前牙的牙列间关系有两种类型。

持咬合垂直距离，而是为下颌运动提供引导，这称为前导。

　　前导在咬合系统的功能中起着重要的作用，它是由前牙在水平向及垂直向上的位置和接触关系决定的。上颌前牙盖在下颌前牙的水平距离称为覆盖（图3.28），是牙尖交错位时上颌切牙切缘与下颌切牙唇面之间的距离。在垂直向上，上下前牙切缘之间的距离称为覆殆。如前所述，正常咬合有3～5mm的覆殆。这些错综复杂的因素共同决定了前导。

　　前牙的另一个重要功能是在咀嚼运动的初始阶段，食物进入口腔时，前牙切割食物，随后被迅速送至后牙，以进行更彻底的粉碎。前牙在言语、唇部支撑和美观方面也起着重要的作用。

　　由于生长发育模式不同，有些人没有这种正常的前牙关系。前牙咬合关系还可以进一步细分（图3.29），当下颌发育不足（Ⅱ类磨牙关系）时，下颌前牙经常咬在上颌前牙舌面的颈1/3，这种前牙咬合关系称为深覆殆。如果在Ⅱ类磨牙关系的同时，上颌切牙处于正常

的唇倾度，则为Ⅱ类1分类。如果上颌切牙舌倾，则为Ⅱ类2分类。重度深覆𬌗可能导致下颌切牙咬到上颌切牙腭部的牙龈。

另一些人可能存在下颌生长过度，下颌前牙位置靠前，并接触上颌前牙的切缘（磨牙Ⅲ类关系），称为对刃（或切对切）关系。在重度情况下，下颌前牙因过度靠前而无法与对颌牙发生咬合接触（Ⅲ类关系）。

另一种前牙咬合关系实际上是负的覆𬌗，换句话说，当后牙处于最大牙尖交错位时，前牙无覆盖关系且互相不接触，称为前牙开𬌗。对于前牙开𬌗的患者，在下颌运动时可能没有前牙接触。

下颌运动时的咬合接触

前文对前后牙的静态咬合关系进行了介绍。然而，咬合系统是动态变化的。颞下颌关节及其相关的肌肉组织使下颌骨在三维方向上（矢状向、水平向和垂直向）进行运动，牙齿会在这些运动过程中发生接触。在基本的下颌运动过程中，牙齿接触的类型和位置是需要理解

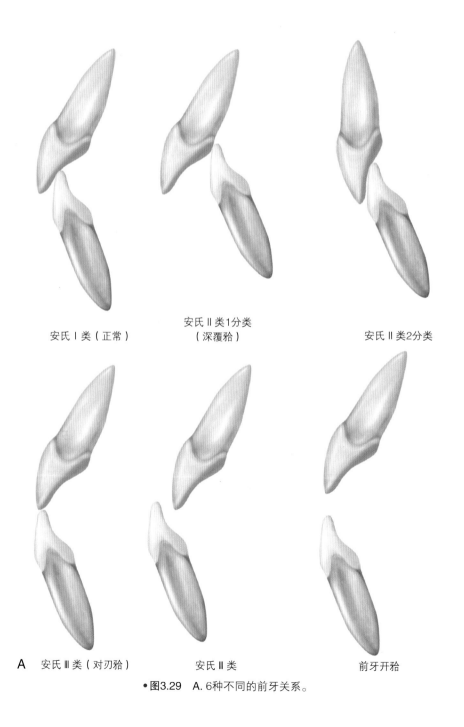

安氏Ⅰ类（正常）　　安氏Ⅱ类1分类（深覆𬌗）　　安氏Ⅱ类2分类

A　安氏Ⅲ类（对刃𬌗）　　安氏Ⅲ类　　前牙开𬌗

•图3.29　A. 6种不同的前牙关系。

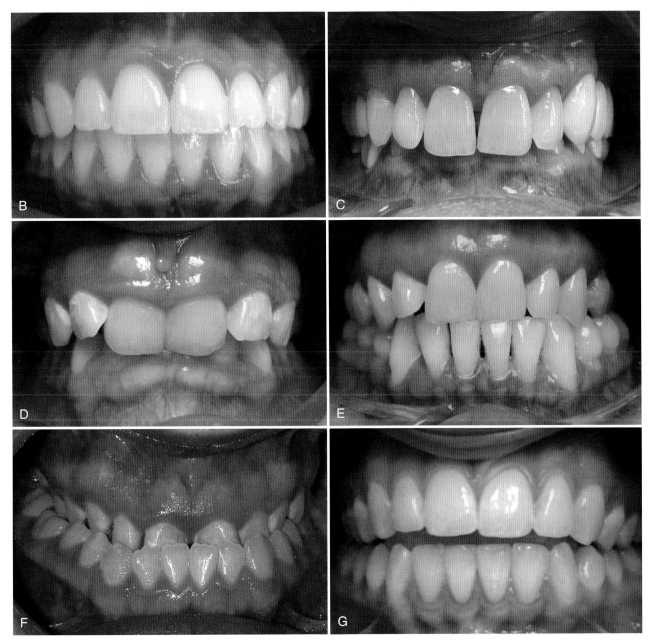

•图3.29（续）　B. 正常安氏Ⅰ类关系。C. 安氏Ⅱ类1分类，深覆𬌗。D. 安氏Ⅱ类2分类。E.安氏Ⅲ类，对刃𬌗。F. 安氏Ⅲ类。G. 前牙开𬌗。

的重点。"非正中运动"一词是用来描述从牙尖交错位开始，发生牙齿接触的任何下颌运动。接下来将对3个基本的非正中运动进行介绍：前伸运动、侧向运动和后退运动。

前伸运动

前伸运动是下颌从牙尖交错位开始向前移动。在前伸运动过程中发生的任何与对颌牙的接触都称为前伸咬合接触。正常情况下前伸咬合接触主要发生在前牙区，即下颌切牙的切缘和唇面与上颌切牙的舌窝及切缘，也

称为前牙的切导斜面（图3.30）。在后牙区，前伸运动导致下颌牙齿的中央尖（颊尖）向前滑过上颌牙齿的𬌗面（图3.31）。后牙的前伸咬合接触发生在上颌牙齿腭尖的远中斜面和对颌牙中央窝的近中斜面及边缘嵴之间，有时也会发生在下颌牙齿颊尖的近中斜面和对颌牙中央窝的远中斜面及边缘嵴之间。

侧向运动

侧向运动时，双侧下颌后牙从不同方向滑过对颌牙。

例如，如果下颌向左侧移动时（图3.32），左下后牙将向外侧滑过对颌牙，而右下后牙将向内侧滑过对颌牙，牙齿在不同位置发生潜在的咬合接触，因此将分别命名。通过观察左侧移动过程中的左侧后牙可以发现接触发生在两对斜面之间。一个是在上颌牙齿颊尖的舌斜面和下颌牙齿颊尖的颊斜面之间，另一个是在上颌牙齿腭尖的舌斜面和下颌牙齿舌尖的颊斜面之间，这些接触均称为离中侧咬合接触。为了将相对的舌尖接触和相对的颊尖接触区别开来，我们称前者为舌–舌侧向咬合接触。由于大多数功能都由下颌侧向移动的一侧来主导，因此这两种侧向咬合接触也常称为工作侧咬合接触。

同样在下颌左侧移动过程中，右下后牙向内侧滑过对颌牙，潜在的咬合接触发生在上颌牙齿腭尖的颊斜面和下颌牙齿颊尖的舌斜面之间，这些称为归中侧咬合接触。下颌左侧侧向运动时，大部分功能发生在左侧，因此右侧被认为是平衡侧，所以右侧侧向咬合接触也称为平衡侧咬合接触，早期文献也称其为平衡侧咬合接触。

如果下颌向右侧移动，则潜在的咬合接触位置与左

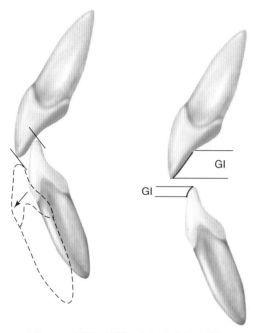

•图3.30　上颌切导斜面（GI）决定了前导。

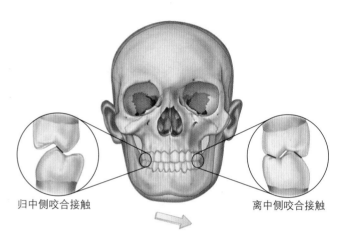

归中侧咬合接触　　　　　　　　　离中侧咬合接触

•图3.32　左侧侧向咬合运动。咬合接触可能发生在上颌牙齿颊尖的内侧斜面与下颌牙齿颊尖的外侧斜面之间，也可能在上颌牙齿腭尖的外侧斜面和下颌牙齿舌尖的内侧斜面之间。归中侧咬合接触可发生在上颌牙齿腭尖内侧斜面和下颌牙齿颊尖内侧斜面之间。当下颌向右侧移动时，对侧牙齿也会发生类似的接触。

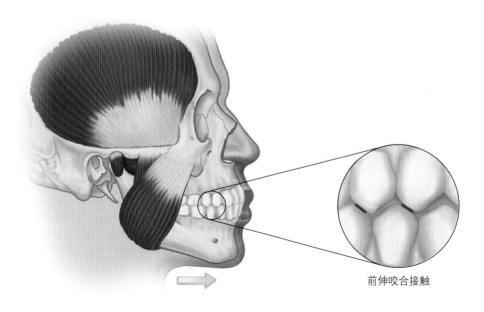

前伸咬合接触

•图3.31　后牙区的前伸咬合接触可发生在上颌牙齿的远中斜面和下颌牙齿的近中斜面之间。

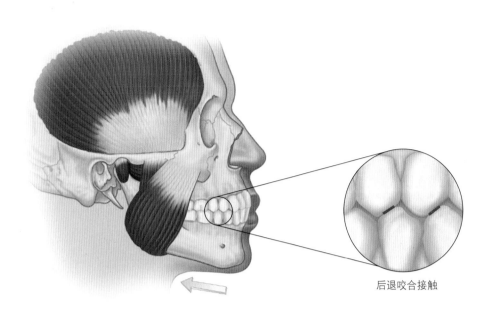

• 图3.33 后牙区的后退咬合接触可发生在上颌牙齿的近中斜面和下颌牙齿的远中斜面之间。

侧移动时相同但左右相反，即右侧为离中运动而左侧为归中运动。这些接触区域与左侧移动时相似，但在牙弓的另一侧。

如前所述，前牙在下颌侧向运动中起着重要的引导作用。正常情况下，上下尖牙在侧向运动时发生接触，即工作侧咬合接触。接触发生在下颌尖牙的唇面、牙尖嵴以及上颌尖牙的舌窝和牙尖嵴之间。同前伸咬合接触类似，它们被认为是侧向引导。

总而言之，后牙的离中侧（工作侧）咬合接触发生在上颌牙齿颊尖的舌斜面和对应下颌牙齿颊尖的颊斜面，以及上颌牙齿腭尖的舌斜面和对应下颌牙齿舌尖的颊斜面。归中侧（平衡侧）咬合接触发生在上颌牙齿腭尖的颊斜面和对应下颌牙齿颊尖的舌斜面。

后退运动

后退运动即下颌从牙尖交错位开始向后移动。由于受到第1章中提到的韧带结构的限制，与其他下颌运动相比，后退运动的幅度相当小（1mm或2mm）。在后退运动过程中，下颌牙齿颊尖向远中移动，滑过对侧上颌牙齿的𬌗面（图3.33）。咬合接触发生在下颌牙齿颊尖

（中央尖）的远中斜面和对应中央窝的近中斜面与边缘嵴之间。在上颌牙弓中，后退咬合接触发生在中央窝的近中斜面和边缘嵴之间。由于后退运动与前伸运动方向相反，因此它们的咬合接触发生在相反的牙尖斜面上。

咬合接触小结

当上下后牙咬合关系正常时（上颌牙齿腭尖和下颌牙齿颊尖均咬在对应的中央窝），就可以预见任何非正中运动时发生的咬合接触部位。中央尖的每个斜面都可能与对颌牙发生非正中咬合接触。在特定的非正中运动中，非中央尖的内侧斜面也可以与对颌牙发生接触。图3.34描述了上下第一磨牙可能的咬合接触点，需要注意的是，下颌运动中后牙一般都不接触，所标注的区域是可能发生咬合接触的区域。在某些情况下，少数牙齿在特定的下颌运动中发生接触，而其余牙齿不接触。这张图描绘的是如果某颗牙齿在特定下颌运动过程中与对颌牙发生接触时可能出现的接触区域。

当前牙咬合关系正常，它们在各种下颌运动中潜在接触位置也是可以预测的（图3.35）。

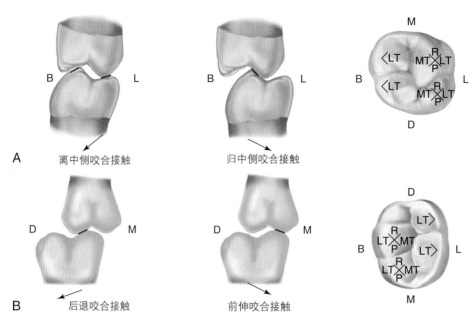

• 图3.34　A. 非正中运动时可能接触的部位（侧面和近中面观）。B. 上下第一磨牙牙尖周围可能存在的非正中接触位置（𬌗面观）。右图描绘了上下第一磨牙𬌗面咬合接触的典型位置。LT：离中侧咬合接触；MT：归中侧咬合接触；R：后退咬合接触；P：前伸咬合接触。

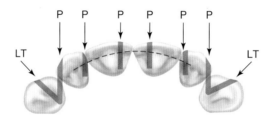

• 图3.35　上颌前牙非正中咬合接触的常见部位。LT：离中侧咬合接触；P：前伸咬合接触。

第4章
下颌运动
Mechanics of Mandibular Movement

"大自然赋予了我们一个神奇的动态咬合系统，并发挥功能并让我们生存。"

——杰弗里·奥克森

双侧颞下颌关节是联动的，决定了下颌运动是复杂的、相互关联的、三维方向的转动和滑动运动。尽管单侧颞下颌关节不能完全彼此独立地发挥功能，但它们也很少同时发生完全相同的运动。为了更好地理解下颌运动的复杂性，有必要先对单侧颞下颌关节内发生的运动进行解析。本章节首先将讨论下颌运动的类型，然后逐步解析单个平面内关节在三维空间下的运动。

下颌运动类型

颞下颌关节的运动类型主要分为两类：转动运动与滑动运动。

转动运动

《多兰医学词典》中将旋转定义为"绕轴旋转的过程：物体绕其轴的运动[1]"。在咬合系统中，当下颌围绕髁突上某一固定的点或轴张开或闭合时，就会发生转动运动。换句话说，在髁突位置不变的情况下，上下牙齿就可以完成分离与咬合（图4.1）。

转动运动是髁突的上表面和关节盘的下表面的相对运动，其发生于颞下颌关节的关节下腔内。其可以发生在水平、冠状（垂直）和矢状3个参考平面上。在每个平面中，下颌都是围绕一个轴运动。接下来将图示及细述每个平面的转动轴。

水平转动轴

下颌围绕水平轴做开闭口运动。这也称为铰链运动，因此其围绕转动的水平轴也称为铰链轴（图4.2）。铰链运动可能是下颌运动中唯一"单纯的"转动运动。在所有其他运动中，围绕轴的转动运动的同时都伴轴的滑动。

当髁突位于关节窝最顶端并单纯转动做开口运动时，此时其围绕的轴称为终末铰链轴。围绕终末铰链轴的转动运动可以很容易被证实，但是在正常行使功能期间极少发生。

冠状（垂直）转动轴

当一侧髁突向前移动出终末铰链位置，而对侧髁突的垂直轴仍保持在终末铰链位置时，下颌围绕冠状轴转动（图4.3）。由于关节结节斜度，这就决定了冠状轴会随着环绕并滑动的髁突前行时倾斜，因此自然状态下该运动不存在。

矢状转动轴

当一侧髁突向下方运动，而对侧髁突仍保持在终末铰链位置时，下颌就会围绕矢状轴转动（图4.4）。而颞下颌关节附着的韧带和肌肉组织可以防止髁突过度向下移位（脱位），所以自然状态下该运动不存在。然而，当转动的髁突向下、前越过关节结节时，它就可以伴其他运动一起发生。

滑动运动

滑动运动的物体上每个点同时具有相同的速度和方向。在咬合系统中，它发生在下颌向前移动时（如下颌前伸）。牙齿、髁突和下颌升支都沿相同的方向滑动，并且移动的幅度相同（图4.5）。

滑动运动发生于关节盘上表面和关节窝底面之间的

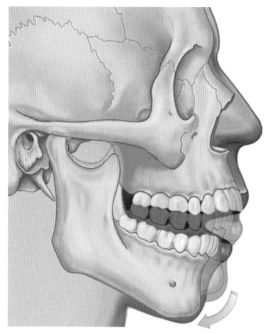

• 图4.1 以髁突为轴心的转动。

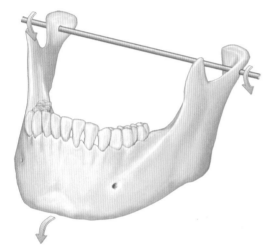

• 图4.2 围绕水平轴的转动。

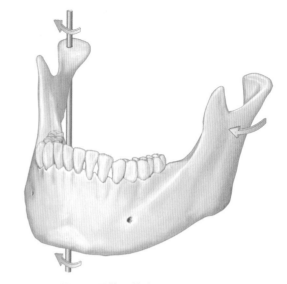

• 图4.3 围绕冠状（垂直）轴的转动。

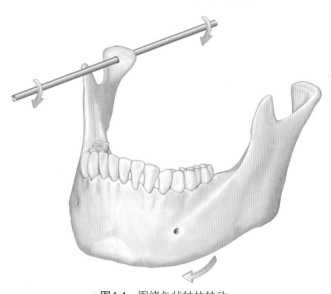

• 图4.4 围绕矢状轴的转动。

关节上腔内（即在盘-髁复合体和关节窝之间）。

在下颌的大多数正常运动中，转动运动和滑动运动往往同时发生[2]；也就是说，当下颌围绕一个或多个轴旋转时，每个轴都在平移（改变其空间方向）。这导致下颌运动成为非常复杂而难以想象的运动。为了便于理解，在本章中，我们将在3个参考平面中的每个平面分解下颌的运动。

单平面边缘运动

下颌运动受韧带、关节斜面以及牙齿形态与排列的限制。当下颌在整个运动范围内移动时，会产生可重复

的极限运动轨迹，称为边缘运动。下面将针对每个参考平面分析下颌的边缘和典型功能运动。

矢状面的边缘及功能运动

从矢状面观察到下颌运动，可以看到其由4种不同的运动组成（图4.6）：

1. 后缘开口运动。
2. 前缘开口运动。
3. 上缘接触运动。
4. 功能运动。

前后缘开口运动的范围主要受韧带和关节解剖形态制约或限制。上缘接触运动则由牙齿的殆面和切端形态

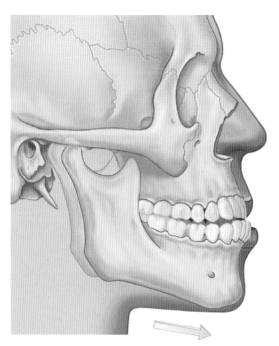

• 图4.5　下颌滑动。

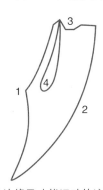

• 图4.6　矢状面上的边缘及功能运动轨迹。1. 后缘开口运动；2. 前缘开口运动；3. 上缘接触运动；4. 功能运动。

决定。而功能运动不是边缘运动，因为它们不是极限运动，而是神经肌肉系统的条件反射活动（见第2章）。

后缘开口运动

矢状面上的后缘开口运动表现为两阶段的铰链运动。在第一阶段（图4.7），髁突稳定于关节窝的最上方（即终末铰链位置）。此时，位于最上方能发生铰链运动的髁突位置称为正中关系（CR）位。下颌可以在没有髁突滑动的情况下以单纯的旋转运动下降（即开口运动）。理论上，铰链运动（单纯转动运动）可以从正中关系位前方的任何下颌位发生；然而，要做到这点，髁突必须稳定，这样水平轴才不会发生移动。由于这种稳定很难建立，利用终末铰链轴的后缘开口运动是下颌唯一可重复的铰链轴运动。

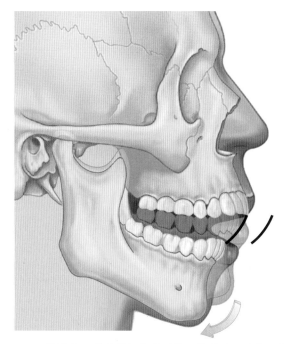

• 图4.7　髁突位于终末铰链位置时的下颌转动。这属于单纯转动，可持续至开口度20～25mm。

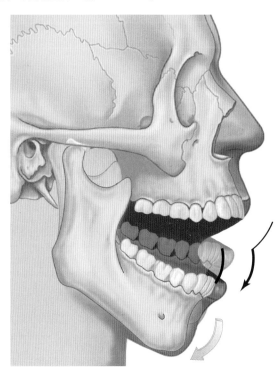

• 图4.8　开口铰链运动的第二阶段。当下颌转动至最大开口位时，髁突滑动至关节结节最下方。

在正中关系位时，下颌绕水平轴转动，上下切牙切缘之间打开20～25mm的距离。此时，颞下颌韧带紧缩，再继续开口，髁突会向前下方滑动。在髁突的滑动过程中，下颌的转动轴移动至下颌升支，从而引发后缘开口铰链运动的第二阶段（图4.8）。下颌升支转动轴的准确位置可能是在蝶下颌韧带的附着区域。在这个阶

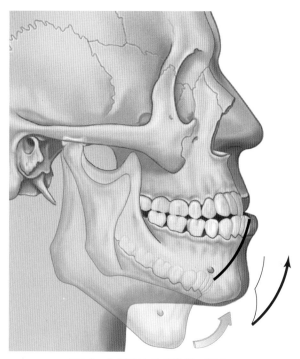

•图4.9　矢状面上的前缘闭口运动。

段，下颌围绕穿过升支的水平轴转动，髁突向前、下方移动，而下颌的前部向后、下方移动。当关节囊韧带阻止髁突进一步运动时，可达到最大开口度，上下切牙切缘之间的距离为40～60mm。

前缘开口运动

当下颌处于最大开口位时，翼外肌下头的收缩（该肌肉保持髁突向前）使下颌闭合，则形成闭口边缘运动的前缘（图4.9）。理论上，如果髁突稳定在这个靠前的位置，那么下颌从最大开口位闭合至最大前伸位的过程是单纯的铰链运动。由于最大前伸位部分受限于茎突下颌韧带，因此在下颌闭合达最大前伸位时，茎突下颌韧带的紧缩将导致髁突向后移动。故髁突位置最靠前是在最大开口位，而非在最大前伸位。从最大开口位闭合至最大前伸位过程中髁突向后移动导致前缘运动发生了一定的偏移。因此，前缘运动并非单纯的铰链运动。

上缘接触运动

不同于前面讨论的边缘运动都是受关节韧带的限制，上缘接触运动是由牙齿𬌗面的特征决定的。在整个运动过程中，均存在牙齿接触。它的精确范围取决于：（1）正中关系位和最大牙尖交错位之间的差异；（2）

后牙牙尖斜度；（3）前牙覆盖与覆𬌗；（4）上颌前牙的舌面形态；（5）牙弓间的关系。由于这种边缘运动完全由牙齿的特征决定，因此牙齿的改变将导致边缘运动的变化。

正中关系位时，存在一对或多对的后牙接触。终末铰链闭合运动中，初始的牙齿接触区域在上颌牙齿的近中斜面和下颌牙齿的远中斜面（图4.10）。此后，下颌骨的肌肉收缩会使关节前上移动，直到达到牙尖交错位（图4.11）。此外，从正中关系位到最大牙尖交错位的滑动可能伴侧向运动。约90%的人群均存在这种滑动，平均滑动距离为1～1.25mm[3]。

牙尖交错位时，前牙通常有接触。当下颌从最大牙尖交错位开始前伸时，下颌前牙的切缘顺着上颌前牙的舌斜面滑行，下颌随之向前下方运动（图4.12），并一直持续到上下前牙达到对刃关系。紧接着是下颌前牙切端滑行并越过上颌前牙切端做水平向运动（图4.13）。而后，下颌将向上移动直到后牙接触（图4.14）。后牙的𬌗面形态决定了最大前伸运动的终末轨迹，其终点与前缘开口运动的最上方位置一致（图4.15）。

如果正中关系位与最大牙尖交错位没有差异时，上缘接触运动的初始轨迹就会改变。下颌没有从正中关系位到牙尖交错位之间的向上滑动。前伸运动一开始，就会驱使前牙和下颌向下运动，上颌前牙的舌侧解剖形态可提供其运动轨迹（图4.16）。

功能运动

功能运动发生在下颌的功能活动期间。它们的运动范围通常在边缘运动范围内，因此也称为自由运动。大多数功能运动轨迹包含最大牙尖交错位，开始常位于牙

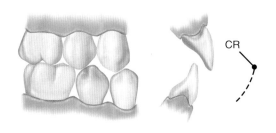

•图4.10　髁突位于正中关系位时的牙齿接触关系。CR：正中关系。

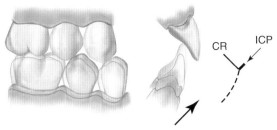

• 图4.11 髁突位于正中关系位时，牙齿会受前上方力而使下颌前上方移位至牙尖交错位。CR：正中关系；ICP：牙尖交错位。

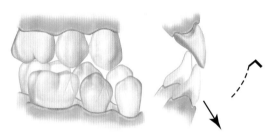

• 图4.12 下颌从最大牙尖交错位开始前伸时，下颌前牙唇面沿着上颌前牙舌斜面向前。

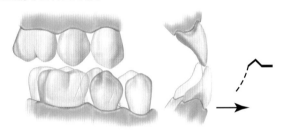

• 图4.13 上下切牙对刃滑行形成的水平向前运动轨迹。

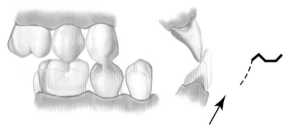

• 图4.14 下颌继续向前运动超过切牙对刃后，下颌将向上移动，产生后牙接触。

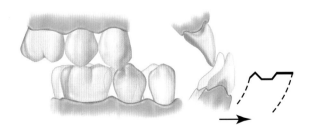

• 图4.15 下颌继续向前达最大前伸位，其运动轨迹由后牙𬌗面形态决定。最大前伸位受关节韧带限制，其终点与前缘运动的最上边界重合。

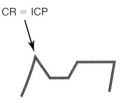

• 图4.16 当正中关系位与牙尖交错位一致时，下颌的上缘接触运动轨迹。CR：正中关系；ICP：牙尖交错位。

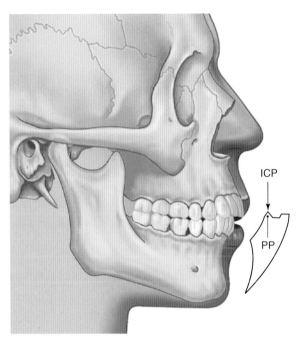

• 图4.17 下颌姿势位，位于牙尖交错位下方2~4mm。PP：下颌姿势位；ICP：牙尖交错位。

尖交错位下方。当下颌处于休息位时，通常位于牙尖交错位下方2~4mm[4-5]（图4.17），此时下颌的位置称为息止颌位。一些研究表明，这个位置可发生改变[6-7]。同时研究也表明，所谓的息止颌位并非咀嚼肌肌电活动水平最低的位置[7]。当下颌位于牙尖交错位下方约8mm、前方3mm时，咀嚼肌肌电活动水平最低[7]。

在肌电水平的最低位，升颌肌群轻微收缩及其他软组织的弹性平衡了下颌骨所承受向下的重力（黏弹性），因此称其为息止颌位最为贴切。此时，关节内压力变得非常低，接近但未达到脱位状态（张力性）。此时肌牵张反射激活抵消重力，将下颌维持在牙尖交错位下方2~4mm，这并非功能起始位，但却是更能稳定发挥功能的预备位。在这个位置上，牙齿可以快速、有效地闭合。由于牵张反射的存在，此位置的肌电活动水平增加。由于该位置并非真正静息位，因此将此时下颌所保持的位置称为姿势位更合适。

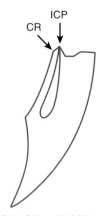

•图4.18　矢状面上的咀嚼和下颌边缘运动轨迹。CR：正中关系；ICP：牙尖交错位。

如果在矢状面检查咀嚼轨迹，可以发现其将从牙尖交错位处开始，然后下颌下降并略微前移至所需的开口位置（图4.18），接着略向后以更直的轨迹返回开始开闭口运动（见第2章）。

姿势位对功能运动的影响

当头部直立时，下颌姿势位处于牙尖交错位下方2～4mm处。如果升颌肌群收缩，将上提下颌至牙尖交错位。然而，如果面部上仰约45°，下颌姿势位将变得稍靠后。这种变化与附着并支撑下颌的各种组织的牵张与伸长有关[8]。

如果在这个体位上，升颌肌群收缩开始闭口运动，那么其闭口轨迹要比直立时的轨迹稍靠后。此时，牙齿咬合接触于牙尖交错位的后方（图4.19）。由于此时的咬合通常并不稳定，因此下颌会滑动到达牙尖交错位。

正常吃饭时头部是脸朝下30°[9]，即所谓低头进食姿势位。在这种情况下，下颌移动至直立姿势稍前方。如果在这个体位上，升颌肌群收缩开始闭口运动，那么其闭口轨迹要比直立时的轨迹稍靠前。此时，牙齿咬合接触于牙尖交错位的前方（图4.19）。这样的闭口运动轨迹改变会加重前牙接触。因此，低头进食姿势对于研究牙齿的功能关系十分有意义。

在饮水时通常45°头部上仰，因此这个姿势也十分有意义。此时，下颌位于牙尖交错位的更后方，因此头部后仰通常会导致后牙先接触。

水平面的边缘及功能运动

临床上，通常使用哥特式弓来记录下颌的水平运动。它由固定于上颌牙列的记录板和固定于下颌牙列的

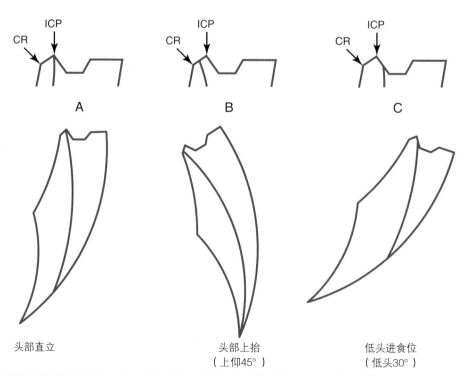

头部直立　　　头部上抬　　　低头进食位
　　　　　　　（上仰45°）　　（低头30°）

•图4.19　头部姿势与闭合运动轨迹的关系。A. 头部直立时，下颌由姿势位直接闭合至牙尖交错位。B. 头部上仰45°时，下颌姿势位后移。闭口时，牙齿接触位于牙尖交错位后方。C. 头部向下倾斜30°（低头进食姿势），下颌姿势位前移。闭口时，牙齿接触将位于牙尖交错位前方。CR：正中关系；ICP：牙尖交错位。

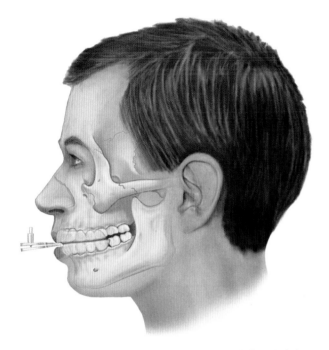

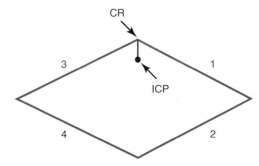

• **图4.21** 水平面上的下颌边缘运动轨迹。1. 左侧边缘运动；2. 持续性左侧边缘运动伴前伸；3. 右侧边缘运动；4. 持续性右侧边缘运动伴前伸。CR：正中关系；ICP：牙尖交错位。

• **图4.20** 利用哥特式弓描记水平面上的下颌边缘运动轨迹。随着下颌的移动，固定于下颌的描记针可在固定于上颌的记录板上描画出与此相应的轨迹。

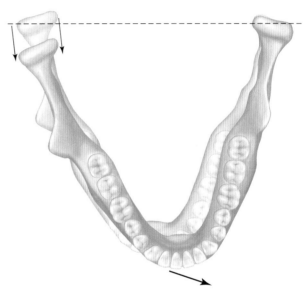

• **图4.22** 水平面上的左侧边缘运动。

描记针构成（图4.20）。随着下颌的移动，描记针可在记录板上描画出与此相对应的轨迹。因此，可以很容易地记录和检查下颌在水平面上的边缘运动。

当在水平面上观察下颌运动时，可以看到其轨迹呈菱形（图4.21），包括4种边缘运动和功能运动：

1. 左侧边缘运动。

2. 持续性左侧边缘运动伴前伸。

3. 右侧边缘运动。

4. 持续性右侧边缘运动伴前伸。

左侧边缘运动

髁突位于正中关系位时，右侧翼外肌下头的收缩牵拉右侧髁突向前、内（同时也向下）移动。如果此时左侧翼外肌下头不收缩，左侧髁突将保持在正中关系位不变，这就形成了左侧边缘运动（即右侧髁突绕左侧髁突的冠状轴转动）。因为下颌围绕着左侧髁突转动，因此称其为转动髁突。右侧髁突围绕转动髁突旋转，称为环绕髁突。左侧髁突位于工作侧，也称为工作侧髁突。同样，右侧髁突位于平衡侧，也称为平衡侧髁突。在这一运动过程中，描记针将在记录板上描画出与左侧边缘运动相对应的轨迹（图4.22）。

持续性左侧边缘运动伴前伸

当下颌运动至左侧边缘位置，左侧翼外肌下头的收缩以及右侧翼外肌下头的继续收缩将导致左侧髁突向前并向右移动。此时，由于右侧髁突已经处于其最前位，左侧髁突也将向最前位移动，从而使下颌中线移动至与面部中线重合（图4.23）。

右侧边缘运动

左侧边缘运动完成后，下颌就重新回到了正中关系位，同时开始右侧边缘运动。

左侧翼外肌下头的收缩牵拉左侧髁突向前和向内（同时也向下）移动。如果此时右侧翼外肌下头不收缩，右侧髁突将保持在正中关系位不变，从而形成下颌的右侧边缘运动（即左侧髁突绕右侧髁突的前轴转动）。因为下颌围绕着右侧髁突转动，所以在这个运动

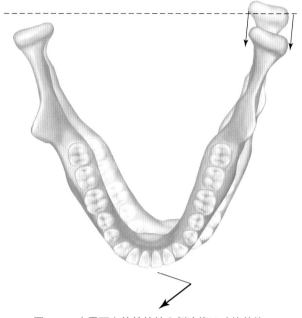

• 图4.23 水平面上的持续性左侧边缘运动伴前伸。

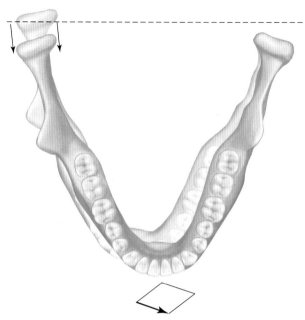

• 图4.25 水平面上的持续性右侧边缘运动伴前伸。

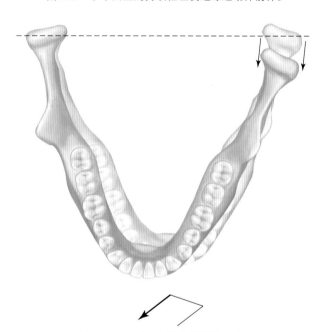

• 图4.24 水平面上的右侧边缘运动。

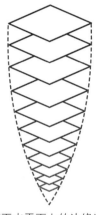

• 图4.26 不同开口度下水平面上的边缘运动轨迹。值得注意的是，随着开口度增加，边缘运动范围逐渐变小。

与面部中线重合（图4.25）。这样就完成了下颌在水平面上的边缘运动。

不同程度的下颌开口运动都可以产生侧向运动。随着开口度增加，产生的侧向边缘运动范围逐渐减小，直到最大开口位时，很少甚至没有侧向移动（图4.26）。

中的右侧髁突称为转动髁突。而围绕转动髁突旋转的左侧髁突称为环绕髁突。结果描记针将在记录板上描画出与右侧边缘运动相对应轨迹（图4.24）。

持续性右侧边缘运动伴前伸

当下颌运动至右侧边缘位置，右侧翼外肌下头的收缩以及左侧翼外肌下头的继续收缩将导致右侧髁突向前并向左移动。此时，由于左侧髁突已经处于其最前位，右侧髁突也将向其最前位移动，从而使下颌中线移动至

功能运动

与矢状面上一样，水平面上的功能运动也最常发生于牙尖交错位附近。在咀嚼过程中，下颌运动的范围是从距最大牙尖交错位一定距离的位置开始；但是随着食物被分解成更小的颗粒，下颌运动轨迹越来越接近牙尖交错位。而咀嚼过程中下颌的准确位置由现有的咬合关系决定（图4.27）。

冠状（垂直）面的边缘及功能运动

从冠状面观察下颌运动，可以看到其轨迹呈盾形，同样包括4种边缘运动和功能运动（图4.28）：

1. 左侧上缘运动。
2. 左侧开口边缘运动。
3. 右侧上缘运动。
4. 右侧开口边缘运动。

尽管在临床上通常不记录下颌在冠状面上的边缘运动轨迹，但是对这些轨迹的理解有助于在三维空间下理解下颌运动。

左侧上缘运动

当下颌从最大牙尖交错位开始向左做侧向移动，并记录下颌形成的凹向下的运动轨迹（图4.29）。该运动轨迹主要受在运动过程中接触的上下牙齿的形态和上下牙弓间关系影响。其次是受到髁突–关节盘–关节窝的关系以及工作或侧颞下颌关节的解剖形态影响。其最大侧向运动范围由工作侧关节的韧带决定。

左侧开口边缘运动

从左侧边缘运动的上边界位置开始，下颌的开口运动将形成一个向外侧凸起的运动轨迹。在接近最大开口时，韧带收紧，下颌随之往中线移动，使下颌中线移动至与面部中线重合（图4.30）。

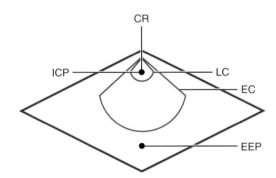

• **图4.27** 水平面上的功能及边缘运动的轨迹范围。CR：正中关系；EC：咀嚼早期区域；EEP：前牙对刃；ICP：牙尖交错位；LC：吞咽前咀嚼末期区域。

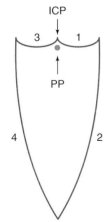

• **图4.28** 冠状面上的边缘运动轨迹。1.左侧上缘运动；2. 左侧开口边缘运动；3. 右侧上缘运动；4. 右侧开口边缘运动。ICP：牙尖交错位；PP：下颌姿势位。

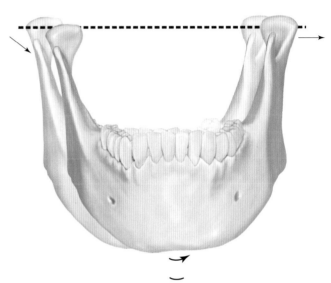

• **图4.29** 冠状面上的左侧上缘运动。

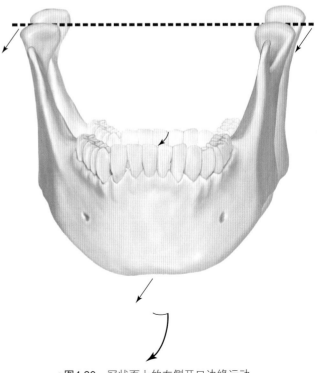

• **图4.30** 冠状面上的左侧开口边缘运动。

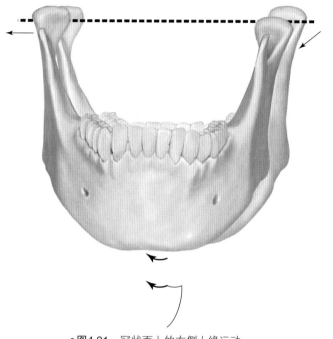

• 图4.31 冠状面上的右侧上缘运动。

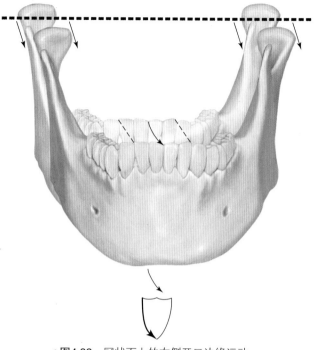

• 图4.32 冠状面上的右侧开口边缘运动。

右侧上缘运动

左侧边缘运动到前边界后，下颌返回到最大牙尖交错位，然后开始向右侧向运动（图4.31），其运动轨迹类似于左侧上缘运动。其中可能由于不同牙位的接触而出现轻微差异。

右侧开口边缘运动

从右侧边缘运动上边界开始，下颌的开口运动将形成与左侧开口运动类似的向外侧凸起的运动轨迹。当接近最大开口时，韧带收紧，下颌向中线运动，使下颌中线移动至与面部中线重合，最终结束开口运动（图4.32）。

功能运动

在冠状面上的功能运动与其他平面一样开始并结束于牙尖交错位。在咀嚼过程中，下颌先直接下降到所需的开口位置。然后向咬住食块的一侧闭合移动。接近最大牙尖交错位时，食块将被上下牙齿咬断捣碎。在闭合运动的最终几毫米，下颌将迅速移回至牙尖交错位（图4.33）。

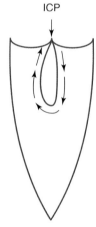

• 图4.33 冠状面上功能运动及边缘运动的轨迹。ICP：牙尖交错位。

边缘运动

将3个平面（矢状面、水平面和冠状面）中的下颌边缘运动进行组合就可以形成下颌边缘运动最大运动范围的三维包络图（图4.34）。总体上人群的边缘运动轨迹都具有如图的特征形状，但存在个体差异。其中，上缘受限于上下牙齿接触，而其他方向的边界主要受韧带和关节解剖结构制约。

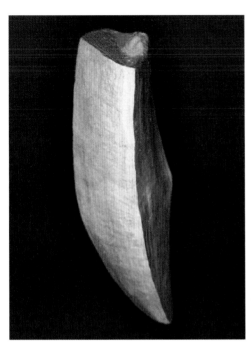

•图4.34 边缘运动模型图。

三维运动

下面以看似简单的右侧移动为例来说明下颌运动的复杂性。当肌肉开始收缩并牵拉下颌向右移动时，左侧髁突被推离其正中关系位。左侧髁突开始围绕右侧髁突的冠状轴向前旋转，当旋转至抵住关节结节的后斜面，髁突开始绕矢状轴向下运动，从而导致右侧髁突的冠状轴发生倾斜。此外，前牙的接触导致下颌前部比后部向下移动更多，从而也影响了围绕水平轴的开口运动。又因为左侧髁突是向前下方运动，因此水平轴也向前下方发生移动。

该示例说明了即便是在简单的侧向移动过程中，下颌围绕每个轴（矢状、水平和冠状）都在发生运动，同时每个轴也发生了倾斜以适应围绕其他轴发生的运动。所有这些运动都在边缘运动范围内，并受到神经肌肉系统的控制，以避免损伤口腔结构。

第5章
理想功能殆的标准
Criteria for Optimum Functional Occlusion

"临床医生处理咬合系统问题时需要理解基本的肌骨稳定性原则。"

——杰弗里·奥克森

《Dorland's Medical Dictionary》将咬合定义为"闭口时上下牙齿接触状态[1]"。在口腔医学中，咬合是上下牙齿在下颌运动期间处于功能性接触时的关系。由此产生的问题是：究竟何为牙齿的理想功能性关系或咬合？这个问题引起了许多讨论和争论。多年来，已经发展出了多个咬合理论，并获得了不同程度的普及。回顾这些理论的发展可能会很有帮助。

咬合研究的历史

Edward Angle 于1899年首次描述了牙齿的咬合关系[2]。在现代牙科学的早期，随着牙齿修复和重建的发展、应用，咬合成为一个话题引发了广泛的讨论。理想功能殆的第一个重要理论为平衡殆[3]。该理论强调在所有的侧向和前伸运动中都应当是双侧牙齿同时接触。平衡殆的主要应用是设计全口义齿，因为这样的双侧接触有助于在下颌运动过程中稳定义齿基托。该理论被广泛接受，并随着牙科器械和技术的进步而引入到固定义齿修复中[4-5]。

随着全口义齿修复的广泛应用，关于平衡殆在天然牙列中的可取性出现了争议。经过大量的讨论，发展出了更适合于天然牙列的非正中单侧集中殆的理论[6-7]。

该理论认为侧向接触（工作侧接触）和前伸接触应该只发生在前牙上。在这一时期，"颌学（gnathology）"这一名词首次出现，是一门主要研究下颌运动和咬合接触的科学。

颌学理论的盛行不仅是义齿修复的需要，而且以此

为治疗目标可以避免出现咬合问题。许多医生全盘接受了这一理论，以至于咬合特征与其所谓理想标准殆稍不符合的患者都被认为是错殆，而需要接受治疗。

20世纪70年代末期出现了个别动态殆的理论。其理论以咬合系统的健康和功能为中心，而非任何特定的咬合状况[8]。如果咬合系统的结构功能正常并且没有病理性改变，那么不管是否存在特定牙位的咬合接触异常，都认为此种咬合关系是健康及可接受的。因此不需要对咬合状况做任何改变。在对各种不同咬合状况的患者进行大量的调查后，并没有发现明显的咬合相关病变使这一理论有据可循。

当一个有咬合相关疾病症状和体征的患者来就诊时，口腔医生所面临的问题，是必须明确哪些咬合异常最有可能与这些病症相关？哪种咬合是稳定的，与病理变化相关性小？什么是理想功能殆？虽然存在着多种理论，但对于咬合的研究是如此复杂，以至于这些问题尚未得到令人满意且普遍接受的答案。

为了尝试确定何种咬合情况与咬合系统的病理变化相关性最小，本章将论述咬合系统的解剖学和生理学特征。具备这些特征的咬合可以视作理想功能殆。并不是说所有的患者都必须具备这些特征才算健康。正如将在第7章中讨论的，健康人群中也存在着很大的个体差异。然而，这些特征应该作为临床上需要改变患者的咬合以期消除咬合相关的疾病或修复牙列缺损的治疗目标。

理想功能殆的标准

如前所述，咬合系统是一个由肌肉、骨骼、韧带、牙齿和神经组成的极其复杂且相互关联的系统。在理解所有系统组成的功能和健康的基本理论之前，必须先对

该系统进行简化。

下颌骨通过韧带附着和肌肉悬吊在颅骨上。当升颌肌群（咬肌、翼内肌和颞肌）收缩时会牵引下颌向上发生咬合接触，此时受力的部位有3个区域：双侧的颞下颌关节和牙齿（图5.1）。由于这些肌肉能够产生很大的肌力，因而这3个区域发生损伤的可能性很高。因此，保证理想的肌骨稳定关系需要仔细检查这些区域，以最大限度地避免或消除任何破坏或创伤。下面将对关节和牙齿分别讨论、分析。

理想的关节肌骨稳定位

"正中关系位"这一术语在牙科学领域已经使用了多年。尽管多年来有各种各样的定义，但通常认为其代表当髁突处于关节窝内稳定位置时的下颌位置。早期研究认为其是髁突最后位[9-11]。因为它主要由颞下颌关节韧带决定，所以也称为韧带位。这是一个可重复的颌位，在制作全口义齿修复时广泛应用，在用于精确记录无牙颌患者的上下颌位置关系并建立咬合接触关系时，它被认为是最可靠及可重复的参考位置。

正中关系位被广泛接受，并很快应用到固定修复治疗中。其所具备的可重复性以及与肌肉功能相关的早期研究证实了其在固定修复中的有效性[12-13]。

早期肌电研究的结论指出，当髁突处于正中关系位时，上下牙齿处于牙尖交错位，此时咀嚼肌张力更低，肌功能更协调[13-14]。多年来，牙科界普遍接受了这些观点，并断定正中关系位是理想的下颌生理性位置。然而，对颞下颌关节生物力学和功能的最新研究和认识，质疑了"最后位作为髁突在窝内最稳定位置"这一观点。

如今，由于定义的改变，"正中关系位"一词的含义也变得扑朔迷离。其早期的定义[11,15]为"髁突处于最后位"，而近期[16]则有学者认为是髁突处于关节窝最上位。一些临床医生则认为这些定义都并非髁突最佳的生理性位置，理想情况下髁突应位于关节结节前下方[17-18]。这样的争论还将持续下去，直到有确凿的证据表明何为最佳的生理性髁突位置。

尽管仍存在争议，患者们需要得到必要的治疗。选择稳定的肌骨位置对治疗至关重要。因此，给定治疗方案之前，必须检查和评估所有可用的信息。

在建立理想的关节肌骨稳定位时，必须仔细检查颞下颌关节的解剖结构。如前所述，关节盘由致密的纤维结缔组织构成，缺乏神经和血管[19]，这使其能够承受较大的力而不受损伤或诱发疼痛。其在关节功能运动过程中对关节窝内的髁突起到分隔、保护和稳定的作用。然而，关节的稳定位置并不由关节盘决定。和其他关节一样，髁突的稳定位置也是取决于附着在关节并防止其脱位的肌肉。这些肌肉收缩的力与方向决定了理想的关节肌骨稳定位。在所有的关节中，都由肌肉稳定着关节位置。因此，每个活动关节都存在一个肌骨稳定位。

探究颞下颌关节最稳定的位置时，必须考虑到附着于关节的肌肉。其中，起稳定关节作用的主要是升颌肌群。咬肌和翼内肌牵拉髁突的力朝向前上方（图

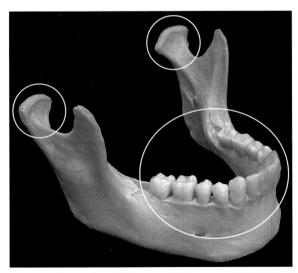

•图5.1 下颌闭合时，颅骨的3个区域受力：双侧的颞下颌关节和牙齿。

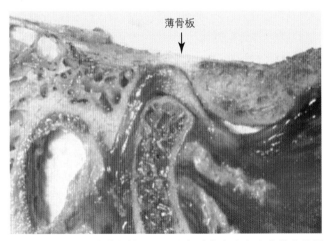

薄骨板

•图5.2 颞下颌关节矢状面观。注意关节窝上方为非常薄的骨板，因此这一区域并不适合用来受力。而关节结节则由能够受力的密质骨组成。

5.2）。尽管颞肌有前后走行的肌纤维，但其主要以直线向上的方向提拉髁突[20]。因此，关节的位置和稳定性主要是以上3块肌肉的作用，同时翼外肌下头也有参与。

当下颌处于姿势位时，升颌肌群及翼外肌下头轻微收缩以稳定髁突位置，这一过程不受咬合关系的影响。其中，颞肌将髁突提拉至关节窝的上方，咬肌和翼内肌牵拉髁突向前上方。而翼外肌下头收缩则使髁突向前抵靠住关节结节的后斜面。

综上所述，由肌肉决定的最稳定的关节肌骨位是髁突位于关节窝最靠前的位置，完全抵靠在关节结节的后斜面上。但要注意的是，此时髁突不是处于关节结节后斜面的下方，如果处于下方则是下颌的前伸功能运动时的髁突位置，而并非升颌肌群所决定的关节肌骨稳定位。

然而，只有将关节盘的位置也纳入考虑才能完整地描述最稳定的关节位置。只有当关节盘正确地介于髁突与关节窝之间时，才能实现理想的关节关系。在静息状态下，关节盘的位置受关节内压、关节盘自身形态和翼外肌上头张力的影响。这些因素使关节盘绕髁突向前旋转，直到关节盘间隙（由关节内压决定）和盘后缘的厚度允许的最大限度。

因此，理想的关节肌骨稳定位的完整定义应该是当髁突处于关节窝最前上方，抵靠在关节结节后斜面上，同时关节盘处于两者间的适当位置。此时，髁突位置在没有咬合影响的情况下，仅由升颌肌群轻微收缩牵拉所决定，形成下颌最稳定的肌骨位。

在这个位置上，关节的关节面和组织协调稳定，使咀嚼肌力不会对关节造成损伤。在离体颅骨中，可以看到关节窝的前部和顶部骨质非常厚，能够承受更重的负荷[19-20]。在大体标本中同样可以观察到这一特点（图5.2）。因此，最前上这一稳定位置保证了髁突在静息和功能运动中，在解剖学和生理学上都是较理想的（图5.3）。

《Glossary of Prosthodontic Terms》中已将关节的肌骨稳定位等同于正中关系位[21]。尽管早期对于正中关系位更着重强调髁突处于最后位[9-11]，但大多数临床医生已经认识到髁突置于前上方的位置在解剖学和生理学上

更容易形成肌骨稳定性。

随之而来，出现了关于髁突的最上位是否存在前后范围的争议。Dowson[16]认为不存在，这意味着如果髁突从最上位向前或向后移动时，也必然将向下移动。在年轻、健康的关节中可能存在这样的情况，但是必须意识到所有的关节并不相同，因此这一观点并不准确。下颌骨所受的向后的力会受到颞下颌关节韧带内水平纤维的拮抗，因此髁突的最上后位实际上是一种韧带位。如果此韧带较紧，那么髁突的最后位、最上位（Dawson位）与最前上位（肌骨稳定位）之间的差异很小。然而，如果韧带松弛或伸展，髁突则可能在最上位时发生前后范

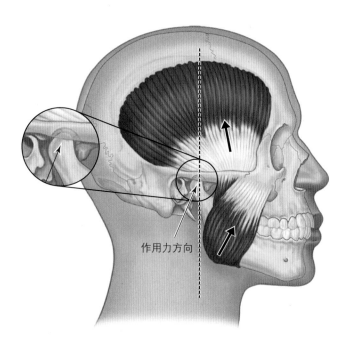

作用力方向

•图5.3 主要升颌肌群（颞肌、咬肌和翼内肌）的作用力方向是将髁突牵引至关节窝的前上方。

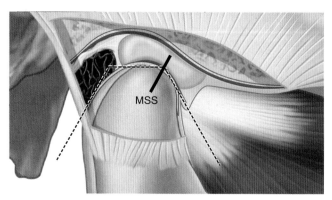

MSS

•图5.4 髁突最前上位（实线）也即是关节肌骨稳定（MS）位。但是，如果颞下颌韧带内的水平纤维允许一定范围内的髁突后移，如此产生的向后的力将使下颌相应的后移至更靠后并且较不稳定的位置（虚线）。注意这两个位置处于同一水平。

围的移动（图5.4）。施加向后的力越大，韧带拉伸得越多，髁突位置也越靠后。其移动范围则依关节结构的健康状况而变化。健康的关节中，在肌骨稳定位发生的髁突后移范围十分小[22]。但是，临床上关节是否健康难以评估。

对下颌咀嚼周期的研究表明，在健康受试者中，转动（工作侧）髁突在咀嚼周期结束后将向后移动返回至牙尖交错位（见第2章）。因此，在功能运动中返回牙尖交错位的过程出现的一定范围的髁突后移是正常的。在大多数关节中，这种移动的范围都非常小（仅1mm或更小）。但是，如果关节的结构发生了改变（如颞下颌韧带松弛或关节病变），则会增加其前后向活动范围。应当注意的是，髁突的最上位和最后位均不是生理或解剖学上的理想位置（图5.5）。在这个位置上，关节盘后带、关节盘后下板以及盘后组织将受力。然而，盘后组织富含血管，并分布大量的感觉神经[23]，从解剖学角度来说，它们不适合受力。因此，当这个区域受力时，有很大的可能引起疼痛或导致关节盘穿孔[24–28]。

再回看图5.2，人关节窝的后部看起来很薄，显然不适合承受压力。这种解剖特征进一步证实髁突上后位似乎并非关节的理想功能位置。

如第1章所述，关节韧带并不主动参与关节的功能。它们的主要功能是悬吊下颌，并限制下颌边缘运动的范围。然而，多年以来，口腔医生一直将韧带所限定的边界位置作为髁突的理想功能位置。而这种边界关系对于任何其他关节都不是理想的。那么，为何要将其独独应用在颞下颌关节中？

由于临床上有时难以确定关节的囊外和囊内情况，因此在试图定位关节的肌骨稳定位时，建议不要在下颌上施加向后的力。主要的重点应该是辅助或引导髁突到达它们在关节窝内最前上的位置。可以通过双侧下颌引导手法或肌肉自身作用来实现（将在后续章节详述）。在本书的剩余章节中，正中关系位将被重新定义为髁突处于关节窝内最前上位，关节盘适当的位于两者之间。因此，正中关系位与肌骨稳定位其实是相同的，这一理论正被广泛接受[21]。

还有一个理论则认为髁突的理想位置是髁突沿着关节结节的后斜面下滑至某一特定位[18]（图5.6）。这个髁突位置通常通过X线片确定，但由于存在投射角度以及无法成像实际关节面等问题（X线片显像关节下骨面，见第9章），X线片获得的髁突位置并不可靠。当髁突向前下方移位，关节盘复合体也随之移动，从而有效地消散了对骨的作用力。从颅骨标本中可以发现，关节结节处骨质较厚，能承受生理性作用力。因此，看起来髁突处于该位置时就如同处于最前上位一样，在解剖

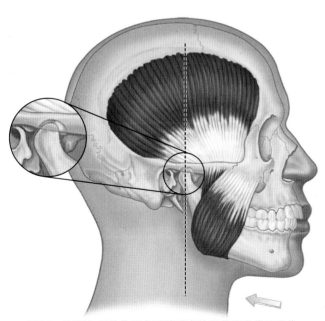

• 图5.5　下颌向后的作用力可使髁突从肌骨稳定位置移位。

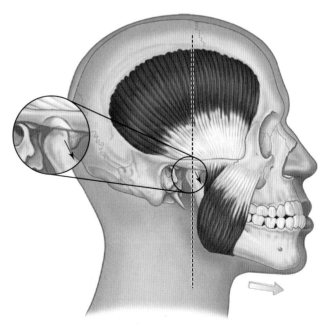

• 图5.6　下颌前伸使髁突沿关节结节下移，可能会增加肌肉活动。

学上似乎都能够承受作用力。但这实际上属于下颌正常前伸运动时的位置。它和下颌肌骨稳定位的主要区别在于肌肉功能和下颌的稳定不同。

与下颌的前伸运动一样，翼外肌下头的收缩会牵拉髁突沿关节结节的后斜面向下和向前移动。但是，一旦升颌肌群收缩，其将对髁突施加一个向上并稍向前的力。这样的方向力将使髁突移动至前上方位置，即如前所述的肌骨稳定位。如果髁突在这个更靠前的位置上建立最大牙尖交错位，则会导致最稳定的颌位与最稳定的关节位之间不一致。因此，为了使患者在牙尖交错位（功能运动所必需的）上开始开闭口循环，翼外肌下头必须保持持续的收缩状态，以防止髁突向上移动到最靠前上的位置。由此可知，这样的髁突位置仅为“肌肉稳定”的位置，而非“肌骨稳定”的位置。可以预见，这样的髁突位置需要更多的肌肉收缩来保持下颌的稳定。然而，肌肉疼痛是咀嚼肌紊乱患者最常见的主诉，这样一种可能增加肌肉活动的咬合关系并不可取。因此，这个髁突位置与肌肉休息位相悖[29]，其并不是最符合下颌生理或功能的位置。

另一个帮助口腔医生定位髁突理想位置的理论方法是通过使用一定频率的电刺激以放松升颌肌群（神经肌肉电刺激技术）。然而，这个理论的基础存在许多缺陷。在这个理论中，通过定时的电脉冲或刺激试图放松升颌肌群。多年来，理疗师们一直使用这一技术来减轻肌痉挛和疼痛，并获得了良好的疗效。因此，即使数据很少（见第11章），人们依然相信使用电刺激可以减轻肌肉疼痛。这一理论的拥趸者们认为，如果在头部直立的状态进行电刺激，升颌肌群将持续放松，直到它们的肌电活动达到可能的最低水平，称为肌肉休息位。此时，下拉下颌的重力与升颌肌群及韧带的弹性（黏弹性）上提下颌的力等大、反向。此时，大多数情况中髁突位于前上位的前下方。事实上，这是肌电活动最低的位置，但并不意味着这是下颌功能运动开始的理想位置。正如本章中已经讨论过的，休息位（最低肌电活动）通常位于开口度8～9mm处，下颌姿势位则位于牙尖交错位下方2～4mm处，并由此位置准备开始功能运动[30-31]。因此，认为最理想的下颌位置处于肌电活动的最低点的推测是一种不成熟的想法，也缺乏循证医学的支持。即便如此，这种理论的拥趸者们依然认为应该在这个位置建立咬合关系。

至少有3个重要的因素不支持这个位置是理想的下颌位置：

第一个因素是这个位置几乎总是位于髁突肌骨稳定位的前下方。如果在此位置上进行咬合重建，当升颌肌群收缩时，将使髁突向上移位，导致只有后牙咬合接触。此时，维持咬合位置的唯一方法是保持翼外肌下头部分收缩从而将髁突牵拉稳定至关节结节后斜面上。这当然只是“肌肉平衡”位置，而不是前面讨论的“肌骨稳定”位置。

第二个因素是通过刺激放松升颌肌群来寻找理想的下颌位置，该位置几乎总是处于较大的垂直向的开口轨迹上。众所周知，升颌肌群产生最大𬌗力处位于开口度4～6mm处[32]。正是在这个距离上，升颌肌群发力能够最高效地咬碎食块。如果在这个距离上建立最大牙尖交错𬌗，则可能会导致牙齿和牙周组织受到更大的力，从而增加牙体或牙周损伤的可能性。

第三个因素是一旦肌肉放松，下颌的位置就会极大地受到重力的影响。因此，患者的头部姿势可能改变上下颌位关系。如果患者将头向前或向后倾斜，甚至向右或向左摇摆，下颌的位置都很可能会改变。在进行修复重建时，这种变动的位置并不可靠。

还有一个也许是最值得注意问题：基本上每个健康或患有颞下颌关节紊乱病的人，在接受肌电刺激后，下颌处于张开和向前的位置。因此，这项技术无法帮助区分患者与健康人群，健康的人群可能会被误诊，接受不必要的治疗。

总之，从解剖学的角度来看，我们可以得出结论，髁突贴合关节盘并抵靠于关节面后斜面的最前上位才是理想的关节位置。从肌肉的角度来看，这也是髁突的肌骨稳定位。它是一个可重复的位置，因而对于修复重建具有意义。在这个位置上，髁突处于边缘运动的上边界，因此可以进行可重复的终末铰链运动（见第9章）。

理想的功能性牙齿接触

前述中的肌骨稳定位只与关节和肌肉的影响因素有关。上下颌不同的咬合接触方式将显著影响肌肉对下颌位置的控制。如果在肌骨稳定位开始的闭口运动最终形成的咬合关系不稳定，神经肌肉系统就会迅速反馈调节相应的肌肉收缩，以使下颌移动至稳定咬合关系位。因此，只有在稳定、协调的咬合关系下，才能维持关节处于肌骨稳定位。稳定的咬合关系应当具有最高的咀嚼效率，同时对咬合系统的组成部分均损伤最小。需牢记，最大肌力可能比咀嚼时所需的骀力更大[33-34]。因此，建立的咬合关系必须能够尽量避免损伤，尽可能承受骀力，同时具有良好的咀嚼效率。

建立理想咬合关系可以参考以下几种情况：

1. 假设一位患者只余留右上第一磨牙和右下第一磨

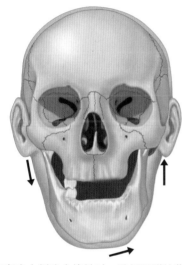

• 图5.7 当仅存在右侧咬合接触时，升颌肌群的收缩将趋向于使下颌以牙接触点为支点转动。结果导致左侧颞下颌关节受力增加，而右侧关节受力减少。

牙。在闭口过程中，只有这两颗牙齿接触时下颌运动才停止（图5.7）。假设咀嚼时骀力为40磅（1磅≈0.45kg），那么所有的骀力都将由这两颗牙齿承担。由于只存在右侧牙齿接触，下颌位置并不稳定，咀嚼肌力将会导致左侧下颌过度闭合，从而使下颌向左侧偏移[35-36]。这种情况不具备发挥有效咀嚼所需的下颌稳定性（肌骨不稳定性）。此时，牙齿和关节受力过大，则会明显增加关节、牙齿及其他支持组织损伤的风险[8,37-39]。

2. 现在假设另一位患者只余留有4颗第一磨牙。在闭口过程中，左右侧磨牙将同时接触（图5.8）。这样的咬合关系要优于第一种情况，因为双侧磨牙同时接触使下颌位置更为稳定。尽管此时承受40磅骀力的仍仅为极小区域的骀面，但增加的磨牙有效减少了每颗牙齿所受的骀力（每颗牙齿20磅）。因此，这种咬合关系的下颌位置更稳定，同时减小了每颗牙齿所受骀力。

3. 假设第三位患者留有4颗第一磨牙及4颗第二前磨牙。在闭口过程中，所有8颗牙齿同时均匀接触（图5.9）。增加的牙齿使下颌位置更为稳定。咬合接触牙齿数量的增加也减少了每颗牙齿所受骀力，从而最大限度地减少了潜在损伤（咀嚼过程中40磅的骀力现在分散到4组对颌牙上，每颗牙齿只受力10磅）。

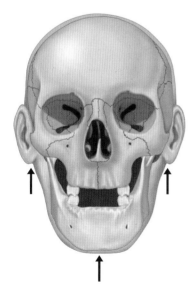

• 图5.8 通过双侧咬合接触，实现了下颌稳定性，同时实现了髁突稳定性。

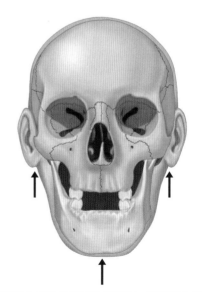

• 图5.9 双侧咬合接触维持了下颌稳定。随着咬合接触牙齿数量的增加，每颗牙齿受力则减小。

通过这些图解说明，可以得出以下结论：下颌闭合时的理想咬合关系应该是所有牙齿尽可能达到均匀和同时接触。这样的咬合关系可提供最位稳定的下颌位置，同时在咀嚼过程中每颗牙齿所受𬌗力最小。因此，理想功能咬合的标准应当是当髁突处于关节窝最前上方，抵靠着关节结节后斜面，关节盘适当的位于两者之间时，所有牙齿同时均匀接触。换句话说，髁突的肌骨稳定位（也即正中关系位）与最大牙尖交错位（即牙尖交错𬌗）重合，即肌骨稳定性。

仅强调牙齿必须同时均匀接触不足以建立理想咬合关系。必须更仔细地探究每颗牙齿确切的接触关系，这样才能获得精确的理想咬合关系。为此，需要仔细研究每颗牙齿的实际受力的大小与方向。

牙齿受力的方向

研究牙周支持组织时，以下几点需要特别注意：

首先，牙槽骨组织不耐受压应力[10,23,40]。换句话说，骨组织如果承受长时间的压力作用，骨就会发生吸收。牙齿不断承受𬌗力，介于牙根和牙槽骨之间的牙周膜（periodontal ligament，PDL）有助于缓冲这些力。牙周膜主要由胶原结缔组织纤维组成，将牙齿悬吊在牙槽窝内。其中的大部分纤维起自牙骨质，朝𬌗面斜向上走行，止于牙槽骨[40]（图5.10）。这些纤维在牙齿受力时起支持作用，并在牙槽骨附着处产生张力。骨组织不耐受压力，但张力（牵引）实际上可以刺激新骨的形成。因此，牙周膜能够将破坏性的压力转化为可耐受的张力。从一般意义上讲，牙周膜可以被认作牙槽骨对抗𬌗力的天然缓冲带。

其次，需要注意的是，牙周膜如何缓冲不同方向的𬌗力。当牙齿咬合至尖-尖或尖-窝或相对平坦的牙面接触时，𬌗力则沿着其牙体长轴传递。有序排列的牙周膜纤维可以有效地承受并分散这种𬌗力（图5.11）[40]。而当牙齿处于牙尖斜面接触时，𬌗力则不仅沿着其牙体长轴传递，还额外有一水平的分力，这会导致牙齿有侧向倾斜的趋势（图5.12）。因此，当牙齿受到水平分力，大多数牙周膜纤维的排列走行无法有效缓冲这些𬌗力。牙齿因此发生倾斜，牙周膜内相应区域就受压，而其余区域将受拉。总之，𬌗力无法被有效地分

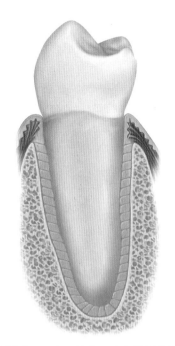

• 图5.10 牙周膜（PDL）。注意，大多数纤维从牙骨质斜行止于牙槽骨（出于说明目的，已放大图中牙周膜的宽度）。

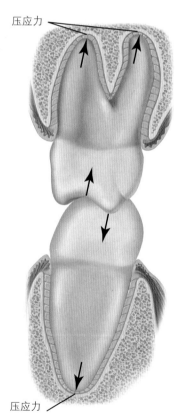

• 图5.11 当牙尖与平坦牙面接触时，𬌗力垂直穿过牙体长轴传导（箭头）。牙周膜可以很好地承受分散这种力。

散至牙槽骨上[41-43]。

需谨记，牙周膜能够很好地承受由牙齿接触产生的垂直向𬌗力，但无法有效地分散水平向𬌗力[42]。这可能会导致骨组织病理性改变，甚至引起神经肌肉反馈活动

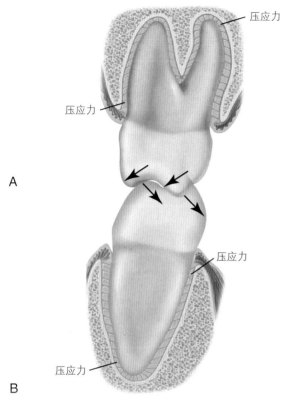

A

B

• 图5.12 当牙尖斜面相对接触时，验力方向不通过牙体长轴。相反，产生的侧向力（箭头）往往会导致牙周膜某些区域的压缩（A）和其他区域的牵拉（B）。

以避免发生这种牙尖斜面的接触[37]。

综上所述，如果牙齿的接触关系使验力通过其牙体长轴传递（即垂直力），牙周膜可以有效承受，从而减少发生损伤的可能性。然而，如果牙齿的接触关系使牙周膜承受水平力，那么就极可能出现组织的病理性改变。

通过牙体长轴传导验力的过程，称为轴向负荷。轴向负荷可以通过两种方法来实现：一种方法是通过在牙尖或与牙体长轴相垂直的较平坦的验面上建立咬合接触关系。这些较平坦的牙面可以是边缘嵴顶或窝沟底壁。这样的咬合接触关系可以将验力通过牙体长轴传导（图5.13A）[37,44]。另一种方法（也称为三点定位法）要求每个与对颌牙验面窝接触的牙尖都需要在实际的牙尖顶周围形成三点接触。这样也可以使验力通过牙体长轴（图5.13B）[45]。

这两种方法都消除了非轴向力，从而使牙周膜能够有效地承受并缓冲损伤牙槽骨的潜在验力。

牙齿受力的大小

现在可知，理想咬合关系的标准如下：首先，当髁突处于关节窝最前上方，抵靠着关节结节后斜面，关节盘适当的位于两者之间时，所有牙齿同时均匀接触。其次，每颗牙齿的咬合接触关系都应使验力可以通过牙体长轴传导。

尚有一个与颞下颌关节复杂性相关的重要内容未进行讨论，即颞下颌关节存在侧向和前伸运动，这将导致牙齿的接触关系在不同的非正中运动中各不相同。侧向运动将对牙齿产生水平力。如前所述，牙支持组织及神经肌肉系统无法有效地承受这些水平力，因而关节运动的复杂性就要求某些牙位需要承受这些非耐受力。因而，在判别哪些或哪颗牙齿最能耐受这些水平力时，必须考虑几个因素。

下颌的杠杆系统就好似一把坚果钳。将坚果放在

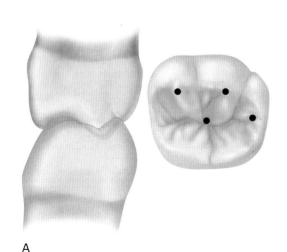

A

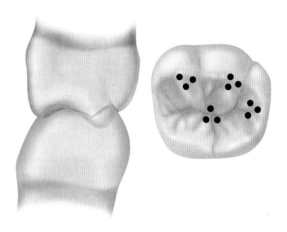

B

• 图5.13 实现轴向负荷可以通过牙尖与相对平坦牙面（A）接触，或牙尖斜面（B）相互接触（也称为三点接触）。

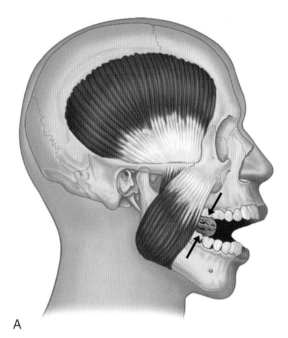
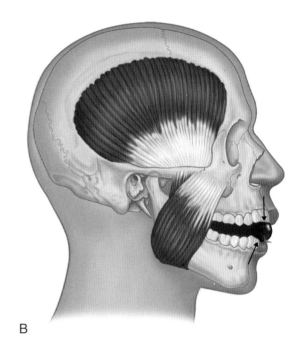

• 图5.14　牙齿之间产生的𬌗力大小取决于颞下颌关节与肌肉发力点的力臂距离。 与前牙（B）相比，后牙（A）之间产生的力更大。

钳子两根杆之间并加力就可以将其钳碎。如果它极其坚硬，则将其放在离支点更近的位置以增加钳碎的可能。这表明，当物体的位置越靠近支点时，杠杆可以对其施加更大的力。咬合系统的工作原理也是如此（图5.14）。如果用上下牙齿咬碎坚果，坚果放置的理想位置不是在前牙之间，而是在后牙之间，因为其位置更靠近支点（即颞下颌关节）及施力部位（咬肌和翼内肌），因此能在后牙区产生比前牙区更大的力[46-48]。

　　但颌骨的结构更为复杂。坚果钳的支点是固定的，而咬合系统的支点可自由移动。因此，当需要大力咬碎后牙上的食块时，最为高效的方式是下颌向下、向前移动，以获得较为理想的咬合关系来完成咀嚼任务。但这样所致的髁突移动将使下颌位置不稳定。为此则需要翼外肌上头、翼外肌下头以及颞肌等肌肉也收缩以稳定下颌位置，这样形成的杠杆系统比单纯的坚果钳要复杂得多。理解了这一概念，并认识到牙齿受力过大将导致病理性改变，就可以明显得出一个结论：必须将非正中运动所产生的破坏性水平力导向前牙，因为前牙离支点和发力点（力矢量）最远。而正常功能下，前牙受力本就小于后牙受力，如此可以尽可能避免损伤[48-50]。

　　而综合比较所有的前牙，可以很明显地发现尖牙最适合承受非正中运动所产生的水平力[37,49,51-52]。在所有

的前牙中，尖牙的牙根最长、最粗，冠根比也最好[53]。而且相比于后牙牙根周围的髓质骨，其牙根周围包绕着致密的皮质骨也更能承力[54]。尖牙的另一个优势在于感觉传入和咀嚼肌反馈作用。尖牙引导的非正中运动相比于后牙，肌肉的活动水平更低[55-56]。较低水平的肌肉活动会减少牙齿和关节结构所受的作用力，从而最大限度地减少损伤。因此，当下颌向右或向左侧向移动时，上下尖牙接触，同时后牙分离，这种咬合关系对于分散水平力最为合适。这种咬合情况称为尖牙引导𬌗或尖牙保护𬌗（图5.15）。

　　然而，许多患者的尖牙都并非在最适合承受水平力的位置，因此其他牙齿在非正中运动中也应当相互接触。事实上，Panek等的一项研究中发现在57位普通人中，只有约26%的人具有双侧的尖牙引导𬌗。对尖牙引导𬌗最有利的替代方案称为组牙功能𬌗。组牙功能𬌗要求在下颌的侧向运动过程中，工作侧的多颗牙齿都要相互接触。最理想的组牙功能𬌗包括尖牙与前磨牙，有时也包括第一磨牙的近中颊尖（图5.16）。任何位于第一磨牙近中更后方的工作侧咬合接触都是不可取的，因为随着接触点距离支点（颞下颌关节）越来越近，杠杆所产生的力将增加。据报道，在20~30岁年龄层中，41%的人具有组牙功能𬌗，而在50~60岁年龄层中，这一

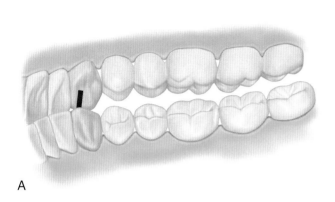
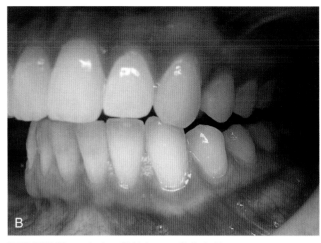

• 图5.15　尖牙引导殆。A. 侧向运动（注意如黑色引导路径线所示，仅尖牙接触）。B. 临床表现。

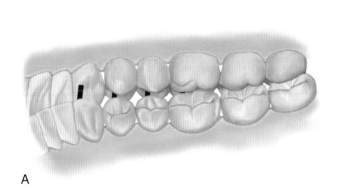
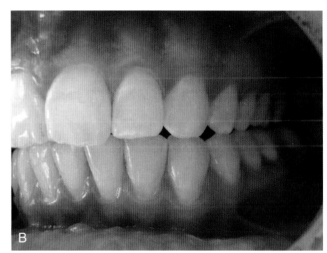

• 图5.16　组牙功能殆。A. 侧向运动（注意如黑色引导路径线所示，接触点位于尖牙和前磨牙上）。B. 临床表现。

比例增加到68%[57]。这种差异很可能是由于尖牙的磨耗所致。

　　需要记住的是，在下颌侧向运动中，颊尖–颊尖接触较舌尖–舌尖接触更为理想（图5.17A）。

　　工作侧接触（不论是尖牙引导殆或组牙功能殆）需要足够的引导，以使对侧牙弓（归中侧或平衡侧）的牙齿立即咬合分离（图5.17）。平衡侧咬合接触对咬合系统是具有破坏性的，这是因为它会导致关节和牙齿上所受力的大小及方向出现异常[12-13,47,52,58-59]。一些研究表明，神经肌肉系统对平衡侧的咬合接触的感知与其他类型的咬合接触不同。肌电研究表明，所有的牙齿接触是天然的抑制器[60-61]。换句话说，牙齿的接触往往会停止或抑制肌肉活动。这是由于牙周膜的本体感受器和伤害性感受器受到刺激时会产生抑制反馈。而其他肌电研究则发现[62]，后牙上的平衡侧接触会升高肌电水平。虽

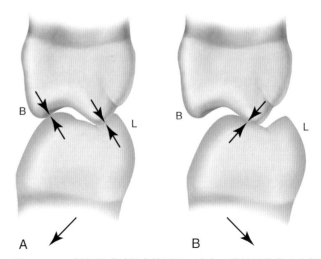

• 图5.17　A. 侧向运动过程中的后牙。注意，接触可能发生在相对的颊尖和舌尖之间。组牙功能殆时是颊尖–颊尖接触。在非正中运动时，不应存在舌尖–舌尖接触。B. 平衡侧运动过程中的后牙。注意，上颌牙齿腭尖和下颌牙齿颊尖接触。

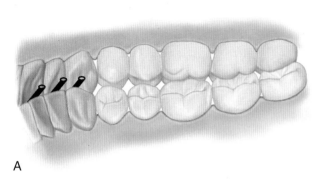

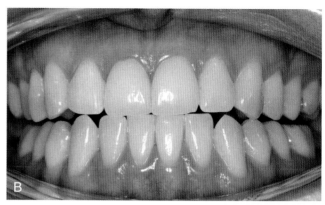

• 图5.18　A. 前牙引导下的前伸运动（注意黑色引导路径线所示为咬合接触）。 B. 临床表现。

然可以观测到肌电水平的升高，但其发生的原理尚未明确（见第7章）。

应避免平衡侧咬合接触的一个最重要原因是它们可能对关节受力及稳定性产生影响。当下颌在尖牙引导𬌗/组牙功能𬌗存在的情况下向右侧移动时，左侧髁突就会受到平衡侧接触的影响。如果不存在任何的平衡侧接触，左侧髁突将顺着关节窝内侧壁的弧度向前、下移动。但是，如果在某一牙位出现了平衡侧接触，并且干扰工作侧的侧向引导，就会影响下颌位置的稳定性。由于只在平衡侧存在牙接触，此时下颌两侧的肌肉将以特定的肌肉活动收缩，以产生适当的力量牵拉右侧或左侧髁突移位（脱位）。在这种情况下，支点位于平衡侧接触点上，最终可导致一侧的髁突移位（脱位）。应该注意的是，并不是所有的平衡侧接触都存在这种隐患。只有干扰到工作侧侧向引导，并且肌力足以使关节不稳定的平衡侧接触才存在以上问题。如果在重度抑郁症患者身上出现这样的平衡侧接触，问题可能会更加严重。

当下颌向前运动至前伸咬合接触时，可产生创伤性的水平力。与侧向运动一样，前牙能较好地承受并分散这些力[48-49]，因此在前伸过程中应前牙接触，而非后牙（图5.18）。前牙应保证具有充分的接触或引导以使后牙咬合分离。否则在前伸运动时，后牙接触所产生的力的大小和方向，会对咬合系统产生不利的影响[12-13,47,52,58-59]。

因此我们可以发现，前牙、后牙的功能明显不相同。后牙可以有效地承受闭口运动时的𬌗力，因为它们在牙弓中所处的位置正好可以使𬌗力通过牙体长轴传导并有效地分散。而前牙在牙弓中的位置则不能承受很大

的𬌗力。它们所处的前牙区通常与闭口方向会形成一个唇向的夹角，因此几乎不可能形成轴向载荷[53,55]。如果上颌前牙在闭口过程中与下颌前牙咬合接触很重，这样形成的侧向力很有可能无法被牙周支持组织承担、分散，从而可能造成上颌前牙唇向移位。这种情况在失去后牙咬合支持的患者中十分常见（后牙咬合支持丧失）（图5.19）。

而不同于后牙的是，前牙所处的位置更适合于承受非正中运动中产生的侧向力。因此，一般来说，可以认为后牙最主要的作用是在闭口过程中停止下颌运动，而前牙最重要的则是在非正中运动中引导下颌运动。理解了以上这些作用后，我们可以很明显的发现，从牙尖交错位开始的闭口运动中，应当保证后牙接触比前牙略重。这种咬合关系可以称为交互保护𬌗[51-52]。

头部姿势与咬合接触

如第4章所述，下颌在非功能活动期间将保持在下颌姿势位上。其通常位于牙尖交错位下方2~4mm处，并在一定程度上受头部姿势的影响。因此，在建立理想的咬合关系时，必须考虑到头部姿势对咬合接触的影响[63-64]。在正常头部直立时及进食姿势（头部往前低下约30°），后牙接触应该比前牙更重（相互保护𬌗）。如果患者是在斜躺于牙椅上的情况下建立咬合关系，那么这样形成的下颌姿势位和最终的咬合接触都可能会稍微靠后。因此，当患者坐起或换作进食姿势时，则必须重新考虑体位变化及其对咬合关系的影响。如果患者保持头部直立或进食姿势，那下颌将位于姿势位略微靠前的位置，升颌肌群将会收缩从而导致前牙接触更

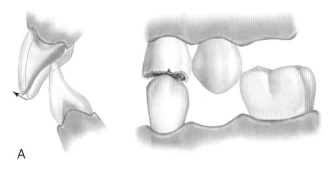

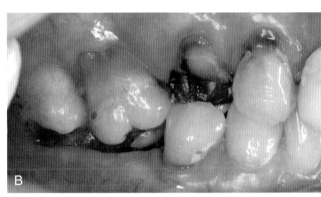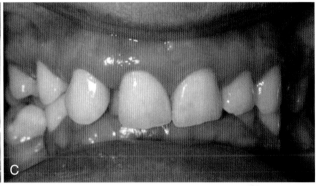

• 图5.19　A. 当由于龋病或牙齿缺失而失去后牙咬合支持时，将加重上颌前牙的咬合接触。 上颌前牙的排列方向使其不适合承受下颌闭合时所产生的力。这通常将导致上颌前牙唇向倾斜或移位。B. 后牙咬合丧失。C. 前牙唇向倾斜导致牙间距离增加（间隙）。

重。此时，要减轻前牙接触，直到闭口时仍然后牙接触更重。这一概念称为前牙的功能运动范围。如果没有考虑到下颌位置的这种细微变化，由此形成的较重的前牙接触会导致前牙功能性磨耗。当然，并非所有患者都会如此，但很难预测哪位患者会出现这种情况。因此，对于希望减小对前牙区修复体（如全瓷冠）的作用力的修复医生来说，这点尤其重要。忽略或不了解这点可能会导致修复体折断。

理想功能殆的总结

基于本章的理论，可以总结得出理想功能殆的特征。满足以下条件能最大限度地保证患者在较长的时间内尽少出现病损。其可以代表咬合系统的肌骨稳定性：

1. 在闭口时，髁突处于关节窝最前上方（肌骨稳定位），抵靠着关节结节后斜面，关节盘适当的位于两者之间。此时，所有后牙同时、均匀接触。前牙也有接触但较后牙轻。

2. 所有牙齿的均匀接触为殆力通过牙体长轴传导提供条件。

3. 下颌侧向移动时，离中侧（工作侧）应具有足够的牙齿接触引导以便归中侧（平衡侧）牙齿立即咬合分离。其中，最理想的咬合引导应该由尖牙提供（尖牙引导殆）。

4. 当下颌前伸时，前牙应具有足够的前牙引导接触，以使所有后牙立即咬合分离。

5. 在头部直立或处于进食姿势时，后牙接触应较前牙接触重。

第6章
骀面形态的决定因素
Determinants of Occlusal Morphology

"建立有效发挥咀嚼功能的牙齿形态是口腔治疗及人类生存的基础。"

——杰弗里·奥克森

在健康状况下，牙齿的咬合解剖形态与控制下颌运动的结构功能相协调。这些控制下颌运动的结构主要指颞下颌关节和前牙。在下颌运动中，这些结构的独特解剖关系共同决定了下颌运动轨迹的精确性与可重复性。为了维持协调的咬合关系，后牙应当在下颌运动过程中与对颌牙接近但不接触。因此，有必要仔细评估并了解这些解剖结构如何决定牙齿的骀面形态，以最终实现理想的咬合关系。控制下颌运动的结构可分为两类：影响下颌后部运动的结构和影响下颌前部运动的结构。通常认为，颞下颌关节是后部控制因素，前牙则是前部控制因素。后牙位于这两个控制因素之间，因此会受到这两个因素不同程度的影响。

后部控制因素（髁导）

髁突离开正中关系位后，将顺着关节结节下移。其在下颌前伸或侧向运动中下移的速度取决于关节结节的倾斜度。如果关节结节斜面非常陡峭，髁突的运动轨迹的垂直倾斜度也将较大。而如果斜面较平，髁突的运动轨迹的垂直倾斜度则较小。髁突运动轨迹与水平参考面的夹角称为髁导斜度。

一般来说，下颌侧向运动时，环绕髁突形成的髁导斜度要比前伸运动时要大。这是因为颞骨关节窝的内侧壁一般比髁突前方的关节结节后斜面要更为陡峭。

双侧的颞下颌关节引导着下颌后部的运动，并且在很大程度上决定了下颌后部运动的特征。因此，它们称为下颌运动的后部控制因素。一般认为，髁导在健康人群中是一个不变的定量。但在某些条件（如创伤、病变或外科手术）下，其有可能发生改变。

前部控制因素（前导）

正如颞下颌关节决定或控制下颌后部运动的方式一样，前牙决定了下颌前部将如何运动。下颌前伸或侧向运动时，下颌前牙切缘咬合在上颌前牙舌面上。因此，上颌前牙舌面的倾斜程度决定了下颌垂直向的运动幅度。如果上颌前牙舌面倾斜度大，下颌前部的运动轨迹也将非常陡峭。而如果前牙覆骀较小，那么它们在下颌运动过程中的引导作用也较小。

通常认为前导是一个变量，而非定量。它可以在例如修复、正畸或拔除等牙科治疗过程中被人为改变。当然，它也可能因为如龋病、咬合习惯或牙齿磨耗等一些病理性因素发生改变。

理解控制因素

要理解下颌运动对后牙骀面形态的影响，就先要理解影响下颌运动的因素。如第4章中所述，颞下颌关节和前牙的解剖形态决定了下颌运动方式。这两者的解剖形态变化可导致下颌运动方式的改变。如果要达到理想功能骀的标准，在所有的下颌非正中运动中，每颗后牙的形态特征就必须与单颗或多颗的对颌牙形态特征相协调。因此，牙齿骀面的实际形态受到其滑行越过对颌牙路径的影响。

后牙与其控制因素之间的关系将影响该牙齿的精确移动。这意味着当一颗牙齿越靠近颞下颌关节，关节解剖越会影响其非正中运动，而前牙解剖对其运动的影响则越小。同样，当一颗牙齿越靠近前牙，前牙解剖对其运动的影响越多，而关节解剖对其影响越小。

后牙殆面由一系列具有不同水平向和垂直向宽度的牙尖构成。这些牙尖又由具有不同倾斜度（垂直向）和宽度（水平向）的三角嵴组成。

下颌运动也同样既有垂直向也有水平向，正是这两种运动分量之间的关系或构成比对研究下颌运动具有重要意义。垂直运动分量表现为上下运动，水平运动分量则是前后运动。如果一侧髁突向下移动2个单位，同时向前移动2个单位，那它就与水平参考面形成45°的夹角；如果它向下移动2个单位，同时向前移动1个单位，那它们之间形成的夹角约64°。我们在下颌运动中所研究的髁导正是非正中运动中髁突与水平参考面所形成的夹角。

图6.1显示下颌水平向前移动4个单位，同时垂直向下移动0个单位，结果运动轨迹与水平参考面夹角为0°。图6.2显示下颌水平向前移动4个单位，同时垂直向下移动4个单位，结果运动轨迹与水平参考面夹角为45°。

如图6.3中所示，情况为下颌水平向前移动4个单位，而在垂直向上后部控制因素下移4个单位，前部控制因素下移6个单位。这就造成后部控制因素偏离水平参考面向下45°移动以及前部控制因素偏离57°向下移动。而这两个因素之间的各点会因其与两者的距离而与水平参考面形成不同的角度。越靠近后部控制因素，其运动的夹角将越接近45°（因为后部控制因素对其运

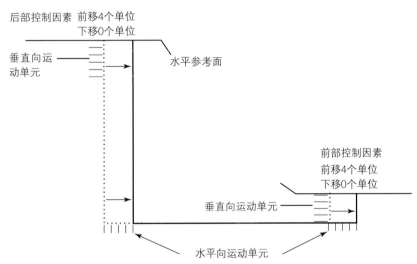

• 图6.1　水平参考面上的下颌前部、后部控制因素。下颌从虚线处水平向前移动4个单位，并且无垂直运动。实线表示移动后的下颌位置。

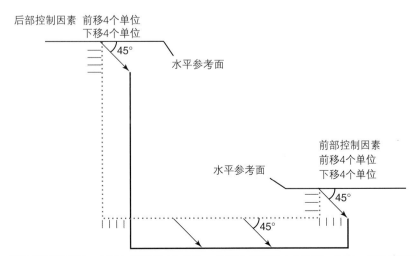

• 图6.2　下颌在前、后部控制因素下，水平向前移动4个单位，垂直向下移动4个单位。注意，当两者同时发生时，将使下颌与水平参考面成45°夹角。由于后部和前部控制因素以相同的速度牵引下颌运动，因此下颌上的每点在移动结束时都与水平参考面成45°夹角。

动的影响越大）。同样，距离前部控制因素越近，其运动的夹角将越接近57°（因为前部控制因素对其运动的影响越大）。两因素中点处将与水平参考面形成约51°的夹角（45°与57°的均数），而距离前部控制因素比后部控制因素近25%处将以与水平参考面54°的夹角移动（57°与45°的四分位数）。

研究任何解剖变异对下颌运动方式的影响，要利用控制变量法逐一评估各个影响因素。记住，前导、髁导的意义在于其将影响后牙的形态。由于𬌗面的变化存在两种（高度和宽度），因此本章也将对下颌运动的结构性影响因素分为垂直运动分量和水平运动分量进行讨论。当然，𬌗面解剖形态也受到下颌运动时与其发生接触的对颌牙的影响。因此，牙齿与运动中心的相对位置关系也需要进行讨论。

𬌗面形态的垂直向决定因素

影响牙尖高度和窝沟深度的因素称为𬌗面形态的垂直向决定因素。牙尖高度及其咬合进入对颌牙窝沟的深度由3个因素决定：

1. 下颌运动的后部控制因素（即髁导）。
2. 下颌运动的前部控制因素（即前导）。

3. 牙尖与两种控制因素的位置关系。

后牙中央尖通常在下颌牙尖交错位时咬合接触，而在非正中运动时分离。为此，这些牙尖必须具有一定的高度以使其能在牙尖交错位时接触，但在非正中运动时不接触。

髁导（关节结节斜度）对于牙尖高度的影响

随着下颌前伸，髁突沿关节结节向下移动。以水平面为参考，其向下移动的幅度由关节结节斜度决定。关节结节斜度越大，髁突在前伸运动中向下移动得越多，髁突、下颌和下颌牙齿的垂直运动分量就会越大。

如图6.4所示，髁突运动至与水平参考面成45°夹角。为了简化图示，我们将前导角度也设为45°来举例说明。前磨牙A的牙尖沿着与水平参考面成45°的夹角向下移动。为了避免在前伸运动中前磨牙a与前磨牙b产生非正中接触，则必须保证牙尖斜度<45°。

如图6.5所示，髁导和前导均与水平参考面成60°夹角。随着这些垂直向影响因素倾斜度增大，前磨牙a需要以60°的夹角沿前磨牙b滑动，从而需要较长的牙尖。因此可以说，关节结节斜面（髁导）越陡，后牙牙尖也越陡。

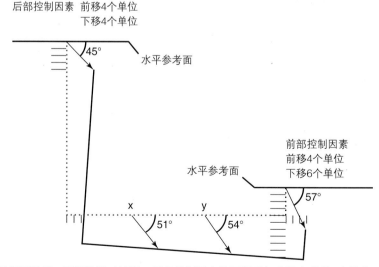

• 图6.3　当前部、后部控制因素不同时，下颌的运动情况。后部控制因素使下颌后部水平向前移4个单位，垂直向下移4个单位；而前部控制因素使下颌前部前移4个单位，下移6个单位。因此下颌后部以45°夹角向外移动，前部以57°夹角向外移动。与两个控制因素等距的点（x）将从水平参考面以51°的夹角运动。另一点（y）距离前部控制因素较后部控制因素更近1/4，将以54°的夹角移动。由此可见，越靠近某一控制因素，其运动受该因素的影响越大。

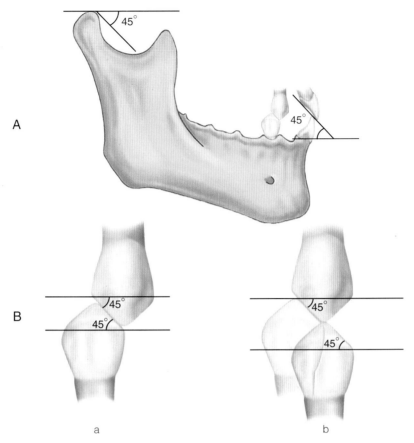

a

b

• **图6.4** **A.** 后部和前部控制因素相同，下颌与水平参考面以45°的夹角移动。**B.** 为了使前磨牙A在向前移动时要与前磨牙B分开，牙尖斜度必须<45°。

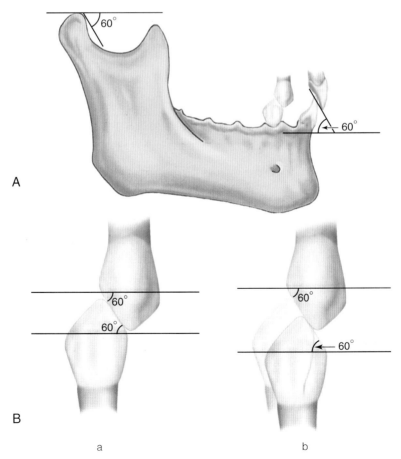

a

b

• **图6.5** **A.** 后部和前部控制因素相同，下颌与水平参考面以 60°的夹角移动。**B.** 为了使前磨牙a与前磨牙b在前伸运动中咬合分离，牙尖斜度必须< 60°。因此，可以看出更陡峭的后部和前部控制因素需要更陡峭的后牙牙尖斜度。

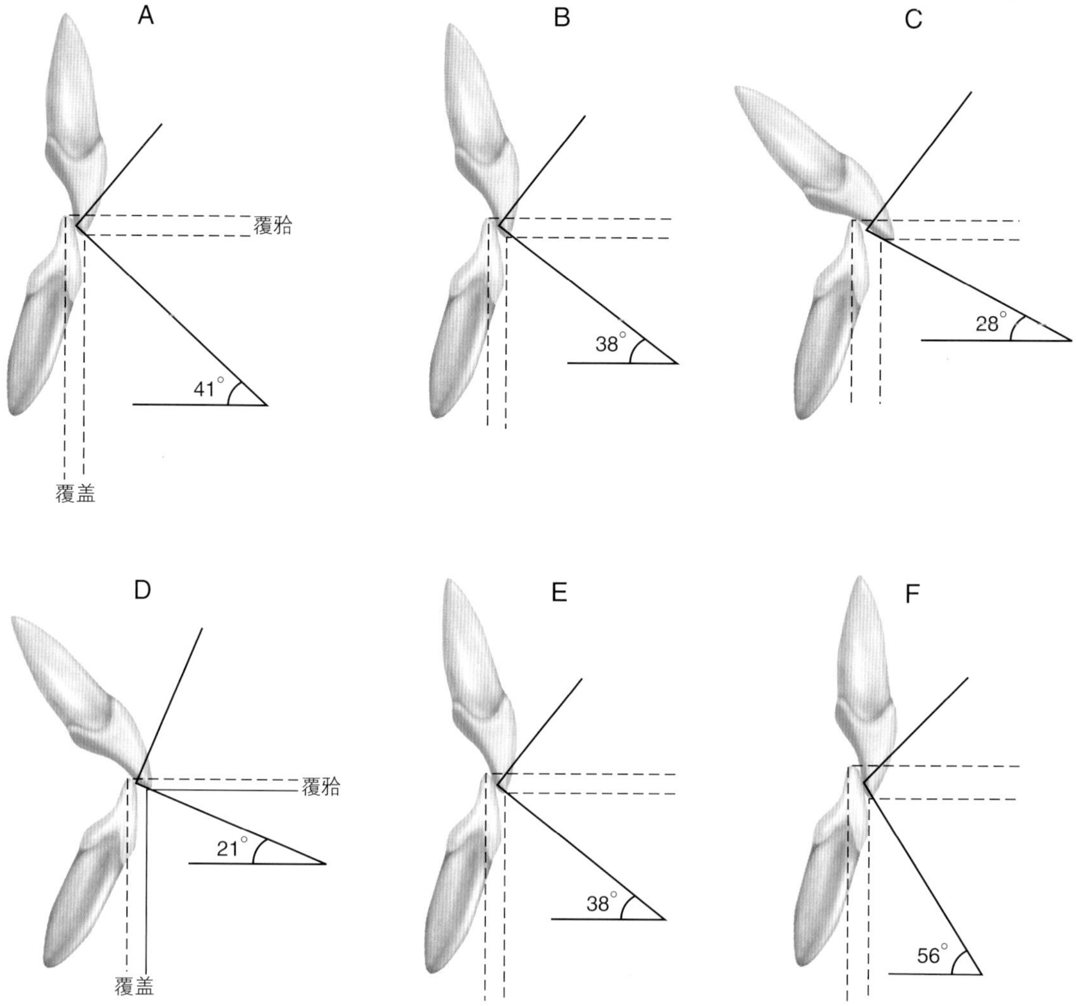

A

B

C

41°

38°

28°

覆𬌗

覆盖

D

E

F

21°

38°

56°

覆𬌗

覆盖

• 图6.6　前牙覆𬌗、覆盖程度的变化可以改变前导斜度。A～C. 覆𬌗固定，覆盖变化。覆盖越大，前导斜度越小；D～F. 覆盖固定，覆𬌗变化。覆𬌗越大，前导斜度越大。

前导对于牙尖高度的影响

如第3章所述，前导是指上下前牙间的功能关系，包括覆盖、覆𬌗。如图6.6所示，列出了不同的覆盖与覆𬌗的组合，以便更好地说明前导是如何影响下颌运动并进而影响后牙𬌗面形态的。

如图6.6A～C所示为覆𬌗相同但覆盖不同情况下的前牙关系，通过比较覆盖水平的变化，可以看出，随着覆盖的增大，前导斜度随之减小。

如图6.6D～F所示为覆盖相同但覆𬌗不同情况下的前牙关系。通过比较覆𬌗的变化，可以看出，随着覆𬌗的增大，前导斜度随之增大。

由于下颌运动在很大程度上是受前导制约的，前牙覆𬌗、覆盖程度的变化可以引起下颌垂直向运动方式的改变。覆盖增加会导致前导角度减小，下颌垂直运动分量减少，后牙牙尖变平。覆𬌗的增加则会导致前导斜度增大，下颌垂直运动分量增大，并且后牙牙尖更陡。

𬌗平面对牙尖高度的影响

𬌗平面是连接上颌前牙切缘及上后牙尖的一个假想平面。该平面与关节结节斜面之间的关系将影响牙尖斜度。将下颌牙齿的运动相对于𬌗平面而非水平面进行观察，就可以看到𬌗平面对其的影响。

如图6.7所示为髁导与前导联合作用，引导下颌牙齿下移至与水平参考面成45°的夹角。然而，当比较该运动与一个𬌗平面（PO_A）的相对关系时，可以发现它们之间的夹角仅为25°。这就需要后牙牙尖更为平坦，从而避免了后牙早接触。而将其与另一𬌗平面（PO_B）

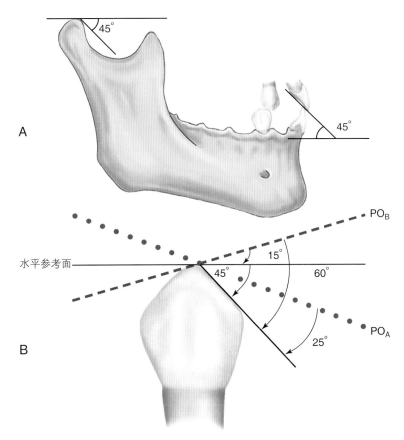

• 图6.7 A. 前部和后部控制因素联合作用，引导下颌牙齿下移至与水平参考面成45°夹角。B. 牙齿与水平参考面成45°夹角移动。然而，当比较该运动与一个船平面（POₐ）的相对关系时，可以发现它们之间的夹角仅为25°。这就需要后牙牙尖更为平坦，从而避免了后牙早接触。而将其与另一船平面（POʙ）相比较时，可以发现它们之间的夹角更大（45°+15°=60°）。为此，后牙就需要有更高的牙尖。

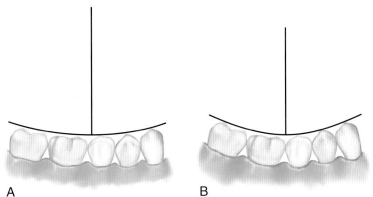

• 图6.8 Spee曲线。A. 曲线半径越长，船平面越平坦。B. 曲线半径越短，船平面越陡。

相比较时，可以发现它们之间的夹角为60°。为此，后牙就需要有更高的牙尖。因此，我们可以发现，船平面的倾斜度与关节结节斜面的倾斜度越接近，后牙牙尖高度则越低。

Spee曲线对牙尖高度的影响

　　侧面观，Spee曲线是一条连接下颌尖牙牙尖与下颌后牙颊尖的纵船曲线。可以将其视作不同半径的曲线的一部分来比较其曲度。半径越短，曲度越大（图6.8）。

　　Spee曲线的曲度会影响后牙牙尖的高度，并在协调下颌运动中发挥作用。如图6.9所示，下颌下移与水平参考面成45°夹角。下颌后牙脱离上颌后牙咬合的移动则取决于Spee曲线的曲度变化。如果曲线半径较短，那

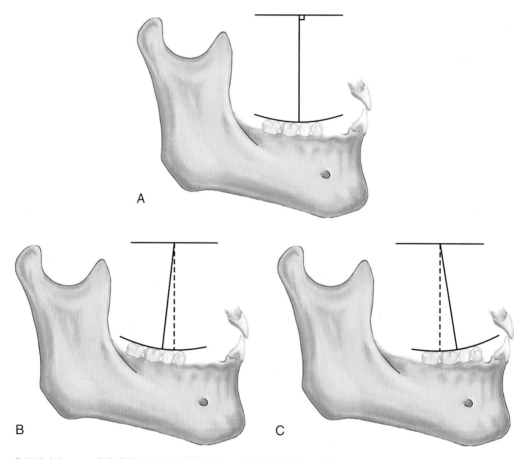

• **图6.9** 下颌下移至与水平参考面成45°夹角。A. 𬌗平面越平坦，下颌后牙运动中与上颌后牙形成的夹角就越大，因此需要的牙尖越高。B. 𬌗平面越陡，下颌后牙运动中与上颌后牙形成的夹角就越小，牙尖越平。

• **图6.10** Spee曲线的方向。A. 曲线半径垂直于水平参考面。位于曲线半径远中的后牙需要比位于曲线半径近中的牙齿更短的牙尖。B. 如果𬌗平面更向后旋转，可以发现更多的后牙将位于曲线半径远中从而需要更短的牙尖。C. 如果𬌗平面更向前旋转，可以看到更多的后牙将位于曲面半径近中从而可以需要更高的牙尖。

么相对于半径较长的曲线，其下颌牙齿脱离上颌牙齿所移动的角度将更大。

Spee曲线的走向，取决于其半径与水平参考面的相对关系，也会影响到后牙的牙尖高度。如图6.10A所示，我们设定的曲线半径与一个恒定的水平参考面成90°。磨牙（位于半径远中）的牙尖较短，而前磨牙（位于半径近中）的牙尖则较高。在图6.10B中，半径与水平参考面成60°（即将Spee曲线前旋）。由于曲线相对于水平面前旋，可以发现所有后牙（前磨牙和磨牙）的牙尖都会变短。而在图6.10C中，如果水平参考面的垂线后旋（Spee曲线将后移较多），可以发现后牙（尤其是磨牙）需要更高的牙尖。

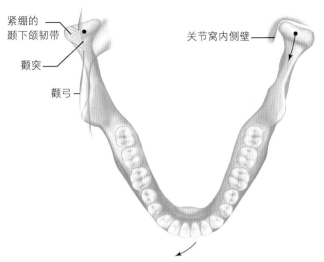

• 图6.11 由于平衡侧髁突紧邻关节窝内侧壁，且颞下颌韧带紧绷，因此不会发生侧向滑动运动。

下颌侧向滑动运动对牙尖高度的影响

下颌侧向滑动运动是下颌的整体侧向移动（旧称为Bennett运动）。在侧向滑动运动过程中，环绕髁突（平衡侧髁突）在关节窝内绕着对侧转动髁突（工作侧髁突）的前轴向前、内、下移动。平衡侧髁突向内运动的程度取决于两个因素：（1）关节窝内侧壁的形态；（2）颞下颌韧带（TM）内的水平向纤维，即附着在工作侧髁突外极上的部分。如果工作侧髁突的颞下颌韧带紧绷，并且关节窝内侧壁紧挨着平衡侧髁突，那么平衡侧髁突将绕着工作侧髁突的冠状轴做单纯弧线旋转运动。这种情况下，下颌不会发生侧移（因此下颌也不会发生侧向滑动）（图6.11）。但是，这种情况十分罕见。大多数情况下颞下颌韧带会有不同程度的松弛，并且关节窝内侧壁也位于平衡侧髁突所做旋转弧线更靠内的位置（图6.12）。这种情况下，平衡侧髁突将向内侧壁移动，从而使下颌侧向滑动。

侧向滑动运动有3个要素：幅度、方向和时间。其幅度和时间部分取决于平衡侧髁突绕工作侧髁突冠状轴做弧线运动时离开关节窝内侧壁的距离。同时，它们也受到工作侧髁突颞下颌韧带可允许的侧移幅度的制约。关节窝内侧壁较平衡侧髁突内极越远，下颌侧向滑动的幅度越大（图6.13）；附着在工作侧髁突上的颞下颌韧带越松弛，下颌侧向滑动的幅度也越大。而侧向滑动的方向主要取决于在下颌整体运动过程中工作侧髁突的运动方向（图6.14）。

侧向滑动运动的幅度对牙尖高度的影响

如前所述，侧向滑动运动的幅度由附着于工作侧髁突上的颞下颌韧带内的水平纤维部分的松紧度，以及平衡侧髁突内极与关节窝内侧壁的距离决定。颞下颌韧带越松弛，髁突内极距关节窝内侧壁越远，下颌侧向幅度越大。而随着侧向滑动运动幅度的增加，下颌运动的整体性预示着后牙牙尖需要变短以允许侧向滑动时不会出现上下后牙早接触（图6.15）。

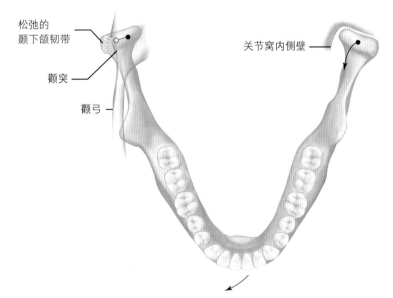

• 图6.12 当平衡侧髁突的内极与关节窝内侧壁之间存在一定的距离，并且颞下颌韧带允许平衡侧髁突有一定幅度的运动时，就可以发生侧向滑动运动。

侧向滑动运动的方向对牙尖高度的影响

工作侧髁突在侧向滑动运动中的移动方向取决于旋转状态下的颞下颌关节形态和韧带附着。假设髁突运动发生在一个顶点位于转动轴上，顶角为60°（或更小）的圆锥体内（图6.16）。如此，工作侧髁突除了侧向滑动移位外，还可能向（1）上方、（2）下方、（3）前方或（4）后方移位。此外，这些不同方向的运动可以组合发生。换句话说，髁突的移位可能是向外上前移、外上后移等。

工作侧髁突在侧向滑动运动中的垂直运动（如上

下运动）是决定牙尖高度和窝沟深度的重要因素（图6.17）。因此，工作侧髁突向外上方的运动比单纯的侧向运动需要更短的后牙牙尖；同样，外下方运动允许后牙牙尖高度比单纯侧向平移时更高。

侧向滑动运动的时间对牙尖高度的影响

侧向滑动运动的时间是指发生平衡侧髁突的关节窝内侧壁以及附着于工作侧髁突上的颞下颌韧带发挥功能的时间。此两者决定了发生侧向滑动运动的时间。侧向滑动运动的3个要素（幅度、方向和时间）中，时间对后牙殆面形态的影响最大。如果侧向滑动运动发生的时

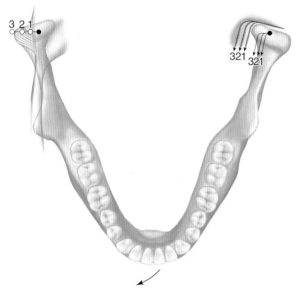

• 图6.13 关节窝内侧壁较平衡侧髁突更远，侧向滑动运动的幅度越大。每个数字都代表了不同的下颌运动中髁突的运动轨迹。

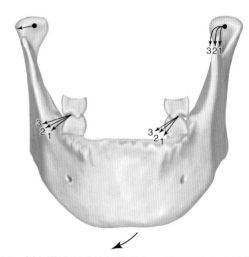

• 图6.15 侧向滑动运动的幅度越大，后牙牙尖高度越小。每个数字都代表了不同的下颌运动中牙齿的运动轨迹。

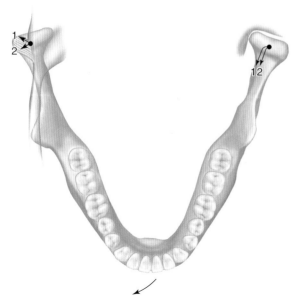

• 图6.14 侧向滑动运动的方向由工作侧髁突的运动方向决定。每个数字都代表了不同的下颌运动中髁突的运动轨迹。

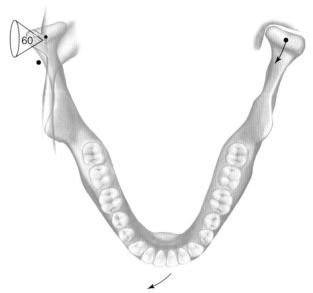

• 图6.16 侧向运动中工作侧髁突能够在一个60°的圆锥体范围内向外侧运动。

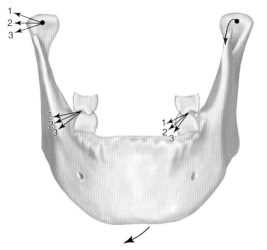

• 图6.17 侧向运动中工作侧髁突越向上运动（1），后牙牙尖高度越短。越向下运动（3），后牙牙尖越高。

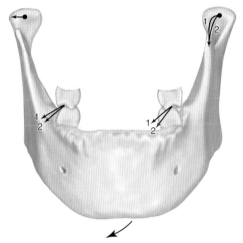

• 图6.18 侧向滑动运动的时间。1.瞬时侧向滑动或瞬时侧移；2.逐步侧向滑动或逐步侧移。侧移发生得越早，后牙牙尖越短。

间较晚，上下牙尖移动将超出功能运动范围，那么侧向滑动运动的幅度和方向对于殆面形态几乎没有影响。但是，如果侧向滑动运动发生时间较早，侧向滑动运动的幅度和方向则会明显影响殆面形态。

当早期发生侧向滑动运动时，甚至在髁突开始移出关节窝之前，就已经出现了侧向的移位。这称为瞬时侧向滑动或瞬时侧移（图6.18）。如果这种侧移与非正中运动同时发生，则形成了逐步侧向滑动或逐步侧移。侧移发生得越早，后牙牙尖越短。

殆面形态的水平向决定因素

殆面形态的水平向决定因素包括影响殆面上牙尖嵴及窝沟走向的因素。由于在非正中运动中，牙尖会滑行

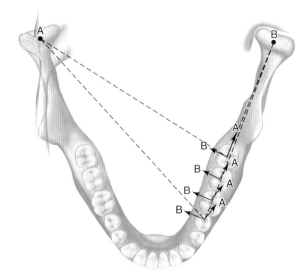

• 图6.19 牙尖在对颌牙上的运动轨迹与其距离工作侧髁突的间距有关。A. 平衡侧运动轨迹；B. 工作侧运动轨迹。

并越过对颌牙牙尖嵴和窝沟，因此水平向决定因素也将影响牙尖在殆面的位置。

每颗牙齿的中央尖沿着对颌牙尖滑行产生工作侧运动或平衡侧运动的轨迹。每条轨迹都可以认作是牙尖围绕工作侧髁突旋转所形成的部分弧线（图6.19）。通过比较这些轨迹所形成的夹角，可以发现这些夹角会随着某些解剖结构关系的改变而变化。

牙齿与工作侧髁突的间距对牙尖嵴和窝沟走向的影响

由于牙齿的位置与下颌的转动轴（即工作侧髁突）有关，因此工作侧和平衡侧运动轨迹所形成的角度也会发生改变。牙齿距离转动轴（工作侧侧髁突）越远，工作侧和平衡侧运动轨迹所形成夹角就越大（图6.20）。距离工作侧髁突越远下颌牙齿的运动轨迹越偏近中（图6.20A），而上颌牙齿的运动轨迹越偏远中，无论是上颌牙齿还是下颌牙齿，都呈现一样的变化趋势，即牙齿距离工作侧髁突越远，夹角越大（图6.20B）。

牙齿与正中矢状面的间距对牙尖嵴和窝沟走向的影响

牙齿与正中矢状面的位置关系也会影响牙齿沿着对颌牙中央尖滑行所形成的工作侧或平衡侧运动轨迹。牙齿距离正中矢状面越远，工作侧或平衡侧运动轨迹所形

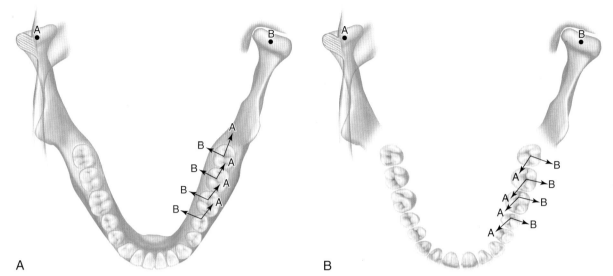

• **图6.20**　牙齿与工作侧髁突的间距越远，工作侧和平衡侧运动轨迹间的夹角越大。无论下颌牙齿（A）或上颌牙齿（B）都是如此。A. 平衡侧运动轨迹；B. 工作侧运动轨迹。

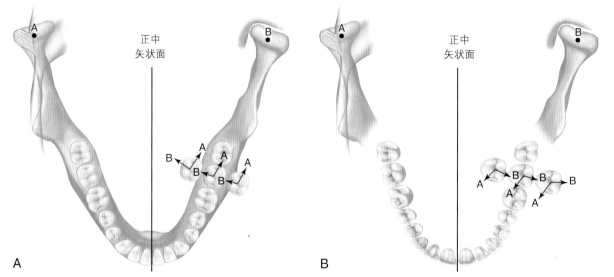

• **图6.21**　牙齿与正中矢状面的间距越远，工作侧和平衡侧运动轨迹间的夹角越大。无论下颌牙齿（A）或上颌牙齿（B）都是如此。A. 平衡侧运动轨迹；B. 工作侧运动轨迹。

成的夹角越大（图6.21）。

工作侧髁突与正中矢状面的间距对牙尖嵴和窝沟走向的影响

前述已表明，牙齿相对于工作侧髁突和正中矢状面的位置将会影响着工作侧或平衡侧运动轨迹。因此，工作侧髁突与正中矢状面的位置关系将决定了中央尖的精确运动轨迹。如果牙齿距离工作侧髁突较远，但距离正中矢状面较近，那么后者的影响占主导并可以抵消前者

的影响。如果牙齿与工作侧髁突和正中矢状面的间距均较远，此时所产生的工作侧和平衡侧运动轨迹的夹角最大。相反，当如果牙齿与工作侧髁突和正中矢状面的间距均较近，此时所产生的工作侧和平衡侧运动轨迹的夹角最小。

由于牙弓存在曲度，因此可以发现：一般来说，随着牙齿与工作侧髁突的间距增大，其与正中矢状面的间距则会减小。但是，由于与工作侧髁突的间距增加一般比与正中矢状面的间距减小的变化更多，因此通常

越靠近前部的牙齿（如前磨牙）比越靠后部的牙齿（磨牙）所形成的工作侧和平衡侧运动轨迹的夹角更大（图6.22）。

下颌侧向运动对牙尖嵴和窝沟走向的影响

前文已表明，侧向运动是影响殆面形态的垂直向决定因素，同时其也会影响牙尖嵴和窝沟走向。随着侧向运动幅度的增加，中央尖所产生的工作侧（离中侧）和平衡侧（归中侧）运动轨迹之间的夹角也增加（图6.23）。

侧向运动中工作侧髁突移位的方向将影响工作侧和平衡侧运动轨迹的方向及夹角（图6.24）。如果工作

侧髁突向前、外方向移动，上下牙齿的工作侧和平衡侧运动轨迹之间的夹角都将会减小。而如果工作侧髁突向后、外方向移动，则夹角增大。

髁突间距对牙尖嵴和窝沟走向的影响

在考虑髁突间距对工作侧和平衡侧运动轨迹的影响时，需要考虑髁突间距的变化是如何影响牙齿与工作侧髁突和正中矢状面的位置关系。在一个牙弓内，随着髁突间距的增大，髁突与牙齿之间的距离也增大。这本会使工作侧和平衡侧运动轨迹的夹角趋于增大。但是，随着髁突间距的增大，相对于工作侧髁突–正中矢状面的距离，牙齿距正中矢状面更近，这就使轨迹间的夹角趋于减小（图6.25）。后者在一定程度上抵消了前者的影响，因此增加髁突间距的净效应是减小工作侧和平衡侧运动轨迹间的夹角。但该效应十分微弱，因此其也是影响牙殆面形态最小的决定因素。

殆面形态的垂直向和水平向决定因素汇总见表6.1和表6.2。

前部、后部控制因素之间的关系

许多研究试图阐明髁导的垂直向和水平向关系与上颌前牙的舌侧窝解剖关系（前导的垂直向和水平向关系）之间的联系。有一种理念认为前导应当与髁导相一

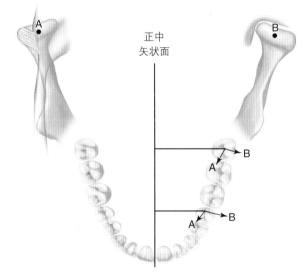

•图6.22　牙齿在牙弓中越靠前，工作侧运动轨迹（B）和平衡侧运动轨迹（A）间的夹角越大。

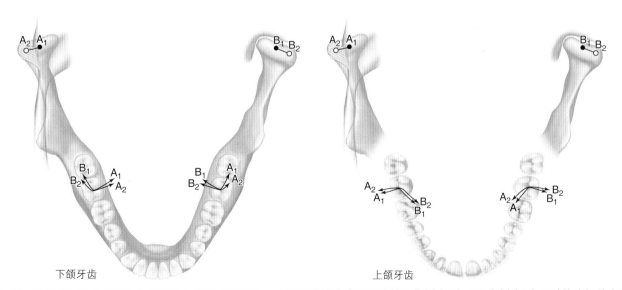

下颌牙齿　　　　　　　　　　　　上颌牙齿

•图6.23　随着侧向运动幅度从A₁增加至A₂及B₁增加至B₂，上下牙齿中央尖所形成的工作侧（B）和平衡侧（A）运动轨迹间的夹角增大。无论下颌牙齿或上颌牙齿都是如此。

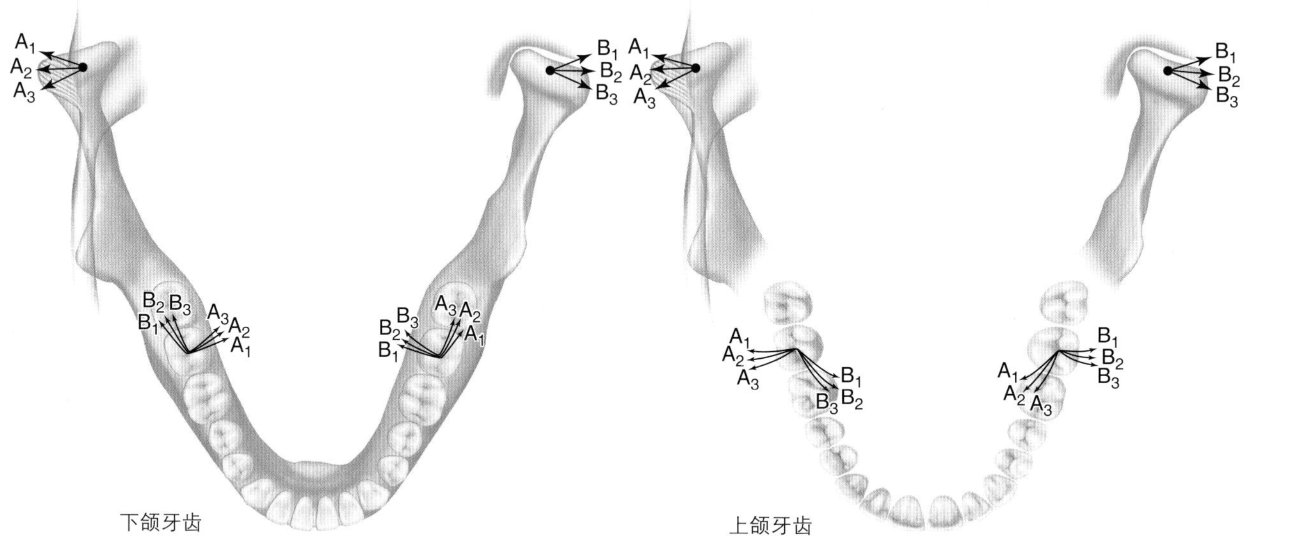

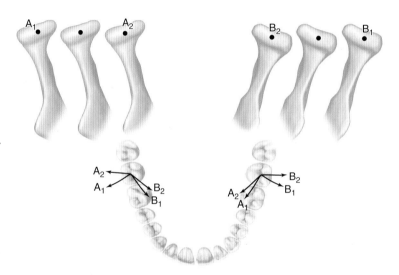

下颌牙齿　　　　　　　　　　　　　　　上颌牙齿

• 图6.24　工作侧髁突向前外侧及后外侧运动的影响。工作侧髁突的越向前外侧移动，由工作侧和平衡侧运动轨迹间（A₃和B₃）形成的夹角越小。工作侧髁突的越向后外侧移动，工作侧和平衡侧运动轨迹间（A₁和B₁）形成的夹角就大。无论下颌牙齿或上颌牙齿都是如此。

• 图6.25　髁突间距越大，工作侧和平衡侧运动轨迹间形成的夹角越小。

表 6.1	𬌗面形态（牙尖高度与窝沟深度）的垂直向决定因素	
影响因素	**变化条件**	**影响**
髁导	髁导斜度越大	后牙牙尖高度越大
前导	覆𬌗越大	后牙牙尖高度越大
	覆盖越大	后牙牙尖高度越小
𬌗平面	𬌗平面越平行于髁导	后牙牙尖高度越小
Spee曲线	曲度大	多数后牙牙尖高度越小
侧向滑动运动	侧向滑动运动幅度越大	后牙牙尖高度越小
	工作侧髁突越向上运动	后牙牙尖高度越小
	瞬时侧移发生越早	后牙牙尖高度越小

表 6.2　殆面形态（牙尖嵴和窝沟走向）的水平向决定因素

影响因素	变化条件	影响
牙齿与工作侧髁突间距	间距越大	工作侧和平衡侧运动轨迹间夹角越大
牙齿与正中矢状面间距	间距越大	工作侧和平衡侧运动轨迹间夹角越大
侧向运动	侧向运动幅度越大	工作侧和平衡侧运动轨迹间夹角越大
髁突间距	间距越大	工作侧和平衡侧运动轨迹间夹角越小

致。其主要依据是调节髁突运动倾斜度（如关节结节斜度和侧向运动）。该理念认为，随着髁突运动轨迹变得越接近水平（侧向滑动运动幅度随着关节结节斜度降低而增大），为此上颌前牙舌侧窝也要加深，两者对下颌运动起同样的影响作用。

　　然而，尚缺乏足够的科学依据来支持前、后部控制因素之间的相关性。相反，研究似乎表明，关节结节斜度与任何特定的咬合关系均无关[1-3]。换句话说，前、后部控制因素是相互独立，但又协同控制下颌运动。这是一个重要的概念，因为牙科治疗可以改变前部控制因素。而前部控制因素的改变可在治疗咬合系统咬合紊乱中发挥重要作用。

咬合系统功能紊乱的病因与鉴别诊断

Etiology and Identification of Functional Disturbances in the Masticatory System

系统越是复杂，发生故障的可能性就越大。如第一部分介绍的，咬合系统极其复杂。在人一生中，大多数情况下，咬合系统能够行使正常功能而不发生严重的并发症。然而，问题一旦出现，可能与咬合系统本身一样十分复杂。

第二部分共分为4个章节，主要讨论咬合系统主要功能紊乱的病因与鉴别诊断。只有真正理解了咬合系统的正常功能才能理解功能紊乱。

第7章
咬合系统功能紊乱的病因
Etiology of Functional Disturbances in the Masticatory System

"只关注咬合和完全不关注咬合的临床医生均日益减少。"

——杰弗里·奥克森

在前6章中，详细介绍了理想咬合的解剖学和生理学特征，并从单颗牙齿的精确接触和运动到构成咬合系统的所有结构的功能都进行了讨论，同时提出了理想功能殆的概念。然而，人们一定会质疑非理想的情况下是否会普遍出现不良后果。本章节将讨论咬合系统中的各种功能紊乱，并综述了导致这些紊乱的病因之间的特殊关系。

专业术语

多年来，咬合系统的功能紊乱已被各种术语所定义。术语的多样性无疑造成了这一领域的一些混乱。1934年，James Costen[1]将其描述为一组以耳和颞下颌关节（TMJ）为中心的症状，"Costen综合征"一词应运而生。后来，颞下颌关节紊乱这一术语开始流行，在1959年，Shore[2]提出了"颞下颌关节功能紊乱综合征"这一术语。后来Ramfjord和Ash[3]又创造了"功能性颞下颌关节紊乱"一词。一些术语描述了可能的病因，例如，"咬合源性下颌关节紊乱"[4]和"肌源性颞下颌关节病"[5]。

其他一些术语强调疼痛（如"疼痛功能紊乱综合征"[6]、"肌筋膜疼痛功能紊乱综合征"[7]和"颞下颌关节疼痛功能紊乱综合征"[8]）。由于这些症状并不总是仅累及颞下颌关节，一些学者认为上述的描述过于局限，应该使用更广泛、涵盖面更大的术语（如"颅下颌关节紊乱"[9]）。Bell[10]提出的"颞下颌关节紊乱病"这一术语，获得了广泛的认可。这一术语并不局限于颞

下颌关节的问题，还包括与咬合系统功能相关的所有紊乱。

各种术语的广泛使用让这个已经很复杂的研究领域"雪上加霜"。研究工作缺乏沟通和协调往往始于术语上的差异。因此，为了协调各方的努力，美国牙科协会[11]最终采用"颞下颌关节紊乱病（temporomandibular disorders, TMD）"一词进行统一命名。在这篇文章中，将用TMD来描述咬合系统的所有功能紊乱。

颞下颌关节紊乱病的历史

1934年，James Costen[1]医生首次在他的文章中将牙科专业引入颞下颌关节紊乱病这一领域。他是一位耳鼻喉科医生，其根据11个病例的研究首次提出牙齿状况的改变是各种耳部症状的病因。在Costen的文章发表后不久，临床医生开始质疑其文章关于病因和治疗的结论的准确性[12-15]。

虽然Costen最初提出的大多数（即便不是全部）见解都被证实是错误的，但他的工作无疑激发了口腔医生的兴趣。在20世纪30年代末和整个40年代，只有少数口腔医生关注这些疼痛问题的治疗。当时最常见的治疗方法是利用咬合板抬高咬合，其由Costen首次提出[16-17]。在20世纪40年代末和20世纪50年代，口腔医生开始质疑咬合抬高咬合板是否是治疗下颌功能紊乱治疗的有效选择[15,18]。正是在这个时候，医生开始密切关注殆干扰是否为颞下颌关节紊乱病的主要病因[19-20]。

对颞下颌关节紊乱病的首次科学研究始于20世纪50年代。早期的科学研究表明，咬合关系会影响咀嚼肌功能。肌电研究证明了它们之间的联系[20-22]。20世纪50年代末，第一批介绍咀嚼功能障碍的教科书问世[2,8,23]。

当时最常见的情况是咀嚼肌疼痛疾病，其病因通常认为是咬合紊乱。

从20世纪60年代至20世纪70年代，咬合和情绪压力（后续将详述）被认为是咬合系统功能紊乱的主要病因。20世纪70年代末，人们对颞下颌关节紊乱病的兴趣激增。同时，由关节囊内紊乱导致的疼痛疾病引起了医生的关注[24]，这使TMD领域的思维和方向发生了转变。直到20世纪80年代，业界才开始充分认识到TMD的复杂性，这使临床医生努力寻求自己在TMD和口颌面疼痛治疗中的定位[25]。

在TMD和口颌面疼痛的早期研究中，研究寥寥，更遑论有效的循证医学证据。因此，所采取的治疗往往是无效的，甚至是有创的。在20世纪90年代和21世纪初，该行业开始接受循证医学的概念，随之而来的是对培训计划的需求，以更好地为临床医生治疗TMD患者做好准备。几所大学开始了继续教育培训项目，使这一培训过程正规化。

2010年，牙科认证委员会（负责对美国所有牙科专业进行认证的机构）声明，需要认证这些项目并将其标准化。此后，这些继续教育项目开始了类似于其他牙科专业的认证过程，希望通过这些研究和教育的进步能够极大地改善TMD的诊断和治疗，从而提高众多TMD和口颌面疼痛患者的生活质量。

颞下颌关节紊乱病的流行病学研究

为了让TMD的研究在牙科诊疗中占有一席之地，首先必须证明它在普通人群中是一个重要的疾病，其次，它必须与口腔医生诊疗内容相关。如果咀嚼功能紊乱的症状和体征在普通人群中很常见，那么TMD就会成为一个需要处理的重要疾病。我们将介绍检查这些症状和体征的研究。

如果TMD症状确实很常见，那么接下来人们肯定会问："TMD的病因是什么？牙科治疗对其有效吗？"因此，应先对病因学进行介绍，因为这是理解TMD治疗中口腔医生作用的基础。治疗的问题将在后续的章节中介绍。许多口腔医生认为牙齿的咬合是TMD的主要病因。

自从Costen时代以来，这个问题在牙科领域就一直

备受争议。如果咬合是TMD的主要病因，口腔医生理应在其治疗中发挥重要作用，没有其他医疗服务机构可以提供这种治疗。另外，如果咬合与TMD无关，那么就应该避免任何改变咬合关系的治疗。很明显，这个问题对牙科行业非常重要。本章的目标之一是通过相关的循证研究，深入了解这个最重要的问题。

通过查阅流行病学研究，可以更好地了解TMD相关的症状和体征的发生率。《多兰医学词典》将流行病学描述为"在特定人群中研究疾病、损伤的频率和分布的决定和影响因素，以及其他与健康有关的事件及原因，以制订防治其发展和传播的策略的科学[26]"。已经有许多流行病学研究调查了特定人群中TMD的患病率。

表7.1对其中一些研究[27-43]进行了总结。在每项研究中，询问研究对象有关症状，然后检查与TMD相关的常见临床体征。结果见于表7.1右侧"患病率"一栏。数字代表了至少有一种与TMD相关的临床症状或临床体征的受试者的百分比。这些研究表明，TMD的症状和体征在这些人群中相当常见。

事实上，其中平均41%的人至少患有一种与TMD相关的症状，而平均有56%的人至少出现一种临床体征。由于这些研究涵盖了不同的年龄段和性别分布，因此可以大胆推测，在普通人群中也存在类似的比例。根据这些研究，保守估计普通人群中患有某种TMD的比例为40%~60%。这个数字如此之高，可能会让人质疑这些研究的可靠性。毕竟，在牙科诊所就诊的患者中，TMD的患病率并没有达到50%。

为了更好地了解这些患病率，我们需要更深入了解这些研究。Solberg等[27]的研究有助于评价TMD的流行程度，在这项研究中，研究人员调查了739位在健康体检中心参与健康保险计划的大学生（年龄为18~25岁）。学生们完成调查问卷及简易的临床检查，确定与TMD相关的任何症状或体征。症状则是指患者察觉并主诉的任何体征。体征是指任何与TMD相关的临床表现。临床检查显示76%的学生有一个或多个与TMD相关的体征。然而，调查问卷显示，只有26%的学生主诉有与TMD相关的症状。换句话说，这组人中有50%的人存在无症状的体征。这些存在但患者未察觉的体征称为亚临床症状。

据报道，在所有患者中，只有10%的患者症状严

表7.1 被调查人群颞下颌关节紊乱病的症状和体征

学者	样本量	女/男比例	年龄（岁）	人群	患病率（%）	
					至少一种症状	至少一个临床体征
Solberg et al., 1979[27]	739	370/369	19~25	美国大学生	26	76
Osterberg and Carlsson, 1979[28]	384	198/186	70	退休的瑞典人	59	37
Swanljung and Rantanen, 1979[29]	583	未提供	18~64	芬兰工人	58	86
Ingervall et al., 1980[30]	389	0/389	21~54	瑞典预备役军人	15	6
Nilner and Lassing, 1981[31]	440	218/222	7~14	瑞典儿童	36	72
Nilner, 1981[32]	309	162/147	15~18	瑞典儿童	41	77
Egermark-Eriksson et al., 1981[33]	136	74/62	7	瑞典儿童	39	33
	131	61/70	11		67	46
	135	59/76	15		74	61
Rieder et al., 1983[34]	1040	653/387	3~86	美国私人执业	33	50
Gazit et al., 1984[35]	369	181/188	10~18	以色列儿童	56	44
Pullinger et al., 1988[36]	222	102/120	19~40	口腔卫生与牙科专业学生	39	48
Agerberg and Inkapool, 1990[37]	637	323/314	18~64	瑞典成人	14	88
De Kanter et al., 1993[38]	3468	1815/1653	15~74	荷兰人	22	45
Magnusson et al., 1993[39]	293	164/129	17~25	瑞典年轻人	43	—
Glass et al., 1993[40]	534	317/217	18~65	堪萨斯城成人	46	—
Tanne et al., 1993[41]	232	146/86	3~29	预期的正畸患者	16	15
Nourallah and Johansson, 1995[42]	105	0/105	23	沙特牙科学生	20	56
Hiltunen et al., 1995[43]	342	243/99	76~86	芬兰老年人	80	—
					总症状：41%	总体征：56%

重到需要治疗。而在牙科诊疗中，只有5%的人问题严重，是典型的TMD患者。这类发现更容易被接受。换句话说，在普通人群中，每4位患者中便有一人发现有TMD症状，但只有不到10%的人认为他们的问题严重到需要治疗[44-49]。决定他们是否需要治疗的最大因素似乎是他们所经历的疼痛程度[50]。然而，需要注意到所有这些研究结果都显示，平均有40%~60%的人至少有一个可以检查到的与TMD有关的体征。其他一些研究也证实了这些发现[51-59]。

然而，尽管儿童和青少年随着年龄的增长，TMD症状确实有所增加，但这一人群很少主诉有明显的症状[60]。另一研究也有类似的发现，60岁或以上的患者也很少主诉TMD症状[61-64]。流行病学研究表明，20~40岁年龄组的TMD症状最多[62,65-66]。这一发现的可能原因将在后续的章节中介绍。

这些研究表明，在某些特定人群中咬合系统功能紊乱的患病率很高。根据文献记载，咬合关系将影响咬合系统功能（见第2章）。同理，咬合关系紊乱也可能造成功能紊乱。如果这种逻辑正确，它使咬合研究成为牙科重要且有意义的组成部分。然而，咬合和TMD之间的关系并不简单。表7.2总结了62项针对不同人群的流行病学研究，这些研究试图探究咬合与TMD相关的症状和体征之间的关系[35,41,67-99,101-120,122-126,231,293]。

在此表中，如果发现咬合与TMD之间存在显著关

表 7.2　颞下颌关节紊乱病的症状和体征与咬合关系的研究

学者	样本量	女/男比例	年龄（岁）	人群	咬合与TMD存在相关性	研究涉及的咬合类型
Williamson and Simmons, 1979[67]	53	27/26	9~30	正畸患者	否	无
De Boever and Adriaens，1983[68]	135	102/33	12~68	TMJ疼痛和功能紊乱患者	否	无
Egermark-Eriksson et al., 1983[69]	402	194/208	7~15	随机抽样的儿童	是	𬌗干扰，前牙开𬌗，前牙反𬌗，安氏Ⅱ类和Ⅲ类错𬌗
Gazit et al., 1984[35]	369	181/188	10~18	以色列学龄儿童	是	安氏Ⅱ类和Ⅲ类错𬌗，反𬌗，开𬌗，牙列拥挤
Brandt, 1985[70]	1342	669/673	6~17	加拿大学龄儿童	是	深覆𬌗，深覆盖，开𬌗
Nesbitt et al., 1985[71]	81	43/38	22~43	生长发育研究患者	是	安氏Ⅱ类，开𬌗，深覆𬌗
Thilander, 1985[72]	661	272/389	20~54	随机抽样的瑞典人	是	安氏Ⅲ类，反𬌗
Budtz-Jorgenson et al., 1985[73]	146	81/65	>60	老年人	是	牙齿缺失
Bernal and Tsamtsouris, 1986[74]	149	70/79	3~5	美国学龄前儿童	是	前牙反𬌗
Nilner, 1986[75]	749	380/369	7~18	瑞典儿童青少年	是	正中关系滑动，平衡侧接触
Stringert and Worms, 1986[76]	62	57/5	16~55	TMJ结构和功能改变与对照组比较	否	无
Riolo et al., 1987[77]	1342	668/667	6~17	随机抽样的儿童	是	安氏Ⅱ类
Kampe et al., 1987[79]	29	—	16~18	青少年	是	单侧的后退接触位（RCP）
Kampe and Hannerz, 1987[78]	225	—	—	青少年	是	𬌗干扰
Gunn et al., 1988[80]	151	84/67	6~18	移民儿童	否	无
Seligman et al., 1988[231]	222	102/120	19~41	牙科和牙科卫生专业学生	使	安氏Ⅱ类2分类，不存在RCP-ICP滑动，不对称滑动
Seligman and Pullinger, 1989[81]	324	222/102	18~72	患者和健康人对照	是	安氏Ⅱ类1分类，不对称滑动，RCP-ICP滑动距离>1mm，前牙开𬌗
Dworkin et al., 1990[82]	592	419/173	18~75	医疗保健机构（HMO）人员	否	无
Linde and Isacsson, 1990[83]	158	121/37	15~76	关节盘移位和肌筋膜痛患者	使	不对称RCP-ICP滑动，单侧下颌后退接触位
Kampe et al., 1991[84]	189	—	18~20	青年人	否	无
Steele et al., 1991[85]	72	51/21	7~69	偏头痛患者	否	无
Takenoshita et al., 1991[86]	79	42/37	15~65	TMD患者	否	无
Pullinger and Seligman, 1991[87]	319	216/103	18~72	患者和无症状对照组	是	覆盖增加和前牙开𬌗伴骨关节病
Wanman and Agerberg, 1991[88]	264	未提供	19	瑞典年轻人	是	牙尖交错位时咬合接触减少，滑动距离过长

（续表）

学者	样本量	女/男比例	年龄（岁）	人群	咬合与TMD存在相关性	研究涉及的咬合类型
Cacchiotti et al., 1991[89]	81	46/35	19~40	患者和非患者对照组	否	无
Egermark and Thilander, 1992[90]	402	194/208	7~15	瑞典学生	是	RCP-ICP滑动距离、RCP单侧接触、殆干扰
Glaros et al., 1992[91]	81	—	12~36	无TMD人群	否	无
Huggare and Raustia, 1992[92]	32	28/4	14~44	TMD患者和对照组	否	无
Kirveskari et al., 1992[93]	237	115/122	5~10	芬兰儿童	是	殆干扰
Kononen, 1992[94]	104	0/104	18~70	Reiter综合征的芬兰男性和对照组	是	牙齿缺失
Kononen et al., 1992[95]	244	117/127	21~80	风湿性关节炎、牛皮癣、强直性脊炎患者与对照组	是	RCP-ICP滑动距离过长、非工作侧干扰、牙齿缺失、不对称滑动
List and Helkimo, 1992[96]	110	87/23	19~71	肌筋膜痛患者	否	无
Shiau and Chang, 1992[97]	2033	872/1161	17~32	中国台湾大学学生	是	非工作侧干扰，修复体
Al Hadi, 1993[98]	600	289/311	—	牙科医学生	是	组牙功能、殆干扰、覆盖>6mm
Pullinger and Seligman, 1993[99]	418	287/131	18~72	患者和无症状对照组	否	无（磨耗）
Pullinger et al., 1993[293]	560	403/157	12~80	分成五大类的TMD患者与对照组	是	单侧反锁殆、后牙缺失>4颗、RCP-ICP滑动>4mm、第一磨牙后移>8mm、前牙开殆、覆盖>5mm
Scholte et al., 1993[101]	193	152/41	33	随机的TMD患者	是	缺失磨牙支持
Tanne et al., 1993[41]	305	186/119	—	正畸患者	是	前牙开殆、反殆、深覆殆
Wadhwa et al., 1993[102]	102	69/33	13~25	青少年	否	无（安氏分类）
Keeling et al., 1994[103]	3428	1789/1639	6~12	美国佛罗里达学龄儿童	否	无
Magnusson et al. 1994[104]	124	78/46	25	瑞典校友	是	磨耗、非工作侧接触
Tsolka et al.,1994[105]	61	61/0	20~40	女性TMD患者和对照组	是	覆盖
Vanderas, 1994[106]	386	—	6~12	白种儿童	否	无
Bibb et al.,1995[107]	429	249/180	>65	随机选取老年人	否	无（后牙支持）
Castro, 1995[108]	63	34/29	—	TMD患者	是	非工作侧接触
Hochman et al., 1995[109]	96	—	20~31	以色列年轻人	否	无
Lobbezoo-Scholte et al., 1995[110]	522	423/99	34	TMD患者	是	非工作侧接触

（续表）

学者	样本量	女/男比例	年龄（岁）	人群	咬合与TMD存在相关性	研究涉及的咬合类型
Olsson and Lindqvist, 1995[111]	—	—	—	正畸患者	是	安氏Ⅱ类1分类，深覆𬌗，前牙开𬌗
Mauro et al., 1995[112]	125	—	36	TMD患者	否	无
Tsolka et al., 1995[113]	92	80/12	年龄相仿	TMD患者和对照组	是	安氏Ⅱ类1分类
Westling, 1995[114]	193	96/97	17	瑞典人	是	RCP-ICP滑动距离>1mm
Sato et al., 1996[115]	643	345/298	>70	瑞典人	否	无
Raustia et al., 1995[116]	49	34/15	平均年龄24	TMD患者和非患者对照组	是	深覆𬌗，不对称RCP-ICP滑动，中线不对称
Seligman and Pullinger, 1996[117]	567	567/0	17~78	两组女性TMD患者及无症状对照组	是	前牙开𬌗，没有替换的后牙，RCP-ICP滑动距离过长，深覆盖，平衡侧磨耗
Conti et al., 1996[118]	310	160/150	平均年龄20	高中生和大学生	否	无
Ciancaglini et al., 1999[119]	483	300/183	平均年龄45	流行病学非患者调查	否	无（后牙支持）
Seligman and Pullinger, 2000[120]	171	171/0	平均年龄35	女性囊内型TMD患者及无症状对照组	是	前牙开𬌗，反𬌗，前牙磨耗，RCP-ICP滑动距离过长，深覆盖
Thilander et al., 2002[126]	4724	2353/2371	5~17	学生	是	后牙反𬌗，前牙开𬌗，安氏Ⅲ类错𬌗，深覆盖
Gesch et al., 2005[125]	4310	2181/2109	20~81	波美拉尼亚大学学生	否	无
Godoy et al., 2007[124]	410	256/154	16~18	学生	否	无
Bonjardim et al., 2009[123]	196	101/95	18~25	大学生	否	无
Manfredini et al., 2015[122]	625	469/156	25~44	TMD患者	否	无

系，则在右栏进行说明。如果没有发现任何关系时，则在右栏填写"否"中。值得注意的是，其中25项研究没有发现咬合因素和TMD症状之间的关系，而37项研究确实发现了两者的相关关系。事实上，这些研究的结果没有一致性，这就解释了为什么咬合和TMD的联系受到如此多的争议和讨论。

事实上，如果咬合因素是导致TMD的主要原因，或咬合与TMD没有任何关系，我们难道不会期望在研究结果中看到更多的一致性吗？有人可能会得出这样的结论：如果咬合是TMD的主要病因，那么专家多年前就会证实这一点。另外，如果咬合与TMD无关，专家们也

同样已经证实了这一结论。显然，这两个结论都不正确。因此，关于咬合和TMD之间关系的困惑和争议仍在继续。一般而言，不能用简单的因果关系来解释咬合和TMD之间的关系。

从这37项研究中确实发现了咬合和TMD之间的关系，问题是："这些情况中与TMD症状显著相关的咬合关系是什么？"如表7.2所示，在这些研究中所报道的咬合关系各不相同。事实上，各种情况的发病率在不同的研究中也不尽相同。这使理解咬合与TMD之间的关系变得更加困难。

大多数临床医生也认为这些研究中发现的咬合关系

并不总能导致TMD症状。事实上，这些咬合关系在无症状人群中普遍存在。咬合系统的功能极其复杂，其影响因素众多，要了解咬合在TMD中的作用，我们必须更好地理解这些影响因素。

颞下颌关节紊乱病的病因分析

尽管咬合系统紊乱的症状和体征很常见，但要理解其病因仍十分复杂。单一的病因不会引起所有的症状和体征。然而，在参考医学教科书推荐的疾病治疗方法时，如果只列出了一种治疗方法，人们通常会发现这种治疗方法是相当有效的。另外，如果教科书列出了同一疾病的多种治疗方法，那么这些建议的治疗方法一般效果不佳。其原因可能有二。要么这种疾病有多种病因，没有一种治疗方法可以针对所有的病因，要么这种疾病不是一个单一的问题，而是一个涵盖多种疾病的综合征。对于TMD，这两种解释都是正确的。当然，许多情况都会影响咀嚼功能。此外，所累及的结构不同，可能会导致各种不同的疾病。

颞下颌关节紊乱病是复杂的多因素疾病，其病因很多。增加TMD风险的因素称为诱发因素，导致TMD发病的因素称为始发因素，干扰TMD愈合或促进TMD进展的因素称为促进因素。在某些情况下，单一因素可能发挥一种或全部作用[9,127-128]。成功治疗TMD的关键在于识别和控制这些因素。

对于试图治疗TMD患者的口腔医生来说，重要的是了解可能与病情相关的主要病因。这对于选择正确有效的治疗方法是必要的。为了帮助理解，用图解描述来说明所有相关因素之间的相互关系（图7.1）。

正常功能

如第2章所述，咬合系统是一个承担咀嚼、吞咽和言语功能的复杂的单元。这些功能是生命的基础，其主要由复杂的神经肌肉控制系统执行。如前所述，脑干（特别是中枢模式发生器）通过肌肉记忆来调节肌肉动作，这些记忆是根据从外周感受器接收到的感觉传入脑干后适当选择而形成的。当接收到突如其来的、意外的感觉传入时，保护性反射机制被激活，从而导致传入区域的肌肉活动减少。这种伤害性反射已在第2章中详述。有关其正常功能的全面回顾（见第2章）。

对于大多数人来说，咬合系统功能正常、高效、无明显不适。然而，在患者的一生中，某些因素可能会干扰正常的功能从而造成咬合结构的功能紊乱。这些因素称为病因。

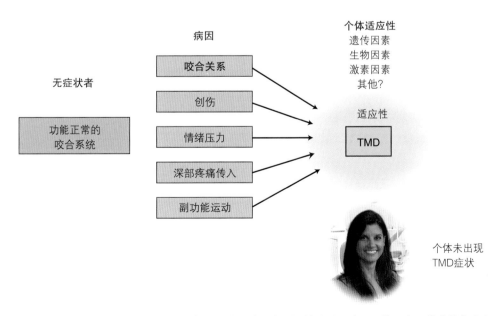

• **图7.1**　此图描绘了与颞下颌关节紊乱病（TMD）发病相关的各种因素之间的关系。该图示从一个正常功能的咬合系统开始。注意，有5个主要病因可能与TMD有关。这些因素是否会诱发TMD，取决于患者的个体适应性。当这些因素不显著，而患者适应性又很强时，患者不会出现任何TMD症状。

颞下颌关节紊乱病的病因

正确识别导致TMD的主要病因是治疗成功的基础，因此应当对其进行全面的讨论。对循证医学文献综述揭示了与TMD相关的5个主要因素，包括咬合关系、创伤、情绪压力、深部疼痛传入和副功能运动。这些因素对患者的影响因人而异。我们将对每个因素进行讨论，但由于咬合关系在牙科是如此重要，它们对TMD的确切影响将在本章后面详细介绍。

咬合关系

咬合关系是否是TMD的病因之一，多年来一直争论不休。在这一领域发展的早期，业界认为咬合是TMD最重要的病因。近来，许多研究者认为咬合在TMD中几乎没有作用。当然，本章之前回顾过的循证数据并没有为上述两点观点提供有力的证据。然而，TMD与咬合之间的关系是目前牙科研究中一个非常重要的问题。如果咬合与TMD有关，那么口腔医生就有责任提供适当的治疗，因为口腔医生是唯一的专业治疗人员。另外，如果咬合与TMD无关，那么口腔医生应该避免通过改变咬合治疗TMD。人们一旦理解这个问题的重要性，讨论将变得非常激烈。在本节后面将用完整的图形来详细讨论这种关系。

创伤

有充分的证据表明，面部结构的创伤会导致咬合系统的功能紊乱[129-147]。创伤对囊内紊乱的影响似乎比肌肉紊乱更大。创伤可分为两大类：外伤和微创伤。外伤是指任何可能导致结构改变的突如其来的力量，例如，对面部的直接打击。微创伤是指在长时间内反复施加在结构上的微小的力。磨牙或紧咬牙等活动会对所负荷的组织（即牙齿、关节或肌肉）造成微损伤[148]。创伤的具体类型和影响将在第8章介绍。

情绪压力

患者感受到的情绪压力水平的增加是影响咀嚼功能的一个常见因素。如第2章所述，大脑的情绪中枢对肌肉功能有影响。下丘脑、网状结构，特别是边缘系统主要负责个体的情绪状态。这些中枢以多种方式影响肌肉活动，其中之一是通过γ传出途径：压力通过激活下丘脑–垂体–肾上腺轴（HPA轴）来影响机体，进而使机体做好反应（自主神经系统）的准备。HPA轴，通过复杂的神经通路增加γ传出的活动，从而导致梭内肌纤维收缩。这使肌梭变得敏感，以至于肌肉的任何轻微伸展都会引起反射性收缩，总体效果是肌肉的紧张性增加[149]。临床医生需要理解并认识到情绪压力在TMD中起着重要的作用[150-151]。患者的情绪状态在很大程度上取决于所经历的心理压力。Hans Selye[152]将压力描述为"身体对任何需求做出的非特异性反应"。心理压力是我们生活中错综复杂的一部分。这并非住院患者特有的情绪障碍，而是我们每个人都经历过的。与我们所想的相反，它不一定坏事。

它通常是驱使我们完成任务并取得成功的一种动力。产生压力的环境或经历称为压力源。它们可能是不愉快的（如失业），也可能是愉快的（如外出度假）。就机体而言，压力源是愉快的还是不愉快的并不重要[152]。需要记住的重要事实是，机体对压力源的反应是通过创造特定的需求以重新调整或适应（战斗或逃跑反应）。这些需求的程度与压力源的强度有关。

将压力看作一种能量可以帮助我们理解。当遇到有压力的情况，能量在体内产生，必须以某种方式释放。基本上有两种释放机制。第一种是外在的，表现为叫喊、咒骂、击打或投掷物体等活动。虽然这些活动很常见，而且几乎是对压力的自然反应，但它们在我们的社会中并不被普遍接受。外部压力释放机制是一种自然现象，就像儿童发脾气一样。由于社会不接受这种机制，我们必须学习其他的压力释放机制。另一个外部压力释放的方式是体育锻炼，这似乎是一种应对压力的健康方式，我们将在后面的章节中介绍。

第二种释放压力的机制是一种内部机制，人在内部释放压力从而发展为心理生理紊乱，例如，肠易激综合征、高血压、某些类型的心律失常、哮喘或头颈部肌肉紧张性增加。随着有关肌肉紧张导致的患病率增加的文献越来越多，可以了解到这种类型的压力释放机制是迄今为止最常见的。重要的是要记住，对压力源的感知，无论是类型还是强度，都因人而异。对一个人来说有压力的东西对另一个人来说可能没有压力。因此，很难判断某一特定压力源对患者的强度。

患者情绪压力加重不仅会增加头颈部肌肉的紧张性[149]，还会增加非功能性的肌肉活动水平（如磨牙或紧咬牙[153]）。

情绪压力也可以影响个人的交感神经活动或健康状态。自主神经系统不断地监测和调节许多潜意识系统，以维持稳态。自主神经系统的功能之一是调节体内的血液流动。交感神经系统与应激源激活的战斗或逃跑反应密切相关。因此，在压力存在的情况下，外周组织的毛细血管会收缩，允许更多的血液流向更重要的肌肉骨骼结构和内脏，导致例如手部等处的皮肤温度下降。交感神经系统的长期活动会影响肌肉等组织。有研究表明，交感神经活动可以增加肌张力[154-155]，从而产生肌痛。因此，交感神经活动或张力的增加是诱发TMD症状的一个发病因素[156]。

如前所述，情绪压力是人类生存的一部分。我们生来就能应对压力，正如身体对环境的战斗或逃跑反应就证明了这一点。对突如其来的环境改变做出的急性反应是正常的，也是生存所必需的。例如，从着火的大楼里跑出来，或者躲开迎面而来的汽车。我们所关心的问题不是这些急性反应，而是那些使我们长期暴露在情绪压力下的问题，特别是那些无法逃避的问题。例如，消极的工作环境、不幸的婚姻或靠妥协维持的家庭状况。长期暴露在情绪压力下会逐渐上调自主神经系统，这可能会损害个人适应能力甚至抵抗疾病的能力[149,157-160]。这就是TMD与情绪压力的联系，在后面的章节中将详细阐述。

深部疼痛传入

深部疼痛传入导致的肌肉功能改变是一个常见但经常被忽视的概念[161]，这一观点已在第2章中详细介绍过。深部疼痛传入可通过中枢刺激脑干产生一种称为保护性共收缩的肌肉反应[162]。这是一种身体应对伤害或威胁所做出的正常反应。因此，对于正在遭受疼痛的患者，例如，牙痛（即牙髓坏死）、张口受限是可理解的。这代表了身体通过限制受伤部位的活动来保护它。这一临床发现在许多牙痛患者中很常见。一旦牙痛解决

了，开口度就会恢复。张口受限仅是经历深部疼痛而产生的继发反应。

然而，如果临床医生没有认识到这一现象，就可能会得出张口受限是TMD所致的结论，误导治疗。任何持续的深部疼痛传入都可能是导致张口受限的病因，因此临床上表现为TMD[163]。牙痛、鼻窦痛和耳朵痛都能导致张口受限。即使是远离面部的疼痛源（如颈部疼痛传入），也会导致这种情况（见第2章）。口腔医生常常不理解这种现象，并将患者当作TMD进行治疗。只有在治疗失败后，才发现造成面部疼痛和张口受限的原因是颈部疼痛。理解这种情况是治疗的基础，并强调了正确诊断的重要性（见第9章和第10章）。

副功能运动

咀嚼肌的活动可分为两种基本类型：功能运动（如第2章所述），包括咀嚼、言语和吞咽；副功能运动（即非功能性），包括紧咬牙或磨牙（称为磨牙症）以及各种口腔习惯。"肌肉过度活跃"一词也被用来描述任何超出功能所需的肌肉活动的增加。因此，肌肉过度活跃不仅包括紧咬牙、磨牙和其他口腔习惯的副功能运动，还包括任何增加肌张力水平的活动。有些肌肉过度活跃甚至可能不涉及牙齿接触或下颌运动，而仅仅代表肌肉静止性收缩紧张性增加。

其中一些活动可能与TMD症状有关[120,129,164]。为了便于讨论，副功能运动可以分为两大类：白天发生（日间）的活动和晚上发生（夜间）的活动。

日间活动

日间副功能运动包括紧咬牙和磨牙，以及无意识下的许多口腔习惯（如咬颊和咬舌，吮吸手指和拇指）、不寻常的姿势习惯（如咬铅笔、大头针或指甲），以及许多与职业习惯［如将物体（电话或小提琴）放在下巴下］。日间活动中，如果专注于一项任务或执行繁重体力劳动，人们经常会出现紧咬牙的情况[165-167]。

一些情况下，咬肌经常以一种与手头任务完全无关的方式发生周期性收缩。这种不相关的活动，如第2章所述，通常与日间的许多任务有关（如开车、阅读、写作、打字、举重物）。有些日间活动与职业密切相关，

（如潜水员在水下含着咬嘴[168]或音乐家演奏某些乐器[169-170]）。

临床医生必须认识到，大多数副功能运动发生在潜意识水平。换句话说，人们往往甚至没有意识到紧咬牙或咬颊的习惯（图7.2）。因此，仅仅询问患者并不是评估这些活动是否存在的可靠方法[171-172]。事实上，睡眠研究表明，患者关于夜磨牙的主诉与在睡眠实验室中实际观察到的情况几乎没有关联[173-175]。患者很难意识到日间活动；然而，在许多情况下，一旦临床医生让患者意识到这些活动的存在，患者希望能够减少这些活动。夜间和日间副功能运动的治疗策略是不同的，将在后面的治疗章节中介绍。

夜间活动

不同来源的数据表明，睡眠中的副功能运动相当常见[175-178]，通常以单次发作（称为紧咬牙）和节律性收缩（称为磨牙）的形式出现。目前尚不清楚这些活动是否由不同的病因引起的，还是同一个现象的两种不同表现。许多患者都会发生这两种活动，有时很难区别。因此，**紧咬牙和磨牙通常都称为磨牙症。**

睡眠

为了更好地理解夜磨牙，我们首先应该了解睡眠过程。睡眠研究是通过监测一个人在睡眠过程中的脑波活动的脑电图（EEG）来进行的。这种监测称为多导睡眠图。多导睡眠图显示了夜间睡眠时两种基本类型的脑电波活动循环。第一种是一种相对较快的波，称为α波（约每秒10次）。α波是在睡眠早期或浅睡眠阶段观察到的主要波。第二种是δ波，即在较深的睡眠阶段观察到较慢的波（每秒0.5~4次）。睡眠周期分为4个非快速动眼（NREM）睡眠阶段和一个快速动眼（REM）睡眠阶段。阶段1和阶段2代表浅睡眠的早期阶段，由快速α波和少量β波以及"睡眠纺锤波"组成。睡眠的阶段3和阶段4代表较深的睡眠阶段，以较慢的β波为主。

在一个正常的睡眠周期中，受试者会从阶段1和阶段2浅睡眠阶段进入阶段3和阶段4的深睡眠阶段。然后，受试者将经历一个与其他阶段完全不同的睡眠阶段。这一阶段是以去同步活动的形式出现的，在此过程中会发生其他生理性活动，例如，四肢和面部肌肉的肌肉抽搐，心脏和呼吸频率的改变，以及眼睑下的快速眼球运动[179]。由于最后一个特点，这个阶段称为"快速动眼（REM）睡眠期"。梦最常发生在REM睡眠期。REM睡眠期过后，人通常会回到浅睡眠阶段，整个夜晚重复该循环。每个完整的睡眠周期需要60~90分钟，平均每晚经历4~6个睡眠周期。REM阶段通常发生在第4阶段睡眠之后，持续5~15分钟。然而，80%的人在REM睡眠期被唤醒后能够回忆起他们正在经历的梦[180]。在NREM睡眠期醒来的人中，只有5%的人能够回忆起他们正在做的梦（有些人可以回忆起部分内容）。

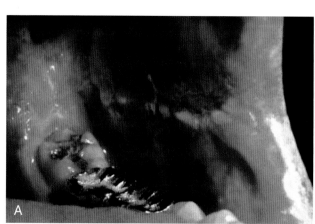
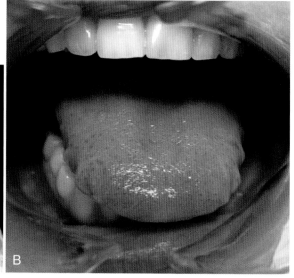

• 图7.2 与副功能运动相关的一些临床体征。A. 睡觉时咬颊的体现。B. 注意舌侧缘呈扇形，与下颌牙齿的舌面一致。在睡眠期间，口腔内负压以及舌体被迫压在牙齿上会造成舌体形状的改变。这是一种副功能运动。

成人睡眠由约80%的NREM睡眠和20%REM睡眠构成[181]。由于REM睡眠和NREM睡眠看起来如此不同，因此它们的功能也不尽相同。NREM睡眠有助于恢复身体系统的功能。在这一睡眠阶段，重要大分子（如蛋白质、基本神经递质等）的合成增加。另外，REM睡眠对恢复皮质和脑干活动的功能很重要。在这一阶段，近期经历可以以常规的传导路径进入中枢。因此人们认为，在睡眠的这一阶段，情绪会得到处理和缓和。

有的研究试图剥夺人们其中一种睡眠，其结果可以明显看出这两种睡眠的重要性。当一个人被实验性剥夺REM睡眠时，某些情绪状态占主导地位[182]。因此，受试者表现出显著的焦虑和易怒情绪，他们也难以集中注意力。看来REM睡眠对心理休息很重要[183-186]。当被剥夺NREM睡眠时，则会出现不同的情况[187-189]。当一个正常受试者被实验剥夺几个晚上的NREM睡眠时，受试者常常开始出现肌肉骨骼压痛、酸痛和僵硬[190]。这可能是由于个体代谢无法恢复造成的。换句话说，NREM睡眠有助于生理休息。

然而，在剥夺NREM睡眠的研究中似乎并没有发现升颌肌群的肌电活动增加[191]。为什么剥夺NREM睡眠会导致肌肉骨骼压痛、酸痛和僵硬，这一问题仍存在争议。尽管如此，治疗TMD的临床医生了解睡眠和肌肉疼痛之间的关系是非常重要的。这种关系将在后面的章节中进一步讨论。

睡眠阶段和磨牙症。 关于磨牙症发生的睡眠阶段存在争议。一些研究表明[193-194]，磨牙症主要发生在REM睡眠期，而另一些研究则表明，磨牙症从不发生在REM睡眠期[195-197]。还有其他研究[198-203]表明，磨牙症在REM睡眠期和NREM睡眠期均可发生，但大多数似乎与浅睡眠的阶段1和阶段2的NREM睡眠有关。磨牙症似乎与从深睡眠到浅睡眠的变化有关，这可以通过将闪光灯指向睡眠者的面部来证明。这种刺激已被证明会诱发磨牙。在声波和有效刺激下可观察到同样的反应。这项研究和其他研究已经表明，磨牙症可能与睡眠的觉醒阶段密切相关[175,199-200,204-205]。

磨牙症的持续时间。 睡眠研究还表明，睡眠中磨牙症的次数和持续时间不仅存在个体差异，而且同一个人也是如此。Kydd和Daly[206]的研究发现，10位磨牙患者

的紧咬牙活动具有节律性，平均每晚持续11.4分钟，单次持续20～40秒。Reding等[198]发现磨牙患者平均持续时间为9秒（2.7～66.5秒），总平均磨牙时间为40秒/时。Clarke等[207]发现，在整个睡眠期间，磨牙平均只发生5次，且持续时间约8秒。Trenouth[208]认为，TMJ磨牙患者在8小时内牙齿咬合在一起的时间为38.7分钟，而对照组只有5.4分钟。Okeson等在对正常受试者的3项独立研究中发现[199-201]，发生磨牙的平均时间为5～6秒。

可产生肌肉症状的磨牙症次数和持续时间尚不确定。当然，每位患者之间存在很大的差异[209]。Christensen[210-212]证明，受试者在自主紧咬牙20～60秒后，下颌肌肉会产生疼痛。尽管没有关于症状的具体性质和涉及的活动量的报道，但在某些个体中，磨牙症确定可以诱发疼痛。在睡眠实验室的研究中，磨牙症和疼痛之间的相关性非常低[174-175]。

磨牙症的强度。 关于磨牙症的强度还没有得到很好的研究，但是Clarke等[213]发现一个现象：人在清醒状态下，磨牙症的平均力量达到最大殆力的60%。这个力量相当大，远超过咀嚼或任何其他功能活动中使用的力量。更值得一提的是，在这项研究中，10位患者中有2位在磨牙症时的殆力实际上超过了他们在自主紧咬牙时的最大殆力。对于这些人来说，睡眠时的磨牙症显然比清醒时的最大紧咬牙更可能产生问题。Rugh等[214]发现，66%的夜磨牙的殆力大于咀嚼力，但只有1%的情况超过自然状态下的最大殆力。

虽然有些人只表现出白天的肌肉活动[165]，但存在夜间活动的人群更常见[215-217]。事实上，大多数正常人都有一定程度的夜磨牙[199-201]。然而，无论是日间还是夜间的副功能运动都是在潜意识水平上发生的，因此人们通常意识不到这种活动[178]。

睡眠姿势和磨牙症。 在一些研究中，人们发现了睡眠姿势和磨牙症的关系。在调查之前，研究人员推测，与仰睡相比，受试者侧睡时会更容易发生磨牙症[218]。但实际记录睡眠姿势和磨牙症情况的研究并不能证实这一猜测。相反，所有的研究均认为，仰睡比侧睡可能更容易发生磨牙症，或两者之间没有差异[199-201,219]。也有报道称，磨牙症患者确实比非磨牙症患者更容易改变睡眠姿势[220]。

磨牙症和咬合系统症状。关于何种磨牙症类型和其持续时间可能导致咬合系统症状，这一重要问题尚未得到充分证实。Ware和Rugh[202]比较了一组无疼痛的磨牙症患者和一组有疼痛的磨牙症患者，发现后者在REM睡眠期间磨牙症的次数明显高于前者。然而，两组的磨牙症次数都比对照组多。研究表明，磨牙症患者可能有两种类型：多发生于REM睡眠期及多发生于NREM睡眠期的磨牙症。该研究者的其他报告表明[202,221]，磨牙症患者在REM睡眠期发生的持续性肌肉收缩量通常比NREM睡眠期高得多。这些发现有助于解释睡眠阶段和磨牙症的相互矛盾的文献，也可以解释为什么有些患者醒来时伴疼痛，而另一些有临床实验的磨牙症患者却无疼痛[222]。

Rompre等[223]比较了有与无疼痛的磨牙症患者之间每晚发生磨牙的次数。研究发现，无疼痛组与有疼痛组相比，每晚发生磨牙的次数更多。实际上，这没有任何意义。然而，当对个人的肌肉功能进行评价时，这是非常合乎逻辑的。

正如健美运动员一样，在睡眠中伴规律地磨牙的患者会调整他们的肌肉并适应这种活动。经常锻炼会让您的肌肉变得更强壮、更大、更有效率。这就解释了为什么口腔医生经常发现患有磨牙症的中年男性牙齿磨耗严重，但无疼痛。这些人与举重运动员一样已经调整了他们的肌肉功能。醒来时伴肌肉疼痛的患者更有可能是那些很少有磨牙症的人，因为他们的肌肉不适应这种活动。这种非适应性活动更可能与疼痛有关（见第12章"迟发性局限性肌痛"）。

磨牙症和疼痛之间的相关性合乎逻辑，但并不被系统性综述所支持[224]。睡眠实验室也证明了这一点[174-175,225]。然而，也需要认识到，系统性文献综述尚未证明磨牙症和疼痛之间的相关性[226]。这些发现让传统的口腔医生感到困惑，因此需要更多的研究。

肌肉活动和咬合系统症状。虽然所有的副功能运动都不会导致咬合系统症状，但了解其与功能运动之间肌肉活动的区别，有助于解释副功能肌肉活动与某些类型的TMD的潜在关系[226a]。本书用5个常见因素来说明为什么该肌肉活动可能会增加患TMD的风险（表7.3）。

咬合接触力。在评估牙齿接触对咬合系统结构的影响时，必须考虑两个因素：咬合接触力的大小和持续时间。比较功能性咬合接触和副功能性咬合接触的效果的一个合理方法是评估每项活动对牙齿施加的作用力（秒·日）。咀嚼和吞咽活动都必须评估[226b]（说话过程中通常没有牙齿接触）。据估计，在每次咀嚼过程中，在522毫秒内平均有58.7磅的力作用在牙齿上。每次咀嚼的力量约6.75磅/秒。鉴于平均每日约1800次咀嚼[228]，得出总的殆力——时间活动为12150磅/（秒·日）。吞咽的力量也必须考虑。人们每日进食时约吞咽146次[229]。据估计，每次吞咽过程中约有66.5磅的力作用在牙齿上，时长为522毫秒[227]，相当于5068磅/（秒·日）。咀嚼和吞咽的总作用力时间约17200磅/（秒·日）。

副功能运动期间的牙齿接触更难评估，因为对牙齿施加力的大小知之甚少。在一定时期内，夜磨牙患者可以记录到相当大的殆力[215-217]。Rugh和Solberg[215]确定，夜磨牙患者会比发生单纯吞咽时产生更大的肌肉收缩，并持续一秒或更长时间。每秒都被认为是一个活动单位。正常的夜间肌肉活动（副功能性）平均约20个单位/小时。如果保守估计每个单位每秒使用80磅的力量，那么8小时的正常夜间活动是12800磅/秒。这比功能运动时施加在牙齿上的力要小。这些力量是正常活动量，而不是磨牙症患者的。

磨牙症患者每小时可以产生60个单位的活动量。如果每秒施加80磅的力，每晚就会产生38400磅/秒的力，

表 7.3	比较功能和副功能活动的5种常见因素	
因素	**功能活动[a]**	**副功能活动[b]**
咬合接触力	17200磅/（秒·日）	57600磅/（秒·日）可能更多
牙齿受力的方向	垂直向（可耐受）	水平向（无法耐受）
下颌位置	正中殆（相对稳定）	非正中运动（相对不稳定）
肌肉收缩的类型	等张收缩（生理性）	等长收缩（非生理性）
保护性反射的影响	存在	减弱

[a]不太可能具有致病性，[b]很有可能具有致病性

这是每日功能运动量的3倍。再考虑到80磅的力只是可以施加到牙齿上的平均最大力的1/2[230]。如果施加120磅的力（有些人可以很容易地达到250磅），力–时间活动就会达到57600磅/（秒·日）！所以很容易理解，在副功能运动期间咬合接触的力和持续时间对咬合系统结构造成的影响远大于功能运动。

牙齿受力的方向。在咀嚼和吞咽过程中，下颌主要沿垂直向移动[227]。当闭口牙齿接触时，施加在牙齿上的主要力也是垂直向的。如第5章所述，牙齿的支持结构能很好地承受垂直力。然而，在副功能运动中（如磨牙），当下颌侧向运动时，会对牙齿施加很大的水平力，牙齿或支持结构不能很好地承受这个力量，因此会增加其受损的可能性。

下颌位置。大多数功能运动发生在牙尖交错位或其附近。虽然牙尖交错对于髁突而言可能不是肌骨稳定位，但对于咬合来说它是稳定的，因为它提供了最大数量的牙齿接触。因此，功能运动的力量分布在许多颗牙齿上，最大限度地减少了对单颗牙齿的潜在损害。牙齿磨损类型表明，大多数副功能运动发生在非正中位置[231]。在这一活动过程中仅有少数牙齿接触，而且通常髁突远离肌骨稳定位。这种下颌位置的活动会给咬合系统带来更大的压力，使其更容易受损。这类活动会在不稳定的关节位置对一些牙齿施加重力，造成了牙齿和关节的病理性损伤。

肌肉收缩的类型。大多数功能运动涉及肌肉节律性的收缩和松弛。这种等张收缩允许有足够的血流量来给组织充氧并清除细胞代谢产物。因此，功能运动是一种生理性肌肉活动。相比之下，副功能运动通常会导致肌肉长时间持续收缩。这种等长收缩会抑制肌肉组织内的正常血流。结果，肌肉组织中的代谢产物增加，产生疲劳、疼痛和痉挛的症状[211,232-233]。

保护性反射的影响。功能运动中存在神经肌肉反射，保护牙齿结构免受损害。然而，在副功能运动中，神经肌肉保护机制似乎有点不协调，导致对肌肉活动的影响较小[3,234-235]。这使副功能运动逐渐增加，并最终损伤相关结构。

考虑到这些因素后，很明显，副功能运动比功能运动更可能损伤咬合系统的结构并诱发TMD。需要注意的是，许多患者会因功能紊乱（如进食困难或说话时疼痛等）来就诊。应该记住，功能活动往往会让患者意识到这类症状，但其实这些症状是由副功能运动造成的。在这些情况下，治疗应主要针对控制副功能运动。改变患者主诉的功能运动可以减轻症状，但并不能有效地解决问题。

另一个概念是，副功能运动几乎都发生在潜意识水平。这种破坏性活动大多发生在睡眠期间，表现为磨牙和紧咬牙。通常情况下，患者醒来时并不知道睡眠中发生的活动。他们甚至可能醒来时出现TMD症状，但并不能明确病因。当被问及磨牙情况时，大多数人都会否认[171]。一些研究表明，25%～50%接受调查的患者自诉患有磨牙症[55,236]。尽管这些比例看起来很高，但考虑到许多接受调查的人并未意识到自身的副功能运动，真实的百分比可能会更高。

磨牙症的病因

多年来，磨牙和紧咬牙的病因一直备受争议。早些时候，口腔医生非常确信磨牙症与𬌗干扰有直接关系[3,237-239]。因此，治疗都是为了纠正𬌗干扰。后来的研究[240-242]并不支持咬合接触会导致磨牙症的观点。毫无疑问，咬合接触会影响咬合系统的功能（见第2章），但它们不太可能导致磨牙症。𬌗干扰和咬合系统症状之间的确切关系将在本章的最后一节讨论。

情绪压力似乎是影响磨牙症的因素之一[243]。监测夜磨牙活动水平的早期研究发现其发生与应激事件的时间分布相关（图7.3）[215-217,242]。当对一位受试者进行长时间监测时，就可以清楚地看到这种相关性（图7.4）。注意，在此图中，当受试者遇到应激事件时，夜间咀嚼肌活动增加，并伴疼痛加剧。应该指出的是，其他研究并没有发现这种相关性[244-245]。

情绪压力加重并不是诱发磨牙症的唯一因素。据认为，某些药物也可以增加磨牙症[246-250]，尽管证据不充分[251]。一项对磨牙症病因的系统性综述表明，咖啡因、酒精、烟草和药物滥用可以增加磨牙症[252]。也有研究表明，磨牙症可能存在遗传倾向[253-256]。其他研究[257-261]报告了磨牙症和中枢神经系统（CNS）紊乱之间的关系。有项研究将磨牙症与胃食道反流联系起来[262]。也有些病例报告将磨牙症的增加与某些抗抑郁药物（5-羟色胺选择性再摄取抑制剂，selective serotonin reuptake inhibitors，SSRI）的使用联系起来[263-265]。从这些数据可以明显看出，磨牙症的病因是复杂和多因素的[264]。这可能解释了为什么它如此难以控制。

在本书第1版（1983年）时，人们普遍认为副功能运动是TMD的重要病因。事实上，当时人们认为，如果能控制副功能运动，TMD症状就会得到缓解。随着研究的进展，新的研究为TMD的病因提供了更多的证据。目前，人们仍然认为副功能运动可能是病因之一，但它远比这复杂得多。我们现在也认识到磨牙和紧咬牙在一般人群中也是一种常见现象。大多数人都有某种类型的副功能运动，但不致诱发疾病。

然而，有时副功能运动确实会引发TMD的问题，治疗需要针对病因。在其他情况下，它可能不是TMD症状的主要原因，而是维持或加重症状的促进因素。在这种情况下，需要解决主要病因和副功能运动，以完全缓解症状。好的临床医生必须能够区分副功能运动什么时候是患者症状的诱因，或只是一种促进因素。通过仔细检查患者的病史和检查结果进行区别（见第9章）。

儿童磨牙症

磨牙症在儿童中很常见。当对父母进行调查时发现有20%～38%儿童会磨牙[266-267]。父母经常会听到孩子在睡觉时的磨牙声，并变得非常担心。通常他们会对此感到苦恼并向口腔医生寻求建议或治疗。口腔医生可以根据现有的研究数据适当地回应他们的担忧。但是，有关儿童磨牙症的研究数据非常稀缺。人们普遍认为，虽然磨牙在儿童中很常见，但很少伴症状。回顾有关磨牙和TMD的儿科文献，没有发现任何相关的证据[268]。尽管儿童的乳牙经常磨耗，但很少有咀嚼困难或咀嚼功能紊乱的症状。

儿童磨牙症可能与成人病因相似（如情绪压力[269-270]）。在一项对126位磨牙儿童（6～9岁）的研究中[271]，5年后，只有17位儿童仍在磨牙，且没有出现任何症状。这项研究的结论是，儿童的磨牙是一种自限性现象，不会出现相关的明显症状，也与成年后磨牙风险的增加无关。应告知有关家长这项活动的良性性质，并要求他们关注孩子的任何主诉。如果孩子在咀嚼或说话过程中表明疼痛，或醒来时面部疼痛，他就应该到牙科诊所就诊。如果儿童主诉频繁而明显的头痛，TMD检查也可适用于排除咀嚼功能紊乱是否是导致头痛的可能病因。

患者的适应性

近年来，口腔医生逐渐认识到TMD的病因不是单一的，而是多因素的[272]。在前面的讨论中，提出了5个明确的病因，都有证据表明这些病因可能会诱发TMD症状。然而，患者究竟受到何种因素影响？如果知道这一点，就可以选择合适的治疗方法。当然，不是每个因素都会影响到每位患者。临床医生可以发现，大多数患者都有不同程度的病因表现，但不伴TMD症状。因此，这幅描述TMD病因的图表一定缺失了某些因素（图7.5）。

事实上，大多数临床医生最容易忽视的因素之一就是患者的个体适应性[273]。大多数临床医生认为所有就诊的患者都是一样的生物学个体。这可能与事实相去甚远。每位患者都具有生物学差异性。人类的骨骼肌肉系统具有适应性，因此可以适应不同的变化，而不出现病理或功能紊乱的症状。因此，某种类型的错𬌗、微创伤、某些情绪压力、部分的深度疼痛和副功能运动并不总是导致TMD症状。患者的肌肉骨骼系统通常可以适应这些因素。大多数临床医生可以理解这一差异，但鲜有医生在治疗他们的患者时考虑到这一点。

事实上，个体适应性的存在是牙科治疗取得临床成功的一个主要原因。我们应该认识到，由于牙科治疗并不总是可逆的，因此，临床治疗的成功往往与个体适应性直接相关。考虑到这一点，口腔医生应该对患者心存感激，而不应把疗效归功于己。

由于人体结构的复杂性，虽然患者的适应性是可以理解的，但往往缺乏可靠的科学依据。影响适应性的因素可能与先天因素有关，例如，遗传变异[274]和宿主抵抗力[275]。有些可能是生物因素，例如，饮食、激素、睡眠障碍[276]甚至是身体状况[277-281]。其他可能是人口统计学因素，例如，年龄[276]、性别[282-283]和全身健康行为[129,284]。为了更好地理解为什么某些个体更易患某些疾病，人们才开始研究上述的各类因素[285]。

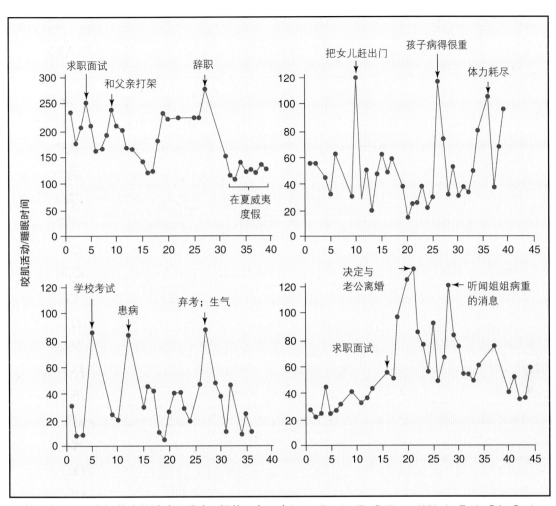

• **图7.3** Rugh的研究显示，夜间的咬肌活动可反映日间的压力。（From Rugh JD, Solberg WK: In Zarb GA, Carlsson GE(eds): Temporomandibular joint: function and dysfunction, St Louis, MO, 1979, Mosby Yearbook, p 255.）

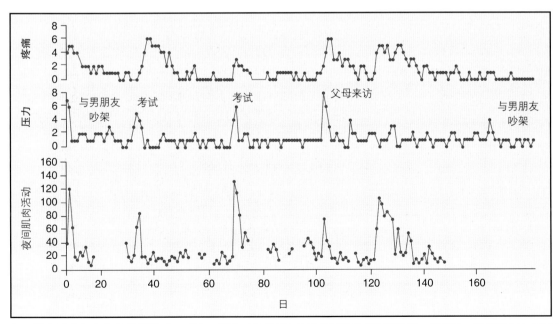

• **图7.4** 压力、肌肉活动和疼痛的长期关系。对同一研究对象观测140日后获得这3种测量值。经历了一次情绪压力后不久，夜间肌肉活动即增加。不久之后，受试者主诉肌肉疼痛。（From Rugh JD, Lemke RL: In Matarazzo JD, et al. (eds): Behavioral Health: A Handbook of Health Enhancement and Disease Prevention, New York, NY, 1984, John Wiley & Sons Inc. [chapter 63].）

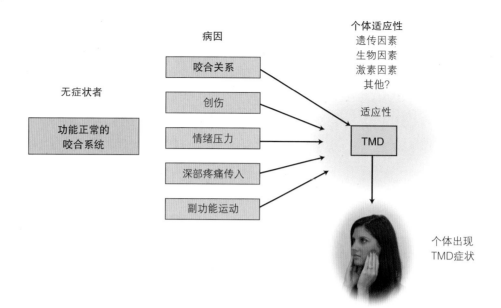

•图7.5　在此图中，咬合的病因被描述为重要的因素（可能是新放置的不合适的冠）。如果这个因素超过了患者的适应能力，患者就会出现颞下颌关节紊乱病（TMD）症状。在这种情况下，咬合状况的改善（冠的调整）将减少这一病因因素，从而使患者在适应范围内，从而解决TMD症状。这5种致病因素中的任何一种都可以产生同样的效果，这有助于解释为什么有资料表明，对这些因素中的任何一种进行治疗都可以减轻症状。

人类基因组与疼痛

　　一项有关儿茶酚氧甲基转移酶（catechol-O-methyltransferase，COMT）编码基因的研究揭示了遗传变异和疼痛敏感性的关系。COMT是与人类中枢神经系统疼痛调节机制的活性降低有关一种重要酶[286-287]。与该基因相关的单倍型有3种：低疼痛敏感性单倍型、中等疼痛敏感性单倍型和高疼痛敏感性单倍型。在人体实验中，发现了这些单倍型种类与疼痛敏感性之间的关联，体外和体内实验的结果进一步支持了这些关联[288]。

　　对一组正畸治疗过和一组从未正畸治疗过的女性进行TMD症状发作的评估，其资料中发现[289]。在被归类为疼痛耐受型COMT单倍型的受试者中，有正畸治疗史的受试者（累计发生率为6.3%）和没有正畸治疗史的受试者（5.5%）的TMD累积发生率几乎相同。相比之下，在疼痛敏感性单倍型受试者中，有正畸治疗史的受试者TMD发生率为22.9%，而无正畸治疗史的受试者未出现新的TMD病例。这些研究结果揭示了一些认识，因为在过去许多人认为正畸治疗会导致TMD。其实可能不是正畸治疗本身，而是正畸治疗中患者的疼痛敏感性与TMD发作有关。

　　这些发现广泛影响了患者各方面的治疗。患者适应性这一重要概念有助于解释为什么一些患者能适应牙科治疗，而另一些患者不适应。也有助于解释为什么许多患者对植入物没有任何反应，而少数患者会有长期疼痛问题。这些近期的研究只是粗浅的涉及了人类基因组的功能，实际上它非常复杂且难以理解。随着了解的深入，在开始治疗之前，检测患者的唾液DNA可能更好地了解与不良反应相关的潜在遗传风险因素。

　　事实上，每位就诊的患者都不尽相同，因此可能需要考虑其差异性。有些患者可能有更明显的发病因素，但未表现出任何TMD症状，他们是适应性更强的"幸运儿"。这也许有助于解释为什么前述的流行病学研究综述未能证明咬合与TMD症状的相关性。图7.1完整图示了一个健康的适应性个体的发病因素与TMD间的关系。虽然每个病因都可能有一定的作用（如错殆、情绪压力等），但这些因素并没有超出患者的适应能力，因此没有出现症状。

　　然而，如果某个发病因素变化超出了其适应能力，患者就会出现症状。图7.6描述了咬合因素（如牙冠过高）超出了患者的适应能力，导致出现TMD症状。值得注意的是，这5种病因中的任何一种都可能超出患者的适应能力而导致症状。但以往口腔医生由于对咬合了解较多，并且患者的咬合情况多不理想，因此常关注于患者的咬合情况。现在了解了病因与患者适应性的关系后，就需改变治疗思路。

然而，如果主要的致病因素是情绪压力或深部疼痛传入，咬合治疗将无法解决症状。最令患者和口腔医生气馁的是，当完成一个冗长的治疗计划来改变咬合时却发现治疗并没有改善患者的症状。在对患者开始进行不可逆性咬合治疗前，口腔医生应当先明确病因。本章的其余部分将阐明临床医生如何为TMD患者选择适当的治疗方法，并取得一定的成功。

在某些情况下，患者的个体适应性可能会发生改变。如果适应性降低，次要的病因可能会变得更有影响（图7.7）。此时，常规治疗对患者的作用似乎越来越小。作用越小，问题就越趋于慢性化。随着疾病慢性化发展，可以发现中枢神经系统的变化将进一步使病情持续发展。这些变化可能是中枢敏感化、HPA轴效应增强，甚至下行抑制系统的改变[279~291]。

这些中枢变化已在第2章中详述。随着这些变化，患者的病情变得更加慢性化，需要各种不同的治疗方

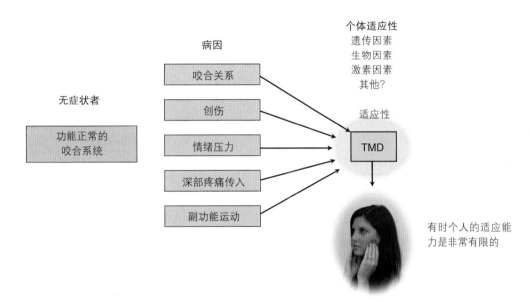

• 图7.6　此图描述了一些患者可能适应性较差或适应性降低的情形。当这种情况发生时，最初不会导致TMD症状的各种病因因素，现在可能会引发症状。有时，个体的适应性非常有限，试图减少这5个因素中的任何一个都可能无效。TMD：颞下颌关节紊乱病。

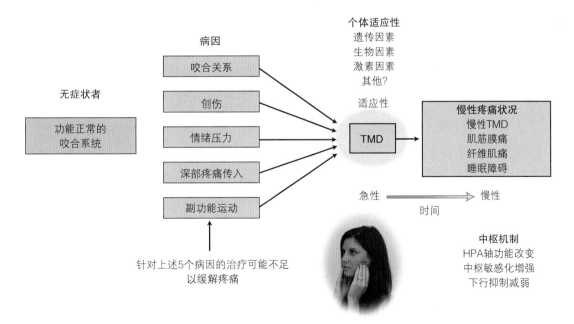

• 图7.7　此图描述了一个更困难的临床问题。随着TMD症状的延长，疼痛状况可能会从急性转变为慢性。随着疼痛变为慢性，中枢神经系统可能会改变，使治疗变得更加复杂。其中一些改变发生在下丘脑–垂体–肾上腺（HPA）轴、中枢敏感化和/或下行抑制控制的减少，可能会出现更多的慢性疼痛情况，针对上述5个病因的治疗可能不足以缓解疼痛。TMD：颞下颌关节紊乱病。

法。例如，慢性TMD、慢性局部肌筋膜痛和纤维肌痛等疾病的治疗最好是多学科联合治疗，这将在以后的章节中提到。最初可能只是简单的TMD患者，现在却需要用完全不同的方法来治疗（图7.7）。

咬合与颞下颌关节紊乱病的确切关系

前文概述了多种因素是如何诱发TMD症状。试图用一个简单的方法来治疗所有TMD是不太符合逻辑的。需要考虑的重要问题是，与TMD相关的病因之一是患者的咬合关系。严格来说，这是一个牙科问题，因此，当咬合被确定为主要病因时，就需要牙科治疗。下面将详细讨论咬合关系如何影响TMD症状。

当讨论开始时，请记住咬合在TMD中的作用并不反映殆因素在牙科中的重要性。咬合是牙科的基础。良好的咬合关系和稳定性是正常咀嚼功能的基础。获得良好的咬合稳定性始终是口腔医生的首要目标，医生的治疗将改变咬合关系。然而，咬合作为TMD的发病因素在所有患者中的作用并不相同。本节拟从现有的研究文献中推断和提取有关信息。在通读本节时，重要的是要记住，咬合肯定不是导致TMD的唯一病因。请不要忽视已经提出的其他4个主要病因。

在评价咬合与TMD的关系时，应从静态和动态两方面考虑咬合关系。迄今为止，大多数咬合研究都评估了牙齿的静态关系。以前引用的研究是将咬合作为独立的静态因素与TMD进行相关性或非相关性分析。这些结果与任一TMD相关的发病因素研究一样并无特殊性。也许理解咬合与TMD之间关系的关键是了解在一个多因素联合致病的患者中，咬合与TMD之间的关系（如果有的话）。Pullinger、Seligman和Gornbein[293]试图使用盲法实验及多因素分析来确定每个因素与其他因素联合作用的权重。随机收集了严格诊断的疾病组与无症状对照组，比较了两者之间11个咬合因素的交互作用。

Pullinger等[293]得出结论，没有一个单一的咬合因素可能致病。然而，以下4种咬合特征主要发生在TMD患者身上，而在正常人中很少见：骨性前牙开殆，下颌后退位至牙尖交错位之间的距离>2mm、覆盖超过4mm，以及≥5颗牙齿缺失或存在未修复的后牙。然而，所有这些特征不仅在健康人中很罕见，在TMD患者群体中也

很少见，这表明其在诊断上的价值有限。

Pullinger等[293-294]的结论是，多因素分析下，许多传统上被认为对TMD有影响的咬合因素只起了微乎其微的作用。他们认为：尽管有几个咬合变量增加了疾病的相对概率，但这只能被严格诊断的疾病组中小范围的少数受试者所证实。因此他们得出结论，咬合不是与TMD相关的最重要病因。

Pullinger等[293-294]的多因素分析表明，除少数咬合情况外，咬合与TMD之间的相关性较小。然而，应该注意的是，这些研究报告了静止状态下的牙齿的接触关系以及在各种非正中运动中瞬时的咬合接触方式。这些代表了传统的咬合评估方法。也许这些静态关系对于了解咬合在TMD中的作用十分有限。

咬合与颞下颌关节紊乱病在动态功能活动中的关系

当考虑到下颌骨和颅骨之间的动态功能关系时，咬合关系对某些TMD的影响至少有两种方式。第一个是在咬合时，颅骨负荷、咬合关系如何影响下颌的肌骨稳定性。第二个是咬合关系的急性改变如何影响下颌功能，从而导致TMD症状。这些咬合关系将分别进行讨论。

咬合关系对肌骨稳定性的影响

如第5章所述，当牙尖交错位与髁突在关节窝内的肌骨稳定位相协调时，就存在肌骨稳定性。此时，牙齿和关节受力但不损伤正常组织。然而，缺乏肌骨稳定性时，牙齿和关节可能会出现过度受力和损伤，牙齿没有咬合时，髁突通过升颌肌群保持在其肌骨稳定位（图7.8A）。

然而，当缺乏肌骨稳定性时，可能只有一个牙齿接触（图7.8B）。这是一个非常不稳定的咬合位置，即使髁突保持在一个稳定的关节位置。神经肌肉系统现在需要做出选择，要么保持只有一颗牙齿接触的稳定的关节位，要么就离开肌骨稳定位，将下颌滑动至更稳定的咬合位置。由于咬合稳定性是功能运动（咀嚼、吞咽和言语）的基础，因此首先要达到咬合稳定性，下颌将移动到最广泛的牙齿接触位置（牙尖交错位）。此时，会迫使一侧或双侧髁突离开其肌骨稳定位，从而失去肌骨

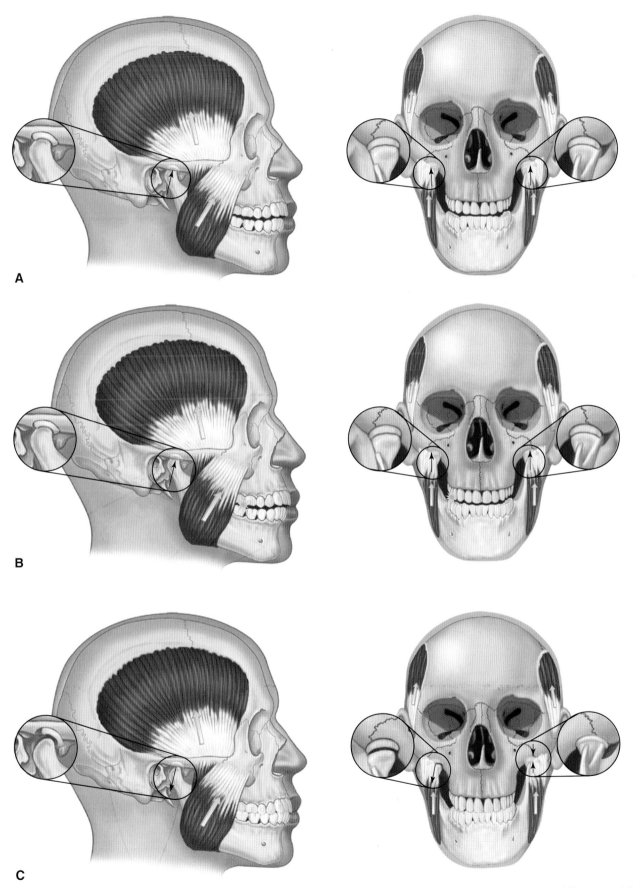

A

B

C

• 图7.8　A. 当牙齿分离时，升颌肌群将髁突保持在其肌肉骨骼稳定的位置（位于关节结节的后斜面的前上方）。在这种情况下，关节是稳定的。B. 当闭口时，单一的牙齿接触使整个牙弓得不到充分的咬合。此时此刻，咬合不稳定，但关节仍然稳定。由于髁突和牙齿不能同时处于稳定的关系中，导致咬合系统不稳定（见第5章）。C. 为了获得功能运动所需的咬合稳定性，下颌前移并达到牙尖交错位。此时，患者实现了咬合稳定，但髁突可能不再保持咬合系统稳定。这种不稳定可能不会造成问题，除非出现不寻常的负荷。如果负荷开始，髁突将寻求稳定性，不寻常的运动可能导致髁突/关节盘复合体损伤，引起囊内紊乱。

稳定性（图7.8C）。这意味着牙齿处于稳定的负荷位置时，髁突就不稳定，反之亦然。

虽然缺乏肌骨稳定位而只有牙齿咬合接触，但这可能不会产生问题，因为负荷非常小。然而，当同时伴升颌肌群异常收缩或外力施加（创伤）时，可能就会出现问题。由于牙尖交错位是牙齿的最稳定位，牙齿可以受力而不会出现损伤。此时，如果髁突也处于关节窝内的稳定位，则受力同样不会损伤关节结构。

然而，如果髁突与关节盘和关节窝的关系处于不稳定时而承受负荷时，则可能会发生异常运动以试图获得稳定性。此时，升颌肌群收缩产生的负荷导致下颌骨轻微弯曲，以试图获得关节稳定。这种运动幅度虽然很小，但通常是关节盘和髁突之间的滑动。这会使关节盘韧带受力，最终导致韧带伸长或关节盘变薄。这些改变可能导致关节盘移位，从而导致囊内紊乱，这将在下一章详细介绍。

应该记住，有两个因素决定了患者最终是否会发展为囊内紊乱：肌骨不稳定性的程度和负荷量。1~2mm幅度的肌骨不稳定性不太可能产生问题。然而，随着髁突的肌骨稳定位和牙尖交错位之间的差异变得越来越大，囊内紊乱的风险也随之增加[293-295]。

决定患者是否会发展为TMD的第二个因素是负荷量。因此，同样是缺乏肌骨稳定性的患者，磨牙症患者比非磨牙症患者出现TMD的风险更高。此外，强有力的单侧咀嚼会导致囊内关节突然移位和潜在盘-髁紊乱（见第8章）。这些变化可能有助于解释为什么有相似咬合关系的患者可能不会出现类似的紊乱。事实上，当比较两位患者的静态咬合关系时，有更明显错𬌗的患者不一定就患有TMD。考虑到咬合的动态功能与关节位置有关，因此可能提供更重要的信息，这些信息就是TMD的相对风险因素[283]。

也许有必要从另一个角度考虑咬合和TMD的关系，以助于阐述两者之间重要的相互关系。错𬌗是指牙齿之间的特定关系，但它并不一定就是咬合系统功能紊乱的风险因素。口腔医生已研究错𬌗多年，例如，开𬌗或安氏Ⅱ类错𬌗。然而，正如文献所描述的那样，这种错𬌗未必与颞下颌关节紊乱病（TMD）有关。但这些错𬌗的发生与关节位置有关时，错𬌗与TMD相关性可能增强，

因此仅仅通过简单的口腔检查或手持研究模型的观测并不能发现TMD的有关风险因素。只有通过观察咬合与关节稳定位之间的关系，才能发现肌骨不稳定性的程度。

因此，需要在牙科中引入另一个术语，即**稳定错𬌗**。这个术语引入了这样一个概念，即所有的错𬌗并不都是TMD的风险因素。有些错𬌗与肌骨稳定性相协调。换句话说，患者可能会出现明显的安氏Ⅱ类深覆𬌗，但闭口时，髁突是在肌骨稳定位上，所有牙齿接触良好。虽然这可能是错𬌗（安氏Ⅱ类深覆𬌗），但它具有肌骨稳定性，因此不是TMD的风险因素。

然而，有的安氏Ⅱ类深覆𬌗患者的情况可能会有很大的不同。例如，当患者的下颌处于肌骨稳定位时，牙齿只有前牙接触。患者继续咬合时，通过下颌后移以最大咬合接触，其存在严重的肌骨不稳定性。因此，这种错𬌗可能被认为是TMD的一个风险因素。然而，这并不意味着患者就将发展为TMD。请记住，还必须考虑另一个因素——负荷。如果患者没有明显的结构负荷，可能不会出现任何问题。然而，如果患者确实负荷过重，这种错𬌗就可能成为诱发TMD的风险因素。

值得注意的是，仅仅观察牙齿的静态关系可以发现错𬌗，但不能提示TMD的任何风险因素。只有在评估咬合与关节稳定位的相关关系时，才能认识到TMD的风险因素。即使是一个排列整齐的安氏Ⅰ类情况，如果它与稳定的关节位置不协调，也可能是TMD的风险因素。

在评估TMD的相关风险因素时，肌骨不稳定性是需要考虑的关键因素。还要记住，1~2或3mm的微小差异在流行病学上是正常的，而不是明显的风险因素。微小的差异似乎很好地体现了个体的适应性。移位幅度>3~4mm是TMD的显著风险因素[75,81,88,121,293-294,296]。

咬合关系的急性改变对颞下颌关节紊乱病的影响

咬合关系影响TMD症状的第二种方式是突然或急性的咬合改变。如第2章所述，牙齿的咬合接触关系对咀嚼肌的活动有很大的影响[297-300]。已经证明，稍高的牙齿接触会引起某些患者的咀嚼肌疼痛[240,301-303]。必须明确的问题是：咬合接触是如何影响肌肉活动的？什么类型的肌肉活动会导致TMD症状？为了回答这些重要的问题，我们必须区分不同类型的咀嚼肌活动。

咬合系统的活动

如前所述，咬合系统的活动可以分为两种类型：功能性（咀嚼、言语和吞咽）和副功能性（磨牙、紧咬牙和口腔习惯）。其中一些活动可能是导致TMD症状的原因[120,164]。

功能活动和副功能活动是完全不同的临床情况。前者是控制良好的肌肉活动，允许咬合系统行使正常功能但又避免相关结构的损伤。保护性反射持续存在，防止潜在的牙齿接触损伤。在功能运动中，牙齿接触干扰对肌肉功能活动有抑制作用（见第2章），因此功能运动直接受到咬合关系的影响。

副功能运动似乎是由完全不同的机制控制的。早期的概念认为，副功能运动实际上是由某些牙齿接触引起的，而非被牙齿接触所抑制[238,304-305]。虽然如今这些概念在很大程度上不被认可，但一些咬合关系仍然被质疑。然而，在对副功能运动进行观察和研究之前，口腔医生对其病因进行了多年的理论研究和治疗[215-216,306-308]。对副功能运动更完整的描述本章前面已详述。

咬合接触和肌肉亢进

如前所述，"肌肉亢进"一词泛指与功能活动无关的任何肌肉活动水平的增加。不仅包括磨牙和紧咬牙，还包括任何与习惯、姿势或情绪压力加重相关的肌肉紧张性增加。如第2章所述，牙齿的咬合接触关系将影响咀嚼肌的精确功能运动。然而，这是否意味着咬合接触与咀嚼肌疼痛有关？

一些研究[27,69,75,93,113,309-315]显示咬合因素与咬合系统症状呈正相关，而另一些研究[68,106,316-324]则显示无相关性。虽然有研究表明，当受试者主动紧咬牙至非正中位置时，特定的咬合接触关系可以影响特定的肌群[297,299-300,325-327]，但同样也有研究指出牙齿的咬合接触关系不会影响夜磨牙[231,240-241,328-329]。然而，改变咬合关系确实会影响肌肉功能[302,314,330]，而且认为制造实验性𬌗干扰甚至可能导致疼痛的症状[331-333]。

然而，实验性𬌗干扰并不会增加磨牙症的发生，尽管多年来一直认为这是正确的[240]。同理，消除𬌗干扰似乎不会显著改善TMD症状[328,334-336]。然而，在一些长期研究中，在相对无症状的人群中消除𬌗干扰似乎降低了未来出现TMD症状的概率[337-339]。

鉴于第1章和第2章讨论的肌骨稳定性原则，过高咬合接触会增加肌肉活动（如磨牙症）的观点应受到质疑。当韧带被拉伸时，会激活伤害性反射，导致牵拉关节的肌肉停止收缩。口腔中的韧带是牙周膜韧带（PDL）。当牙齿咬合过重时，牙周膜韧带过度负荷，激活伤害性反射导致牵拉关节的肌肉停止收缩（即颞肌、咬肌和翼内肌）[340]。因此，牙齿咬合过重会导致磨牙或紧咬牙这一假设有违肌骨稳定性原则[341]。然而，同样的咬合接触也会造成肌肉疼痛症状。

在由Le Bell等[342]进行的一项精心设计的研究中，为正常健康受试者和有TMD症状史的受试者人为设置𬌗干扰。后者是指有TMD症状史，但在研究期间没有出现。人为𬌗干扰放置后2周去除。研究结果显示，正常受试者出现了一些早期症状，这些症状在几天内就消失了。而以前有过TMD的受试者在去除干扰后的2周内症状显著增加。这些数据表明，TMD患者的适应性可能比正常受试者低，因此他们可能更容易出现TMD症状[343]。这种适应性上的不同肯定有助于解释咬合与TMD之间关系的研究结果的巨大差异。也许未来的研究将有助于确定使患者不容易顺应改变（适应性差）的因素，这些因素似乎同时也具有遗传学和行为学的影响。这样就可以采取特殊的治疗措施，这些措施不超过它的生理适应范畴。

回顾文献，很明显尚未确定咬合关系对肌肉亢进的确切影响。它似乎与某些类型的肌肉亢进有关，而与其他类型无关。然而，这种混乱的情况也可以解释为何有的牙科治疗适合咀嚼疼痛疾病的治疗，有的并不适合。也许对一些科学研究的相关综述将有助于阐明咬合、肌肉亢进和TMD之间的重要关系。

Williamson和Lundquist[344]研究了不同咬合接触关系对颞肌与咬肌的影响，研究表明在侧向运动过程中，当双侧咬合接触的受试者被要求朝某个方向移动下颌时，所有4块肌肉都维持收缩。然而，如果解除平衡侧咬合接触，只有工作侧的肌肉维持收缩。这意味着解除平衡侧咬合接触时，平衡侧的咬肌和颞肌在平衡侧运动时不再收缩。研究进一步表明，如果存在组牙功能引导时，则工作侧的咬肌和颞肌在侧向运动时都收缩。然而，如果在侧向运动时只有尖牙接触（尖牙引导），那么只有同侧的颞肌收缩。本研究指出了尖牙引导相对于组牙功能和平衡侧咬合接触的优点。此外，与其他研究一起表明[297,299,325-327,345]特定的咬合关系会影响在特定下颌运动中被激活的肌肉群。换句话说，某些后牙咬合接触可以增加升颌肌群的活跃性。因此，这项研究证实了咬合关系可以增加肌肉活动性的概念。

在强调这类研究之前，必须考虑其他依据。Rugh等[240]试图推翻早接触可能导致磨牙症的观点。他们实验性地在10位受试者中放置一个过高的牙冠，并观察其对夜间磨牙症的影响。虽然很多口腔医生确信这将增加磨牙症的发生率，但事实并非如此。事实上，大多数受试者在最初的2~4个晚上磨牙明显减少，随后恢复到正常的磨牙水平。从这项和其他研究[241,328]得出的结论表明，早接触并不会增加磨牙活动。换句话说，抬高后牙的咬合接触并不一定会增加肌肉的活动性。

起初，这些研究似乎得出了相反的结论。然而，这两个结论都合理且可重复，证明了它们的可靠性和准确性。因此，人们需要更仔细地研究它们，以更好地理解它们与TMD的关系。仔细评估后会发现，这两项研究实际上研究的是两种截然不同的肌肉活动。第一项研究评估了咬合接触对有意识的、可控制的、自主的下颌运动的影响。另一项研究则评估了咬合接触对潜意识和不受控制的、非自主的肌肉活动（夜磨牙）的影响。这些活动截然不同。

前者是在外周水平（中枢神经系统之外）产生的功能活动，后者则是在中枢神经系统水平启动和调节的非功能活动。在外周水平产生的肌肉活动存在伤害性反射。换句话说，来自外周组织（即牙齿）的影响对它有抑制作用。相反，夜磨牙似乎是在中枢神经系统水平上产生的，刺激中枢神经系统对这一活动有兴奋效应（如前述的睡眠阶段、情绪压力）。因此，前一项研究提示牙齿接触对咬合系统功能运动过程中的肌肉反应有很大影响，但后一项研究表明牙齿接触对夜磨牙影响不大。

也许这种类型的肌肉反应解释了为什么在Rugh等[240]的研究中，在佩戴牙冠的前2~4个晚上，夜磨牙显著减少。当受试者进入梦乡并开始磨牙时，他们的牙齿咬合在一起，接触到了过高的牙冠。异常的外周感觉

传入抑制了中枢神经系统，并立即终止了中枢神经系统所导致的磨牙症。经过几天的适应，过高的牙冠不再对系统有损害性，因此抑制作用也减弱了，继而磨牙活动又复发了。同样的现象（外周感觉传入的改变导致中枢神经系统活动减少）也可能在其他情况下发生。

例如，如果在夜间监测接受正畸治疗的患者的磨牙症，总是会发现在弓丝加力后，夜磨牙立即减少甚至停止[346-348]。这很可能是因为牙齿变得敏感，以至于任何牙齿接触都会引发疼痛的外周感觉传入，进而减少磨牙症。随着患者适应牙齿的移动和牙齿敏感性的降低，磨牙症又复发。因此，外周感觉传入的任何瞬时变化都会抑制中枢神经系统诱导的活动。这种抑制作用很可能是正畸治疗减少夜磨牙的机制。

对Rugh等的研究[240]进行更仔细的评估后也显示，佩戴过高牙冠的受试者中有相当比例的人员肌肉疼痛增加。许多人预测这应当是由于磨牙症的增加，但事实并非如此。相反，这更有可能是因为升颌肌群的张力增加，试图保护下颌远离过高的牙冠。换句话说，突然的咬合改变扰乱了牙尖交错位，可能会导致升颌肌群的保护性反应（保护性共收缩）。

如果这种反应持续下去，可能会导致疼痛。这一点已经在其他研究中得到证实[331-332]。研究[88,331-332]也表明，良好的牙尖交错位对下颌稳定性的重要性。然而，肌肉张力的增加和过高的牙冠并不会导致磨牙症的增加。

最近的睡眠研究表明，受试者升颌肌群的静息肌电图活动越活跃，其出现的晨起头痛和肌肉疼痛越多[349-350]。这些研究表明，张力的增加可能与肌肉疼痛有关。这种活跃性的增加可能是对咬合突然改变的保护性反应，或例如情绪压力等其他因素引起的一种保护性反应。

Marklund等的一项研究[351]进一步支持了良好的牙尖交错位的重要性。该小组研究了1年的牙科学生TMD的发病率。他们评估了许多因素，但只有一个因素与TMD症状的出现显著相关。那就是牙尖交错位时的咬合接触点的个数。他们要求每位受试者在牙尖交错位时咬 $8\mu m$ 咬合纸，以确定有多少牙齿真正接触。他们发现，在牙尖交错位接触较少的女性，TMD症状明显增加。这

表明对于维持口颌系统的良好功能，双侧存在多个稳定的咬合接触更为关键，而非肌骨稳定位和牙尖交错位之间差异或非正中引导的类型。

殆干扰如何影响肌肉症状？

关于殆干扰和肌肉症状的问题是牙科学的基本问题。如前所述，如果是殆干扰导致肌肉症状，那么口腔医生就是治疗TMD患者的主力。另外，如果咬合接触与症状无关，口腔医生就应当避免不必要的牙科治疗。刚刚综述的研究表明，牙齿接触会以不同的方式影响不同的肌肉功能。两种不同类型的肌肉活动可能会受到殆干扰的影响：功能性或副功能性。

功能运动很大程度上受外周感觉传入（抑制性）的影响，而副功能运动主要受中枢神经系统传入（兴奋性）的影响。影响肌肉反应的另一个因素是干扰的急慢性程度。换句话说，咬合关系的急性改变将促使肌肉产生保护性反应，即所谓的保护性共收缩。这种保护性反应可能会导致肌肉症状，这将在下一章讨论。同时，咬合关系的急性改变对副功能运动有抑制作用。

当殆干扰变为慢性时，肌肉反应就会改变。慢性殆干扰可能以以下两种方式影响功能运动。最常见的是改变肌肉记忆，以避免潜在的破坏性接触，并继续行使功能。这种改变很可能由第2章中讨论的中枢模式发生器控制，这是一种适应性反应。这是身体适应传入感觉改变的最常见方式。另一种形式的适应与牙齿移动有关，以适应过重的负荷。

大多数患者都能适应变化而不会表现出长期的功能紊乱迹象。然而，如果改变的肌肉记忆不能适应变化，持续的保护性肌肉共收缩可能会产生肌肉疼痛，这将在下一章讨论。然而，慢性殆干扰似乎对副功能运动几乎没有影响。虽然急性干扰似乎抑制了磨牙症，但一旦个体适应了这种变化，磨牙症又复发。

殆干扰的类型也是一个重要因素。人们认为造成TMD症状的殆干扰传统类型是归中侧（平衡侧）、离中侧（工作侧）的后牙接触以及前伸运动中的后牙接触。然而，研究表明，这些接触在TMD患者和对照组中都存在，并且与TMD症状没有很强的相关性[296]。长正中过大（3～4mm或更大），且可能影响肌骨稳定性时，则与TMD症状相关。能够明显改变牙尖交错位

的接触对肌肉功能起主要影响[88,352]。实验表明，早接触殆干扰影响闭口至牙尖交错位时通常会产生肌肉症状[330-333,335]。

这些反应的存在对治疗至关重要。例如，如果患者清晨出现肌肉紧张和疼痛，就高度怀疑夜磨牙的存在。选择的治疗方法很可能是咬合板，它将改变中枢神经系统诱导的活动（在第12章中详述）。这一般不涉及咬合关系的改变，因为它不是病因。另外，如果患者主诉在咬合改变（如戴牙）后立即出现疼痛问题，且长期持续性存在，则咬合关系应被怀疑为潜在的病因。应该进行适当的评估以确定最合适的治疗方法。从这个意义上说，临床医生应该意识到，患者的病史可能比检查更重要。检查可能会发现两位患者都有殆干扰，但只有一位患者的咬合关系与症状有关。病史和检查的重要性将在第9章讨论。

综上所述，在咀嚼、吞咽、言语和下颌姿势位时，良好的咬合关系对于健康的肌肉功能至关重要。咬合关系的紊乱最初会导致肌张力增加（共收缩）和肌肉症状[334,353]。然而，夜磨牙似乎与牙齿接触相对无关，而与稍后将讨论的其他因素（中枢神经系统活动）更密切相关。在确定诊断和为患者制订适当的治疗计划时，了解这些差异至关重要。

总结：咬合与颞下颌关节紊乱病的相关性

综上所述，咬合关系可通过两种机制影响颞下颌关节紊乱病。一种机制与咬合关系的急性改变有关。虽然急性改变会产生保护性肌肉共收缩从而导致肌肉疼痛（见第8章），但大多数情况下会形成新的肌肉记忆，患者逐渐适应后不产生症状[353]。咬合关系影响颞下颌关节紊乱病的第二种方式是导致肌骨稳定性缺失。严重的肌骨不稳定性伴明显的负荷时两者相关。

记住这些关系的一个简单方法是：牙齿咬合的问题由肌肉解决。然而，一旦牙齿咬合，咬合系统在负荷时存在的问题就会由关节来解决。这些关系的重要性将在本章的其余部分予以强调。这些关系实际上就是牙科与TMD的关系。因此，如果这两种情况中有一种存在，则是牙科治疗的适应证。反之，如果这两种情况都不存在，则是牙科治疗的禁忌证。

总结

本章介绍了有关颞下颌关节紊乱病流行病学和病因学的信息。研究表明，TMD的症状和体征在普通人群中很常见，并不总是严重的或有害的。事实上，只有一小部分人会因此就诊，而需要接受治疗的人数则更少[49]。然而，一旦就诊，患者就应当得到有效的治疗，并尽可能先采取保守治疗。为了有效地治疗TMD，临床医生必须能够识别和理解其病因。然而，这并不简单。

尽管多年来，咬合一直被认为是TMD的主要病因，但情况并不总是如此。当然，咬合可能是一个因素，如果是这样，临床医生必须有效地解决这个问题。然而，咬合只代表了本章回顾的5个病因中的一个。在临床医生开始治疗之前，必须充分了解TMD的确切病因。这一信息始于对患者提供给医生的不同类型的TMD症状的全面了解，这些信息将在下一章中介绍。在结束木章时，重要的是要记住，不存在只关注咬合和从不关注咬合的临床医生。

第8章
颞下颌关节紊乱病的症状和体征
Symptoms and Signs of Temporomandibular Disorders

"你不熟悉类疾病，你就永远无法做出诊断。"

——杰弗里·奥克森

在上一章中，我们讨论了可能导致咬合系统正常功能改变的情况和条件。创伤、情绪压力、肌骨不稳定性、来自深部的疼痛和肌肉过度活动等是主要病因。在本章中，我们将讨论咀嚼功能紊乱的常见症状和体征。咀嚼功能紊乱的临床症状（symptom）和体征（sign）可根据受累的结构进行分类：（1）肌肉；（2）颞下颌关节；（3）牙列。肌功能紊乱和颞下颌关节紊乱是称为颞下颌关节紊乱病（TMD）的一组疾病[1]。每种症状和体征也可能是其病因或促进因素。

在评估患者时，清楚地识别症状和体征是很重要的。症状是患者反映的描述或主诉。体征是医生在临床检查中发现的客观临床表现。患者很清楚自己的症状，但他们可能没有意识到自己的临床体征。例如，患者主诉下颌开口时肌肉压痛，但完全没有意识到也存在关节杂音。肌肉压痛和关节杂音都是临床体征，但只有肌肉压痛才被认为是症状。为了避免忽略亚临床体征，检查者必须敏锐地识别每种特定疾病的常见症状和体征。

肌功能紊乱

咀嚼肌紊乱可能是牙科患者就诊的最常见主诉[2-3]，就疼痛而言，它们的出现频率仅次于牙痛（即牙齿或牙周疼痛）[4]，也是一大类疾病，统称为咀嚼肌紊乱[5]。与任何疾病一样，可以观察到两种主要症状：疼痛和功能紊乱。

疼痛

当然，咀嚼肌紊乱患者最常见的主诉是肌肉疼痛，范围从轻微的压痛到极度的不适。肌肉组织来源的疼痛称为肌痛，其可能是由肌肉过度活动引起。这些症状通常与肌肉疲劳感和紧张感有关。虽然这种肌肉疼痛的确切来源尚有争议，但一些学者认为它与相关营养动脉的收缩和肌肉组织中代谢产物的积累有关。在肌肉缺血区，某些致敏物质（如缓激肽、前列腺素）释放，引起肌肉疼痛[5-11]。

然而，肌肉疼痛远比简单的过度活动和疲劳复杂得多。事实上，与大多数TMD相关的肌肉疼痛似乎与其活动增加（如痉挛）没有很强的相关性[12-16]。我们现在认识到，肌肉疼痛很大程度上受到中枢机制的影响[8,17-18]，这将在本章后面讨论。

肌肉疼痛的严重程度与所涉及肌肉的功能活动直接相关。因此，患者主诉疼痛影响了他们的功能活动。请记住，当患者主诉咀嚼或说话过程中肌肉疼痛时，这些功能活动通常不是导致疾病的原因，只是让患者更加注意到了这些症状。更有可能的是，某种类型的活动或中枢神经系统（CNS）效应导致肌肉疼痛，因此针对功能活动的治疗是不对症的或失败的；相反，应当针对减弱CNS效应或降低可能的肌肉过度活动进行治疗。

还必须记住，肌源性疼痛（源于肌肉组织的疼痛）是一种深部疼痛，如果它持续存在，可以产生中枢兴奋效应。如第2章所述，这些效应可能表现为感觉效应（即牵涉性疼痛或继发性痛觉过敏）或传出效应（即肌肉效应），甚至是自主神经效应。尤其要记住，肌肉疼痛可以重新引发更多的肌肉疼痛（即第2章讨论的循环效应）。这种临床现象在1942年首次被描述为循环性肌痉挛[19]，后来被Schwartz描述为咀嚼肌痉挛[20]。最近，随着发现疼痛的肌肉并不是真正处于痉挛状态，本章创造了"循环性肌痛"这一术语。循环性肌痛的重要性将在本章后面讨论。

与咀嚼肌疼痛相关的另一个非常常见的症状是头痛。由于头痛的类型很多，这一症状将在本章后面的章节中单独讨论。

功能紊乱

功能紊乱是与咀嚼肌紊乱相关的常见临床症状，主要表现为下颌运动范围减小。当肌肉组织因过度活动而受损时，任何收缩或拉伸都会加剧疼痛。因此，患者限制下颌运动的范围，以减少疼痛保持舒适，在临床上常表现为张口受限。感觉不适的部位不同，张口受限的严重程度也有所不同，在一些肌痛性疾病中，患者可以缓慢地增加开口范围，但疼痛仍然存在，甚至可能变得更严重。

急性错𬌗是另一种功能紊乱。急性错𬌗是指由疾病引起的咬合状况的突然改变。其可能是由静息状态下控制颌位的肌肉长度的突然改变引起的。当这种情况发生时，患者常出现牙齿咬合接触的变化。下颌位置和由此产生的咬合关系的改变取决于所涉及的肌肉。例如，翼外肌下头轻微功能性收缩，会导致同侧后牙错位，对侧前牙（尤其是尖牙）早接触。

随着升颌肌群的功能性缩短（临床上较少发生的急性错𬌗），患者通常会反映无法正常咬合。重要的是要记住，急性错𬌗是肌肉失调的结果，而不是原因。因此，治疗不应该指向纠正错𬌗。相反，它应该旨在消除肌肉紊乱。消除了肌肉紊乱，咬合情况也将恢复正常。正如稍后将讨论的，某些囊内紊乱也可导致急性错𬌗。大部分医生将不同的咀嚼肌紊乱同等对待，如果如此，治疗无疑将变得十分简单。

然而，经验丰富的临床医生意识到情况并非如此，因为用相同的方法治疗所有的肌肉疼痛疾病并不能都取得成功。因此，他们意识到，所有的咀嚼肌紊乱在临床表现上是不一样的，临床上至少可以区分为5种类型。这点非常重要，因为其对应的治疗方法也不同。这5种类型是保护性共收缩（肌僵直）、局限性肌痛、肌筋膜（扳机点）痛、肌痉挛和中枢介导慢性肌痛。称为纤维肌痛的第六种类型也需要讨论。

在口腔治疗中，前3种类型（保护性共收缩、局限

性肌痛和肌筋膜痛）较常见，而肌痉挛和中枢介导慢性肌痛较少见。通常这样的肌肉紊乱发生得快，解决得也快。当这些肌肉紊乱未快速治愈时，可能会导致更多的慢性疼痛疾病。慢性咀嚼肌紊乱变得更加复杂，治疗通常不同于急性问题。因此，重要的是临床医生能够识别急性肌肉紊乱和慢性肌肉紊乱，以便可以应用适当的治疗。纤维肌痛是一种慢性肌痛性疾病，表现为全身性肌肉骨骼疼痛问题，需要由口腔医生确认，最好转诊至专业的医疗人员进行治疗。

咀嚼肌疼痛关系模式

咀嚼肌疼痛关系模式可以有助于理解不同肌肉疼痛疾病之间的关系（图8.1）。该模式首先假设咀嚼肌是健康的、功能正常（如第2章所述）。正常的肌肉功能可能会被某些类型的行为中止。如果该行为的强度或幅度过大，就会发生肌肉反应，称为保护性共收缩（肌僵直）。多数情况下，这一行为的影响较轻微，共收缩很快就会消失，肌肉功能恢复正常。然而，如果保护性共收缩持续存在，就将导致局部生化改变及之后的结构变化，形成局限性肌痛。疼痛可能会在休息的情况下自行缓解，也可能需要辅助性治疗。

如果局限性肌痛没有解决，肌肉组织的变化可能演变为持续性的疼痛传入。这种持续的深部疼痛传入可影响中枢神经系统，从而引起某些肌肉反应（见第2章）。中枢神经系统影响的肌肉疼痛疾病的两个例子是肌筋膜痛和肌痉挛。在某些情况下，通过诱发一种不自主的收缩，中枢神经系统对某些行为或局部情况产生反应，在临床上表现为肌痉挛。肌痉挛不是慢性的，而是一种持续时间相对较短的症状。肌痉挛曾一度被认为是引起肌痛的主要原因。然而，目前的大多数研究[15-16,21-23]表明，真正的肌痉挛在患有咀嚼肌疼痛的患者中并不常见。

这些咀嚼肌紊乱疾病通常发病较急，一旦发现并进行治疗，肌肉就会恢复正常功能[24]。然而，如果急性肌痛性疾病没有被诊断到或得到适当的治疗，某些持续的状况会使问题发展成慢性肌痛性疾病，时间越长，中枢神经系统对病情的影响越大。因为中枢神经系统在这

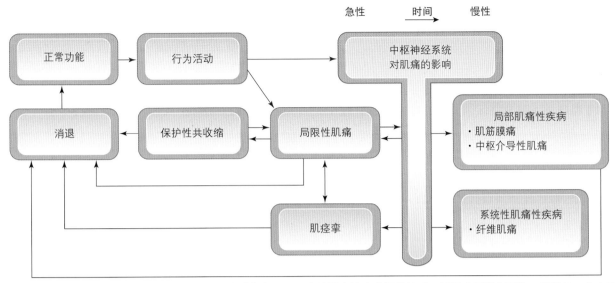

• 图8.1　咀嚼肌疼痛关系模式图。此模式图描述了各种临床上可区分的肌痛性疾病间的关系，以及病因学方面的一些考量。文中对该模式图进行了详细的解释。

种情况下是一个重要的因素，所以它称为中枢介导性肌痛。中枢介导慢性肌痛通常很难解决，治疗策略与急性肌痛不同。

　　另一类慢性肌肉骨骼疼痛疾病是纤维肌痛。虽然这不是主要的咀嚼肌疼痛，但口腔医生也需要掌握此疾病，以避免不必要的牙科治疗。与其他局限性肌痛不同，纤维肌痛是一种广泛的、整体性的肌肉骨骼疼痛。口腔医生需要意识到，慢性疼痛疾病的治疗与急性肌肉紊乱是完全不同的。

　　为了更好地理解咀嚼肌疼痛关系模式，我们将详细讨论该模型的各个组成部分。

行为活动

　　正常的肌肉功能活动可能会被各种类型的行为中止。这些行为可以由局部因素引起，也可以由系统性因素引起。局部因素是指任何可能引起咀嚼结构感觉或本体感觉输入急性改变的因素，例如，牙齿断裂或戴入过高的修复体。局部组织创伤（如注射引起的组织损伤）是另一种类型的局部因素。过度或异常使用咀嚼器官也可能引起创伤，例如，咀嚼异常坚硬的食物或长时间咀嚼（即咀嚼口香糖）。长时间的牙科治疗或仅仅是开口过大可能会损伤支撑关节的韧带或肌肉（如打哈欠）。

　　改变肌肉功能的局部因素可能是产生持续的深部疼痛源。这种疼痛的产生可能来自局部结构，例如，牙齿、关节，甚至肌肉本身。然而，疼痛源并不重要，因为任何持续的深部疼痛，甚至是特发性疼痛，都可能产生肌肉反应[5]。

　　系统性因素也可能中止正常的肌肉功能活动。情绪压力是最常见的系统性因素之一[3,25-27]。压力似乎通过对肌梭的γ传出系统或通过对肌肉组织和相关结构的交感活动改变肌肉功能[28-34]。当然，对情绪压力的反应是非常个性化的。因此，患者对压力源的情绪反应和心理生理反应可能有很大的差异。

　　已经证明，受实验应激源刺激的受试者，其咀嚼肌的静息肌电活动会立刻增加[15-16]。这种生理反应揭示了情绪压力如何直接影响肌肉活动和肌肉疼痛。

　　目前尚缺乏对其他的系统性因素（如急性病或病毒感染）对肌肉功能活动的影响。同样，对于每位患者来说，潜在体质因素不同，例如，患者的免疫力和自主神经平衡，似乎能降低机体对系统性因素的反应。体质因素可能会受到年龄、性别、饮食甚至遗传倾向的影响。这些因素已经在第7章中作为影响患者适应性的因素被提出。临床医生应意识到，个别患者对类似行为活动的反应往往截然不同。因此，我们假设某些体质因素确实存在，并可能影响个人的反应。它们与肌肉疼痛疾病有关，但目前还没有被很好地理解和定义。

保护性共收缩（肌僵直）

咀嚼肌对上述因素的第一反应是保护性共收缩。保护性共收缩，也称为保护性肌僵直[35]，是中枢神经系统对损伤或潜在损伤的正常反应。在可能或已经出现损伤时，肌肉改变了活动的正常顺序，以保护受伤的部分[36-40]。保护性共收缩存在于许多正常功能活动中[41]，例如，活动手指时手臂保持不动。在感觉输入或疼痛改变的情况下，拮抗肌群在运动过程中会收缩，以试图保护受伤部位。例如，在咬合系统中，共收缩会导致患者在开口的过程中出现升颌肌群的肌肉活动增加[36,42-43]。闭口时，受抑制的降颌肌群的肌肉活动增加。这种拮抗肌的共收缩是一种正常的保护或防御机制，临床医生应该意识到这一点。保护性共收缩不是一种病理状态，但其持续存在可能会导致肌肉症状。

保护性共收缩的病因可能是来自相关结构的感觉或本体感受输入的突然改变，例如，戴入过高的牙冠。保护性共收缩也可能由任何深部疼痛传入或情绪压力加重引起。

共收缩的临床表现为某些因素引起的肌肉无力感。当肌肉处于静止状态时不会出现疼痛，但肌肉收缩时通常会导致疼痛加剧。患者通常表现为张口受限，但被迫缓慢开口时，也可以达到最大开口度。识别保护性共收缩的关键是它继发于某事件行为，因此病史非常重要。如果保护性共收缩持续数小时或数天，肌肉组织就会受损，可能会出现局部肌肉症状。

局限性肌痛（非炎症性肌痛）

局限性肌痛是一种原发性、非炎性、肌源性疼痛疾病。这通常是肌肉组织对长时间共收缩的第一反应。这是牙科治疗中最常见的急性肌肉疼痛类型。共收缩是中枢神经系统诱发的肌肉反应，而局限性肌痛是指肌肉组织局部环境的变化。这些变化的特点是释放了会产生疼痛的某些致敏物质（即缓激肽、P物质，甚至组胺[44]）。最初的变化可能只是肌肉疲劳。局限性肌痛的其他原因除了长时间共收缩外，还有局部创伤或肌肉过度使用。如果后者是病因，那么局限性肌痛的发作可能会延迟[45]。这种类型的局限性肌痛常称为迟发性局限性肌痛或运动后局限性肌痛[46-50]。

由于局限性肌痛本身就是深部来源的疼痛，因此可能会引发更严重的临床症状。事实上，局限性肌痛产生的深部疼痛可以诱发保护性共收缩。这种额外的共收缩反过来会产生更多的局限性肌痛，从而形成一个循环。这种循环性肌痛已经在前面的章节中讨论过了（循环性肌痛）。

临床医生需要意识到误诊可能导致并发症。例如，下牙槽神经阻断麻醉时损伤翼内肌。这种创伤会引起局限性肌痛，肌痛反过来会产生保护性共收缩。由于保护性共收缩可能导致局限性肌痛，一个循环由此开始。在这个循环过程中，注射导致的组织损伤会愈合。当组织修复完成后，最初的疼痛源被消除；然而，患者可能会继续遭受循环性肌痛的折磨。由于疼痛的起始病因已消失，临床医生在检查时很容易混淆。临床医生需要认识到，即使起始病因已不存在，但循环性肌痛尚在，且需要治疗。这是一种常见的临床情况，如果没有认识到这一点，往往会采用不当的治疗。

局限性肌痛的临床表现为触诊时肌肉压痛，伴功能检查时疼痛加剧。结构性功能障碍很常见，当累及升颌肌群时，同样会导致张口受限。与保护性共收缩不同的是，患者被动开口与主动最大开口度相近。局限性肌痛会导致肌力弱小[51-53]，一旦解决局限性肌痛，肌肉力量即恢复正常[52-54]。

中枢神经系统对肌痛的影响

截至目前所描述的肌痛情况相对简单，主要起源于局部（外周）肌肉组织。因此，这些情况可以通过局部结构（肌肉、关节或牙齿）的治疗来解决。然而，肌痛可以变得更加复杂。在许多情况下，中枢神经系统内的活动可能会影响肌痛，或是肌痛的真正来源。这可能继发于持续的深部疼痛传入或感觉输入的改变，或来自中枢影响，例如，自主神经系统的调节（即情绪压力）。当中枢神经系统内的情况刺激了外周感觉神经元（初级传入神经），产生致痛物质逆向释放到外周组织，也将导致肌痛（即神经源性疼痛）[5,18,55-56]。这些中枢兴奋效应也可导致运动效应（初级传出神经），从而导致肌张力（共收缩）的增加[16,57]。

临床医生在治疗过程中要认识到，肌痛还有一个中枢性的原因。中枢神经系统以这种方式对以下情况做出反应：（1）存在持续的深部疼痛传入；（2）情绪压力水平的增加（如自主神经系统的上调）；（3）下行抑制系统的改变。无论是否有伤害性，导致对抗传入神经传输到CNS的能力降低。

中枢影响的肌肉疼痛性紊乱在治疗上分为急性肌痛性疾病（如肌痉挛）或慢性肌痛性疾病，后者又进一步分为局部肌痛性疾病或系统性肌痛性疾病。局部肌痛性疾病又分为肌筋膜痛和中枢介导慢性肌痛。系统性肌痛性疾病的一个例子是纤维肌痛。这些情况将逐一讨论。

肌痉挛（强直收缩性肌痛）

肌痉挛是中枢神经系统引起的强直收缩性肌痛。多年来，牙科专家一直认为肌痉挛是肌源性疼痛的最常见来源。然而，最近的研究为肌痛和肌痉挛提供了新的线索。

我们有理由认为，肌痉挛或强直收缩时会显示出相对较高的肌电活动水平。然而，研究并不支持疼痛肌肉的肌电水平显著增加的假设[12,16,37,57]。这些研究迫使我们重新思考肌肉疼痛的分类，并将肌痉挛与其他肌肉疼痛疾病区分开来。虽然咀嚼肌痉挛确实会发生，但这种情况并不常见，当出现时，通常很容易通过临床特征加以识别。

肌痉挛的病因还没有很好的文献记载。可能有若干因素共同引发了肌痉挛。局部肌肉状况（如肌肉疲劳和局部电解质平衡的改变）会促进肌痉挛。深部疼痛传入也可能导致肌痉挛。

医生常认为结构性功能紊所产生肌痉挛。因为痉挛的肌肉或肌群完全收缩，会导致颌位的变化。这些位置的改变造成了某些急性错𬌗，将在后面的章节中详细讨论。肌痉挛的另一个特征是触诊时肌肉非常坚实。

肌痉挛通常是短暂的，一次只持续几分钟。它们与腿部肌肉急性抽筋的感觉是一样的。有时候，这些不受控制地肌肉收缩会随着时间重复出现。此时，可称为肌张力障碍。肌张力障碍与中枢神经系统机制有关，需要与简单的肌痉挛加以区别，其治疗方法也不同。一些特定的口颌肌张力障碍对参与咀嚼的肌肉起主要影响。在这些肌张力障碍发作期间，患者可能被迫开口（开口肌张力障碍）或闭口（闭口肌张力障碍），甚至向一侧偏斜。下颌的精确位置取决于所涉及的肌肉。

局部肌痛性疾病

肌筋膜痛（扳机点肌痛）

肌筋膜痛是一种局限性肌源性疼痛，其特征是存在紧绷、高敏感的局限性肌肉组织区域，也称为扳机点。这种情况有时称为肌筋膜扳机点疼痛。这是一种尚未被广泛认识或完全理解的肌肉紊乱，但它在有肌痛主诉的患者中发病率较高。在一项研究中[58]，50%以上到大学疼痛中心就诊的患者患有这种类型的疼痛。

肌筋膜痛最早是由Travell和Rinzler[59]在1952年提出。然而，牙科和医学界却迟迟没有意识到它的重要性。1969年，Laskin[60]将肌筋膜痛功能紊乱（myofascial pain dysfunction，MPD）综合征描述为具有一定的临床特征的疾病。虽然他借用了"肌筋膜"一词，但并没有描述肌筋膜扳机点疼痛。相反，MPD综合征在牙科中被用作一个通用术语，用来表示任何肌肉紊乱（不是囊内紊乱）。由于这一术语过于宽泛，在咀嚼肌紊乱的具体诊断和治疗中不起作用。在本书中使用的"MPD综合征"一词不应与Travell和Rinzler的描述混淆。

"肌筋膜痛"一词在1992年[61]首次建立研究诊断标准时被进一步误用，研究诊断标准是指所有肌肉疼痛障碍，而不一定是以扳机点为特征的肌肉疼痛。这个术语在最近的颞下颌关节紊乱病诊断标准（DC/TMD）中有了更好的定义[62]。如果是指所有类型的肌肉疼痛，那么应该使用"咀嚼肌疼痛"这一广义的通用术语。肌筋膜痛应仅在符合医学文献标准描述的情况下使用（下节讨论）。

肌筋膜痛源于肌肉中称为扳机点的高敏感区域。肌肉组织或肌腱附着中的这些引发疼痛的局部区域在触诊时的感觉就像紧绷的带子。扳机点的确切作用机制还未完全清楚。有研究表明[63-65]，肌肉组织中的某些神经末梢可能会被致敏物质所致敏，从而形成局部的高敏反应区[66]。在扳机点的位置可能出现局部温度升高，这表明代谢需求增加或流向这些组织的血液减少[67-68]。

扳机点是一个非常局限的区域，其中似乎只有相对较少的运动单元发生收缩[69]。如果肌肉的所有运动单元都收缩，肌肉的长度会相应缩短（见第2章）。这种情况称为肌痉挛，在本章已经讨论过。由于一个扳机点只有部分特定的运动单元收缩，因此不会像肌痉挛那样导致肌肉的整体缩短。

扳机点的独特特征在于它们是持续的深部疼痛源，因此可以产生中枢兴奋效应（见第2章）。如果一个扳机点集中兴奋了一组汇聚的传入中间神经元，通常会导致牵涉痛，根据所涉及的扳机点位置可以预测的疼痛发生的模式（图8.2~图8.4）[70]。患者通常将这种疼痛当作头痛。

肌筋膜痛的病因很复杂，而我们对这种肌源性疼痛状况缺乏全面的了解，因此很难明确所有病因。Travell和Simons描述了相关的局部因素和系统性因素，例如，创伤、维生素缺乏、全身状况差、疲劳和病毒感染[71]。其他的重要因素可能是情绪压力和深部疼痛传入。

肌筋膜痛最常见的临床表现是局部出现紧张、敏感的肌肉组织区（称为扳机点）。虽然触诊扳机点会产生疼痛，但局部肌肉敏感性并不是肌筋膜扳机点疼痛患者最常见的主诉。最常见的症状通常与扳机点产生的中枢兴奋效应有关。在许多情况下，患者可能只意识到牵涉到的疼痛，甚至不知道扳机点。例如，患者斜方肌肌筋膜扳机点疼痛，导致颞部牵涉疼痛就是一个很好的例子（图8.3）[70,72-73]。

患者主诉是颞部头痛，很少意识到肩膀的扳机点。

这种临床表现很容易分散临床医生对问题根源的注意。患者会让临床医生注意疼痛的部位（颞部头痛），而不是疼痛源。临床医生必须始终记住，治疗要有效，必须针对疼痛源，而不是部位。因此，临床医生必须始终寻找疼痛的真正来源。

由于扳机点可以产生中枢兴奋效应[74-77]，了解所有可能的临床表现也很重要。如第2章所述，中枢兴奋效应可表现为牵涉痛、继发性痛觉过敏、保护性共收缩，甚至自主神经反应。评估患者时必须考虑这些情况。

扳机点的一个值得一提的临床特征是它可以表现为活跃状态或潜伏状态。在活动状态下，它会产生中枢兴奋效应。因此，当扳机点处于活动状态时，人们通常会感到头痛。由于牵涉痛完全受其原始来源控制，触诊活跃的扳机点（局部刺激）往往会加剧头痛。虽然这一特征并不总是存在，但其一旦出现则对诊断非常有帮助。在潜伏状态下，扳机点对触诊不再敏感，因此不会产生牵涉痛。当扳机点处于潜伏时，触诊难以发现它们，而且患者也不再诉有头痛。在这种情况下，病史是唯一引导临床医生做出肌筋膜痛诊断的依据。在某些情况下，临床医生应该考虑让患者在头痛出现时就诊，以便鉴别牵涉痛的类型以做出准确的诊断。

人们认为，如果不进行治疗，扳机点是不会消失

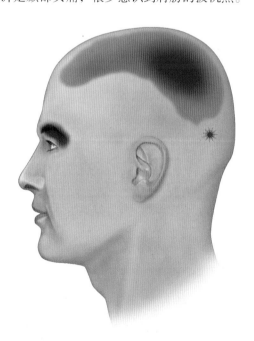 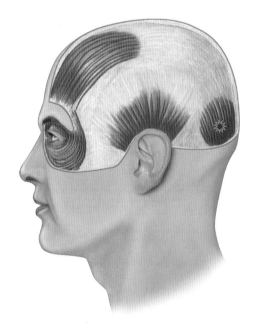

●图8.2　枕额肌枕腹的扳机点（标记为红星）会产生眼后部牵涉性头痛。（From Travell JG, Simons DG: Myofascial pain and dysfunction. The trigger point manual, ed 2, Baltimore, MA, 1999, Williams & Wilkins.）

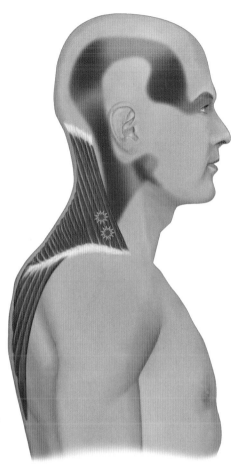

• **图8.3** 斜方肌中的扳机点（标记为红星）会引起耳后、颞部和下颌角的牵涉痛。（From Travell JG, Simons DG: Myofascial pain and dysfunction. The trigger point manual, ed 2, Baltimore, MA, 1999, Williams & Wilkins.）

的。它们实际上可能会变成潜伏或休眠状态，从而暂时缓解牵涉痛。扳机点可能被多种因素[78]激活，例如，肌肉过度使用、肌肉劳损、情绪紧张，甚至上呼吸道感染。当扳机点被激活时，头痛又复发。这在某些患者中很常见，他们常主诉在经过劳累和紧张的一天，在下午晚些时候出现头痛。

除了牵涉痛，可能还存在其他的中枢兴奋效应。当出现继发性痛觉过敏时，患者通常会感觉到对触摸头皮的敏感性增加。有些患者甚至会说他们的"头皮疼"，或梳头很痛。另一种与肌筋膜痛相关常见情况是保护性共收缩。在肩部或颈部肌肉的扳机点能产生咀嚼肌的共收缩[57]。如果这种情况持续下去，咀嚼肌就会出现局限性肌痛。针对咀嚼肌的治疗不能解决这种疼痛，因为它的来源是颈椎和肩部肌肉的扳机点，而治疗肩关节肌肉的扳机点才可以解决咀嚼肌紊乱。当局限性肌痛长期存在时，治疗可能会变得困难，因为它会引发循环性肌痛（见第2章）。在这些情况下，通常同时治疗咀嚼肌和颈肩部肌肉的扳机点可以有效解决问题。

有时，扳机点引发的深部疼痛传入会产生自主神经效应。这可能会导致例如流泪或眼睛干燥等临床表现，或可能发生血管变化（如组织变白或变红）。有时结膜

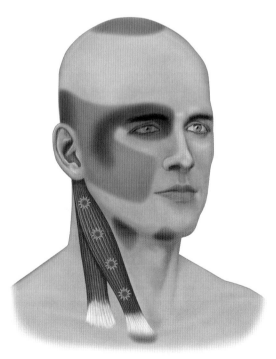
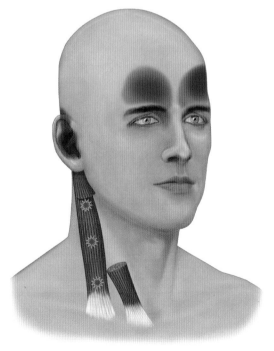

• **图8.4** 胸锁乳突肌的扳机点（标记为红星）会引起颞部的牵涉痛（即典型的颞部头痛）。（From Travell JG, Simons DG: Myofascial pain and dysfunction. The trigger point manual, ed 2, Baltimore, MA, 1999, Williams & Wilkins.）

会变红。甚至可能会有黏膜变化，鼻黏膜产生类似过敏反应的分泌物。鉴别自主神经效应是与中枢兴奋效应有关还是与局部反应（如过敏）有关的关键在于是否是单侧表现。三叉神经区的中枢兴奋效应很少跨越中线。因此，如果深部疼痛是单侧的，自主神经效应将与疼痛处于同一侧。换句话说，一只眼睛会发红，另一只眼睛是正常的；一个鼻孔排出黏液，另一个正常。而出现过敏反应时，两只眼睛或两个鼻孔都会受累。

综上所述，肌筋膜痛的临床症状最常与扳机点产生的中枢兴奋效应有关，而不是扳机点本身。临床医生必须意识到这一点，并找到涉及的扳机点。当触诊时，可触及肌肉内带状紧绷的高敏感区域。肌肉休息时通常不会有局部疼痛，但在肌肉运动时会有一些疼痛。通常在包含扳机点的肌肉中会发现轻微的结构紊乱，通常称为"颈部僵硬"。

慢性肌肉疼痛的考虑因素

前文已述的肌痛性疾病在口腔诊疗中非常常见，通常周期较短。如果治疗得当，这些疾病完全可以治愈。然而，当肌源性疼痛持续时，可能会发展成更慢性的、更复杂的肌痛性疾病。随着慢性疾病的发展，肌源性疼痛疾病会更多地受到中枢神经系统的影响，从而导致更广泛的局部性甚至全身性疼痛。通常，循环性肌痛也是使病程延长的重要因素。

许多研究人员认为，慢性疼痛是指持续6个月或更长时间的疼痛。然而，疼痛的持续时间可能不是决定慢性程度的最重要因素。有些疼痛会持续数年，但不会变成慢性疼痛。同样，一些疼痛可能在几个月内就会变成临床上的慢性疼痛。因此，必须考虑的另一个因素是疼痛的持续性。当疼痛持续，没有缓解期时，慢性的临床表现会迅速发展。另外，如果疼痛存在缓解期（无疼痛），这种情况可能永远不会成为慢性疼痛疾病。例如，丛集性头痛是一种极其痛苦的神经血管疼痛，可能会持续数年，但从未出现与慢性疼痛疾病相关的中枢变化，之所以如此，是因为在疼痛发作之间会出现明显的缓解期。相反，与中枢介导性肌痛相关的持续疼痛，如果不予治疗，可能会在几个月内出现慢性疼痛的临床表现。

口腔医生必须认识到，随着主诉肌痛从急性进展为

慢性疾病，局部治疗的有效性大大降低。慢性疼痛疾病通常需要多学科治疗。在许多情况下，仅靠口腔医生并不具备治疗这些疾病的能力。因此，重要的是，口腔医生要认识到慢性疼痛疾病并考虑将患者转诊至能够更好地治疗疼痛的多学科治疗团队。

持续性因素

有一些条件或因素可能会延长肌肉疼痛的情况。这些因素称为持续性因素，可分为局部持续性因素和系统持续性因素。

局部持续性因素

以下列举了可能促进相对简单的急性肌肉紊乱发展为更复杂的慢性疼痛情况的局部因素：

1. 持久的病因：如果临床医生不能消除急性肌痛性疾病的病因，很可能会发展成更慢性的疾病。

2. 复发的病因：如果患者经历了引起急性肌痛性疾病的相同病因的反复发作，缓解期短，这种疾病很可能会发展到更慢性的状况（即磨牙症、反复创伤、反复的情绪压力等）。

3. 治疗不当：当患者因急性肌痛性疾病而治疗不当时，症状不易解决。这可能会导致慢性疾病。这类持续性因素强调了建立正确诊断和快速有效治疗的重要性。

系统持续性因素

以下列举了可能促进急性肌肉紊乱发展为慢性疼痛状况的系统性因素：

1. 持续的情绪压力：由于情绪压力加重可能是急性肌肉紊乱发展的一个病因，持续过高水平的情绪压力可能是使病情发展为更慢性的疼痛障碍的一个持续性因素。

2. 下行抑制系统的下调：如第2章所述，下行抑制系统是一组调节上行神经活动的脑干结构。一个有效的下行抑制系统可以最大限度地减少伤害性输入上传到大脑皮层。如果这个系统的功能下调，更多的伤害信息会到达大脑皮层，引发更大的疼痛感受。目前还不清楚是什么因素导致了该系统的下调，但这个概念可能在一定程度上有助于解释个人对不同事件（患者适应性）反应的显著差异。也许营养缺乏

和身体健康等因素起到了一定作用。虽然下行抑制系统功能的下调似乎能解释持续性疼痛问题的临床表现，但这些尚未得到充分的证明。

3. 睡眠障碍：睡眠障碍似乎通常与许多慢性肌痛性疼痛疾病有关[79-86]，但目前尚不清楚具体是慢性疼痛导致睡眠障碍，还是睡眠障碍导致慢性疼痛。撇开这个因果问题不谈，必须认识到睡眠障碍和慢性疼痛障碍之间的关系，因为在治疗期间可能需要解决这一问题。

4. 习得性行为：长期疼痛的患者可能会发展出一种疾病思维，这种想法似乎会延长疼痛障碍的病程。换句话说，人们更倾向于认为自己是生病了而不是健康的。出现疾病思维的患者需要接受治疗以促进健康行为，然后才能完全康复。

5. 继发性获益：某些患者会认为慢性疼痛疾病可使他们继发性获益[87-90]。当患者知道慢性疼痛可以用来改变正常生活事件时，患者可能很难放弃疼痛并回到正常的生活责任中。例如，如果慢性疼痛成为逃避工作的借口，除非患者自己愿意返回工作，否则医生将很难解决疼痛问题。重要的是，医生要认识到继发性获益的存在，这样才能正确地解决这些问题。如果不能消除继发性获益，就无法解决慢性疼痛疾病。

6. 抑郁症：抑郁症是慢性疼痛患者的常见症状[91-99]。充分的证据表明，长期遭受病痛的患者经常会变得抑郁[100-103]。由于抑郁症可以导致独立的心理问题，因此必须妥善处理，以便完全治愈患者。仅仅消除疼痛问题并不一定就能治愈抑郁症。

中枢介导性肌痛（持续性颌面部肌肉痛，又称为慢性肌炎）

中枢介导性肌痛是一种慢性、持续性肌肉疼痛疾病，主要由于中枢神经系统效应导致外周肌肉组织感觉到疼痛，也称为持续性颌面部肌肉痛（POMP）[106]。

这种疾病的临床表现类似肌肉组织炎症的症状，因此有时被认为是肌炎。然而，其并不具有典型的炎症临床体征（如发红、肿胀等），因此肌炎不是一个准确的表述，更准确的描述应该是神经源性炎症。我们现在知

道，当中枢神经系统长时间受到伤害性输入刺激时，脑干通路在功能上会发生改变。这可能会对传入的外周神经元产生逆向效应。

换句话说，通常只将信息从外周传递到中枢神经系统的神经元可以发生逆转，将信息从中枢神经系统传递到外周组织。这很可能通过轴突运输系统发生[107]。当这种情况发生时，外周的传入神经元可以释放伤害性神经递质（如P物质、缓激肽），进而引起外周组织疼痛。这个过程称为神经源性炎症[108-112]。

需要记住的是，对中枢介导慢性肌痛患者的治疗不能仅针对疼痛的肌肉组织本身。治疗必须直接针对中枢机制，这是口腔医生非常陌生的治疗过程。

中枢介导慢性肌痛可能是由局限性肌痛或肌筋膜痛相关的肌肉疼痛信号长时间输入引起的。换句话说，患者主诉肌源性疼痛的时间越长，发生中枢介导慢性肌痛的可能性就越大。然而，其他中枢机制也有可能在中枢介导性肌痛的发生中起着重要作用，例如，自主神经系统的慢性上调、长期的情绪应激或其他来源的深部疼痛传入。

值得注意的是，中枢介导慢性肌痛与肌肉疼痛的持续性联系更为密切，而非实际持续时间。许多肌肉疼痛疾病是间歇性的，在间歇期无肌肉疼痛。周期性肌肉疼痛发作并不会导致中枢介导慢性肌痛。然而，长期持续的肌肉疼痛很可能导致中枢介导慢性肌痛。

有时，细菌或病毒感染可以扩散到肌肉，产生真正的感染性肌炎。例如，肌肉的穿通伤可能导致细菌感染，从而导致真正的肌炎。这些情况并不常见，但当病史表明有创伤或病毒感染时，就需要进行适当的治疗。

中枢介导慢性肌痛的临床特征是存在持续性的肌源性疼痛。疼痛在休息时出现，并随肌肉活动增加而加重。肌肉触诊疼痛明显，结构性功能障碍很常见。最常见的临床特征是症状持续时间的延长。

慢性系统性肌痛（纤维肌痛）

慢性系统性肌痛的治疗需要我们充分认识该疾病。之所以使用"系统性"这个词，是因为患者的症状常表现为广泛性或全身性的，而病因似乎与中枢机制有关。因为持续性因素和循环性肌痛等情况的存在，使该病治疗也变得更加复杂。口腔医生需要注意的慢性系统性肌

痛是纤维肌痛。这是一种全身性的肌肉骨骼疼痛障碍，通常会与急性咀嚼肌紊乱相混淆。在过去，纤维肌痛在医学文献中称为纤维组织炎。根据一项重要的共识报告[113]，纤维肌痛是一种广泛性的肌肉骨骼疼痛障碍，在全身18个特定压痛点中有11个或更多有压痛。

近来，纤维肌痛的诊断标准包括广泛性疼痛指数和症状严重程度度量表[114]。认识到纤维肌痛不是咀嚼性疼痛障碍对口腔医生很重要，但许多纤维肌痛患者经常报告类似TMD的临床症状[115-120]。这种相似的表现可能导致一些纤维肌痛患者被诊断为TMD而治疗不当[121]。这是因为42%的纤维肌痛患者也会有类似TMD症状[121]。几种慢性全身肌肉疼痛情况可以共存[122]，因此需要认识到这些症状并将患者转诊给专业的科室。这种慢性系统性肌痛将在第12章进行更全面的讨论，以便与咀嚼肌紊乱鉴别区分开来。

颞下颌关节功能紊乱

颞下颌关节功能紊乱可能是检查咀嚼功能紊乱患者时最常见的表现，因为患者经常有体征，但不一定自觉有症状。许多体征（如关节杂音），并无疼痛感，因此患者可能不会就诊。通常可根据出现的症状将TMJ分为三大类：盘-髁复合体紊乱、关节表面结构不调以及炎症性关节紊乱。前两类统称为关节盘紊乱。

术语"关节盘紊乱"最早是由Welden Bell[123]提出，用来描述由盘-髁复合体问题引起的一类功能紊乱。其中一些是由于关节盘与髁突的附着紊乱或改变；另一些是由于髁突、关节盘和关节窝的关节面之间不协调；还有一些是因为正常的结构超出了正常的运动范围所引起。尽管这几大类的临床表现相似，但它们的治疗方式却截然不同。因此，在临床上很有必要将它们区分开来。

炎症性关节紊乱源于颞下颌关节相关组织结构的局部反应，通常是慢性或进行性关节盘紊乱的结果。颞下颌关节功能紊乱的两个主要症状是疼痛和功能紊乱。

疼痛

任何关节结构（包括TMJ）的疼痛都称为关节痛。因为关节的受力来自肌肉，因此推断这种疼痛起源于关节表面似乎合乎逻辑。然而，对于一个健康的关节来说，这并不可能，因为关节表面没有神经支配。因此，关节痛只可能来自关节周围软组织中的伤害性感受器。

有3种关节周围组织含有这种伤害性感受器：关节盘韧带、关节囊韧带和关节盘后组织。当这些韧带被拉伸或关节盘后组织受压时，伤害性感受器发出信号，机体就能感知到疼痛。人不能区分来自这3种结构的疼痛，所以在这3种结构中伤害性感受器受到刺激发出的信号都会被当作关节痛。刺激伤害性感受器会对移动下颌的肌肉产生抑制作用。因此，当发生急性疼痛时，下颌运动立即停止（伤害性反射）。而存在慢性疼痛时，下颌运动就会受限（保护性共收缩）。

在健康关节中，关节痛是一种剧烈、突然的锐痛，与关节运动密切相关。当关节静止时，疼痛很快就会消失。如果关节结构损伤，炎症会导致持续的疼痛，并随关节运动而加重。正如将要讨论的那样，关节组织的损伤会导致正常关节表面的破坏，从而造成疼痛，这种疼痛实际上可能起源于关节下骨。

功能紊乱

颞下颌关节紊乱病常出现功能紊乱。通常表现为正常的盘-髁运动紊乱，伴关节杂音的产生[124-126]。关节杂音可能是较短时间的单声弹响，有可能是"砰"的大声弹响。捻发音是一种多音的、粗糙的、类似砾石的磨碎音。颞下颌关节功能紊乱与下颌运动密切相关，可能表现为患者开口时有卡顿感，或下颌出现绞锁。

颞下颌关节功能紊乱的病程

和肌肉紊乱一样，颞下颌关节功能紊乱也都是不同的。因此，正确识别症状和准确的诊断是成功治疗的必要条件。我们将讨论TMJ紊乱的三大主要类型及其各个亚类的临床表现和常见病因。

盘-髁复合体紊乱

盘-髁复合体紊乱表现为关节盘和髁突之间关系的改变，其中大多数是持续性进展的。为了更好地理解它们之间的关系，最好简要回顾一下正常关节功能结构（见第1章）。

正常关节功能结构

请记住，关节盘通过侧副韧带附着于髁突内极、外极；因此，关节内的滑动运动只能发生在盘-髁复合体和关节窝之间（图8.5）。髁突和关节盘之间唯一可以发生的生理活动只有转动运动。关节盘以关节盘侧副韧带与髁突两极的附着部为运动中心绕髁突转动。转动运动的幅度受关节盘侧副韧带长度的限制，在后部也受盘后组织下板限制，在前部受关节囊韧带前部的影响。其转动幅度还取决于关节盘的形态、关节内压、翼外肌上头和盘后组织上板。

开口运动时，髁突向前移动，关节盘在髁突上向后转动。盘后组织上板被拉伸，使盘-髁复合体可以滑动出关节窝。升颌肌群产生的关节内压使髁突保持在关节盘较薄的中间带区域，并防止较厚的前缘向后穿过髁突和关节结节之间的关节间隙。当咬硬物时，同侧（咬物侧）关节内压会减小。在这个施力过程中，为了稳定关节，翼外肌上头将牵拉盘-髁复合体向前。

附着于关节盘的翼外肌上头纤维使关节盘向前旋转，从而使较厚的关节盘后带与两个关节表面保持紧密接触。附着于髁突颈部的翼外肌上头纤维将髁突向前拉动，使其抵靠在关节结节的后斜面上。

请记住，盘后组织上板是唯一能将关节盘向后拉回的结构。然而，只有当髁突向前滑动，关节盘展开并拉伸盘后组织上板时，才能发挥作用（关节闭口位时盘后组织上板不受牵拉）。关节盘可通过其上附着的翼外肌上头的牵拉向前转动。在健康的关节中，髁突、关节盘和关节窝表面光滑，从而发生无摩擦运动。

因此，由于关节盘形态和关节内压，关节盘在运动过程中保持其在髁突上的位置。它的形态（即较厚的前带和后带）稳定了其自身位置，与关节内压一起作用使关节盘保持在髁突上。关节盘的内、外侧副韧带维持了关节盘的位置，从而使关节盘不能在髁突上滑动。

关节盘移位

如果关节盘的形态改变，关节盘韧带变长，那么关节盘就可以滑动越过（平移）髁突的关节面。在健康的关节中不存在这种类型的运动。这种关节盘运动的幅度由关节盘形态改变的程度和关节盘韧带的伸长程度决定。

然而，韧带是不能拉伸的，它们是由具有特定长度的胶原纤维组成的。韧带决定关节的边缘运动。拉伸是指伸长后可以缩回到原始长度。然而，韧带没有弹性，因此，一旦伸长，它们通常保持在这个长度（见第1章）。一旦韧带被拉长，关节的生物力学就会改变（通常是永久性的）。所有关节都是如此，因此在理解TMJ发生改变时必须理解这一概念。

为了便于讨论，假设关节盘韧带可以被拉长。即使在正常的关节闭口位和功能运动过程中，关节盘韧带被拉长，关节内压也会使关节盘保持在髁突上，而不会出现异常症状。然而，如果关节盘的形态发生改变，例如，后带变薄，并伴关节盘韧带的伸长，则关节盘的正常功能可能会发生改变。在关节闭口位，关节内压很低。如果关节盘韧带被拉长，关节盘就可以在髁突的关节面上自由移动。由于在关节闭口位，盘后组织上板对关节盘位置没有太大影响，翼外肌上头的张力将牵拉关节盘移动至髁突上更靠前的位置。

关节盘的向前移动将受到关节盘韧带长度和关节盘后带厚度的限制。实际上，翼外肌上头的附着不仅使关节盘向前，同时可以使关节盘向髁突内侧移动（图8.6）。如果该肌肉持续牵拉，随着时间的推移，关节盘的后带可能会变得更薄。随着这一区域变薄，关节盘可能会更向前内侧方移位。由于盘后组织上板在关节闭

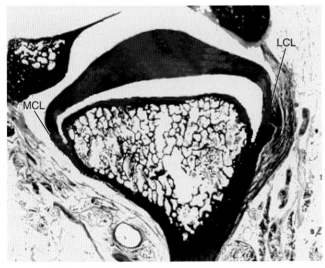

• 图8.5 髁突、关节盘和关节窝的正面视图显示关节盘通过内侧（MCL）和外侧（LCL）副韧带附着于髁突两极。这些韧带有助于髁突关节盘的前后转动，但限制了关节盘的内、外侧运动。

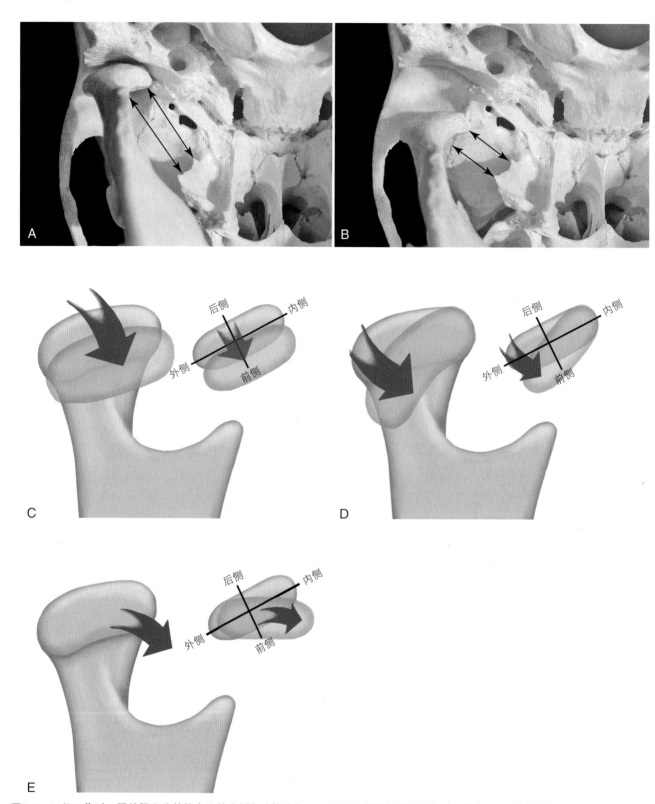

• 图8.6　A. 闭口位时，翼外肌上头的拉力为前内侧向（箭头）。B. 下颌向前滑行到前伸位时，拉力更向内侧（箭头）。在前伸位时，翼外肌上头的拉力主要是向内，而不是向前。关节盘可以在多个方向上发生移位。C. 从俯视图看，关节盘可能从髁突向前移位。D.关节盘前内侧移位后，首先可观察到暴露的髁突外极。这是最常见的关节盘移位方向，与翼外肌上头的牵拉方向一致。E.关节盘也可能向前外侧移位，导致髁突内极先暴露。但关节盘不存在此方向上的作用力，因此这种移位最不可能发生。

口位时限制关节盘前移的作用很小，关节盘将继续维持在更靠前内侧的位置。当关节盘的后带变得更薄时，它在关节盘间隙中进一步前移，这样髁突就会接触在关节

盘的后带上，这种情况称为关节盘移位（图8.7）。

大多数患者关节盘移位的最初表现是运动过程中短暂的感觉改变，但通常不伴疼痛。当患者咬物（咬合阻

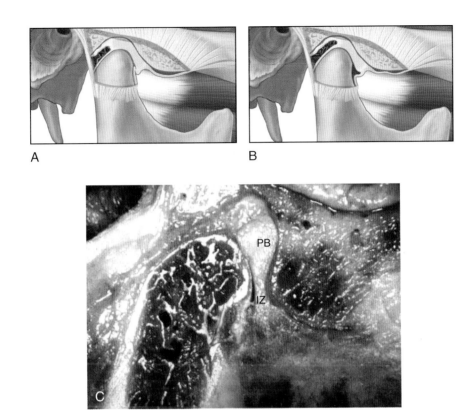

• 图8.7 A. 闭口位时，关节盘与髁突的正常位置关系。B. 功能性关节盘移位。关节盘后带变薄，关节盘和盘后韧带被拉长，翼外肌上头的拉力使关节盘向前（内侧）移位。C. 在本标本中，髁突正对关节盘后带（PB），而不是中间带（IZ）。图示关节盘前移位。

力运动）并激活翼外肌上头收缩时，偶尔会感到疼痛。随着该肌肉的牵拉，关节盘进一步移位，已经拉长的关节盘韧带变得紧绷就会导致关节疼痛。

当关节盘处于更靠前内的位置时，关节功能可能会受到一定程度的影响。开口运动时，髁突向前移动，髁突和关节盘之间会发生短距离的相对滑动，直到髁突再次回到正常位置，正对着关节盘最薄的区域（即中间带）。一旦髁突从关节盘的后带移到中间带，关节内压将维持这一位置关系，使关节盘将与髁突一起继续向前滑动。

当髁突到达最大前伸位后，将开始后退，盘后组织上板的纤维收缩以牵拉关节盘与髁突一起返回至关节闭口位。同样，关节内压将维持髁突关节面正对着关节盘中间带，不允许较厚的盘前带越过髁突和关节结节之间的间隙。

一旦关节回到闭口位，关节盘就恢复了随功能附着收缩而自由运动的状态。肌张力的存在又将导致关节盘前内侧移位至关节盘附着及其自身的形态所允许的最大限度。可以想象，如果还存在肌肉过度活动，翼外肌上头将对关节盘的位置产生更大的影响。

这种功能性关系的重要特征是，当运动开始时，髁突在关节盘上已经有一定程度的滑动。这种类型的运动在正常关节中不会发生。在此运动过程中，关节内压的升高可能会导致关节表面不能平稳地相互滑动。关节盘可能会出现黏附或微粘连，从而导致髁突的突然弹跳以恢复正常的盘-髁关系。这种突然的弹跳常常伴弹响。一旦出现关节弹响，关节盘和髁突就恢复至正常关系，并在后续的开口运动中继续保持这种关系运动。

在闭口过程中，关节内压维持着正常的盘-髁关系。而一旦运动至闭口位，关节内压降低，翼外肌上头的张力可再次使关节盘向前移位。在多数情况下，如果移位轻微且关节内压较低，恢复到盘前内向移位的过程不会产生弹响（图8.8）。

关节盘移位的第一阶段

这种在开口运动过程中出现的单次弹响意味着关节盘紊乱尚处于早期阶段（即关节盘移位的第一阶段），也称为关节内紊乱。

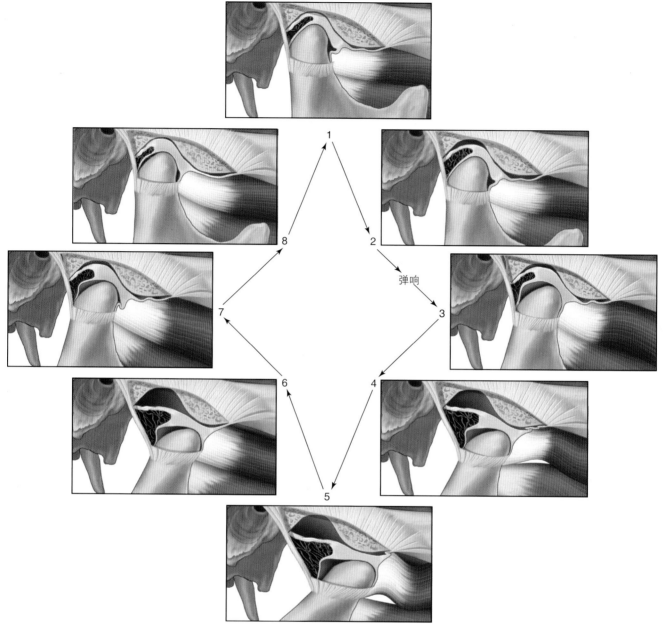

• 图8.8　关节盘移位导致的单次弹响。在位置2和位置3之间，当髁突从关节盘后带移到中间带时，发生弹响。在后续的开闭口过程中，盘–髁关系正常。闭口终点时（位置1），翼外肌上头再次牵拉关节盘向前（内侧）。

关节盘移位的第二阶段

　　如果这种情况持续下去，就进入紊乱的第二阶段。翼外肌上头的收缩使关节盘长期向前内侧移位，关节盘韧带也将进一步伸长。持续的关节盘前移位也会导致盘后组织下板的拉伸。继而导致关节盘后带进一步变薄，关节盘将进一步向前移位，致使髁突接触于关节盘后带后方[125-127]。髁突休息位处的关节盘形态变化将导致第二声弹响，其发生于髁突回退至闭口位之前的闭口运动后期，这一阶段的紊乱称为往复弹响[128]。

　　往复弹响（图8.9）的特征如下：

1. 在开口运动中，听到第一声弹响，表示髁突越过关节盘后带回到中间带的正常位置，并在后续的开口运动中维持正常的盘–髁关系。

2. 在闭口运动过程中，正常的关节盘位置将一直维持直到髁突接近关节闭口位。

3. 接近关节闭口位时，盘后组织上板向后的牵拉减少。

4. 关节盘的形态和翼外肌上头的拉力协同作用，使关节盘滑回至前移位的位置，也就是运动开始的位置。髁突越过关节盘后带时产生第二声弹响，即往复弹响。

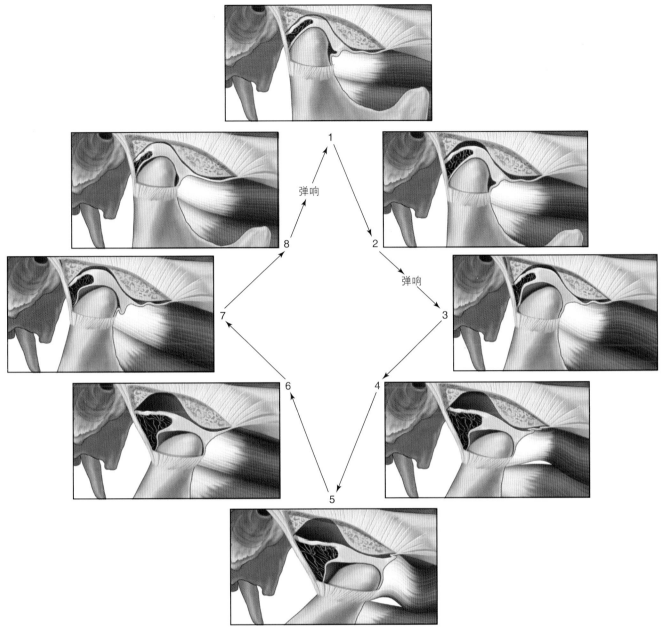

•图8.9　关节盘移位导致的往复弹响。在位置2和位置3之间，当髁突越过关节盘后带时，发生弹响。在后续的开闭口运动中，维持正常的盘-髁关系，直到接近关节闭口位。当髁突再次从关节盘中间带移动到后带时，发生第二声弹响（在位置8和位置1之间）。

开口弹响可发生于运动过程中的任一时相，主要取决于盘-髁形态、肌肉牵拉和盘后组织上板的拉力。闭口弹响则几乎总发生于接近闭口位或牙尖交错位时。

开闭口运动中发生的弹响，在临床上意味着关节盘已经移位，并在开口过程中重新回到了正常位置，即复位。在骨科术语中，"复位"意味着恢复到正常位置。因此，这种情况称为可复性关节盘移位。

当关节盘被肌肉牵拉向前移位时，盘后组织上板会被轻微拉长。如果牵拉持续较长时间，盘后组织上板的弹性可能会破坏并丧失。重要的是要记住，这个区域是

唯一能向关节盘施加向后回退力量的结构。一旦失去这种力量，关节盘就无法回退。

关节盘移位的第三阶段

有学者[129]认为翼外肌上头不是关节盘前内侧移位的主要影响因素，还需要考虑其他因素。Tanaka[130-131]已经确认盘-髁复合体内侧部分与关节窝内侧壁存在韧带附着（图8.10）。如果这个韧带十分紧致，髁突的向前运动可能会同时造成关节盘向内侧移动。Tanaka[130]还发现关节盘后组织紧密附着在关节窝后部的内侧，而非外侧。这意味着关节盘的外侧比内侧更容易移位，从

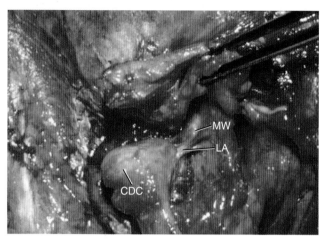

• 图8.10　本标本中，盘–髁复合体（CDC）内侧的韧带附着（LA），将其附着于关节窝内侧壁（MW）。在髁突向前运动的过程中，此附着可将关节盘拉向前内方向。该附着已被Tanaka证实，可能有助于解释某些关节盘的前内移位。

而使关节盘的移位方向更偏向前内侧。很可能还存在其他尚未发现的因素，有待进一步的研究。

　　如前所述，最常见关节盘移位是前内侧移位。这很

可能是由于翼外肌上头对关节盘的施力方向所致。然而，医生应当认识到，关节盘只能向前移位或在少数情况下发生侧移。另一个需要考虑的方面是，关节盘的各个部分可能会发生不同程度的移位。换句话说，在某些情况下，只有关节盘的内侧部分移位，其余部分保持在正常位置（图8.11）。在另一种情况下，只有关节盘的外侧部分可以移位。由于上述的这些差异所致的关节杂音可能大不相同，因此有时很难在临床上确定关节盘的确切位置。此时，可能需要软组织磁共振成像（MRI）来确定实际的关节盘位置（见第9章）。

　　考虑到这一点，我们现在可以开始进一步讨论的关节盘紊乱的下一阶段。请记住，关节盘向前内侧移位的距离越长，其后带就变得越薄，盘侧韧带和盘后组织下板的伸长程度就越大[132]。同样，关节盘的长期前移会导致盘后组织上板丧失更多的弹性。随着关节盘变得更薄和更平，它进一步失去了在髁突上自我定位的能力，

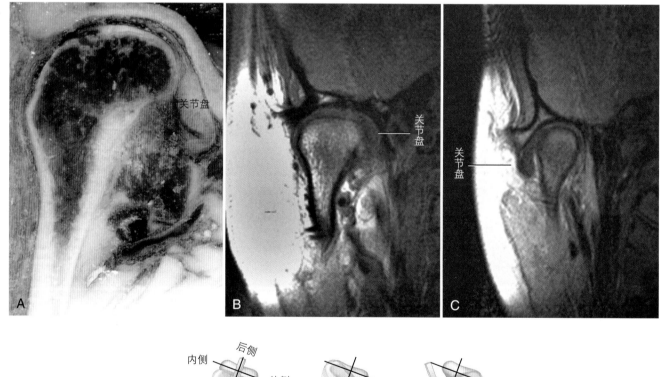

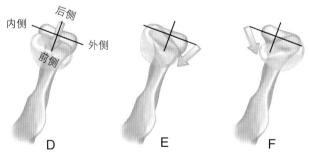

• 图8.11　关节盘移位的变化。A. 关节盘内侧移位。B. 关节盘内侧移位的MRI影像。C. 关节盘外侧移位的MRI影像。D. 有时关节盘仅部分移位。E. 部分内侧移位。F. 部分外侧移位。

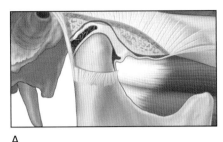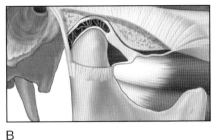

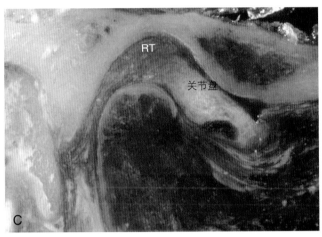

• 图8.12　A. 关节盘部分移位。B. 关节盘完全移位。C. 在本标本中，关节盘向前移位，使髁突位于关节盘后带和盘后组织（RT）区。这些组织是高度血管化和由神经支配的，在负重过程中可能会产生疼痛。

从而使关节盘和髁突之间发生更多的滑动。

　　关节盘运动的自由度越大，翼外肌上头附着对其位置变化的影响越大。最终，关节盘会被拉出关节盘间隙，并导致关节后间隙塌陷。换句话说，如果关节盘的后带变薄，翼外肌上头附着可以牵拉关节盘前移位并完全移出关节盘间隙。当这种情况发生时，关节内压会使关节盘间隙塌陷，使关节盘卷缩于前移位的位置。这种前内侧移位的关节盘位置会限制髁突的下一个完整的滑动运动。患者因此会感觉关节被锁结在一个受限的闭口位。由于此时关节的功能面实际上已经分离，因此这种情况称为关节盘的完全移位（图8.12）。

　　如前所述，在正常的下颌滑动过程中，当髁突滑过移位的关节盘时会产生关节杂音。如果关节盘完全移位，因为关节盘和髁突间不会发生滑动，关节杂音就会消失。这对于区分关节盘是部分移位还是完全移位是很有用的信息。

　　关节盘完全移位的一些患者可以通过不同的下颌侧向或前伸移动，以适应髁突越过关节盘后带，从而解除绞锁状态。如果绞锁只是偶发，患者可以自行解决，则称为关节盘移位伴间歇性绞锁。患者经常主诉在开口时，下颌会"卡住"（图8.13）。这种情况可能会伴疼痛，也可能不伴疼痛，这取决于绞锁的严重程度和持续时间以及关节结构的完整性。

　　如果是急性的，病史和持续时间短，关节疼痛可能只是由关节韧带的伸长所致（如试图大开口）。随着这种卡顿或间歇性绞锁的发作变得越来越频繁，越来越持久时，韧带就会断裂并丧失神经支配。此时，疼痛可能不再由韧带伸长所致，而更多地与关节盘后组织的受压有关。

关节盘移位的第四阶段

　　关节盘紊乱的下一阶段称为不可复性关节盘移位。此时，患者无法自行将关节盘恢复到髁突上的正常位置。因为关节盘的位置不允许髁突完全滑动，所以无法大开口（图8.14）。通常，关节最大限度转动时，上下切牙间的初始开口间距只有25～30mm。患者通常能意识到哪侧关节受累，并能记得关节绞锁发生的时相。由于通常只有一侧关节发生绞锁，临床上可以观察到典型的下颌运动类型。不可复性关节盘移位的关节不允许髁

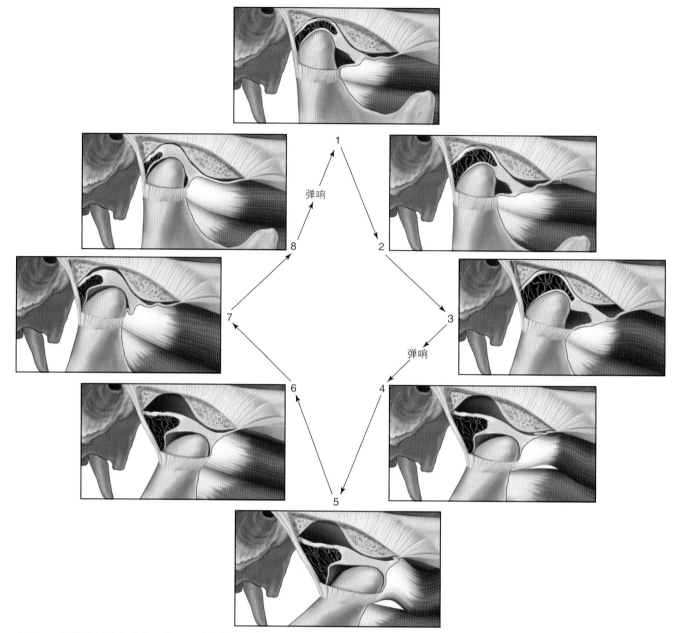

弹响

弹响

• **图8.13**　可复性关节盘移位。在开口过程中，髁突越过关节盘后带到达关节盘中间带，使前移的关节盘复位。此关节盘运动可能会引起瞬间的卡顿或绞锁。如果出现这种情况，称为关节盘移位伴间歇性绞锁。

突完全滑动，但另一侧关节功能正常。

　　因此，当患者开口时，下颌中线偏向患侧。此外，患者能够向患侧进行正常的侧向运动（患侧髁突只发生转动）。然而，当试图向健侧移动时，则会受限（患侧髁突无法越过前移位的关节盘），不可复性关节盘移位也称为闭口绞锁[128]，因为患者常感觉下颌被锁结在靠近闭口位的位置。当下颌移动到开口极限时，患者可能会主诉疼痛，但疼痛不一定伴这种盘移位情况[133-136]。

　　如果闭口绞锁持续存在，髁突将长期位于关节盘后组织下方。这些组织在解剖学上不适合受力（图

8.15）。因此，当施加外力时，这些组织很可能会发生损伤[126,137-138]。伴这种损伤而来的是组织炎症（这被认为是另一种TMJ紊乱）。

　　任何导致关节盘韧带伸长或关节盘变薄的情况或因素都可能导致盘-髁复合体紊乱。当然，最常见的因素是创伤，主要有两种类型：重大创伤和微创伤。

重大创伤

　　创伤是指任何可能导致关节结构改变的突发暴力。影响TMJ最常见的结构改变是关节盘韧带的伸长。创伤可细分为两种类型：直接创伤和间接创伤。

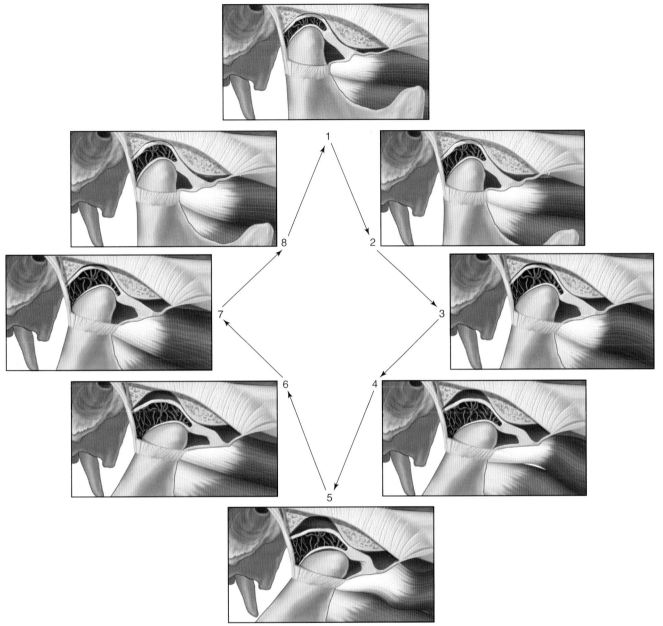

•图8.14 不可复性关节盘移位（闭口绞锁）。髁突与关节盘间完全失去了正常的位置关系，关节盘始终位于髁突前方。这种状态限制了髁突向前滑动的距离。

直接创伤

毫无疑问，下颌骨的重大直接创伤，例如，对下颌的打击，会立即造成囊内紊乱。如果这种创伤发生在牙齿分离时（开口创伤），髁突可能会突然从关节窝移位。髁突的这种突然运动会受到韧带的限制。但如果作用力很大，韧带会被拉长，就可能会损害正常的盘-髁复合体的正常功能机制。由此导致的韧带松弛可能会致使关节盘移位，从而产生关节弹响和绞锁的症状。意外的颌骨创伤（如在跌倒或交通事故中）可能会导致可复性或不可复性的关节盘移位[139-151]。

值得注意的是，开口创伤对创伤部位对侧的关节伤害最大。例如，如果一个人的右侧下颌受到打击，下颌就会迅速向左侧偏移。右侧髁突受到关节窝内侧壁的良好支持，因此该侧髁突不会移位，韧带也不会受伤。然而，当右侧受到打击时，左侧髁突可以迅速被推向外侧，由于该部位没有骨骼支持，而只有韧带。这些韧带可能会被突然拉长，导致左侧TMJ关节盘移位。

当牙齿咬合在一起时，也可能发生创伤（闭口创伤）。当闭口时，如果下颌受到创伤，密切接触的牙齿会保持下颌位置，从而防止关节移位。因此，闭口

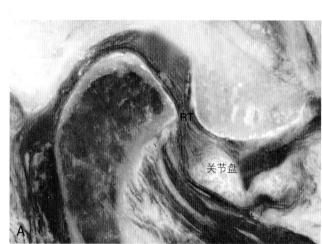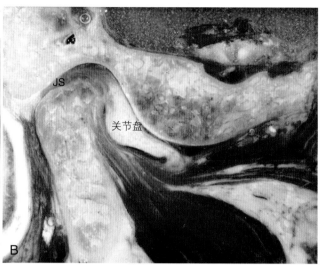

• 图8.15 A. 在本标本中，关节盘完全位于髁突的前方，髁突与盘后组织（RT）相连。B. 本标本也显示了关节盘完全位于髁突的前方（闭口绞锁）。当关节间隙（JS）变窄时，髁突更靠近颅窝。此种关节盘移位可能是慢性的。

创伤对盘-髁复合体的伤害较小。在研究运动相关的关节损伤发生率时可以明显发现上述趋势。佩戴软性殆垫的运动员发生下颌相关损伤明显少于没有佩戴的运动员[152-154]。因此，如果预计会有面部创伤，明智的做法是佩戴软性殆垫，或至少将牙齿紧咬在牙尖交错位。但是，大多数直接的创伤都是意想不到的（如交通事故），因此如果创伤时牙齿分离无接触，通常会导致关节结构的损伤。

闭口创伤也不太可能完全对关节无损伤。虽然韧带没有被拉长，但关节面肯定会受到突如其来的创伤性负荷[155]。这种冲击负荷可能会破坏髁突、关节窝或关节盘表面，这可能会导致关节滑动表面发生改变，运动过程中从平滑变得粗糙甚至粘连。因此，这种类型的创伤可能会导致粘连，这将在本章后面讨论。

直接创伤也可能是医源性的。任何时候张口过大，韧带都会伸长。如果患者服用了镇静剂，降低了肌肉对正常关节稳定性的维持，那么他们患这种类型损伤的风险更高。常见的医源性创伤，例如，插管手术[156-159]、第三磨牙拔除术[160]和长时间的牙科治疗。事实上，任何长时间的大开口（如打哈欠）都有可能拉长关节盘韧带[139]。医生需要敏锐地意识到这些情况，以免造成可能存在患者一生的关节盘紊乱问题。

间接创伤

间接创伤是指那些不直接作用于下颌骨，而是继发于突发外力的可能TMJ损伤。报道的最常见的间接创伤类型是与颈部伸展性/屈曲性损伤（颈椎过度屈伸损伤）有关[141,147,161-162]。虽然文献反映了颈椎过度屈伸损伤与TMD症状之间的联系，但仍缺乏解释其具体机制的相关数据[163-166]。

计算机模拟表明，某些交通事故不会产生与颈部相似的TMJ屈伸性损伤[167-168]。在一项合法的机动车碰撞试验中，受试者在追尾碰撞期间未出现下颌移位[169]。因此，目前尚缺乏令人信服的证据支持间接创伤会导致髁突在关节窝内迅速移动，出现类似于颈椎的软组织损伤[170-171]。这并不是说这种类型的损伤一定不会发生，只是它可能非常罕见。

如果这一说法属实，那么为什么TMD症状如此普遍地与颈椎损伤相关[141,147,160-162,165-166,172-173]？这个问题的可以通过对异位症状的理解来回答（见第2章）。临床医生始终需要注意，源自颈椎的持续的深部疼痛传入通常会在面部产生异位症状[174]。这些异位症状可能是牵涉痛（感觉）或咀嚼肌共收缩（运动）。

Kronn[162]报告表明，与对照组相比，最近遭受颈椎过度屈伸损伤的患者TMJ疼痛、张口受限和咀嚼肌触诊疼痛的发生率更高。所有这些症状都可以解释为与颈部深部疼痛传入相关的异位症状。理解这一概念是很有临床意义的，因为它可以指导治疗。正如将在后面章节中讨论的，当这些情况发生时，直接治疗咬合系统结构对于解决颈部深部疼痛方面效果甚微。治疗重点应放在颈椎损伤上（疼痛的起因）。

微创伤

微创伤是长时间反复施加在关节结构上的微小力量所致的创伤。如第1章所述，覆盖关节表面的致密结缔纤维组织能够很好地承受负荷力。事实上，这些组织需要一定的负荷力来保持生理功能，因为正是这些负荷力推动滑液进出关节腔，使营养物质滋养关节表面，并清理代谢产物。然而，如果负荷超过组织的功能极限，可能会导致不可逆的变化或损害。当超过功能限制时，胶原纤维断裂，导致胶原网络的强度降低。这使蛋白聚糖水凝胶膨胀并向关节间隙渗透，导致关节表面软化。这种软化称为软骨软化[175]。如果及时去除这种过重的负荷，早期的软骨软化是可逆的。然而，如果超过关节组织的承受极限的负荷持续存在，就可能会发生不可逆的变化，出现局部的纤维化，导致关节表面局部粗糙[176]。这改变了关节表面的摩擦特性，并可能导致关节表面粘连，导致盘–髁运动机制的改变。持续的粘连或粗糙会在运动过程中导致关节盘韧带拉伤，最终导致关节盘移位[175]（将在本节后面讨论）。

关于负荷的另一个观点是缺氧/再灌注理论。如前所述，关节表面的负荷是正常的，对健康是必要的。然而，有时施加在关节表面的力可能超过滋养血管的毛细血管压力。如果这种压力持续存在，供应血管结构中可能会出现缺氧。当关节内压恢复正常时，血液再灌注到供应关节结构的毛细血管中。一般认为，在再灌注阶段，会有自由基释放到滑液中。这些自由基可以迅速降解透明质酸，后者的主要作用是保护关节表面磷脂并提供重要润滑剂[177-183]。当磷脂缺乏[184]时，关节表面不再是无摩擦滑动，将导致关节表面破坏。由此产生的"粘连"也可能导致关节盘移位。自由基也与痛觉过敏状态有关，因此关节会产生疼痛[185-188]。

微创伤可能源于肌肉活动过度（如磨牙或紧咬牙）造成的关节负荷[189-190]。如果磨牙活动是间歇性的，组织没有时间适应，那么这种现象就会显得尤为明显。如果磨牙长期存在，关节组织已经适应了负荷力，很有可能无法看到关节变化。事实上，在大多数患者中，关节表面的逐渐负荷会导致关节组织更厚、更耐受力[191-193]。

另一种类型的微创伤是由下颌不稳定造成的。如前所述，当牙齿的牙尖交错位与髁突的肌骨稳定位相协调时，下颌位置就会稳定，否则就可能会造成微创伤。这种创伤不是发生于牙齿最初接触时，而是发生于升颌肌群收缩对咬合系统施力时。一旦牙齿处于牙尖交错位时，升颌肌群的收缩会施力到牙齿和关节上。由于牙尖交错位代表牙齿最稳定的位置，因此牙齿可以接受负荷而不会发生损伤。如果髁突也处于关节窝内的稳定位，则负荷也不会损伤关节结构。然而，如果在关节与关节盘、关节窝的关系不稳定的情况下承受负荷，为了获得稳定性则可能会发生异常运动。这种运动通常是关节盘和髁突之间的滑动，可能导致关节盘韧带伸长和关节盘变薄。请记住，负荷的大小和强度将决定下颌稳定性的缺乏是否会导致关节盘紊乱。因此，下颌不稳定的磨牙症患者比有相同咬合的非磨牙症患者更有可能出现关节问题。

牙科界存在一个重要问题，那就是"什么样的咬合关系通常会引起关节盘紊乱？"已经有研究证明，当咬合关系导致髁突位于肌骨稳定位的后方时，关节盘的后带可能变薄[194]。存在这种情况的一种常见的咬合关系是骨性Ⅱ类深覆𬌗，当前牙是2分类时，可能会进一步加剧这种情况。然而，需要注意的是，并不是所有的Ⅱ类错𬌗患者都存在关节盘紊乱。一些研究表明，Ⅱ类错𬌗与这些疾病没有相关性[200-210]，其他一些研究表明前牙的水平和垂直关系与关节盘紊乱没有关联[211-215]。

导致关节盘紊乱的咬合关系的重要特征是当牙齿紧密咬合时关节缺乏稳定性。一些Ⅱ类错𬌗可以提供关节稳定性，而另一些则不能（稳定错𬌗，见第7章）。还有一个必须考虑的因素是关节负荷的大小和持续时间。也许关节负荷对某些Ⅱ类错𬌗的损伤更大。

另一个与下颌稳定性和囊内紊乱有关的因素是下颌非正中运动时相关的牙齿接触。迄今为止，大多数研究都着眼于牙齿和TMD症状之间的静态关系。或许，研究下颌运动过程中的牙齿接触会有新的发现。在一项研究中发现，关节盘移位和平衡侧牙齿接触之间存在正相关[216]。证据表明，如果在非正中运动中，主要是平衡侧的牙齿接触，那么同侧髁突的负荷将显著降低。如果这种咬合再伴过大的𬌗力（如磨牙症），那么关节可能反而会更稳定。关于下颌不稳定性和负荷之间的关系还需要进一步研究。

很明显，咬合、下颌不稳定性和关节囊内紊乱之间并不是简单的关系。然而，至关重要的是，当下颌不稳定时，应将其确定为潜在的病因。这些发现与TMD症状之间的关系在本章后面将介绍说明。

正畸和关节盘紊乱

近年来，人们开始关注正畸治疗对关节盘紊乱的影响。一些研究者认为正畸治疗可能会导致关节盘紊乱[217]。然而，对接受正畸治疗的人群进行的一项长期研究[218-221]并不支持这一观点。这些研究指出[222-235]，在接受正畸治疗的人群中，TMD症状的发生率并不高于未接受治疗的普通人群。

此外，对使用不同正畸治疗方法（如Begg技术和各种功能矫治技术）的研究也没有发现关节囊内紊乱（或任何TMD症状）和正畸治疗之间的关系[226,236-239]。即使是为了正畸目的而拔牙，拔牙后TMD症状的发生率也并没有更高[240-244]。

虽然这些研究让正畸医生感到欣慰，但需要注意的是，接受正畸治疗的人群中TMD症状的发生率一般不低于未接受治疗的人群。因此，这些研究结果表明，正畸治疗并不能有效预防TMD。

虽然这些研究没有揭示正畸治疗与TMD之间的关系，但如果认为正畸治疗不会增加患者患上关节盘紊乱的风险，那就太幼稚了[245]。任何牙科治疗如果导致咬合关系与关节的肌骨稳定位不协调，都会增加患者发生TMD的危险性。这可能继发于正畸或修复治疗，甚至正颌手术。这些研究仅仅表明，接受传统正畸治疗的患者患TMD的风险并不比未接受正畸治疗的患者更高。这实际上可能是患者适应能力的体现，当然是不可预测的。因此，口腔医生在改变患者咬合时应遵循下颌稳定性原则，有可能最大限度降低TMD的风险因素（见第7章）。

关节表面结构不调

一些关节盘紊乱是由关节表面结构的不协调问题引起的。在健康的关节中，关节表面坚固而光滑，在滑液润滑下，几乎没有摩擦地相互移动。然而，如果这些表面被上述的微创伤改变，运动可能会导致损伤。这些变

化可能是由于润滑不足或关节表面之间黏附而引起的。

如第1章所述，TMJ的平顺滑动依靠两种机制：界面润滑和渗出润滑。如果由于任何原因，滑液的数量或质量减少，关节表面之间的摩擦力就会增加，这可能会磨损表面，导致崩解或粘连。

黏附（adherence）是关节表面的暂时性粘着，而粘连（adhesion）则更加持久存在。有时即使有足够的滑液，关节表面之间也会发生黏附。当关节处于静态负荷时，先前被吸收的滑液将有少量从关节表面渗出，并润滑其表面（渗出润滑）。一旦关节开始移动，关节周边区域储存的滑液就会重新润滑关节表面，为即将到来的负荷（界面润滑）做好准备。然而，如果静态负荷持续时间较长，可能会出现渗漏导致滑液耗尽，并最终导致关节表面黏附。当最终去除静态负荷后下颌开始运动，患者会有一种关节僵硬感，这种感觉将持续到施加的力量足以将黏附的关节表面分开。

这种黏附断裂的表现是感觉到一声弹响后，下颌运动即恢复到正常范围（图8.16）。关节的静态负荷可能是肌肉过度活动（如紧咬牙）导致。例如，患者可能在紧咬牙一夜之后，醒来时感觉下颌活动受限。当患者试图开口时，会感觉到阻力，直到突然发出弹响，而后恢复正常功能。这声弹响意味着黏附的关节表面的分离。由于在一段时间的静态负荷之后只出现一次，所以由暂时性黏附引起的弹响可以与关节盘移位相关的弹响区分开来。单次弹响后，关节进入界面润滑状态，并在随后的开闭口运动中不发生弹响。而在关节盘移位的情况下，每个开闭口运动周期中都可听到反复的弹响。

在关节盘和髁突之间以及关节盘和关节窝之间都可能发生黏附（图8.17）。当黏附发生在关节下间隙时，髁突和关节盘黏附在一起，限制了它们之间的正常旋转运动。虽然患者可以将髁突向前滑动到相对正常的开口状态，但会有粗糙和跳跃感，通常还会有关节僵硬感。当黏附发生在关节上间隙时，关节盘和关节窝会黏附在一起，限制它们之间的正常滑动运动[246-247]。患者通常开口度只有25～30mm。这种情况类似于闭口绞锁。要仔细采集病史才能做出准确的诊断。

记住，"黏附"一词意味着关节结构暂时粘着在一起，但没有改变组织的生理性结构。一旦有足够的力量

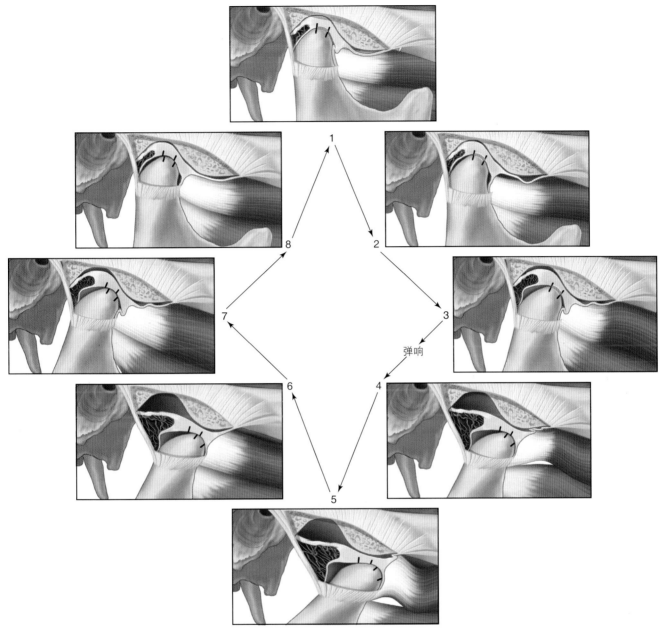

●图8.16　位置1时，髁突与关节盘存在粘连（橙色）。在开口过程中，无关节盘转动，在位置3时粘连被打开，产生弹响，从此开始正常功能运动。除非再次经历长时间的静态负荷，否则不会出现往复或多次弹响。

来打破黏附，就可以恢复正常功能。然而，如果黏附持续较长时间，关节结构之间就会形成纤维组织，从而形成"真性粘连"，更持久地限制了髁突/关节盘/关节窝的正常功能[248]。

创伤和微创伤都可能是TMJ粘连的重要病因。当关节表面受到创伤时，可能会磨损从而出现粘连。导致粘连的一般是闭口创伤。当咬合时，颌骨受到打击，主要是关节面和牙齿受到冲击。这种类型的损伤会改变关节光滑无摩擦的表面。粘连的另一个病因是关节出血（关节内出血）。血液代谢物的存在为粘连的纤维组织提供

了基质[180,248]。当颌骨创伤或手术操作累及关节盘后组织时，可能会发生关节血肿。

与任何活动关节一样，TMJ的关节面保持着连续的紧密接触。正因为如此，表面的形貌特征通常彼此紧密一致。如果关节盘、髁突或关节窝的形态发生改变，关节功能可能受损。例如，开口到一定程度时，髁突或关节窝上的骨突可能会"卡住"关节盘，导致功能改变（图8.18）。关节盘本身可能变薄（如关节盘移位），甚至穿孔，导致功能显著改变。这些形态上的改变可能会造成类似于关节盘移位的关节弹响和绞锁。

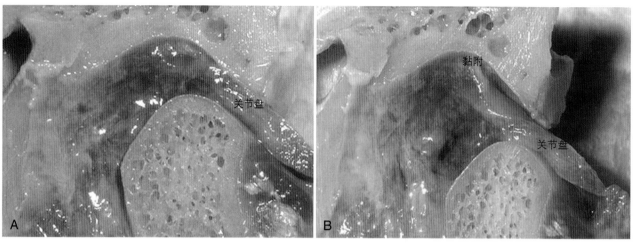

• 图8.17　黏附/粘连。A. 这是一具髁突位于关节窝中的新鲜尸体标本，组织外观正常。B. 由于关节上间隙的粘连，当髁突移出关节窝，关节后带未能随之移动。

与关节盘移位不同，关节粘连的主要临床特征是在下颌运动中的某一位置症状持续存在。由于该疾病与形态改变有关，因此总是在一定的开口度时出现症状，并影响正常的功能（图8.19）。即使开闭口的速度和力度发生改变，开闭口达到同一程度时都会出现这些症状。如前所述，关节盘移位的开闭口弹响通常发生于不同的开口度，同时也受到开口的速度和力量的影响。

形态上的改变可能是由发育状况或直接创伤引起的。下一节讨论的一些炎症情况也可能导致关节面形态的改变。

半脱位

"半脱位"（有时称为开口过度）一词是用来描述临床上观察到的大开口时的关节运动。正常的关节解剖允许髁突相对平稳地向下滑动和越过关节结节。在滑行过程中，关节盘在髁突上向后方旋转有助于这一运动。然而，一些关节的解剖结构并不适合这种平滑的运动。

临床发现，部分关节到达完全开口位时，会出现短暂的卡顿，然后突然跳跃或弹跳到最大开口位。跳跃不会发出弹响，而是会出现"砰"的一声。检查者可以通过患者的侧面部很容易观察到。在最大开口位时，髁突的外极将向前跳跃，导致明显的耳前凹陷。这种情况称为半脱位或开口过度[250]。

半脱位通常不是病理性因素引起的。如果TMJ后斜面短而陡峭，前斜面较长而平坦则更容易发生半脱位。前斜面通常比关节结节的嵴顶更高。在开口运动中，关节结节越陡峭，髁突到达嵴顶之前关节盘旋转幅度越

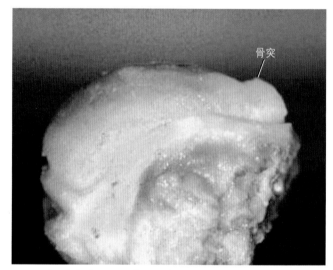

• 图8.18　本标本显示了位于髁突内极上的骨突，这种结构的不相容会干扰正常关节的运动。

大。当髁突到达嵴顶时，关节盘在髁突上向后旋转，达到关节囊前韧带允许的最大限度。

正常关节中，关节盘的最大后旋时，髁突的到达最大滑行点。在半脱位关节中，关节盘的最大后旋早于髁突的最大滑行点。因此，如果继续开口，髁突和关节盘就会作为一个整体继续滑动。这是不正常的，会导致盘-髁复合体快速向前弹跳并伴撞击声。目前尚未明确半脱位和TMD之间的实际相关性[251]。半脱位是一种关节的解剖学特征，而不是病理学特征。然而，如果患者的下颌反复半脱位，韧带的伸长可能会导致某些关节盘紊乱。

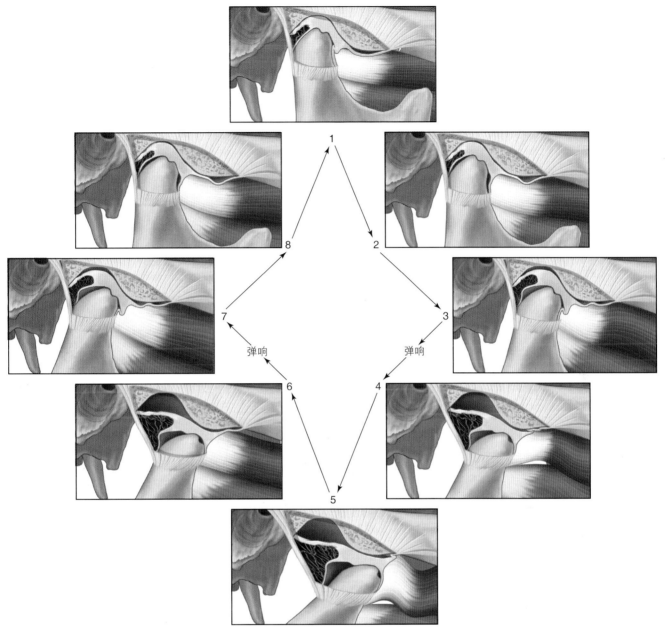

• 图8.19 在位置1中髁突与关节盘存在结构性缺损（形态改变）。在位置3和位置4之间，髁突移出缺损区时发生弹响。在位置6和位置7之间，髁突重新回到缺损的部位。开口与闭口弹响发生在同一位置。

脱位（开口绞锁）

有时开口超过正常开口度后，下颌将被"卡住"，称为脱位或开口绞锁。患者接受大开口牙科治疗后，大多数口腔医生可能经历过这种情况，但不应与闭口绞锁相混淆，闭口绞锁是由不可复性关节盘移位导致的。关节脱位时，患者无法闭口。这几乎总是由大开口（如打呵欠或长时间牙科诊疗等）行为造成的。

关节窝解剖易引发半脱位的患者，也易发生脱位。与半脱位一样，关节盘的最大后旋会发生于髁突到达完全滑行点之前。因此，滑行结束后，盘-髁复合体将作为一个整体继续运动。如果在最大开口位，继续被动开口，紧密附着的关节囊前韧带将牵拉髁突和关节盘整体旋转，并使关节盘进一步向前移出关节盘间隙（图8.20）。当髁突接触到关节盘后组织时，关节盘间隙将塌陷，使关节盘困于靠前的位置。这一概念是由Bell[252]提出的；然而，其他学者[253-254]发现，在某些人中，髁突实际上在关节盘前面运动，并将关节盘挤压在后方（图8.21）。虽然在脱位过程中关节盘的确切位置仍存在一些争议，但在这两个概念中，髁突都被困在结节嵴顶的前面。

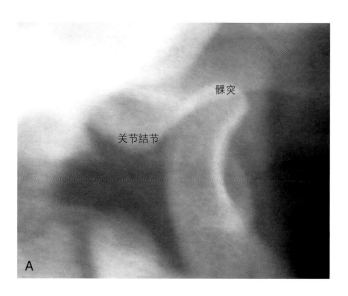

关节结节

髁突

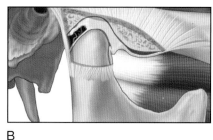

B

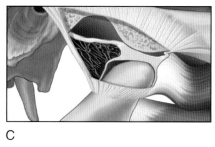

C

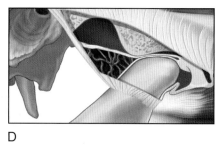

D

• 图8.20 颞下颌关节脱位（伴关节盘前移位）。A. 从关节脱位的影像中可见髁突位于关节结节的前面。B. 闭口休息位时，正常的盘–髁关系。C. 在最大滑动位时，在关节前囊韧带的允许范围内，关节盘尽可能地向髁突后方转动。D. 如果开口更大，关节盘会被关节前囊韧带拉到关节盘间隙前方。当髁突向上移动时，关节盘间隙塌陷，关节盘被困于前方。

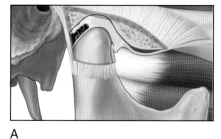

A

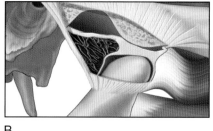

B

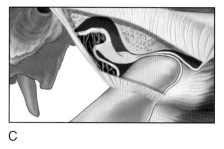

C

• 图8.21 颞下颌关节脱位（伴关节盘后移位）。A. 闭口休息位时，正常的盘–髁关系。B. 在最大滑动位时，在关节前囊韧带的允许范围内，关节盘尽可能地向髁突后方转动。C. 如果开口更大，髁突被迫越过关节盘，使关节盘位于髁突的后方。当髁突向上移动时，关节盘间隙塌陷，关节盘被困于后方。

当这种情况发生时，患者通常会变得惊慌失措，并试图闭口，这将激活升颌肌群，使关节盘间隙进一步缩小。因此，患者的努力实际上维持和延长了脱位。在这些关节中，前斜面通常比关节结节嵴顶更高，因此在开口位产生了机械绞锁（图8.22）。

值得注意的是，任何超过最大开口限制的TMJ都可能发生脱位。然而，它通常出现在有半脱位倾向的关节中。脱位不是病理性状况。关节是正常的，只是运动已超出正常边界范围。

关节盘紊乱的易感因素

关节的几个解剖学特征可能使患者易患关节盘紊乱。虽然这些特征不可变，但对它们的了解可以解释为什么有些关节似乎比其他关节对这些疾病更有易感性。

关节结节斜度

如第6章所述，关节结节后斜面的倾斜度因患者而异。后斜面的倾斜度对盘–髁功能有很大影响。关节结节较平的患者，在开口过程中髁突上的关节盘向后旋转的幅度较小。随着倾斜度的增加，在髁突向前滑行

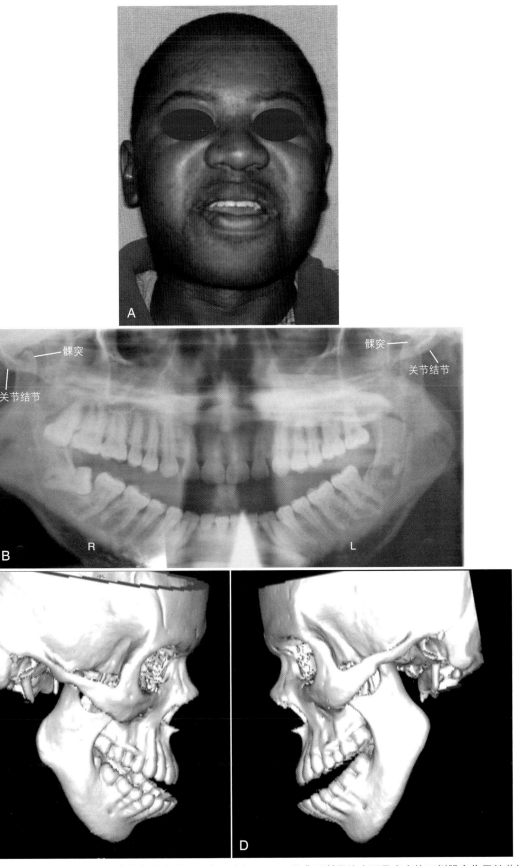

•图8.22 A. 一例双侧脱位（开口绞锁）患者的临床表现。患者无法闭口。B. 从曲面断层片中可见患者的双侧髁突位于关节结节的前方。C. 和D. 左、右侧颞下颌关节脱位的三维结构图，髁突位于关节结节前方。

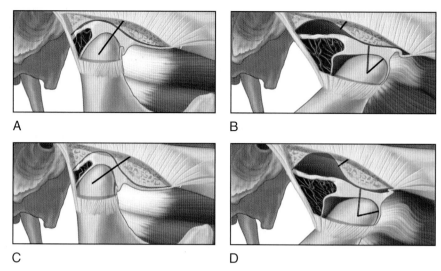

• 图8.23　A. 和B. 显示的是关节结节较平时的关节滑动，髁突和关节盘旋动运动的幅度较小。C. 和D. 显示的是较陡的关节结节，当关节结节较陡时，髁突和关节盘旋动运动的幅度更大。

的过程中，关节盘和髁突之间需要更多的旋转运动（图8.23）[255]。因此，关节结节较陡的患者在功能运动过程中更可能出现更大幅度的盘-髁运动。这种大幅度的盘-髁运动可能会增加韧带伸长的风险，从而导致关节盘紊乱。尽管一些研究支持了这种相关性[256-257]，但其他的却并非如此[258-260]。也许只有与关节功能和负荷量相关的其他因素结合在一起时，这种易感因素才有意义。

髁突和关节窝的形态

来自尸检研究的证据[261]表明，某些髁突和关节窝的解剖形态可能使关节盘更容易发生移位。与倒V形关节窝形态相对应的尖顶状髁突似乎增加了关节盘紊乱和退行性关节疾病的发生率。看起来更平、更宽的髁突能更好地分散作用力，从而减少负荷问题[262]。

关节松弛

如第1章所述，韧带起到引导线的作用，以限制关节的某些运动。尽管韧带的目的是限制运动，但这些胶原纤维的质量和完整性因患者而异。因此，一些关节会表现出比其他关节更大的自由度或松弛度。一些全身性的松弛可能是由于雌激素水平的增加[263-265]。例如，女性的关节通常比男性更灵活和松弛[266]。一些研究指出[143,267-276]患有全身性关节松弛症的女性TMJ的发生率比未患病的女性高。而其他研究发现两者之间没有关联[277-284]。虽然这种相关性尚不清楚，但它可能是女性TMD发病率高于男性的众多因素之一。

激素因素

另一个可能与TMD和疼痛有关的因素是激素，特别是雌激素。已经证明，女性的经前阶段与肌电活动的增加有关，这可能是由疼痛导致的[285]。经前阶段似乎也与TMD症状的增加有关[286-288]。口服避孕药的使用也与TMD疼痛有关[289]。雌激素已被发现是某些疼痛传导途径中的一个重要因素[290-291]，雌激素水平的变化可能改变一些伤害性信息的传递。

另一个关于性别差异的发现是，女性肌肉的耐力时间似乎比男性肌肉短[292]。然而，这一因素对临床疼痛是否有影响还不得而知。

翼外肌上头的附着

第1章指出翼外肌上头起源于蝶骨大翼的颞下面，附着于关节盘和髁突颈部。关节盘和髁突上附着纤维的确切比例一直存在争论。然而，如果该肌肉在髁突颈部的附着较多（而关节盘处较少），肌肉功能对关节盘位置的影响将相应较小。相反，如果该肌肉在关节盘处的附着较多（而髁突颈部较少），肌肉功能将相应地对关节盘位置产生更大影响。解剖学变异可能有助于解释为什么有些患者，甚至不伴显著的病史或其他临床表现[293]，但其关节盘移位较快。

炎症性关节紊乱

炎症性关节紊乱是指关节结构的各种组成部分因受损或破坏而发生炎症的一组疾病。任何或所有的关节结构都可能涉及。这一类的疾病包括滑膜炎、关节囊炎、盘后组织炎和关节炎。也有一些全身性炎症性疾病可以累及TMJ结构。

与关节盘紊乱不同，关节盘紊乱的疼痛通常是短暂的，并与关节运动有关，炎症性疾病的特征是持续性钝痛，并随关节运动而加重。

滑膜炎

关节滑膜隐窝上所附着的组织发炎时，称为滑膜炎[294-295]。其特征是持续性囊内疼痛，并随着关节运动而加剧。关节内的任何刺激性因素都可能引起滑膜炎，从而导致异常的功能或创伤。由于临床表现相似，在临床上通常很难区分这些炎症性疾病[295-296]。例如，滑膜炎和关节炎在临床上几乎难以区别。通常只有在治疗不同的情况下，才需要鉴别诊断，我们将在后续的章节中讨论。

关节囊炎

关节囊韧带发炎时称为关节囊炎。临床上触诊髁突外极时可出现压痛。即使关节静止时也会产生疼痛，运动时一般会疼痛加剧。虽然许多病因可能导致关节囊炎，但最常见的是创伤（尤其是开口损伤）。因此，关节囊韧带突然拉长并伴炎症反应通常伴创伤病史。关节囊炎也可以继发于邻近组织的破坏和炎症。

盘后组织炎

关节盘后组织富含血管和神经，因此不能承受很大的负荷。如果髁突压迫这些组织，很可能会造成盘后组织破裂和发炎[297]。和其他炎症性疾病一样，关节盘后组织的炎症（盘后组织炎）特征是持续性钝痛，紧咬牙时疼痛常加剧。如果炎症加重，可能会发生肿胀，迫使髁突沿着关节结节的后斜面稍微向前移动，从而可能导致急性错𬌗。临床上，表现为同侧后牙开𬌗和对侧尖牙早接触。

和关节囊炎一样，创伤也是盘后组织炎的主要病因。开口创伤（如击打下颌）会突然迫使髁突压迫盘后组织。微创伤也可能是一个因素，通常与关节盘移位有关。当关节盘变薄、韧带拉长时，髁突开始压迫盘后组织。首先压迫的是盘后组织下板[298]，从而导致更严重的关节盘移位。

随着持续的破坏，关节盘会发生完全移位，导致

整个髁突与关节盘后组织相连。如果负荷太大，关节盘后组织会继续破裂，并可能发生穿孔。一旦盘后组织穿孔，髁突最终可能会穿过这些组织并与关节窝直接相连。

关节炎

关节炎是一组可见破坏性骨改变的疾病。最常见的一类TMJ关节炎称为骨关节炎（有时称退行性关节病）。骨关节炎是指髁突和关节窝的骨质关节面发生改变的破坏性过程，通常认为这是机体对关节负荷增加的反应性改变[299]。如果负荷持续存在，关节表面变得软化（软骨软化），关节下骨开始吸收。进行性退变最终导致骨关节炎，出现软骨下皮质层的丧失、骨侵蚀，以及随后的影像学表现[294]。值得注意的是，骨关节炎的影像学改变只出现在后期，并不能准确地反映疾病（见第9章）。

骨关节炎通常伴疼痛，并随下颌的运动加剧。常见表现是出现捻发音（连续的磨碎音）。骨关节炎可发生于关节过度负荷的任何时候，但最常见的是关节盘完全移位[300-301]或盘穿孔[302]。一旦关节盘移位，盘后组织破坏，髁突直接与关节窝相连，就加速了破坏进程。随着时间的推移，致密的纤维关节表面被破坏并发生骨性改变。

从X线片上看，关节表面似乎被侵蚀并变平了。这样的关节表面在任何下颌运动中都会产生疼痛，因此通常会限制下颌功能运动。虽然骨关节炎属于炎症性疾病的范畴，但它不是真正的炎症。通常情况下，一旦负荷减少，关节就会去适应这种炎症情况。适应性阶段称为骨关节病[299,303]（见第13章）。

其他类型的关节炎肯定也会影响TMJ。这些情况将在以后的章节中讨论。

总结

TMJ紊乱可能是一个从最初的关节盘功能紊乱症状渐进、连续地向骨关节炎发展的过程。如图8.24所示，总结如下：

1. 正常的健康关节。
2. 以下两种情况会导致正常的盘-髁功能丧失：

    a. 重大创伤导致关节盘韧带的伸长。

　　b. 微创伤造成了关节表面改变，减少了关节表面之间的无摩擦运动。

3. 关节盘与髁突之间出现异常的滑动。

4. 关节盘后带变薄。

5. 关节盘和关节盘后韧带进一步伸长。

6. 关节盘出现功能性移位：

　　a. 单次弹响。

　　b. 往复弹响。

7. 关节盘前移位或完全位于髁突前方：

　　a. 关节盘移位伴间歇性绞锁（卡顿）。

　　b. 不可复性关节盘移位（闭口绞锁）。

8. 盘后组织炎。

9. 骨关节炎。

　　尽管这个发展过程是合乎逻辑的，但关于这些阶段是否总是循序渐进地发生尚存在疑问。这是一个非常重要的问题，因为如果所有患者都以这种方式持续进展，那么一旦出现任何关节症状，就必须采取治疗措施。临床证据支持这种紊乱的进程[304-307]。然而，创伤等因素可能会改变这一进程。因此，是否每位患者的疾病都会遵循这一顺序进展才是有意义的问题。

　　在临床上，一些患者似乎会出现某个阶段的临床表现，但不一定会进展到下一阶段。在关节盘紊乱的某个特定阶段，患者可能达到一定的适应性水平，疾病则不会进一步进展[308-309]。例如，存在多年单次和往复弹响病史的无症状患者。这也意味着并不是所有出现关节杂音的患者都需要治疗。也许疾病从一个阶段明显进展到下一个阶段是决定治疗与否的关键。此外，疼痛的存在也很重要，因为它意味着紊乱持续存在（这些疾病的治疗将在后面的章节中讨论）。

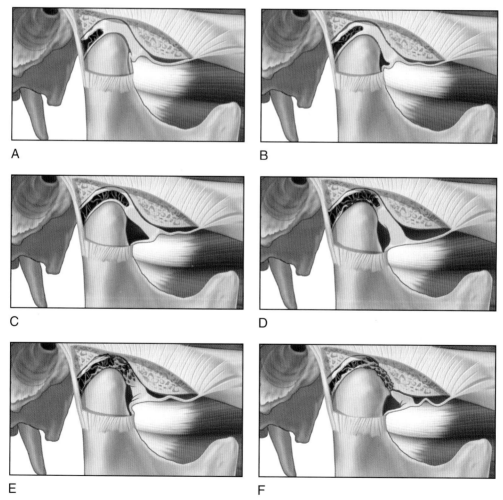

● 图8.24　不同类型的颞下颌关节内部紊乱。A. 正常的关节结构。B. 关节盘轻度移位。C. 关节盘移位伴间歇性绞锁。D. 髁突负载于盘后组织的永久性关节盘移位。E. 盘后组织炎及组织破坏。F. 骨关节炎。

牙列功能紊乱

就像肌肉和关节一样，牙列也会表现出功能紊乱的症状和体征。这些通常与过大殆力导致牙齿及牙周组织破坏有关。牙列紊乱在临床上很常见，但只有少数患者以这些症状为主诉就诊。

牙齿松动

牙齿出现问题的部位之一是牙周组织。当这种情况发生时，临床症状是牙齿松动，临床上观察到牙齿在牙槽窝内的异常松动。

有两个因素会导致牙齿松动：牙槽骨丧失和殆力过大。

当慢性牙周病导致牙槽骨支持丧失时，就会发生牙齿松动。不管牙齿受到的殆力有多大，都会出现明显的松动（尽管较大的殆力可能会加剧松动）。牙周病的一个主要表现就是支持的牙槽骨吸收（图8.25A）。

另外一种可能导致牙齿松动的因素是殆力过大[310]。这种松动与肌肉过度活动密切相关，是咬合系统功能紊乱的标志。由于牙齿受到异常的过大殆力（特别是水平向），牙周韧带不能有效地将其分散到牙槽骨。当向牙槽骨受到较大的水平力时，牙根的受压侧细胞破裂，而另一侧（张力侧）则出现血管扩张和牙周韧带拉长[311-312]。这导致牙齿两侧牙周膜增宽；间隙最初充满柔软的肉芽组织，但随着病情的发展，肉芽组织变成胶原和纤维结缔组织，牙周膜间隙仍然增宽[313]。这种增加的宽度增加了牙齿的松动度（图8.25B）。

临床松动度的大小取决于牙齿的受力的大小和持续时间。有时，一颗牙齿可能会变得非常松动从而出现移位，过大殆力则会由其他牙齿承担。

例如，在侧向运动中，下颌第一前磨牙如果发生早接触，导致尖牙未接触。如果这个力对牙齿来说太大，就会产生松动。随着松动度的增加，持续的侧向移动会使第一前磨牙松动，从而尖牙开始接触。尖牙通常结构功能强大，能够承受这种侧向力。因此，前磨牙的松动度取决于尖牙未接触前受力的大小和方向。

由于这两个独立的因素都可能导致牙齿松动（牙

周病和殆力过大），问题就现了：如果这两个因素同时存在，它们是如何相互作用的？具体说来，殆力会导致牙周病吗？这个问题研究和争论已久，但仍未有定论。目前已知的是，殆力可以引起牙齿周围骨支持组织的吸收，但不会破坏牙周韧带的牙槽嵴组纤维。换句话说，殆力过大不会造成牙龈上皮附着的根向迁移[314-315]。牙周附着纤维保持健康，而病理性改变只发生于骨水平。一旦去除过大殆力，骨组织就会修复，松动度就会恢复到正常水平。因此，不会发生不可逆性的牙龈附着或牙周组织改变。

然而，当菌斑（牙龈炎）的炎症反应也存在时，就会出现不同的破坏进程。牙龈炎的存在会导致牙龈上皮附着的丧失。不管殆力有多大，这标志着牙周病的开始。一旦附着组织丧失，牙槽骨周围出现炎症，过大殆

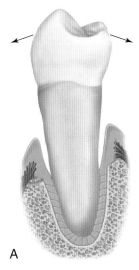

A

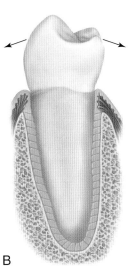

B

• **图8.25**　牙齿松动是由于牙槽骨丧失（继发性殆创伤）（A）或是殆力过大（原发性殆创伤）（B）所致（为了清晰地解释说明，图中牙周膜韧带的宽度被放大了）。

力似乎会在牙周组织的破坏过程中发挥重要作用。换句话说，牙周病加上过大𬌗力往往会导致更快的骨组织丧失[312,316-317]。不同于无炎症牙齿松动，这种松动及牙槽骨丧失是不可逆的。尽管有证据倾向于支持这一观点，但也有些研究不支持[318]。

我们将用特定的术语来描述与炎症和𬌗力过大相关的牙齿松动。原发性𬌗创伤是指由于异常的过大𬌗力作用于牙周支持组织基本正常的牙齿，而导致的牙齿松动。当去除过大𬌗力后，松动通常是可逆的。继发性𬌗创伤是由正常或异常的过大𬌗力作用于病变的牙周支持组织造成的。对于此类型，由于牙周病的存在，需要加以治疗。

另一个与牙齿负荷过重有关的现象是下颌隆突的发育[319]。几项研究[320-321]发现，与对照组相比，TMD与下颌隆突存在显著相关性。然而，没有任何研究可以解释这种相关性。一种更普遍的观点认为，下颌隆突导致TMD可能与遗传因素及环境因素之间的相互作用有关[322-323]。

牙髓炎

有时与牙列功能紊乱有关的另一个症状是牙髓炎。副功能活动产生过大𬌗力，尤其是只有几颗牙齿同时受力时，可能会产生牙髓炎的症状[324]。典型的情况是，患者主诉牙齿热冷敏感。疼痛通常持续时间较短，表现为可逆性牙髓炎。在极端情况下，创伤大到足以使牙髓组织发生不可逆性变化，继而导致牙髓坏死。

有人认为牙髓炎的病因之一是牙齿长期受到大的𬌗力。这种过重的负荷会改变通过根尖孔的血流量[325]。牙髓血供的这种变化引起了牙髓炎的症状。如果血供严重改变，或侧向力大到足以完全阻塞或切断进入根尖孔的微小动脉，就可能发生牙髓坏死（图8.26）。

另一个牙髓炎的可能病因是𬌗力过大影响了根管和牙髓内的液体运动。这种液体运动的改变与痛觉的增加有关[326]。

牙痛是患者就诊的最常见主诉。对口腔医生来说，牙髓炎最常见的病因是龋齿。其次是最近的一次口腔治疗损伤了牙髓组织。鉴别诊断的关键是病史、临床和影像学检查。在考虑其他原因之前，口腔医生应首先考虑牙痛的常见病因。

牙齿磨损

目前为止，牙列功能紊乱最常见的临床表现是牙齿磨损[327-328]，可以在牙面上观察到与自然咬合接触不匹配的光滑平坦区域，称为磨损面。虽然磨损面在患者中是一个非常常见的现象，但很少以该症状为主诉就诊。通常这类患者会以美观为主诉，而非感觉不适。

牙齿磨损的主要病因是副功能活动，通过观察大多数磨损面的部位就可以验证这一点。如果牙齿磨损与功能活动有关，则位于功能性牙面上（即上颌牙齿腭尖和下颌牙齿颊尖）。检查患者后发现，大多数牙齿磨损是由不同类型的磨牙活动引起的非正中咬合接触造成的（图8.27）。各个磨损面与下颌运动相互匹配，但明显超出了正常的功能范围（图8.28）。这些磨损面存在的唯一解释是患者在夜磨牙时存在非正中咬合接触。

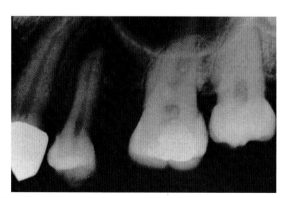

• 图8.26 过大𬌗力导致上颌第一磨牙死髓。这一情况源于上颌尖牙的冠修复。新牙冠未能恢复原来的侧向引导，从而导致第一磨牙过重的侧力接触（𬌗创伤）。相比于较短的前磨牙牙根，尖牙牙根更能耐受侧向力（水平力）。

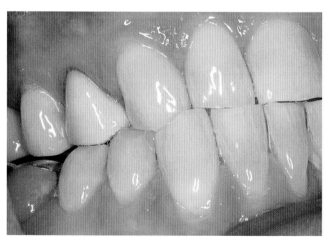

• 图8.27 明显的牙齿磨损。磨损面与磨牙活动相吻合。

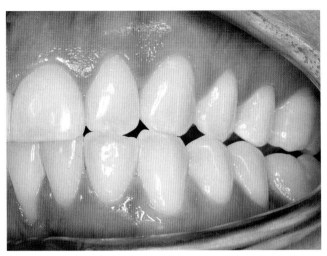

• 图8.28 尖牙侧向运动的磨损。当磨损面相互接触时，后牙无功能性咬合接触。

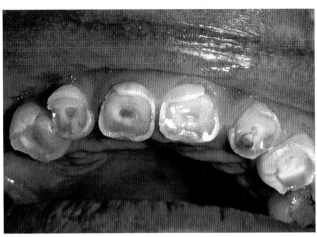

• 图8.29 继发于夜磨牙的严重牙齿磨损，会影响咬合系统的功能活动。

通过对168例牙科患者的仔细检查[329]，发现95%的患者有不同程度的牙齿磨损。这一发现表明，几乎所有的患者在一生中的某个时候都会经历某种程度的副功能活动。进一步表明，副功能活动是一个正常的过程。也许是正常的，但在一些患者中并不是没有并发症。牙齿磨损可能是一个破坏性很强的过程，最终可能导致功能紊乱（图8.29）。然而，在大多数情况下，它通常是无症状的，因此可能是咬合系统中最耐受损伤的组织。还没有研究发现牙齿磨损与TMD症状有很强的相关性[330-331]。

有些磨损面非常靠近对颌牙的正中咬合点，这在前牙区尤其常见。虽然这些可能是副功能活动的结果，但有学者[332-333]认为这种类型的牙齿磨损是牙齿结构干扰了功能运动造成的。换句话说，患者处于进食姿势，前牙接触重于后牙时更容易出现这种情况。此种情况下，咀嚼功能活动会导致前牙接触更重。如果这种情况一直持续，就可能会产生磨损。

这两种类型的牙齿磨损之间的区别是非常重要的，因为其病因完全不同。继发于夜磨牙的牙齿磨损由中枢引起（见第7章），需要通过尝试控制中枢机制（即压力管理等）来治疗或用咬合板来保护牙齿。而继发于牙齿结构干扰功能运动而导致的牙齿磨损可通过调殆来处理，使功能运动具有更大的自由度。目前，这方面的数据支持还很缺乏。我们还没有令人信服的证据证

明这些差异确实存在，以及如何区分它们以正确选择治疗方法。

有些看起来磨损的牙齿实际上可能是化学酸蚀造成的。口含高浓度柠檬酸的水果（如柠檬）、反复呕吐（神经性贪食症）[334]，或胃食道反流病都可能造成牙酸蚀症[335]。区分牙齿磨损和牙酸蚀症非常重要，因为两者治疗方法不同。酸蚀症通常出现在上颌后牙腭尖和上颌前牙腭面，因为这些区域似乎最容易接触浓酸。

与颞下颌关节紊乱病相关的其他症状和体征

头痛

头痛是与人类疾病相关的最常见的疼痛主诉之一[336]。Nuprin的研究[337]显示，73%的成人在过去12个月中至少经历过一次头痛。这些研究显示，5%～10%的普通人群因剧烈头痛而就诊。头痛分为两大类：原发性头痛和继发性头痛。原发性头痛是不能归因于另外一种疾病或没有继发病因的头痛。国际头痛协会（IHS）将原发性头痛分为3种类型：偏头痛、紧张型头痛和三叉神经自主神经性头痛（TACs）[338]。

然而，许多头痛是继发性的，这意味着头痛是由其他疾病引起的。IHS认识到与TMD相关的继发性头痛（IHS 11.7）[339]。针对这些疾病的治疗将有效地减少或

消除继发性头痛。因此，医生必须能够鉴别患者所患的头痛类型，如果是继发性头痛，则在有效的治疗开始之前，必须能够识别引起头痛的疾病。

当出现继发于TMD的头痛时，口腔医生可以在治疗疼痛方面发挥非常重要的作用。许多研究表明头痛是TMD的一种常见症状[340-358]。其他研究表明，各种TMD治疗可以显著减轻头痛[349,359-369]。但是，如果头痛不是由咬合系统引起的，口腔医生对患者的帮助可能很小。因此，口腔医生需要能够区分牙科治疗可能对哪些头痛有效。一个知识渊博、经验丰富的医生应该能够在治疗之前确定这种关系，以避免不必要的治疗。

不同类型的头痛可能源于各种不同的病因。然而，《国际头痛疾病分类法（第3版）》[338]在十四大类中纳入了270多种头痛，其中一种被归因于TMD（11.7）。对于许多人来说，头痛肯定是一个复杂而重要的问题。有些头痛是颅骨结构问题产生的（如脑瘤或颅内压升高）。由于这些类型的头痛可能预示严重的疾病，因此需要迅速发现并转诊以进行适当的治疗。通常情况下，这些类型的头痛通常伴其他全身症状，这有助于临床医生进行诊断。这些全身症状可能包括肌无力、瘫痪、感觉异常、癫痫发作，甚至意识丧失。当这些症状伴头痛时，应立即将患者转诊给相应的内科医生[1,370]。

不过，由颅内结构紊乱引起的头痛只占所有头痛的一小部分。大多数头痛是相关组织甚至外围组织引起的异位疼痛。产生这种异位疼痛的两个最常见的结构是血管和肌肉组织。起源于脑血管结构的头痛属于原发性头痛，主要是偏头痛。研究表明，偏头痛是颅内血管结构神经活动的结果。因此，偏头痛更适合归类为神经血管性疼痛。

更常见的原发性头痛类型是紧张型头痛。此前，这种类型的头痛称为"肌肉紧张型头痛"或"肌肉收缩型头痛"。然而，这两个术语都是不恰当的，因为实际上肌肉相关的肌电活动并没有显著增加[371-374]。紧张型头痛的病因有多种。类似的头痛的多来自肌肉组织[375]。但是，许多紧张型头痛与肌肉来源无关。在本章中，将遵循IHS分类标准使用"TMD头痛"这一术语[339]。

当然，偏头痛和紧张型头痛是普通人群头痛的主要原因。据估计，在这两种类型中，紧张型头痛最为常见，占所有头痛的80%[376]。由于神经血管性头痛和紧张型头痛的临床症状不同，人们最初认为它们产生头痛的机制有很大的不同。虽然这基本上是正确的，但一些人也提出了共同的机制[377]。由于神经血管性头痛和紧张型头痛的治疗方式截然不同，它们需要在临床上加以区分。

偏头痛（神经血管性头痛）

偏头痛通常表现为剧烈的、搏动性的单侧疼痛，使人十分虚弱[378]。通常伴恶心、畏光和畏音。2/3的偏头痛患者主诉为单侧疼痛。通常情况下，偏头痛发作会持续4～72小时，通常睡眠可以缓解。一些患者报告说，在疼痛开始前5～15分钟有先兆。先兆通常产生暂时的神经症状（如感觉异常、视觉模糊），或闪光现象［如眼睛前的亮点、火花或Z形（闪光暗点）］。在过去，有先兆的偏头痛称为经典偏头痛，而没有先兆的偏头痛则称为普通型偏头痛。

神经血管性头痛的病因尚不清楚。早先的研究提出是脑血管痉挛[379]，而其他人提出是血小板紊乱[380]。另一种理论认为存在某种生化类痛觉障碍[381]。已有研究证实在偏头痛发作期间脑血流会发生改变[382]，这显然表明了血管与疼痛的关系。目前，神经源性脑血管炎症的概念被大多数人接受[378,383]。偏头痛似乎有遗传因素，受影响的女性比男性多[384-386]。

偏头痛通常与某些刺激因素有关，这些因素似乎会诱发头痛。它们可能是简单的食物，例如，红酒、陈年奶酪或味精。一些偏头痛患者在接触到香烟烟雾或香水等某些气味后也会诱发头痛。副功能活动（如夜磨牙）与晨起偏头痛有关[387]，这可能是一种触发机制。

一旦了解了这些触发机制，患者就可以通过避免诱因来控制头痛发作的频率。然而，对于一些患者来说，这些诱因并不容易控制。因为偏头痛可能是由疲劳、睡眠模式改变、情绪压力、深部疼痛、月经期甚至阳光等因素引起的。这些诱因导致的头痛患者很难自行控制。

由于神经血管性疼痛不是TMD，因此本章不再讨论其治疗方法。唯一能解释TMD和偏头痛之间可能关系的是触发机制。当偏头痛患者经历TMD相关的肌肉骨骼疼痛时，可能诱发偏头痛。这可能与以下事实有关：就像

TMD的伤害性感觉传入一样，偏头痛相关的伤害性感觉也是通过三叉神经（主要是眼支）传入的。也许这就解释了为什么一些伴TMD的偏头痛患者的疼痛是由TMD诱发的。当这种情况发生时，TMD的成功治疗可能会减少偏头痛发作的次数。

必须始终记住，TMD治疗并不能治愈偏头痛患者。充其量，它只是减少了发作的次数。虽然有帮助，但患者应该了解头痛减少的实际原因，而不是拒绝传统的偏头痛治疗。神经血管性头痛的患者应该被转诊到相关的科室进行评估和治疗[378]。

紧张型头痛

紧张型头痛通常表现为持续性钝痛，像一条带子紧束头部或呈头周缩箍感。紧张型头痛通常不会使人虚弱。换句话说，即使患者正在经历头痛，他们也能进行日常活动。大多数紧张型头痛都是双侧的，可能会持续几天甚至几周。紧张型头痛没有先兆，除非疼痛加重，否则恶心并不常见，多种病因可能导致紧张型头痛。

然而，这种头痛最常见的来源之一是肌筋膜痛。当扳机点在肌肉中出现时，深部疼痛通常会产生异位疼痛，表现为头痛[388]（见关于肌筋膜痛的讨论）。当头痛由肌筋膜痛引起时，应将其归类为肌筋膜痛所致的头痛，而不是紧张型头痛。由于这种类型的头痛可能与咬合系统结构有关，口腔医生需要将其与偏头痛区分开来，以便进行适当的治疗。紧张型头痛的诊断和治疗将在肌筋膜痛的相关章节进行讨论。

耳部症状

已对颞下颌关节紊乱病最常见的症状和体征进行了归纳总结。然而，还有一些其他症状出现的频率较低，但也可能与咬合系统的功能紊乱有关，例如，耳痛[389-391]。耳痛实际上发生于颞下颌关节痛更后方的位置[378,392]。颞骨中一个薄薄的区域将颞下颌关节与外耳道和中耳分开。这种解剖学上的接近，以及相似的系统发育遗传和神经支配，可能会混淆患者定位疼痛的能力。

人们还经常反映耳朵有闷胀感或耳塞[393-396]。这些症状可以通过解剖来解释。咽鼓管连接中耳腔和鼻咽（喉咙的后部）。吞咽时，腭部升高，鼻咽封闭。当腭部升高时，腭帆张肌收缩。这使咽鼓管变直，平衡中耳和喉咙之间的气压[397]。当腭帆张肌不能抬起和伸直咽鼓管时，耳部会出现闷胀的感觉。

附着在鼓膜上的鼓膜张肌是可以影响耳部症状的另一块肌肉。当空气中的氧气被中耳腔的黏膜吸收时，中耳腔就会产生负压。压力的下降将鼓膜向内拉（回缩），从而减小了鼓膜张肌的张力。这块肌肉张力的减少会反射性地刺激它和腭帆张肌，并增加它们的张力，导致咽鼓管在下一次吞咽时打开[398]。

患有TMD的患者也反映有耳鸣（耳鸣）和眩晕（头晕）等症状[399-410]。有些患者可能会抱怨由鼓膜张肌共收缩而致的听力改变。当这块肌肉收缩时，鼓膜就会弯曲和收紧。鼓室张肌和腭帆张肌一样，由第五对脑神经（三叉神经）支配。因此，三叉神经支配的任何结构的深部疼痛都可能影响耳朵功能并产生感觉[411]。这种改变更有可能是中枢兴奋效应，而不是肌肉的反射性收缩[412-413]。一些研究[399,414-422]表明，TMD治疗可以减轻耳部症状，而另一项研究[423]显示两者无关。耳部症状和TMD之间的相关性没有很好的文献支持，仍然是一个有相当大争议的领域。

第9章
颞下颌关节紊乱病的病史和检查
History and Examination for Temporomandibular Disorders

"成功的诊疗，始于详细的病史和全面的临床检查。"

——杰弗里·奥克森

颞下颌关节紊乱病（TMD）的症状和体征极为常见。第7章中的流行病学研究表明，50%~60%的普通人群有至少一种咬合系统功能紊乱的症状。其中一些患者的症状严重，前来就诊。而多数症状较轻微，甚至患者都没有意识到症状的存在。如前所述，此类患者未意识到的体征称为亚临床状态。一些亚临床状态在未经治疗的情况下可进展为严重的功能紊乱。因此，应当正确识别每位患者的功能紊乱症状和体征。

这并不是说所有体征都需要治疗。是否存在明显的体征和病因，以及疾病的预后是决定是否需要治疗的因素。然而，在鉴别出该体征之前，并不能评估其是否严重。由于许多体征是亚临床状态，导致较多紊乱发生进展且未被诊断，因此临床医生无法进行治疗。治疗的有效性和成功性取决于临床医生做出正确诊断的能力。只有在全面检查患者的功能紊乱症状和体征后，才能做出正确的诊断。每个体征提供了正确诊断所需的部分信息。因此，通过全面的病史和检查程序来鉴别每个症状和体征是非常重要的。这是治疗成功的基础。

病史和检查的目的是鉴定咬合系统的区域或结构是否出现破坏或病变。为了该过程的有效性，检查者必须充分了解健康的咬合系统临床表现和功能（第一部分）。咬合系统的破坏通常表现为疼痛或功能紊乱。因此，病史和检查程序应针对咀嚼疼痛和功能紊乱来鉴别。

当患者主诉疼痛时，重要的是确定疼痛源。口腔医生的主要任务是治疗咬合系统的疼痛。如前所述，咬合系统疼痛来自该系统相关结构，包括牙齿、牙周组织、牙齿的支持结构、颞下颌关节（TMJ）和控制下颌运动

的肌肉。通过培训的口腔医生最适合治疗该系统性疾病。然而，头颈部疾病经常会导致异位疼痛，这种疼痛可以累及咬合系统，但并非来自该系统（见第2章）。在检查过程中，必须正确识别这些类型的疼痛，以便做出准确的诊断。为了治疗的有效性，必须针对疼痛源，而非部位进行治疗。牙科治疗仅能有效治疗来自咬合系统的疼痛。

鉴别咬合系统疼痛的一般规律是下颌功能运动通常会加重疼痛。换句话说，咀嚼和言语等功能活动会加剧疼痛。但并非总是如此，一些非咬合系统的疼痛也会导致咬合系统产生继发性痛觉过敏，因此下颌功能运动也可能会加剧疼痛。同时，对于主诉颞下颌关节或咀嚼肌疼痛的患者，但其病史和检查显示，下颌运动范围未改变或功能运动不会加剧疼痛，需要保持一个怀疑的态度，因为此种情况下，针对咬合系统的治疗可能无效。在实施有效治疗之前，检查者必须查明疼痛的真正来源。

筛查病史和检查

由于TMD的患病率很高，无论前来就诊的患者是否需要治疗，建议对他们都进行筛查。筛查病史和检查的目的是识别具有亚临床状态及症状的患者，这些症状可能与疾病无关，但通常与咬合系统功能紊乱有关（即头痛、耳部症状）。病史筛查应由几个简短的问题组成，这些问题有助于临床医生发现任何TMD。这些问题可以由临床医生亲自询问，也可能在患者就诊前填写的全身健康和牙科问卷中。

以下问题可用于鉴别功能紊乱[1]：

1. 您是否张口困难和/或张口疼痛？例如，打哈欠时。

2. 您的下颌是否会"卡住"、绞锁或脱位？

3. 当咀嚼、言语或下颌运动时，您是否感到困难和/或疼痛？

4. 您意识到关节有杂音吗？

5. 您的下颌经常感到僵硬、紧绷或疲劳吗？

6. 您的耳部、太阳穴或面颊有疼痛吗？

7. 您经常头痛、脖子痛或牙痛吗？

8. 您最近有没有头部、颈部或下颌受伤？

9. 您最近咬东西时有什么不一样的变化吗？

10. 您以前是否因为不明原因的面部疼痛或颞下颌关节问题接受过治疗？

　　病史筛查的同时进行一个简短的筛选检查。它应该简明扼要，并鉴别任何与正常解剖和功能不同的变化。从检查面部对称性开始。双侧的任何不对称性都应该引起怀疑，并需要进一步检查。筛选检查还包括观察下颌运动。下颌运动受限或异常时需要进行更全面的检查。

　　在筛选检查期间，需要触诊咬合系统的几个重要结构是否有疼痛或压痛。双侧触诊颞肌和咬肌以及颞下颌关节的侧面。任何疼痛或压痛都应被视为TMD的潜在指征。

　　如果筛查史和检查结果显示阳性，则需要完成更全面的TMD病史采集和检查。需要检查基础结构是否存在疼痛和/或功能障碍：肌肉、颞下颌关节和牙列。在检查之前，通过询问患者问题获得完整病史，包括既往史和现病史。

颞下颌关节紊乱病的病史记录

　　无论怎样强调全面了解病史的重要性都不为过。当临床医生检查患者是否患有牙科疾病（如龋齿）时，较少通过病史得出诊断；大部分来自检查。然而，疼痛的诊断是完全不同的。对于疼痛，诊断所需的信息中有70%～80%来自病史，而检查所占的比例较小。

　　大多数情况下，患者会提供检查过程中无法获得的基本信息。病史是做出准确诊断的关键。事实上，患者的陈述通常已经告诉了检查者准确的诊断。

　　病史通过以下两种方式都能获得。一些临床医生更喜欢直接与患者交谈，询问与既往史有关的问题。他们可以针对患者先前的回答提出适当的问题。尽管这种寻找重要事实的方法非常有效，但它在很大程度上依赖于临床医生对病史细节的记忆能力。一份包含所有细节的问卷调查可以更全面、更同质化地记录病史。这一方法确保获得所有必要的信息。虽然它更完整，但有些患者无法用书面语言准确描述。因此，在大多数情况下，最好的病史记录包括让患者完成预先制定的问卷，然后让临床医生与患者一起回顾，从而有机会讨论和阐述任何重要的细节。

　　让患者在没有特定时间限制的安静区域完成问卷调查是很有帮助的。临床医生与患者一起审查问卷时，可以与患者讨论任何差异或重要关注事项，以获得其他信息。此时，患者可以自由阐述问卷中未表达的问题。

　　病史应包括一份完整的医疗调查问卷，以获取患者的系统性疾病。该病可能在功能紊乱中扮演重要角色。例如，患者全身性关节炎也会影响颞下颌关节。即使症状与主要疾病没有密切关系，但此类疾病的存在可能在选择治疗方法方面发挥重要作用。

　　有效的病史应以患者主诉为中心。这也是获取所需信息的良好起点。主诉应由患者用自己的语言表述。如果患者有多个主诉，则最初的病史采集会记录每个主诉，并分别收集每个主诉的详细信息。完整的病史记录应涵盖以下内容。

疼痛

　　当疼痛出现时，根据患者对主诉、部位、发作、特征、加重和缓解因素、过去的治疗以及与其他主诉相关的部位、行为、性质、持续时间和程度方面的描述进行评估。这些因素如注9.1所示，并将在本节中讨论。

主诉

　　获得准确的患者主诉是记录病史的一个良好起点。首先应让患者用自己的语言表述，然后医生按专业语言重新表述。如果患者诉有多个疼痛，则应逐一记录，并根据患者感受的严重程度列表。每个诉求都需要根据病史大纲中列出的因素一一进行评估。然后，评估每个疼痛之间的相互关系。有些疼痛可能是继发的，而有些疼痛可能是独立的。确定这些关系是治疗的基础。

Ⅰ．主诉（可能不止一个）
　A．疼痛的部位
　B．疼痛的发作
　　1．与其他因素相关
　　2．进展
　C．疼痛的特征
　　1．疼痛的性质
　　2．疼痛的行为
　　　a．时效行为
　　　b．疼痛持续时间
　　　c．可定位性
　　3．疼痛的强度
　　4．伴随症状
　　5．疼痛的变化方式
　D．加重和缓解因素
　　1．功能活动与副功能活动
　　2．理疗
　　3．药物治疗
　　4．情绪压力
　　5．睡眠障碍
　　6．诉讼与残疾
　E．既往的咨询和/或治疗
　F．与其他疼痛疾病的关系

Ⅱ．既往病史
Ⅲ．系统回顾
Ⅳ．心理评估

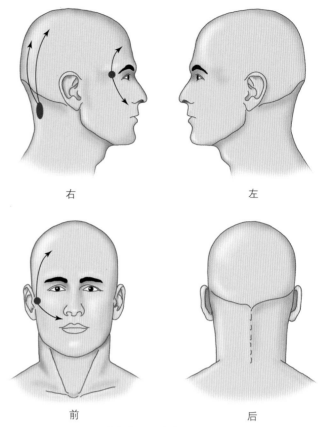

右　　　　　　　　　左

前　　　　　　　　　后

•图9.1 要求患者绘制疼痛的部位和扩散方式。

疼痛的部位

　　患者能否准确定位疼痛有助于诊断。然而，检查者必须始终避免将疼痛部位直接当作疼痛的真正来源，即疼痛实际产生的部位。患者所诉的部位仅代表疼痛的部位。检查者有责任确定这是否也是疼痛的真正来源。有时，疼痛的部位看起来很像疼痛源，这可能会误导患者和医生，例如，在某一部位可见浅表性疱疹，而该部位恰好也是颈部疼痛牵涉部位。临床医生需要进行必要的诊断性测试，以确定疼痛的真正来源（见第10章）。

　　向患者提供头部和颈部的图片，并要求他概述疼痛的部位，这会非常有帮助（图9.1）。患者可以以自己的方式反映所有疼痛部位。患者还可以绘制箭头，显示疼痛的扩散方式。图片可以让临床医生对患者疼痛的部位甚至类型有更深刻的了解。

　　评估慢性疼痛时，在全身图上进行标注很有帮助，这样临床医生可以了解其他疼痛部位，例如，对于患有纤维肌痛或全身性关节炎疾病的患者。考虑患者的整体疼痛状况非常重要。

疼痛的发作

　　评估与疼痛最初发作相关的一切情况都很重要。这些情况有助于更好地理解病因。例如，在某些情况下，交通事故后立即产生了疼痛。创伤是导致疼痛的常见原因，还能可能引起其他疼痛的相关因素（如其他损伤、相关情绪创伤和可能的诉讼）。一些疼痛症状的发作与系统性疾病或下颌功能有关，甚至可能完全是自发的。重要的是，患者应按时间顺序说明与初次发病相关的情况，以便评估相应的关系。

　　同样重要的是，询问患者觉得是什么导致了疼痛。这可能可以从患者角度去理解疼痛。在许多情况下，患者确切地知道是什么导致了这种疼痛。即使患者对病因感到困惑，检查者也可能获得有效的治疗信息。例如，愤怒会引发疼痛。患者认为错误的治疗方法或其他医源性因素造成了疼痛，因而产生了愤怒情绪，这种愤怒或沮丧的情绪可能会对后续的治疗效果产生重大影响。

疼痛的特征

　　患者需要准确描述疼痛的性质、行为、强度、伴随症状和疼痛方式。

疼痛的性质

疼痛的性质应根据其给患者带来的感觉来分类，常用"锐痛"或"钝痛"表述。当疼痛刺激患者产生兴奋效应时，则认为是"锐痛"。而当疼痛具有抑制效应，导致患者出现一定程度上规避时，则认为是"钝痛"。重要的是，这种判断应当完全独立于疼痛强度、变化、时间特征或伴随症状，这些可能会影响对疼痛性质的感受。

应进一步评估疼痛的性质，将其分为刺痛、瘙痒、蜇痛、灼痛、酸痛或跳痛。当然，许多疼痛需要的不仅仅是单一名称。锐痛、刺样的疼痛称为刺痛，特别是在轻微和刺激的情况下。未达到痛阈强度的表浅不适可称为瘙痒。随着强度的增加，它可能呈现出刺痛、蜇痛、酸痛或灼痛的性质。未达到痛阈强度的深部不适可描述为一种隐约、弥漫的胀痛感或温暖感、压痛感。随着强度进一步增加，疼痛可能表现为酸痛、疼痛、跳痛或烧灼感。当不适感具有刺激性、热的、针刺样、腐蚀样的特征时，通常称为灼痛。大多数疼痛都会有酸痛的表现。有些疼痛随着心跳而明显增加，称为搏动性疼痛或跳痛。

疼痛的行为

疼痛行为应根据频率或时间行为以及持续时间和可定位性进行评估。

时效行为。时效行为反映了疼痛的频率以及疼痛发作的时间间隔。如果疼痛明显地反复，有明显无痛间歇，则称为间歇性疼痛。如果没有出现这种无痛间歇，则称为持续性疼痛。不应当将间歇性与可变性混淆，可变性是指可能存在高水平和低水平不适的交替周期。间歇性疼痛意味着存在真正的间歇期或无痛期，在此期间是完全无痛。也不应将时间行为与服用药物产生舒适期的镇痛作用相混淆。当疼痛发作（无论是持续性还是间歇性）后存在一段长时间的无痛期，之后又出现另一次类似的疼痛发作时，称为复发性疼痛。

疼痛持续时间。发作中个体疼痛的持续时间是一个重要的描述性特征，有助于疼痛鉴别。如果疼痛的持续时间仅数秒，则称为瞬时疼痛。长时间的疼痛可持续数分钟、数小时或数天。疼痛持续超过1日的称为持续疼痛。

可定位性。还应当记录疼痛的可定位性。如果患者能够精确地定位疼痛的解剖部位，则称为局限性疼痛。如果这种描述不太清楚，部位有点模糊和变化，则称为弥漫性疼痛。放射性疼痛是一种快速变化的疼痛。瞬间锐痛通常属于撕裂性疼痛。散播性疼痛是逐渐变化的疼痛。如果疼痛逐渐累及邻近解剖区域，则称为扩散性疼痛。如果疼痛从一个部位转移到另一个部位，则称为迁移性疼痛。牵涉痛和继发性痛觉过敏属于继发性疼痛或异位疼痛。

疼痛的强度

通过区分轻度和重度疼痛来明确疼痛强度。这取决于患者对疼痛的感受。轻度疼痛时，患者仅有描述，但没有明显的躯体反应。重度疼痛时，刺激疼痛区域患者会出现明显反应。评估疼痛强度的最佳方法之一是使用视觉模拟量表。患者看到一条10cm的线，线的一端写着"无痛"而另一端写着"最剧烈的疼痛"。然后，要求患者在线上最能描述其疼痛的位置做一个标记。测量线上位置与"无痛"端的距离（以cm为单位），以确定疼痛等级。测量疼痛强度的另一种方法是使用0~5或0~10的数字刻度，0表示无痛，10表示最剧烈的疼痛。患者在0至10之间对疼痛进行评分。这一量表不适合比较不同患者之间的疼痛程度，因为疼痛是一种因人而异且非常个人的感受。然而，这些量表在比较初始疼痛与随访时的疼痛以评估治疗的成功或失败时可能会有所帮助。

伴随症状

所有的伴随症状（如伴疼痛的感觉、运动变化或自主神经效应）都应被包括在内。感觉应提及例如感觉过敏、感觉减退、麻醉、感觉异常或感觉迟钝等。应注意任何伴随视觉、听觉、嗅觉或味觉的变化。运动变化表现为无力、肌肉收缩或肌痉挛。需要观察和描述各种局部自主神经症状。眼部症状可能包括流泪、结膜充血、瞳孔改变和眼睑水肿。鼻部症状包括流涕和鼻塞。皮肤症状包括皮肤温度、颜色、出汗和汗毛竖起。胃部症状包括恶心和消化不良。

疼痛的变化方式

确定个体疼痛是持续性还是阵发性很重要。尽管有些疼痛会出现强度变化或明显的间歇性，但其变化方式还属于稳定性或持续性疼痛。这种疼痛与阵发性疼痛不同，阵发性疼痛的特点是突然抽痛或刺痛。抽痛在强度和持续时间上可能会有很大的差异。当疼痛频繁发生时，疼痛可能接近于持续性。

加重和缓解因素

功能活动与副功能活动。应观察和描述功能活动对疼痛的影响，包括常见的颌面部或舌的运动，以及吞咽、头部姿势和体位对疼痛的影响。应注意谈话、咀嚼、打哈欠、刷牙、刮胡子、洗脸、转头、弯腰或躺下等活动对疼痛的影响。情绪压力、疲劳和时间对疼痛的影响也应记录下来。

轻微表浅的刺激（如皮肤、唇、面、舌、喉部的触碰或运动等）就可能引发疼痛。此时，应当要区分其是被覆组织的偶然刺激还是关节与肌肉自身功能运动所致。前者是真正的触发，而后者是疼痛诱导。这通常可以通过用咬合板稳定关节和肌肉，防止它们在其他结构受到刺激或移动时发生移动来进行区别。如果还是不能确定，则可通过使用局部麻醉进行进一步的区分。喉部局部麻醉有效地阻止了舌咽神经分布区的疼痛触发。下颌阻断麻醉阻止了下唇和舌部的疼痛触发。眶下麻醉阻止上唇和上颌皮肤的疼痛触发。但这些方法都不能阻断真正的咀嚼疼痛。

还应当评估副功能活动。应询问患者是否有磨牙、紧咬牙或其他口腔习惯。需要记住的是这些活动通常发生在潜意识层面，患者可能无法准确地告知（如紧咬牙和磨牙），而其他习惯更容易被发现（如咬烟斗、钢笔或职业用具等习惯）。此外，还应确定会产生口外作用力的习惯，例如，将电话夹持在下颌和肩膀之间，手放在桌子上支撑着下颌，或弹奏某些乐器[2-5]。任何施加在下颌上的作用力（口内或口外）都是导致功能紊乱的潜在因素，应当加以鉴别[6]。

理疗。应询问患者冷、热对疼痛的影响。应询问患者是否尝试过其他方式［如按摩、经皮神经电刺激（TENS）或针灸疗法］。如果有，效果如何。这些治疗的效果可能会阐明疼痛状况的类型和患者对治疗的反应性。

药物治疗。患者应回顾过去和现在服用过的所有治疗疼痛的药物。应告知改善症状的药物剂量以及频率和有效性。了解这些药物的处方也是很有帮助的，因为药物的摄入可能也会改变疼痛状况。一些非常常用的药物

（如口服避孕药和雌激素替代品）可能在某些疼痛中发挥作用[7-8]，但这仍有争议[9]。

情绪压力。如前所述，情绪压力可在咬合系统的功能紊乱中发挥重要作用。在记录病史时，临床医生应尝试评估患者所经历的情绪压力水平。这通常很难做到。没有结论性问卷可以确定情绪压力的大小是否与患者的问题有关，也没有任何情绪压力测试可以用于帮助诊断或确定有效的治疗。有时症状的发展过程可能会有所帮助。当症状呈周期性时，应询问患者其症状与情绪压力的大小之间是否相关。如果相关，它将影响诊断和治疗。这只能通过获取全面的病史才能鉴别。通过询问是否存在其他心理生理障碍（如肠易激综合征、高血压、结肠炎）也可以确定情绪压力对患者的影响。这些类型疾病的存在有助于记录压力对患者的影响。

睡眠障碍。一些疼痛状况与患者的睡眠质量之间存在关系[10-14]。因此，检查患者的睡眠质量很重要。应询问患者入睡需要多长时间；夜间醒来的频率；如果有在夜间醒来，能否容易地重新入睡；早上感觉休息得好不好。睡眠质量差的患者应询问其睡眠与疼痛状况的关系。当患者告知夜间醒来时疼痛或实际上是疼痛唤醒患者时，应特别注意。

诉讼与残疾。在面谈过程中，询问患者是否涉及与疼痛诉求相关的任何形式的诉讼是非常重要的。这些信息可能有助于临床医生更好地了解疼痛主诉相关的所有情况。诉讼的存在并不直接意味着二次收益，但这种情况也可能存在。

残疾也可能存在类似情况。如果患者已经收到或正在申请残疾证明，这将使他无法工作，但仍能获得补偿，这可能会对患者康复和重返工作的愿望产生巨大影响。二次收益可能直接影响治疗的成败。

既往的咨询和/或治疗

在面谈过程中，应全面的讨论和回顾所有既往的咨询和治疗。这些信息非常重要，因为可以避免重复测试和治疗。如果信息不完整或不清楚，应联系先前治疗的临床医生并要求提供适当的信息。临床医生之前的治疗记录对未来的治疗的选择非常有帮助。

当患者告知既往的治疗（如咬合板）时，应要求患者带上咬合板来就诊评估。应告知先前治疗的有效性，

并对咬合板进行评估。这项评估可能揭示未来的治疗策略。

与其他疼痛疾病的关系

如前所述,一些患者诉求可能包含不止一种疼痛。当诉有多种疼痛时,临床医生需要分别进行全面评估。根据上述标准对每种疾病进行评估,应确定一种疾病与其他疾病之间的关系。有时,疼痛实际上可能继发于另一种疾病。在这些情况下,对主要疼痛的有效治疗也可能解决继发性疼痛疾病。在其他情况下,一种疾病可能完全独立于另一种疾病。当这种情况存在时,可能需要针对每种疾病分别进行治疗。最好通过病史来确定这些疾病之间的关系,这是至关重要的。

既往病史

由于疼痛可能是与许多身体疾病和紊乱相关的症状,因此详细评估过去和现在的病史至关重要。应该讨论既往的任何严重疾病、住院经历、手术、药物治疗或其他重要治疗,因为这些可能与目前的疼痛主诉相关。应询问患者是否存在与主诉相关的系统性疾病(如骨关节炎、类风湿关节炎或自身免疫/结缔组织疾病)。如有需要,应联系之前的主治医生以获取更多信息。当存在严重的健康问题时,也可以与该医生讨论您建议的治疗方案。

系统回顾

完整病史还应包括与患者全身系统现状有关的问题。问题应调查以下系统的当前健康状况:心血管系统(包括肺)、消化系统、肾脏、肝脏以及周围和中枢神经系统。应注意任何异常情况,并确定其与疼痛的相关关系。

心理评估

随着疼痛转变为慢性,与疼痛相关的心理因素变得更加突出。急性疼痛可能不需要常规心理评估;然而,对于慢性疼痛,心理评估尤为重要。一般医生可能很难对心理因素进行全面评估。因此,对慢性疼痛患者最好采用多学科方法进行评估和治疗。

有多种测量工具可用于评估患者的心理状态。Turk和Rudy[15]开发了多维疼痛量表(multidimensional pain inventory,MPI)。该量表评估疼痛经历对患者的影响。该方法将患者分为3种疼痛类型:适应性协调、人际交往困扰和功能失调性慢性疼痛。功能失调性慢性疼痛表现为严重疼痛、功能障碍、心理障碍和生活控制能力低下。

另一个有用的工具是症状检查列表90(Symptom Check List 90,SCL-90)[16]。该检查表可以评估以下8种心理状态:躯体症状、强迫行为、人际关系敏感性、抑郁、焦虑、敌意、恐惧性焦虑、偏执和精神疾病。分析这些因素对评估慢性疼痛的患者至关重要。

通常,全科医生可能无法立即获得专业的心理评估结果。在这种情况下,医生可以选择使用TMJ量表(TMJ Scale)[17-18]。该量表已被私人牙科诊所用来评估与口颌面疼痛相关的临床和某些心理因素。这一量表可以帮助口腔医生确定心理问题是否是影响患者疼痛。虽然这个量表很有用,但它并不像上面的心理测试那样完整,当然也不能取代临床心理医生的专业评估。

临床检查

获得病史并与患者进行全面讨论后,就需要进行临床检查。这可以识别正常咬合系统和功能的任何变化。

由于头颈部疼痛疾病的复杂性,需要对某些非咬合系统结构进行粗略检查以排除其他可能的疾病[19]。在检查咬合系统之前,评估脑神经和眼部、耳部、颈部的总体功能也很重要。如果发现异常,应立即转诊至相关专业。

脑神经检查

12对脑神经向大脑提供感觉信息并接收来自大脑的运动神经冲动信号。必须识别任何与其功能相关的重大问题,以便即时处理异常情况。采用牙科技术治疗神经系统问题不仅不能解决问题,而且可能由于延误正确的治疗而导致危险发生。口腔医生不需要接受神经专科的培训。事实上,脑神经检查并不复杂。常规评估疼痛问题的治疗师都可以测试脑神经的总体功能,这有助于排除神经系统性疾病。使用以下简单的评估程序可以评估每条神经。

嗅神经（Ⅰ）。第一对脑神经起自鼻腔黏膜的感觉纤维，负责嗅觉。测试方法是让患者检测薄荷、香草和巧克力气味之间的差异（诊室备有上述材料有助于测试）。还必须确定患者的鼻子是否阻塞。这可以通过要求患者在镜子上进行鼻腔呼气来完成。从镜子上看两个鼻孔有雾表示鼻腔通畅。

视神经（Ⅱ）。第二对脑神经也是感觉神经，其纤维起源于视网膜，负责视觉。测试方法是让患者捂住一只眼睛，读几句话。用同样的方法检测另一只眼睛。视野的评估是站在患者身后，慢慢地将手指从背后转到患者的视野中（图9.2）。当手指首次出现时，患者应报告。通常情况下，从右侧和左侧看到手指的位置是一致的。

动眼神经、滑车神经和展神经（Ⅲ、Ⅳ和Ⅵ）。第三对脑神经、第四对脑神经和第六对脑神经为控制眼外肌的运动神经，通过让患者的眼球跟随您的手指做X形运动进行测试（图9.3）。两只眼睛在跟随您的手指时应平稳且相似地移动。瞳孔大小应相同且呈圆形，并出现对光反射。通过让患者聚焦从远到近的物体来测试调节反射。当物体（您的手指）接近患者的脸时，瞳孔应该收缩。双侧瞳孔不仅应在光线直射时收缩，而且一侧瞳孔还应在另一侧瞳孔受到光线直射时收缩（瞳孔对光反射）（图9.4）。

三叉神经（Ⅴ）。第五对脑神经既有感觉纤维（来自面部、头皮、鼻部和嘴巴）又有运动纤维（咀嚼肌）。通过在额部、颊部和下颌3个区域用棉签轻轻抚摸面部来测试感觉输入（图9.5和图9.6）。这将粗略了解三叉神经眼支、上颌支和下颌支的功能。患者两侧感觉应相似。三叉神经还包含来自角膜的感觉纤维。角膜反射可通过观察患者对无菌棉捻轻触角膜（Ⅴ神经）做出的眨眼反应（Ⅶ神经）来测试。通过让患者咬紧牙时，触诊咬肌和颞肌来大致测试运动功能。双侧肌肉应同时收缩。

面神经（Ⅶ）。第七对脑神经也包括感觉纤维和运动纤维。感觉纤维支配舌前部的味觉，可以通过让患者仅用舌尖辨别糖和盐测试。通过让患者做挑眉、微笑、露出下颌牙齿等动作来测试支配面部表情肌肉的运动纤维功能。在这些测试过程中，记录下双侧的差异。

听神经（Ⅷ）。第八对脑神经也称为前庭神经，支

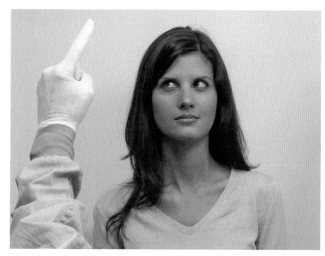

•图9.3　检查患者的眼外肌。在不移动患者头部的情况下，检查者的手指在患者面前做X形运动，嘱患者眼球跟随手指运动。注意右眼或左眼运动的变化。

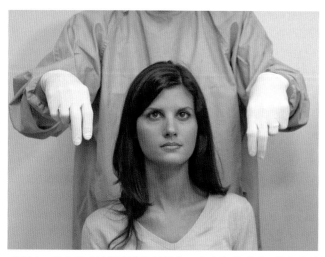

•图9.2　检查患者的视野（视神经）。患者向前看时，检查者的手指从后面转到前面。患者能够看到手指的初始位置即为视野的范围。右侧视野和左侧视野应该非常相似。

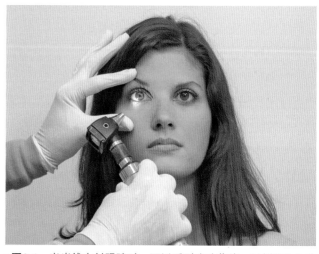

•图9.4　当光线直射眼睛时，可以看到瞳孔收缩。对侧瞳孔也收缩，即瞳孔对光反射。

配平衡感和听觉。应询问患者最近在直立姿势或听力方面是否有异常，特别是如果这些异常与初次就诊的问题有关。如果是关于平衡感的问题，请患者以脚跟对脚尖沿直线行走。在靠近患者耳朵的位置，用食指和拇指摩擦一缕头发，注意左右听觉灵敏度之间的差异，可以评估总体的听力情况（图9.7）。

舌咽神经和迷走神经（IX和X）。第九对脑神经和第十对脑神经都在咽后部有神经纤维分布，因此一并进行测试。嘱患者发"啊"音，观察软腭的对称性上抬。通过触摸咽部两侧测试呕吐反射。

副神经（XI）。第十一对脑神经（脊髓副神经）支配斜方肌和胸锁乳突肌。要求患者耸肩抵抗阻力来测试斜方肌的运动功能。胸锁乳突肌的测试方法是让患者拮

抗外力先向右，再向左转动头部（图9.8）。注意肌肉力量的差异。

舌下神经（XII）。第十二对脑神经支配舌体运动。嘱患者伸出舌头并注意不受控制或持续地侧向偏移等情况。也可以通过让患者侧向推压舌板来评估舌肌的力量。

如前所述，在中枢神经检查期间发现的任何异常都是重要的，并应进行适当的转诊。

眼部检查

就诊原因有关的变化。如同在脑神经检查中一样，简单的技术将有助于检测眼睛的视力。遮住患者的左眼，要求他读一部分文章中的句子。然后对另一只眼睛

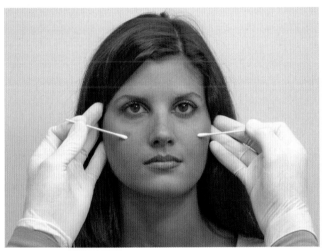

•图9.5 用棉签比较三叉神经左右上颌支之间的轻触感觉差异。用同样的方法测试眼支、上颌支和下颌支。

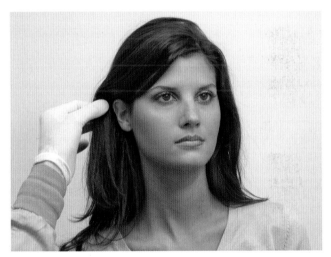

•图9.7 在靠近患者耳朵的位置，用食指和拇指摩擦一缕头发，注意左右听觉灵敏度之间的差异，可以评估总体的听力情况。

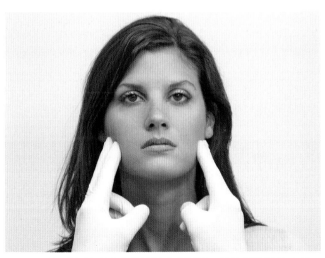

•图9.6 通过评估咬肌收缩的强度来测试三叉神经的运动功能。嘱患者紧咬牙，同时临床医生触诊感觉双侧咬肌的收缩力相同。同样用该法可检测颞肌。

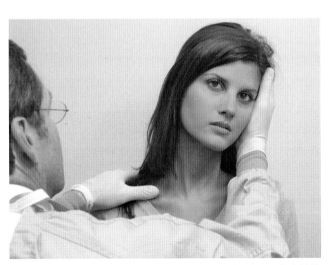

•图9.8 测试副神经支配胸锁乳突肌的运动功能时，让患者拮抗外力分别向左、右转动头部。左右两侧的力量应该相等。

进行同样的检查。应注意复视或视力模糊是否与疼痛问题有关。注意眼内或眼周的疼痛，以及阅读是否会影响疼痛。应记录结膜发红伴眼睑撕裂或肿胀的情况。

耳部检查

约70%主诉颞下颌关节疼痛的患者也伴耳部不适。耳部靠近TMJ和咀嚼肌，且三者共同为三叉神经支配，易产生牵涉痛。虽然这些患者中很少有人真正患有耳部疾病，但疾病确实存在时，识别并转诊患者进行恰当的治疗是非常重要的。治疗TMD的口腔医生都应精通耳部检查。应像检查第八对脑神经一样进行听力检查。通过简单地按压耳屏可以检查外耳道感染（外耳炎）。如果按压引起疼痛，则可能是外耳感染，应将患者转诊至耳鼻喉科。需要使用耳镜来观察鼓膜是否存在破裂、穿孔或积液（图9.9）。

请记住，口腔医生所能做的仅仅是尝试通过耳科检查粗略排除耳部疾病。发现任何可疑都应转至耳鼻喉科医生进行更全面的评估。另外，耳部检查没有发现异常，就需要医生继续寻找疼痛或功能障碍的真正来源。

颈部检查

如第2章所述，颈部疼痛和功能障碍可导致疼痛转移到咀嚼器官。由于这种情况频繁发生，因此评估颈部疼痛或运动异常非常重要。简单的头颈部疾病筛查很容易完成。检查颈部活动的范围和症状。要求患者先向右看，然后向左看（图9.10A）。每个方向应至少旋转

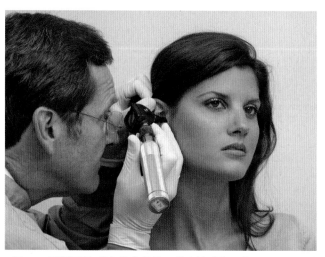

• 图9.9 可用耳镜观察并发现外耳道和鼓膜的异常。如果怀疑有异常，应将患者转诊至耳鼻喉科进行全面的评估。

70°[20]。接下来，要求患者尽量向上看（伸展）（图9.10B），再向下看（屈曲）（图9.10C）。头部通常可后仰约60°，前俯约45°[20]。最后，要求患者左右弯曲颈部（图9.10D）。每边都可能达到约40°[20]。记录疼痛和活动受限，以确定其根源是肌肉问题还是脊椎问题。当活动受限的患者可以被动拉伸到更大范围时，通常是肌源性。而有脊椎问题的患者通常无法被动拉伸至更大范围。如果临床医生怀疑患者患有头颈部疾病，则应转诊进行更全面的（颈椎）评估。这一点非常重要，因为头颈部疾病可能与TMD症状密切相关[21-23]。

咬合系统检查

对脑神经、眼、耳和颈部区域进行了评估之后，就要检查咬合系统，包括评估3个主要结构：肌肉、颞下颌关节和牙齿。肌肉检查用于评估肌肉的健康和功能。TMJ检查用于评估关节的健康和功能。咬合检查用于评估牙齿及其支持结构的健康和功能。

肌肉检查

健康肌肉在行使正常功能或触诊时不会引起疼痛。相反，疼痛往往是肌肉组织受损的临床症状。导致肌肉组织受损或不健康的情况可能是肌肉过度活动或创伤（如过度拉伸或肌肉组织本身受到外力击打）。大多数情况下，咀嚼肌会因活动增加而受损。随着收缩次数和持续时间的增加，肌肉组织的生理需求也随之增加。然而，肌张力增加或过度活动可导致流向肌肉组织的血液减少，从而降低正常细胞功能所需营养物质的摄入，同时积累代谢废物。代谢废物和其他致痛物质的积累会导致肌肉疼痛[24-25]。随着时间的推移，现在人们逐渐认识到中枢神经系统可以加剧伴神经源性炎症的肌痛[24,26]。

在肌痛的早期阶段，肌肉仅在行使功能时发生疼痛。如果肌肉持续亢奋，疼痛持续时间可能会延长，并导致整块肌肉隐隐的酸痛，最终导致下颌功能受限。在肌肉检查时可确定肌肉疼痛的程度和部位，以及压痛。常用检查方法是肌肉触诊或功能检查。

肌肉触诊

通常使用肌肉触诊并用量表记录来确定肌肉压痛和

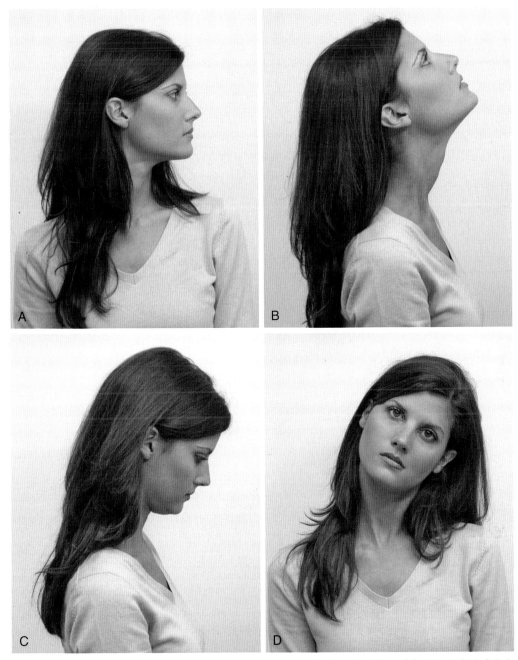

• 图9.10 头颈部疾病检查。要求患者看向最右边和最左边（A），完全向上看（B），完全向下看（C），颈部向右和向左弯曲（D）。

疼痛[27-29]。健康的肌肉在触诊时不会引起压痛或疼痛感。触压受损肌肉导致的组织形变会引起疼痛[30]。因此，如果患者在触诊特定肌肉时出现不适，则可以推断该肌肉组织存在损伤或疲劳。

肌肉触诊主要通过中指指腹对目标肌肉施加轻柔且稳定的压力，同时食指及无名指以打圈的方式触压相邻区域。单次稳定的压力通常优于多次轻压力。肌肉疼痛的触诊压力应为1kg，持续2秒[31]。在触诊过程中，询问患者是否疼痛或只是感觉不适。

为了发挥肌肉检查的最大作用，应查明并记录疼痛程度。然而，这通常十分困难。疼痛是主观的，患者对疼痛的感受和表达方式各不相同。然而，疼痛程度对于评估患者的疼痛问题以及疗效都有益处。因此，我们不仅尝试去鉴别受累的肌肉，还尝试对每块肌肉的疼痛程度进行分类。肌肉触诊时，患者的反应可分为4类[32-33]：患者无诉疼痛或压痛，记为零（0）；患者诉触诊不适（微痛或酸痛），则记为数字1；患者明确感到不适或疼痛，则记为数字2；患者表现出躲避动作或流泪，或表示不想再次触诊该区域，则记为数字3。每块肌肉的疼痛或压痛都应记录在检查表上，这将有助于诊断和评估后续的进展。

全面的肌肉检查不仅要鉴别全身肌肉的压痛和疼痛，而且要鉴别肌筋膜痛的局部、紧绷、高敏的肌肉组织带（扳机点）。如第2章和第8章所述，扳机点作为深部疼痛传入的来源，可产生中枢兴奋效应。发现和记录这些区域非常重要。为了确定扳机点的位置，检查者应触诊全身的每块肌肉。有扳机点的肌肉可能不发生常规的肌痛。因此，在记录检查结果时，应区分常规肌肉疼痛和扳机点疼痛，因为两者的诊断和治疗往往不同。

当找到扳机点时，应尝试确定是否存在牵涉痛。触压扳机点5秒[31]，询问患者感觉到疼痛向什么方向扩散。如果出现了牵涉痛，则需要在面部图纸上注明以备将来参考。牵涉痛的模式通常有助于鉴别和诊断某些疼痛。

常规肌肉检查包括触诊以下肌肉或肌群：颞肌、咬肌、胸锁乳突肌和颈后肌群（如头夹肌和斜方肌）。为了提高检查效率，双侧肌肉同时触诊。下面将详述每块肌肉的检查技术。了解肌肉的解剖和功能对于正确触诊至关重要（见第1章）。

肌肉检查还包括评估翼内肌和翼外肌的功能检查。这种检查方法适用于无法或几乎不可能手法触诊的肌肉。

颞肌

颞肌分为3个功能区，每个功能区都应独立触诊。前区触诊在颧弓上方和颞下颌关节前方（图9.11A）。这个区域的纤维基本上是垂直走行的。中区触诊在颞下颌关节正上方，颧弓上方（图9.11B）。这个区域的纤维倾斜走行穿过颅骨的侧面。后区触诊在耳上和耳后（图9.11C）。纤维基本上为水平走行。

如果不确定正确的触诊位置，则要求患者紧咬牙。此时颞肌将收缩，指尖能感觉到纤维。站在患者身后有助于双手同时触诊双侧的肌肉区域。在对每个区域进行触诊时，询问患者是否感到疼痛或只是不适，根据前面描述的标准将患者反应分为"0、1、2或3"。如果找到扳机点，则应连同其牵涉痛的模式一起在检查表上进行记录。

在评估颞肌时，触诊颞肌肌腱也很重要。颞肌纤维

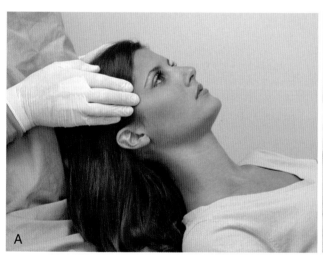
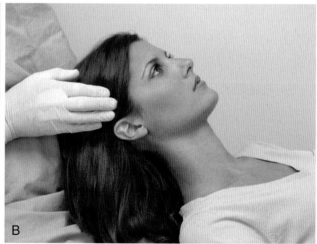
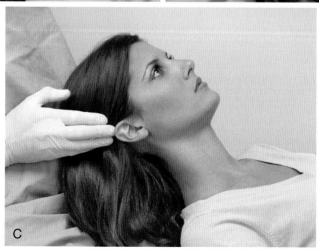

•图9.11　触诊颞肌前部（A）、中部（B）和后部（C）。

向下走行，汇聚成一个独特的肌腱，附着于下颌骨喙突上。一些颞下颌关节紊乱病通常会出现颞肌肌腱炎，这会引起肌肉疼痛以及相邻的眼睛后面的牵涉痛（眶后疼痛）。将一只手的手指放在口内下颌升支的前缘，另一只手的手指放在口外的同一区域，触诊颞肌肌腱。沿升支的前缘向上移动口内的手指，直到触诊到喙突和肌腱为止（图9.12）。要求患者告知不适或疼痛。

咬肌

同时触诊双侧咬肌的上下附着点。首先，将手指放置在每侧的颧弓上（颞下颌关节的正前方）。然后，将手指略微下移到咬肌附着于颧弓的部分，即关节的正前方（图9.13A）。触诊到这部分（咬肌深层）时，手指继续下移到升支下缘的下附着点。触诊区域位于咬肌（即咬肌浅层）附着点的正上方（图9.13B）。记录患者的反应。

胸锁乳突肌

虽然胸锁乳突肌（sternocleidomastoid，SCM）不直接

参与下颌运动，但由于其在TMD时也经常出现症状，且易于触诊，因此特别提及。触诊从双侧耳后乳突窝外表面胸锁乳突肌止点附近开始（图9.14A）。向下触诊整块肌肉，直到靠近锁骨的起点（图9.14B）。要求患者告知触诊过程中的不适。此外，记录该肌肉触诊过程中发现的扳机点，因为它们常常是颞部、关节和耳部等区域牵涉痛的来源。

颈后肌群

颈后肌群（斜方肌、头长肌、头夹肌[34]、肩胛提肌[34]）不直接影响下颌运动；然而，在某些TMD期间，它们也会出现症状。这些肌肉也能将疼痛转移到面部，因此也应当常规进行触诊。该肌群起自枕后区，沿颈椎向下延伸。由于该肌群的肌肉相互重叠，有时很难单独鉴别检查。

在触诊该肌群时，检查者的手指沿患者的头部后面滑行。左右手分别触诊双侧肌肉起点处的枕骨区（图9.15A）。询问患者是否有不适。手指在颈部沿着颈部肌肉向下移动（图9.15B），并记录患者的不适。注意该肌群的扳机点，因为它们常常是额痛的诱因。

触诊头夹肌时应注意是否有弥漫性痛、压痛或扳机点。在颅骨上，其附着处位于胸锁乳突肌附着处后方的一个小陷窝（图9.16）。从该处开始触诊并向下移动，直到该肌融入其他颈部肌肉。记录疼痛、压痛或扳机点。

斜方肌是位于背部、肩部和颈部的一块巨大肌肉（如SCM和头夹肌），不会直接影响下颌功能运动，但它是头痛的常见来源，且容易触诊。触诊的主要目的不是评

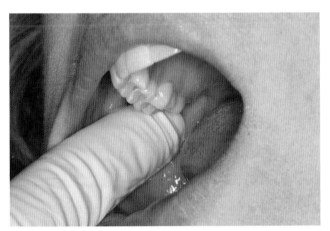

• 图9.12 颞肌肌腱触诊。手指向上移动到升支的前缘，直到感觉到喙突和颞肌肌腱的附着。

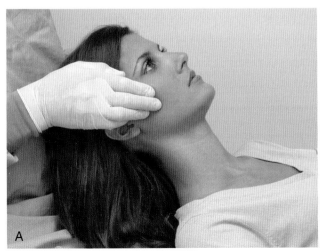
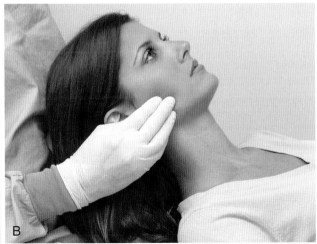

• 图9.13 A. 触诊附着于颧弓处的咬肌区域。B. 在下颌下缘附近触诊咬肌浅层。

估肩部功能，而是寻找可能诱发牵涉痛的活动性扳机点。斜方肌常存在可牵涉疼痛至面部的扳机点。事实上，当患者主诉为面部疼痛时，应该检查该肌。触诊从胸锁乳突肌后部向下外移行至肩部（图9.17），记录所有的扳机点。

扳机点的临床意义

如第2章所述，扳机点可能处于活动期，也可能处于潜伏期。活动期扳机点在临床上表现为肌肉组织内的特定的高敏感区域。通常触感是一小块紧绷的肌肉组织。潜伏期扳机点则无法察觉。活动期扳机点通常是持续的深部疼痛源，并产生中枢兴奋效应[35-36]。因此，医生对于牵涉（异位）痛的检查完全依赖于扳机点的状态（疼痛源），即激惹扳机点时将加剧牵涉痛。这一点是确定其是否是疼痛源的重要诊断方法。例如，当患者主诉为头痛时，仔细触诊上述颈部肌肉寻找扳机点将有助于查明疼痛源。当找到扳机点时，触压扳机点通常会加剧头痛（牵涉痛）程度。

Travel和Simons[36]概述了不同部位扳机点引起的牵涉痛的具体模式（见第8章）。了解这些常见的牵涉部位可能有助于医生诊断面部疼痛。如第10章所述，扳机点的阻断麻醉通常可以消除牵涉痛，从而有助于确诊。

功能检查

翼外肌下头、翼外肌上头和翼内肌是下颌运动的基础，但几乎无法进行触诊。翼外肌下头、翼外肌上头位于颅骨深处，起自蝶骨大翼的外侧板和上颌结节，止于下颌髁突颈部和颞下颌关节囊。翼内肌的起点也相似，但其向下和水平走行，止于下颌角的内侧面。虽然可以通过将手指置于咽内侧壁来触诊翼内肌，但该法不易操作，有时患者会感到不适（呕吐反射）。这3块肌肉均受到下颌神经（三叉神经分支）的支配。

多年来，医生多采用口内触诊来检查翼外肌，但其有效性尚未得到证实[37-38]。由于翼外肌位置较深导致无法触诊，因此，另一种称为功能检查的方法被用于评

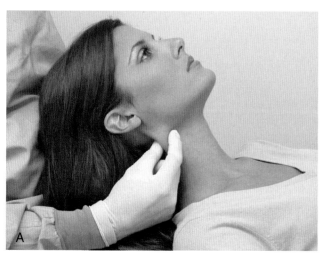
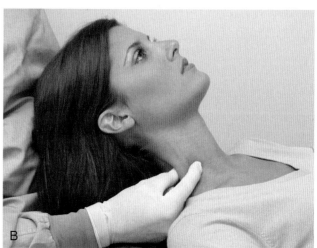

• 图9.14 触诊胸锁乳突肌，自乳突附着处开始（A）向下到锁骨附着处（B）。

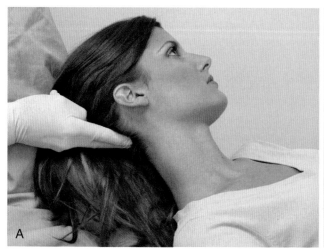
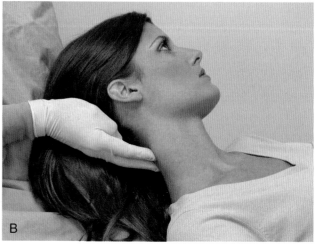

• 图9.15 A. 触诊颈部枕骨区肌肉附着。B. 将手指向下移至颈部，触诊肌肉有无疼痛和压痛。

估肌肉症状，其原理是：肌肉在疲劳状态下，继续功能运动将进一步加剧疼痛[24,30,39-40]。因此，因过度活动而受损的肌肉在收缩和拉伸时都会产生疼痛，此时功能检查是唯一可评估其是否是深部疼痛源的方法。

某些情况下，在翼外肌和翼内肌区域触诊可能会引起疼痛；但是，功能检查却不会。一项比较翼外肌下头触诊和功能检查的研究[41]表明，对照组中有27%的人在口内触诊时有压痛，而采用功能检查时没有症状。这意味着口内触诊结果中假阳性率是27%。该研究还对一组口颌面疼痛的患者进行了类似的检查，口内触诊发现69%的患者翼外肌下头疼痛，而采用功能检查时感到疼痛的患者只有40%。换句话说，口内触诊时，有29%的情况会误将翼外肌下头诊断为疼痛源。因此，触诊上颌结节后方时出现疼痛；而采用功能检查则无痛，则表明疼痛并非源于翼外肌，而可能是其他结构引起的。

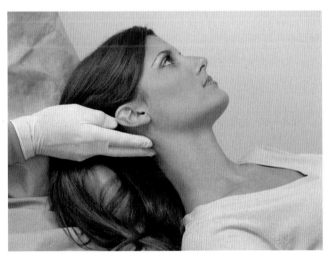

●图9.16 触诊头夹肌的颅骨附着，其位于胸锁乳突肌附着处正后方。

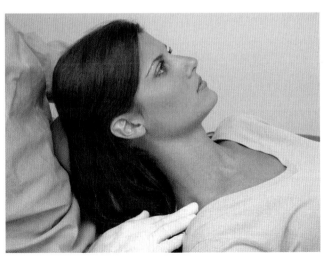

●图9.17 沿肌肉走行向上触诊斜方肌。

在功能检查过程中，受检肌肉先收缩，后拉伸。如果该肌肉是疼痛的真正来源，那么这两种活动都会加剧疼痛。下一节将介绍评估这三组肌肉的功能检查方法：翼外肌下头、翼外肌上头和翼内肌。

翼外肌下头的功能检查

收缩。翼外肌下头收缩时，下颌前伸或开口。由于该肌是主要前伸下颌的肌肉，因此嘱患者做前伸运动可以更好地完成功能检查。开口过程中该肌也收缩，但该过程中也有其他肌肉的收缩，这将干扰检查结果。因此，最有效的方法是让患者前伸下颌，对抗检查者施加在颏部的阻力（图9.18）。如果疼痛源于翼外肌下头，则会加剧疼痛。

拉伸。当牙齿处于最大牙尖交错位时，翼外肌下头拉伸。因此，如果紧咬牙时疼痛加剧，则该肌是疼痛源。将压舌板置于后牙之间时，牙齿无法到达牙尖交错位，翼外肌下头则无法完全拉伸。因此，放置压舌板不会加剧疼痛，甚至可能减轻或消除疼痛。

翼外肌上头的功能检查

收缩。翼外肌上头与升颌肌群（颞肌、咬肌和翼内肌）共同收缩，尤其是在进行咬合阻力运动（紧咬牙）时。因此，如果该肌是疼痛源，紧咬牙时疼痛加剧。如果将压舌板置于双侧后牙之间（图9.19），并嘱患者咬紧，随着翼外肌上头的收缩，疼痛将再次加剧。检查其他升颌肌时也会观察到相同的结果。因此，需要通过肌肉拉伸检查，才能区分翼外肌上头疼痛或升颌肌疼痛。

拉伸。与翼外肌下头一样，翼外肌上头拉伸时也处

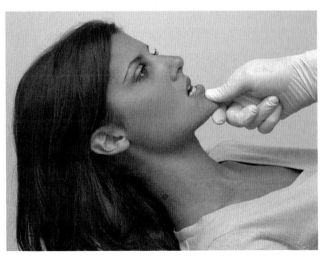

●图9.18 翼外肌下头的功能检查。患者在对抗检查者施加的阻力前伸下颌。

于最大牙尖交错位。因此，该肌的拉伸和收缩发生在同一个活动中，即紧咬牙。如果翼外肌上头是疼痛源，紧咬牙会加剧疼痛。但通过患者张口，可将翼外肌上头疼痛与升颌肌疼痛区分开来。张口时，升颌肌群拉伸，但翼外肌上头不会拉伸。因此，如果张口时无痛，而紧咬牙时疼痛加剧，则疼痛源于翼外肌上头。如果张口过程中疼痛加剧，那么翼外肌上头和升颌肌可能都受累。此两者的疼痛通常难以区分，除非患者能够分辨出疼痛肌肉的位置。

翼内肌的功能检查

收缩。翼内肌是升颌肌，因此当牙齿咬合时该肌会收缩。如果该肌是疼痛的根源，则紧咬牙会加剧疼痛。而将压舌板放在后牙之间，患者咬紧压舌板时，由于升颌肌仍在收缩，疼痛仍然会加剧。

拉伸。张口时，翼内肌也会拉伸。因此，如果疼痛源于该肌，张口会加剧疼痛。

对无法触诊的肌肉进行功能检查可以获得有关咀嚼痛来源的准确信息。通过嘱患者张口、对抗阻力前伸、紧咬牙及咬压舌板等动作就可以获得全部信息。表9.1总结了功能检查中各肌肉反应。

如果疼痛的真正来源是肌肉，那么功能检查将有助于确定是哪块肌肉。然而，在功能检查过程中出现疼痛并不一定意味着就确定了疼痛源。如继发性痛觉过敏等相关症状会在肌肉功能检查过程中出现疼痛症状。在这种情况下，功能检查所确定的是疼痛部位而非其来源[42]。此时可能需要阻断麻醉来区分疼痛源和部位（见第10章）。

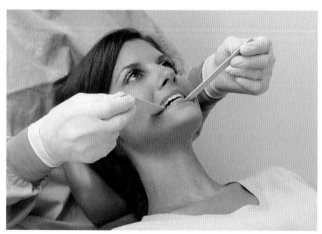

• 图9.19　通过要求患者双侧咬压舌板来实现翼外肌上头的功能检查。

囊内紊乱

还有另一种疼痛源可能会混淆这些功能检查的结果。关节囊内紊乱（如不可复性关节盘移位、炎症性疾病）可增加关节内压和运动而引发疼痛。功能检查时也会增加关节内压并移动髁突。因此，囊内紊乱引起的疼痛很容易与肌肉疼痛混淆。例如，如果存在炎症性疾病，患者大开口时会因下颌运动和炎症组织的作用加剧疼痛。下颌阻力前伸时，由于下颌运动和关节内压的增加导致炎症组织受力，也会加剧疼痛。紧咬牙时，疼痛也会随着关节内压和炎症组织受力的增加而加剧。然而，患者在单侧咬紧压舌板时，由于降低了同侧的关节内压，该侧关节的疼痛将会减轻（图9.20）。

翼外肌下头疼痛时也会出现同样的结果这些结果合乎逻辑但也容易混淆。因此，必须进行第五项测试以区分翼外肌下头和关节囊内疼痛。该测试通过在疼痛侧后牙间放置压舌板，嘱患者咬紧后做阻力前伸运动。如果疼痛是因关节囊内紊乱所致，则疼痛不会加剧（甚至可能会减轻），因为咬压舌板闭口会降低关节内压，从而减少炎症组织受力。而翼外肌下头在阻力前伸过程中收缩会加剧，因此该肌来源的疼痛会加剧。

表9.1和表9.2列出了4种基本的功能检查，以及区分关节囊内疼痛所需的功能活动。还列出了疼痛的潜在部位或来源，以及每个部位或来源对功能检查的反应。

最大开口度

完整的肌肉检查还应该包括肌肉功能对下颌运动的影响的评估。正常的开口度时，上下切牙切缘间的距离应为53～58mm[43]。即使是一个6岁的儿童正常开口度也能达到40mm以上[44-45]。由于功能运动过程中肌肉症状常常加重，因此人们通常会在受限的范围内运动。嘱患

表9.1	肌肉的功能检查	
	收缩	**舒张**
翼外肌下头	阻力前伸，↑疼痛	紧咬牙，↑疼痛 咬压舌板，无痛
翼外肌上头	紧咬牙，↑疼痛 咬压舌板，↑疼痛	紧咬牙，↑疼痛 咬压舌板，↑疼痛
翼内肌	紧咬牙，↑疼痛 咬压舌板，↑疼痛	张口，↑疼痛

者缓慢开口，直到感觉疼痛为止（图9.21A）。此时，测量上下切牙切缘之间的距离为最大无痛开口度。接下来要求患者即使疼痛也要开口至最大（图9.21B），此为最大开口度。在无痛情况下，最大无痛开口度应与最大开口度相同。

开口度<40mm均可认为张口受限。只有1.2%的青年开口度<40mm[46]。然而，需要注意的是还有15%的健康老年人的开口度<40mm[46]。因此，在考虑患者的年龄

和体型的前提下，可以将开口度<40mm作为张口受限的临界点。开口度可通过测量张口时下颌中切牙的切缘与最大交错位时切缘的距离获得。如果患者的前牙覆𬌗为5mm，最大开口度为57mm，则实际上下颌骨在张口时移动了62mm。测量深覆𬌗患者的正常开口度时必须考虑这些因素。

如果存在张口受限，那么测试"末端感觉"是很有意义的。末端感觉描述了限制关节活动范围的限制特征[47]。末端感觉可通过将手指放置于患者的上下牙齿之间，施以轻柔而稳定的压力被动地增加开口度来评估（图9.22）。如果末端感觉较"柔软"，则开口度可以增大，但必须缓慢增大。"软末端"感觉提示张口受限是由肌肉引起的[48]。如果无法增加开口度，则为"硬末端"感觉。"硬末端"感觉更可能与关节囊内紊乱有关（如不可复性关节盘移位）。

接下来，嘱患者进行下颌侧向运动。<8mm的侧向运动都视为运动受限（图9.23）。前伸运动也以类似的方式进行评估。

还需要观察张口至最大开口度时下颌中点的运动轨迹。在健康的咬合系统中，下颌运动轨迹应为直线无偏移。记录开口轨迹的任何改变。常见的改变有两种类型：偏摆和偏斜。偏摆是指在张口过程中下颌偏离中线，继续张口后这以偏离消失（回到中线）（图9.24A）。这通常是由于单侧或双侧可复性关节盘移位，髁突滑动过程必须越过关节盘所致。一旦髁突越过了这个障碍，下颌运动轨迹将回到中线。偏斜是指下颌向一侧偏离中线并随着开口度运动而增大，且到达最大开口时这种偏离也不会消失（不会返回中线）（图

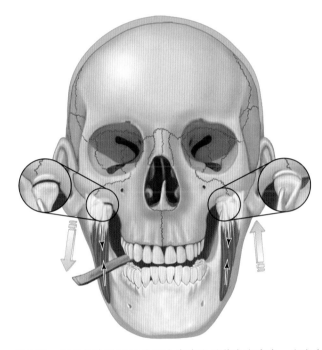

• 图9.20 压舌板有助于区分肌肉疼痛和关节囊内疼痛。当患者单侧咬硬物时，该侧关节的关节内压突然降低（咬合侧蓝色箭头），而对侧关节的压力突然升高（非咬合侧蓝色箭头）。因此，患有关节囊内疼痛的患者通常会告知咬牙时疼痛加剧，但在牙齿间放置压舌板时，疼痛会减轻。如果将咬合板置于受累关节侧对侧时，也常引起受累关节侧疼痛加剧（将在第10章详细讨论）。

表 9.2	通过活动进行功能检查			
	翼内肌	翼外肌下头	翼外肌上头	关节囊内疾病
大开口	疼痛↑	轻微疼痛↑	无痛	疼痛↑
阻力前伸	轻微疼痛↑	疼痛↑	无痛	疼痛↑
紧咬牙	疼痛↑	疼痛↑	疼痛↑	疼痛↑
咬压舌板（单侧）	疼痛↑	无痛	疼痛↑	无痛
单侧咬压舌板阻力前伸	轻微疼痛↑	疼痛↑	轻微疼痛↑（如果咬紧单侧压舌板）	无痛

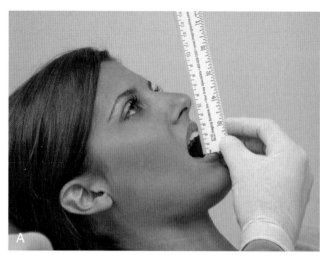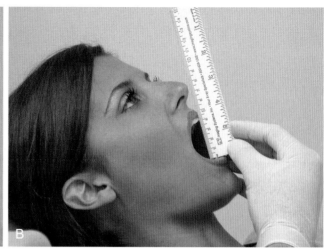

• 图9.21　测量开口度。A. 要求患者张口，直到首次感觉到疼痛为止。此时，测得前牙切缘之间的距离为最大无痛开口度。B. 要求患者即使疼痛也要尽可能张口到最大，此时所测为最大开口度。

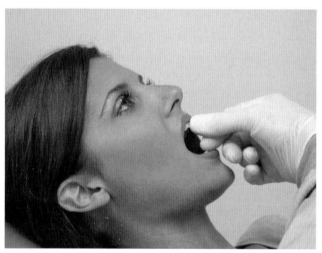

• 图9.22　检查"末端感觉"。在下颌中切牙上施加轻柔而稳定的压力5～10秒。开口度增加表明为"软末端"感觉（通常与咀嚼肌紊乱相关）。

9.24B）。这通常是单侧关节的运动受限所致。受限的原因各不相同，必须进一步查明。

下颌运动受限可由囊外或囊内紊乱引起。前者通常是肌源性，因此与肌肉紊乱有关。后者通常与盘髁功能和关节韧带有关，因此通常与关节盘紊乱有关。囊外和囊内紊乱所致的下颌限制呈现出不同的特征。

囊外紊乱导致的下颌受限

囊外紊乱导致的下颌受限通常伴升颌肌群痉挛和疼痛。这些肌肉往往会限制下颌滑动，从而限制张口。然而，升颌肌群疼痛并不限制侧向和前伸运动。因此，由于疼痛，囊外紊乱导致的下颌受限侧向和前伸运动正常，而开口运动受限。受限后开口度为0～40mm。患者通常能够缓慢增加开口度，但也会加剧疼痛（"软末

端"感觉）。

囊外紊乱导致的下颌受限通常会在张口过程中造成下颌运动轨迹的偏斜。偏斜的方向取决于引起下颌受限的肌肉位置。如果异常的肌肉位于关节外侧（如咬肌），则开口时下颌将向同侧偏斜。如果肌肉位于内侧（如翼内肌），则开口时下颌将向对侧偏斜。

囊内紊乱导致的下颌受限

囊内紊乱导致的下颌受限通常表现出不同的特征。关节盘紊乱（如不可复性关节盘移位）限制了同侧关节的滑动。通常，仅单侧关节受限，当关节转动至上下前牙切缘距离为25～30mm时，将出现张口受限。此时，下颌无法进一步张开，这不是因为疼痛，而是因为关节结构的阻力。囊内紊乱导致下颌受限时，开口偏斜总是偏向患侧（受累侧）。

颞下颌关节检查

检查TMJ是否存在与疼痛和功能紊乱相关的症状或体征。X线片或其他影像学方法也可用于关节检查，将在后续的其他诊断方法一节中进行讨论。

颞下颌关节痛

通过对静态或动态运动时的关节触诊和疼痛量表可以检查TMJ疼痛或压痛。双手指尖同时置于两侧关节区的外侧。如果不确定正确的触诊部位，可要求患者开闭口数次。指尖应能感觉到髁突外极向下、向前越过关节结节。确定触诊部位后，嘱患者放松，并对关节区施加中等程度的压力（图9.25A）。要求患者告知不适症

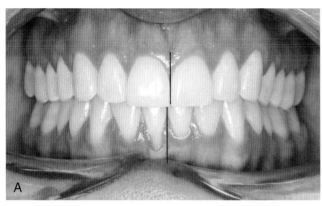
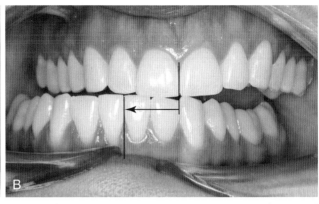

• 图9.23　检查下颌侧向运动。A. 患者处于最大牙尖交错位，用铅笔标记上颌中切牙中线位置及其下方对应的下颌切牙区域。B. 嘱患者做最大限度左、右侧向运动，测量下颌中线至左右运动极限间的距离，即为下颌在两侧的动度。

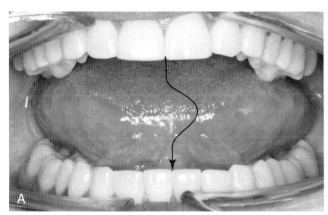
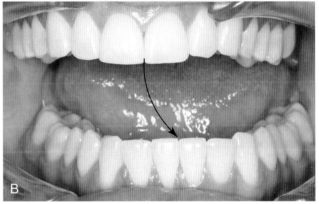

• 图9.24　开口轨迹的改变。A. 偏摆。开口轨迹改变，但在最大开口处恢复到正常中线（箭头）。B. 偏斜。开口轨迹偏向一侧，并随着开口而变大（箭头）。在最大开口处偏离最多。

状，与肌肉检查一样也使用数字分类记录这些症状。静态检查记录完成后，嘱患者开闭口，并记录此过程中出现的不适症状（图9.25B）。当达到最大开口度时，手指稍向后旋转，以便对髁突的后部施力（图9.25C），以检查是否有后关节囊炎和盘后组织炎。

要有效地评估TMJ，必须充分了解该区域的解剖结构。手指正确的置于髁突外极上并嘱患者紧咬，应该几乎感觉不到或仅感觉到轻微的运动。然而，如果手指错放在髁突外极前方1cm处，患者紧咬时则可以感觉到咬肌深层在收缩。手指位置的细微差异可能会影响检查者对疼痛源的判断。同样，要意识到腮腺部分延伸到关节区，从而在此处出现腮腺症状。检查者必须明确症状究竟是源于关节、肌肉还是腺体，这也将是选择治疗方案的依据。

颞下颌关节功能紊乱

颞下颌关节功能紊乱可分为两种类型：关节杂音和关节受限。

关节杂音

如第8章所述，关节杂音包括弹响和捻发音。弹响是指单次短促的"咔嗒"声。如果声音较大，则是类似"砰"的大声弹响。捻发音是一种多音的、粗糙的、类似砾石的磨碎音，最常见于骨关节炎时关节表面发生改变时[49]。

通过将指尖置于关节外侧并嘱患者开闭口可以感知到关节杂音。通常用指尖易于感知，也可以使用听诊器或联合录音设备进行更仔细的检查。这些设备比单纯触诊更为敏锐，能够检测到更多的杂音。虽然检测似乎越多越好，但事实往往并非如此，关键在于信息的鉴别。如第13章将要讨论的，许多关节杂音并没有临床意义，因此多余的检测可能没有意义。事实上，额外的检测可能会混淆医生而导致错误的治疗。因此，应当全面了解关节杂音的临床意义。在大多数情况下，触诊检查足以记录关节杂音。

不仅要记录关节杂音的特征（弹响或捻发音），还

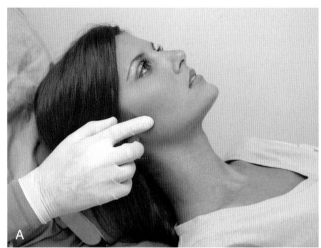
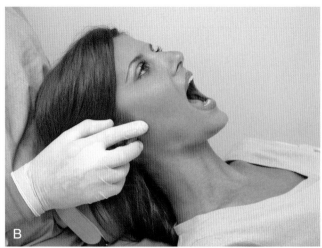
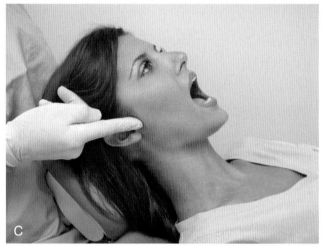

● 图9.25　颞下颌关节触诊。A. 闭口时触诊关节外侧面。B. 开闭口运动时触诊关节外侧面。C. 最大开口时，手指移到髁突后方，触诊关节后部。

要记录发生杂音时的下颌开口度（切缘间距）。同样重要的是，杂音是发生在开口或是闭口过程中，或是在开闭口过程中都能听到（或感觉到）杂音（如往复弹响，见第8章）。

通过将手指放在患者的外耳道来检查关节杂音并不妥当。研究表明，这种检查方式会产生关节正常功能运动时不存在的杂音[50]。该方法可能因压迫耳道软骨抵住关节的后部，使该软骨产生杂音，也可能因压迫软骨的外力使关节盘移位而产生额外的杂音。

有无关节杂音可帮助判断关节盘的位置。然而，我们应该认识到没有杂音并不总是意味着关节盘位置正常。在一项研究中[51]，51.15%的无症状患者在关节造影中发现存在关节盘移位。应当将关节检查的结果与其他所有检查结果一起进行综合评估。

关节受限

动态检查下颌运动是否不规则或存在受限。在肌肉检查中已经详述了关节囊内紊乱导致下颌受限的特征。记录任何下颌运动受限或异常的运动轨迹特征。

在疗效表上记录肌肉和颞下颌关节检查的重要发现（图9.26）。开始治疗后，继续记录后续复诊的检查结果，从而有助于医生快速评估疗效。

牙科检查

必须仔细检查TMD患者的口内情况。最重要的是检查牙尖交错位与颞下颌关节位置之间的肌骨稳定性，以及可能引起颞下颌功能紊乱的其他牙源性因素。

在检查患者的咬合关系之前，必须先了解什么是正常𬌗（见第1章、第3章、第4章和第6章）以及什么是理想功能𬌗（见第5章）。如第7章所述，此两者并不相同。例如，如果医生在检查过程中迫使患者下颌后退，那么当患者闭口至正中关系（CR）时，可能会出现单颗后牙接触。同时，从CR位到牙尖交错位（ICP）之间

日期	03-03-12	03-10-12	03-17-12	03-24-12	04-01-12		
治疗方法	初诊	殆垫治疗	殆垫治疗	殆垫治疗	殆垫治疗		
颞肌　R	2	2	1	0	0		
颞肌　L	1	2	0	0	0		
颞肌肌腱　R	2	2	2	1	0		
颞肌肌腱　L	1	1	0	0	0		
咬肌　R	3	3	1	0	0		
咬肌　L	2	1	0	0	0		
颈后部　R	2	2	0	0	0		
颈后部　L	1	1	0	0	0		
胸锁乳突肌　R	1	1	0	0	0		
胸锁乳突肌　L	1	1	0	0	0		
头夹肌　R	3, 存在扳机点	2, 存在扳机点	1	1	0		
头夹肌　L	1	1	1	0	0		
斜方肌　R	2, 存在扳机点	2, 存在扳机点	1	0	0		
斜方肌　L	2	2	0	0	0		
最大无痛开口度(mm)	26mm	28mm	36mm	44mm	46mm		
最大开口度（mm）	35mm	33mm	45mm	47mm	48mm		
关节疼痛　R	2	2	1	0	0		
关节疼痛　L	1	1	0	0	0		
关节杂音　R	无	无	无	无	无		
关节杂音　L	无	无	无	无	无		
每周头痛次数	3	3	2	0	0		
其他：耳痛	2	1	1	0	0		

• 图9.26　肌肉、颞下颌关节检查和疗效表。记录初诊和复诊的客观测量值。此表格有助于评估疗效的时效性。疼痛指数（0、1、2和3）、开口度（mm）及肌肉中发现的扳机点也一并记录。

可能存在2mm的移动或滑动距离。虽然这种情况可能很常见，但它并非理想的功能状态。咬合检查无法判断出理想殆和正常殆之间的差异是否是功能紊乱的促进因素。请记住，咬合关系并不总是导致紊乱的病因。尽管一些研究[52-54]表明错殆的类型和严重程度与TMD症状之间相关，但也有其他研究[55-57]不支持这一观点（见第7章）。仅仅通过检查咬合关系并不能确定其对咬合系统功能的影响。

当患者的咬合关系既非理想殆也非正常殆时，则倾向于认为这就是主要的致病因素。尽管这种推定合乎逻辑，但却没有研究证实。因此，在咬合检查时，医生所能做的只能是检查牙齿之间的相互关系及其与正常殆、理想殆的差异。这些结果必须与其他检查结合，以确定咬合关系与TMD的关系。

牙科检查应首先检查牙齿及其支持结构。常见的症状和体征有牙齿松动、牙髓炎和牙齿磨损。

牙齿松动

有两个因素可能导致牙齿松动：骨支持丧失（牙周

病）和𬌗力过大（𬌗创伤）。无论何时出现牙齿松动，都应当考虑到这两个因素。通过使用两个口镜柄或一个口镜柄配合手指间歇性地颊舌向晃动每颗牙齿来检查松动度（图9.27A）。通常不建议用两根手指操作。将一个口镜柄放在待测牙的唇颊侧，另一个放在舌侧。首先向舌侧施力，然后再向颊侧施力。观察牙齿是否有松动。

第二种检查前牙𬌗创伤的方法是将手指放置于上颌前牙唇面，并嘱患者咬紧后牙（图9.27B）。如果后牙的咬合支持正常，则前牙的动度应非常小。如果前牙能感觉到明显的移动，则可能是因缺乏足够后牙支持所致。这种前牙受力过大的情况称为震荡。

需要注意，正常牙齿都有很小的生理动度，在下颌切牙尤为显著。>0.5mm的动度都应当记录。松动度常分为1~3度[58]。1度是指牙齿松动度比正常情况稍高。2度则是指任何方向上牙齿的动度达到1mm。3度代表牙齿在任何方向上动度>1mm。如果牙齿松动，还需要评估牙周健康和牙龈附着情况，这有助于鉴别𬌗创伤是原发性的还是继发性的。前者是指𬌗力过大，超过健康牙周组织耐受力时导致牙齿松动。后者则是指牙周组织不健康，正常或低于正常的𬌗力即可导致牙齿松动，通常是骨支持丧失所致。

通常，𬌗力过大会导致牙齿及其支持结构出现影像学改变。X线片上根尖周组织常常会因𬌗力过大和/或牙齿松动出现3种改变：牙周膜间隙增宽、致密性骨炎（骨硬化）和牙骨质增生（Hypercementosis）。应该注意的是，单纯凭这些变化并不能诊断是否存在𬌗创伤。还应当结合与其他临检查结果来做出正确的诊断。

牙周膜间隙增宽

牙齿松动度增大与牙周支持性骨的吸收直接相关。这将导致牙周膜间隙（PDL）增宽，在X线片呈牙周膜间隙增宽的表现。间隙的增宽在牙槽嵴顶区域通常更宽，根尖变窄，呈"漏斗状骨吸收"（图9.28）。

骨硬化

一般来说，组织在过大的外力作用下，可能会出现下面两种变化：破坏性萎缩或反应性增生。牙周支持性骨组织也是如此。部分患者骨可能吸收丧失，从而导致牙周膜间隙增宽。而另一部分患者则可能反应性增生出现骨硬化。骨硬化表现为骨密度增加，X线片上呈一个阻射区（图9.29）。

牙骨质增生

增生活动也可能发生在牙骨质，导致牙骨质明显增生。在影像学上通常表现为根尖区域增宽（图9.30）。

牙髓炎

牙科就诊患者最常见的症状是牙齿敏感或牙髓炎。其可能由多种病因导致。截至目前，最常见的是龋病向牙髓组织方向侵袭。因此，应当通过牙科和X线片检查排除这一因素。然而，有时患者会出现没有明显牙体或牙周病因的牙髓炎，他们主诉对温度刺激敏感，特别是冷刺激。如果此时排除了所有其他明显的致病因素，则要考虑是否为𬌗力过大所致。过大的𬌗力引起牙髓炎的机制尚不清楚。有学者认为[59]，牙齿受力过大会导致牙

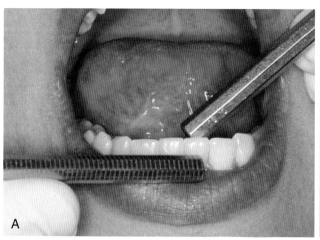
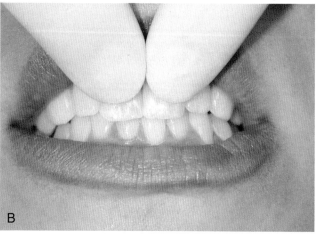

• 图9.27 牙齿松动度检查。A. 使用两个口镜柄晃动牙齿确定松动度。B. 患者咬后牙时，将手指放在患者上颌前牙的唇侧面上确定前牙是否存在咬合创伤。牙齿不应该有明显移动。如果有移动，则表明受力过大。此种情况称为震荡（fremitus）。

髓内血压升高并被动充血从而诱发牙髓炎。慢性牙髓炎可导致牙髓坏死。尽管一些研究[60]不支持这一观点，但部分临床现象似乎表明了牙髓炎与过大殆力相关。另有一种观点认为牙髓炎的病因是过大的殆力中断了根管内和牙髓的液体流动，从而导致疼痛[61]。

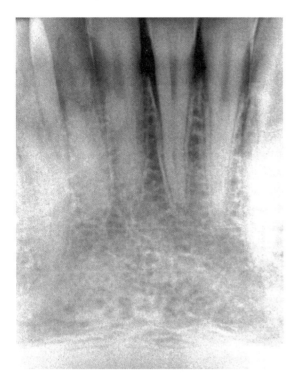

● 图9.28 牙周膜间隙增宽。注意，下颌中切牙的近中面呈"漏斗状骨吸收"影。

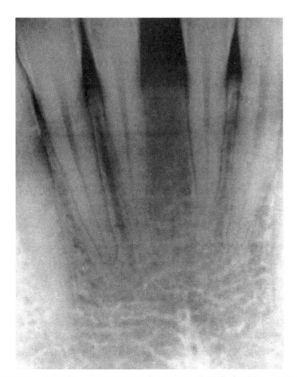

● 图9.29 骨硬化。左下切牙根尖1/2周围的骨密度增加，称为骨硬化。

另一个表现为牙髓炎症状但难以诊断的疾病是牙隐裂。这类隐裂在X线片上几乎难以发现，因此很容易被忽视。虽然该病常表现为牙齿敏感，但伴随的其他体征也有助于确诊患牙。通过让患者紧咬放置在牙尖上的木制小棒，这将导致隐裂处产生剪切力，从而引起锐痛。该诊断方法也有助于排除根折。

检查者必须认识到，并非只有牙齿本身的疾病才会导致牙齿疼痛。当患者主诉牙痛，而临床检查未发现局部问题时，应考虑疼痛可能由远隔部位的疾病引起。非牙源性牙痛可以由肌肉、血管、神经、鼻窦，甚至心脏引起[62-65]。最常见的是肌肉。某些肌肉中的扳机点可以产生中枢兴奋效应，从而将疼痛牵涉至牙齿上，主要有3块肌肉：颞肌、咬肌和二腹肌前腹[66]。如图9.31所示，每块肌肉都有特定的牵涉模式。颞肌通常引起上颌牙齿牵涉痛，前牙或后牙都有可能，具体取决于扳机点的位置。咬肌仅引起后牙牵涉痛，但可能是上颌也可能下颌牙齿，具体取决于扳机点的位置。二腹肌前腹则仅导致下颌前牙牵涉痛。

诊断牵涉痛的关键在于局部刺激患牙时不会加剧疼痛，也即热、冷或咬合刺激不会加剧或改变牙痛。然而，局部刺激扳机点会加剧牙痛症状。当检查者怀疑牙齿牵涉痛时，对牙齿和肌肉进行局部麻醉有助于诊断（将在第10章中讨论）。麻醉疼痛的牙齿周围不会缓解疼痛，但麻醉扳机点既能阻断扳机点，又能消除牙痛。

牙齿磨损

牙齿磨损是牙体破坏最常见的表现。可能比咬合系统的其他功能紊乱更为常见。绝大多数牙齿磨损是由副功能活动导致的。如果发现牙齿磨损，就应当鉴别其病

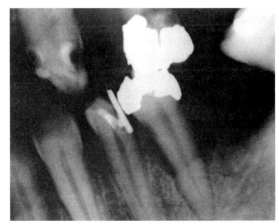

● 图9.30 牙骨质增生。可见下颌第二前磨牙根部的牙骨质增厚。

因是功能活动还是副功能活动，可以通过检查牙齿的磨损面分布来加以鉴别（图9.32）。

　　功能性磨损发生在中央窝和中央尖区域。磨损面应该为咀嚼运动末期引导下颌回到咬合位置的牙尖斜面。非正中运动种出现的磨损几乎都是由副功能活动造成的。要鉴别此种磨损类型，只需让患者沿上下颌相对的磨损面咬合并观察下颌位置（图9.33）。如果下颌位置接近牙尖交错位，则可能是功能性磨损。反之，则可能是副功能性磨损。

　　应询问患者是否存在副功能（磨牙）活动。有日间磨牙习惯的患者可能会自知，但夜磨牙患者通常并不知晓[67]。研究表明[68-70]，意识到有磨牙症与牙齿磨损严重程度之间并无相关性。因此，诊断更多地需要依赖检查。然而，牙齿磨损并不意味着患者现在即有磨牙，它

也可能是由多年前的磨牙引起。因此，需要结合病史和检查结果来评估目前的磨牙症水平。不可轻易地诊断为患有磨牙症。

　　如果存在牙齿磨损，但对颌牙的接触面却无磨损，则必须考虑其他病因。应询问患者是否有不良口腔习惯（如咬烟斗或发卡）。医生还应当意识到，一些牙齿磨损实际上可能是化学酸蚀所致。口含高浓度柠檬酸的水果（如柠檬）、慢性反复呕吐（神经性贪食症）[71]或胃食道反流均可造成牙酸蚀症[72]（图9.34）。应当鉴别牙齿磨损和牙酸蚀症，因为两者的治疗方法不同。酸蚀症通常发生于最容易接触到浓酸的上颌后牙腭尖和上颌前牙腭面。

楔状缺损

　　楔状缺损是指牙齿颈部的非龋性牙体硬组织病或楔

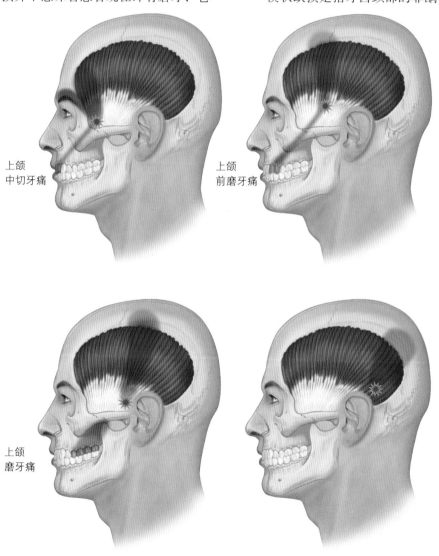

上颌
中切牙痛

上颌
前磨牙痛

上颌
磨牙痛

A

• 图9.31　肌筋膜扳机点引起牙齿牵涉痛。A. 颞肌仅引发上颌牙齿牵涉痛。

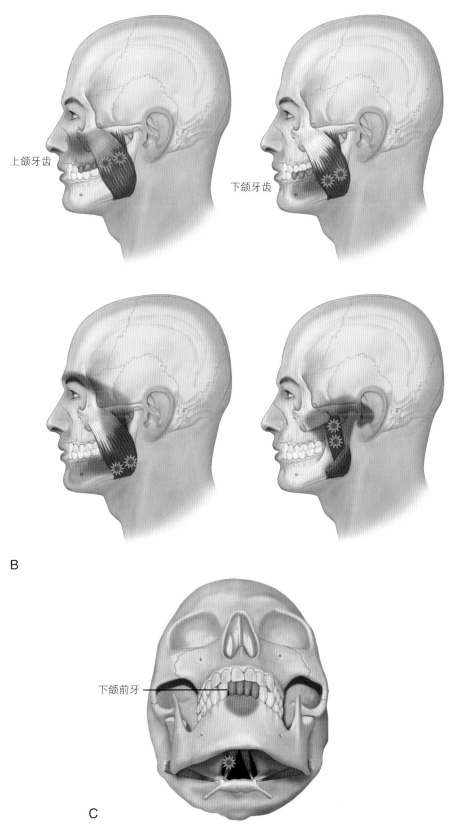

上颌牙齿

下颌牙齿

B

下颌前牙

C

• 图9.31（续） B. 咬肌仅引起后牙牵涉痛（A, B redrawn from Travell JG，Simons DG：Myofascial pain and dysfunction. The trigger point manual. Baltimore, MD, 1983, Williams & Wilkins, pp 331, 351, 398.）。C. 二腹肌前腹仅引起下颌切牙牵涉痛。

形缺损（图9.35）。大多数楔状缺损见于牙齿的唇颊侧颈部，以第一前磨牙最为常见，其次是第二前磨牙。除下颌尖牙的发病率比上颌尖牙低得多外，上下牙齿的发病率相似[73]。楔状缺损的患病率通常随着年龄的增长而增加[73]。但其病因仍有争议。有研究认为，当牙齿受到过大的𬌗力时，牙颈部会出现楔状缺损[73-77]。根据这一

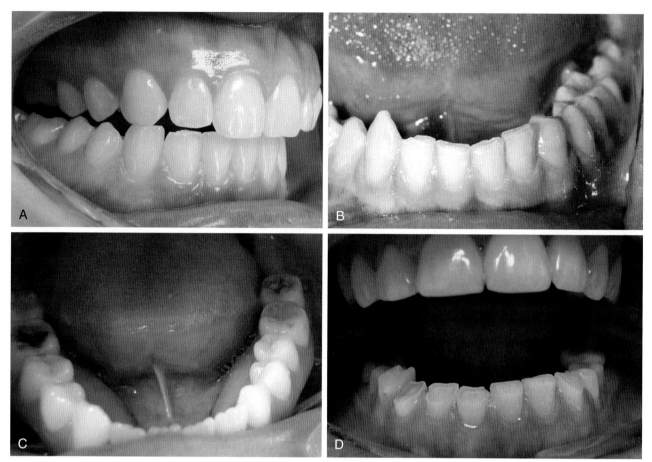

• 图9.32 A. 典型磨损模式。与原来的形态相比，尖牙已经磨平。注意尖牙磨损面与对颌尖牙的吻合情况。B. 注意，该患者单侧磨牙从而导致仅右侧尖牙磨损。C. 磨牙出现明显的牙齿磨损。D. 副功能活动导致下颌前牙磨损，同时相对较硬的对颌烤瓷冠加重了磨损。

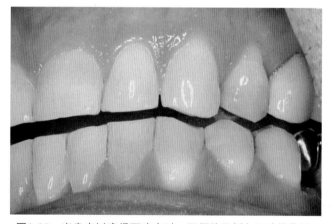

• 图9.33 当患者以磨损面咬合时，下颌处于侧向运动的位置，这表明患者存在副功能性磨损。

理论，磨牙症应当是病因之一。然而，其他的研究并没有发现𬌗力和楔状缺损之间有强相关性[78-79]。一些研究则认为楔状缺损是由刷牙不当引起。由于楔状缺损的原因仍未明确，因此其治疗方法也不确定。然而，当患者出现明显的咬合磨损并伴楔状缺损时，人们可能会怀疑其与过大的𬌗力相关。此种情况下，可以考虑通过降低𬌗力（咬合板）来保护牙齿。

咬合检查

检查所有可能的下颌运动和位置中牙齿的咬合接触模式：CR位、ICP、前伸运动以及左右侧向运动。在检查咬合关系时，应牢记理想功能𬌗的标准（见第5章）。任何咬合改变都可能（但不一定）是导致功能紊乱的病因。

可以使用多种方法来定位牙齿的咬合接触。有时询问患者是否有牙齿接触以及接触部位可能有帮助。最好的方法是嘱患者咬住咬合纸来标记接触点。使用咬合纸记录前最好先干燥牙齿。也可以使用0.0005英寸（1英寸≈25.4mm）厚的咬合纸来确定否存在咬合接触。将在平衡侧接触一节中详述。

在检查咬合的过程中，要牢记构成咬合系统的组织能够在受力后发生弯曲、压缩和移位。然而，𬌗架上的诊断模型并无此特性，这使口腔医生检查𬌗架时误将咬合系统当作刚性的，这并不符合事实。咬合接触时，牙周韧带和牙槽骨受压吸收，从而导致牙齿轻微移动。因

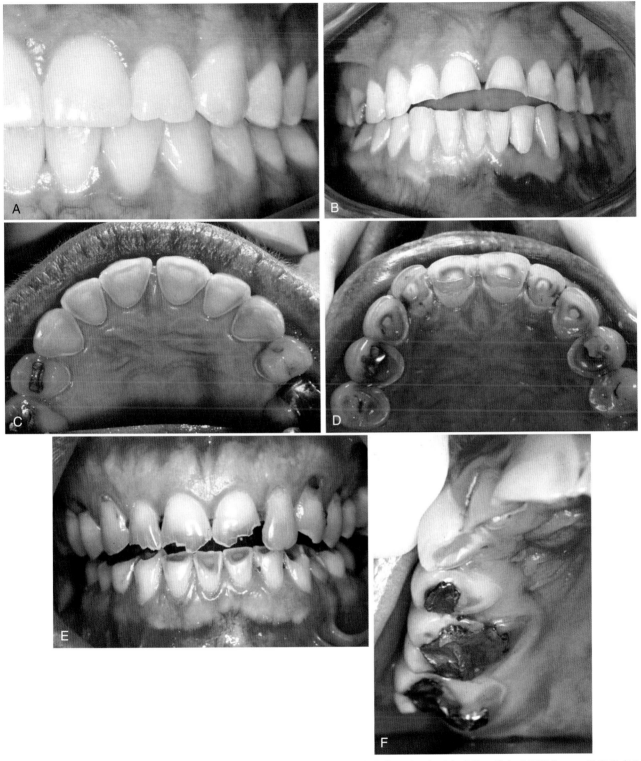

• 图9.34 有时相对的上下牙齿磨损面没有咬合接触。此时应询问患者是否有其他口腔习惯（如咬笔、发卡或指甲）。A. 注意患者左下切牙的缺损。此缺损由咬发卡导致。还应怀疑有化学酸蚀。B. 和C. 该患者喜欢吮吸柠檬，而柠檬酸可化学酸蚀牙釉质。D. 和E. 该患者患有胃食道反流，口腔pH较低，导致酸蚀。F. 该患者患有贪食症。可以发现酸蚀仅发生于接触酸的牙齿腭/舌面。

此为了准确检查咬合关系，应当让患者非常小心地将牙齿轻接触，然后再进行评估。如果殆力加大则可能出现多颗牙齿接触并掩盖早接触，从而无法定位早接触点，尤其是在CR位时。

正中关系位咬合接触

咬合检查的第一步是检查髁突处于理想功能位时的咬合接触关系。此时髁突处于肌骨稳定位，即髁突位于关节窝的最前上方，紧靠关节结节的后斜面，关节盘位

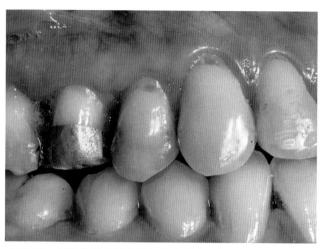

• 图9.35 楔状缺损是牙齿颈部的非龋性牙体硬组织病变或楔形缺损。可以发现上颌尖牙和第一前磨牙存在楔状缺损。

于两者之间的适当位置（CR）。在此位置上做约20mm幅度的开闭口运动，髁突可以维持在肌骨稳定位上单纯转动。确定患者的肌骨稳定位后，使其在此位置上闭口以检查此位置（CR）的咬合关系。

确定正中关系位

有时难以确定CR位。为了引导下颌到达此位置，必须先了解神经肌肉控制系统支配着下颌的各种运动。如果牙齿存在破坏性接触，神经肌肉系统将起到保护性用。在某些情况下，在CR位咬合可能导致单颗牙齿的牙尖接触，神经肌肉控制系统会认为这可能会损伤该牙。因此，引导下颌位置时应当小心，以确保不会出现此类损伤引起患者的神经肌肉系统的保护性反应。

确定CR位时，重要的是要使患者放松。可以调整椅位让患者舒适地斜倚在牙椅上。也需要注意交流用语。厉声命令患者放松可能适得其反。要以温柔、轻声、安心和理解的态度与患者交流。当患者配合良好时应给予鼓励。

Dawson[80]描述了一种引导下颌进入CR位的有效方法。首先让患者仰卧抬颏（图9.36A）。上抬颈部的头位更有利于髁突达到CR位。口腔医生坐在患者的身后，双手的4根手指放在下颌下缘，其中小指放在下颌角后。注意手指应放在骨面上，而非颈部软组织中（图9.36B和C）。接下来，将双手拇指相互抵住放置在下颌正中联合上，介于下颌下缘与下唇之间（图9.36D和E）。手指放置到位后，放置在下颌下缘及下颌角处的手指发力，引导下颌向上，同时在颈部的拇指下压使下

颌后退。在合力的作用下，髁突将到达其最前位，并抵靠在关节结节后斜面上（图9.37）。引导下颌的用力应稳定而轻柔，避免引起任何保护性反射。

定位CR位时要保持前牙开口度<10mm，以避免关节韧带牵拉髁突移位（见第1章）。下颌运动轨迹呈弧形，直到其绕肌骨稳定（CR）位自由转动。该弧形由一系列2~4mm的小运动轨迹组成。一旦出现绕CR位的转动，手指就要持续稳定的施力，使髁突到达其最前位。

当髁突处于此最前位上，盘-髁复合体关系协调有利于受力。此时，引导下颌到达CR位不会产生疼痛。如果产生疼痛，则可能存在关节囊内紊乱。双手引导法操作时出现的TMJ症状可能是继发于关节盘移位的盘后组织受力所致。当然，炎症性关节紊乱的患者在引导过程中也可能因炎性组织受力而引发不适。如果存在以上的任何一种情况，都不可能找到准确可重复的CR位。但这些症状有助于做出正确的诊断，应当重视并做好记录。

定位肌骨稳定（CR）位的另一种方法是通过肌肉自身来定位髁突。该理念是通过在前牙区放置咬合止点并要求患者尝试后牙咬合来实现。如果没有后牙接触，升颌肌群将使髁突到达其肌骨稳定位（图9.38）。通过使用隔距片（leaf gauge）即可完成[81]（图9.39A和B）。隔距片的原理是，只有前牙咬合（后牙开𬌗）时，升颌肌群（颞肌、咬肌、翼内肌）的力量将引导髁突到达其关节窝内的最前上位。隔距片形成的前牙咬合止点就像一个支点，可以使髁突在关节窝内转动至肌骨稳定（MS）位。使用隔距片时必须小心，以免髁突偏离CR位。如果隔距片太硬，则可能会在升颌肌群收缩时形成一个后斜面，使下颌向后偏斜移位。另一个易犯的错误是，如果患者像咬三明治一样试图前伸下颌去咬隔距片，将导致下颌从CR位前伸。

为了有效地使用隔距片，患者需闭口轻咬后牙。并在前牙间放置足够多的隔距片，使后牙略微分开。引导患者只通过颞肌来咬合，避免强烈的咬肌收缩。这在一开始往往十分困难，可以让患者将2根手指放在这些肌肉上来感受其收缩的感觉，这样患者将很快学会主要收缩颞肌，从而最大限度地减少前伸力。掌握了这一点

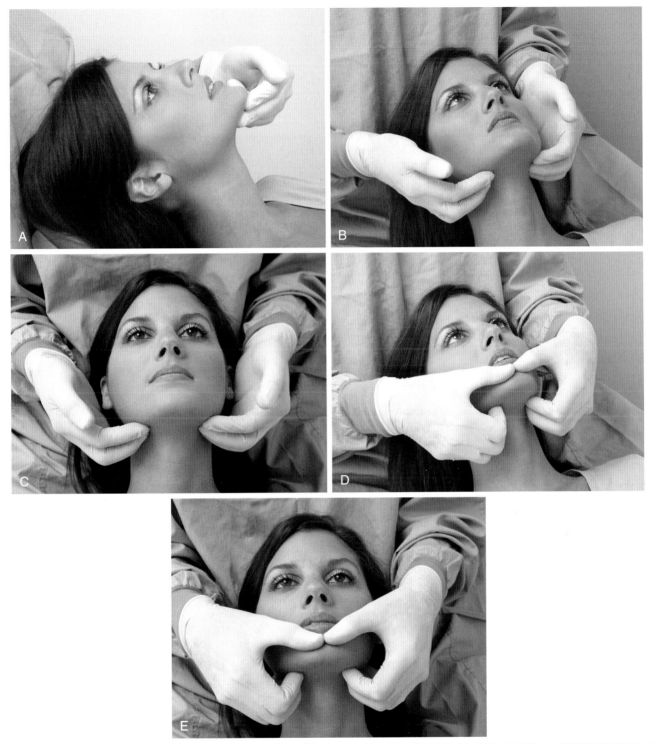

•图9.36 A. 引导下颌进入CR位时，应首先让患者斜躺并且上抬颈部。B. 和C. 沿下颌下缘放置双手的4根手指，小指位于下颌角后。手指应该放置在骨面上，而非颈部软组织中。D. 和E. 双手大拇指相互抵住放置在下颌正中联合上。

后，逐片地移除隔距片，直到上下牙齿接触。最先出现的牙齿接触就是CR位的早接触。

另一种定位肌骨稳定位的方法是使用前导板（图9.39C和D）。前导板是放置于上颌前牙的一小块丙烯酸树脂，可为下颌切牙提供咬合止点。此咬合止点需与下颌切牙长轴垂直，以使咬合时不会影响下颌位置。当

要求患者咬合后牙，而前牙咬在前导板上，这将使下颌无法完全闭合，从而使髁突被升颌肌群引导至肌骨稳定位。可以将该方法与前述的双手引导法相结合。联合应用这两者方法对于获取𬌗架上石膏模型的咬合记录时尤其有用（见第18章）。

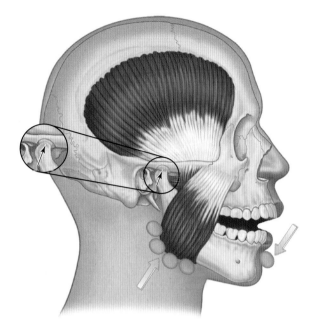

• 图9.37 于颏部（拇指）施加向下的力和下颌角处（小指）施加向上的力，髁突到达关节窝中的最前上位。

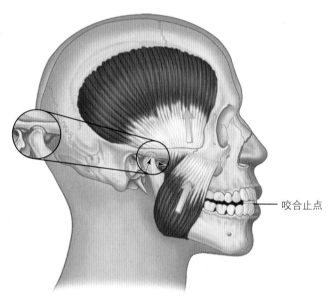

咬合止点

• 图9.38 在前牙放置咬合止点并要求患者后牙咬合，升颌肌群（颞肌、咬肌和翼内肌）将引导髁突到达其最前上位（肌骨稳定位）。

正中关系位早接触

确定了肌骨稳定位后，可嘱患者闭口以评估咬合关系。请记住，CR位的早接触可能会被神经肌肉控制系统感知为对牙齿有损害，同时下颌肌骨稳定性的缺乏可能会激活保护性反射以达到更稳定的位置（即最大牙尖交错位）。因此，应该嘱患者缓慢闭口，直到第一颗牙齿轻接触。要求患者确定咬合接触的位置。然后，吹干该侧的牙齿，将咬合纸放置在牙齿之间，再次引导下颌

闭合至前述的接触位置。

闭合至前述的接触位置后，患者可以稍用力以便在咬合纸上标记接触点。应用镊子夹持咬合纸（图9.40）。如果患者闭口需要辅助，必须将髁突维持在最前上位，患者要做的只是咬合牙齿直到咬合接触。

确定了早接触点后，重复该过程以验证或确认该接触点。它应该是可重复的。如果重复检查时接触在另一颗牙齿上，则表示尚未准确定位CR位，必须继续尝试直到确定可重复的接触点。一旦准确定位了CR位的早接触点，记录下相关牙位以及接触点的准确位置，此即为CR位的早接触。

完成CR位早接触记录后，再次引导髁突到达CR位并嘱患者闭口重新咬合到该接触位上。当患者在该位置咬合稳定后，注意观察此时上下牙齿的关系。然后要求患者稍用力咬合，并观察下颌是否有移动。如果CR位的咬合不稳定，髁突将从肌骨稳定位移动至更稳定的最大牙尖交错位，此种移动现象称为正中滑动，意味着下颌缺乏肌骨稳定性。既往的文献表明，如果以下颌后退位作为CR位，10位患者中约有8位会出现正中滑动[82]，滑动的平均距离为1~1.5mm[44,83]。如第5章所述，现在已不再将下颌后退位作为CR位使用。相反，口腔医生已经接受了CR位是指肌骨稳定（MS）位。目前，尚缺乏普通人群中MS位到ICP之间滑动距离的研究。笔者认为从MS位到ICP的滑动距离会比下颌后退位到ICP的距离小，因为这样才能建立健康的咬合系统肌骨稳定性。如果检查发现存在正中滑动，则意味着缺乏肌骨稳定性。

应重点观察此滑动在水平和垂直向上的距离。部分患者直接向前上方滑动到达ICP。另一部分患者则还会有侧向滑动。据报道[44,82]，相比于向前上方的直线滑动，侧向滑动将向左、右侧偏转下颌，从而更易引发功能紊乱。向上滑动的倾斜度是决定治疗方案的一个重要指征。如果患者咬合时不发生下颌滑动，则代表ICP与CR位一致。

牙尖交错位

ICP以下几个特征需要详细评估：急性错𬌗、最大牙尖交错位的稳定性、ICP与关节肌骨稳定位之间的差异、牙弓完整性和咬合垂直距离。

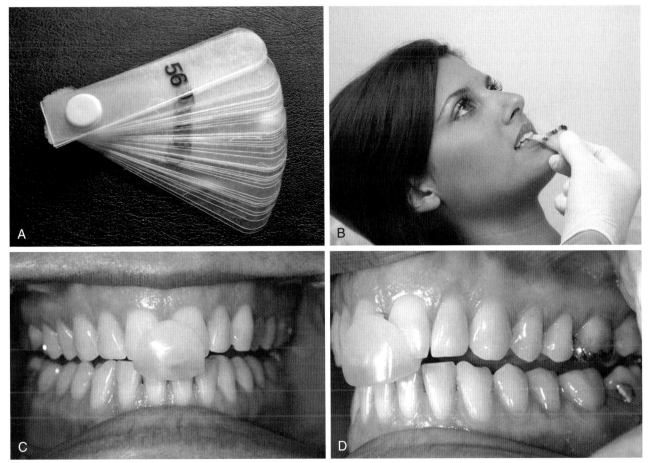

• 图9.39 A. 隔距片。B. 利用隔距片协助寻找肌骨稳定位。嘱患者闭口，并在前牙间放置足够的隔距片以使后牙稍微分开。当患者试图咬合后牙时，髁突将移动到CR位。注意确保患者在闭口时不会前伸下颌，或在咬隔距片时后退下颌。确定了CR位后，逐片地移除隔距片来确定正中关系位的早接触点。C. 使用前导板协助寻找肌骨稳定位。D.前导板及后牙开𬌗的侧视图。（前导板制造商：Great Lakes Orthodontics Products, 199 Fire Tower Drive, Tonawanda, NY, 14151-5111.）

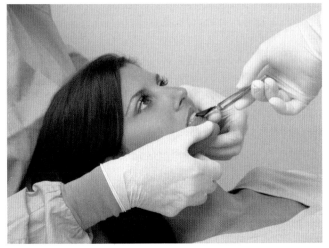

• 图9.40 让助手协助放置咬合纸（用镊子夹持）并嘱患者咬合，可以确定CR位的早接触点。

急性错𬌗

急性错𬌗指那些可以诱发功能紊乱的ICP的急性改变。患者通常完全知晓这些变化，应主动询问。肌肉紊乱和关节囊内疾病都可引起急性错𬌗。

肌痉挛会改变下颌位置，从而导致部分牙齿早接触，患者可以感觉到此时咬合关系的改变。翼外肌下头痉挛将向前、内侧牵拉患侧髁突，导致该侧的后牙开𬌗，对侧前牙重咬合（图9.41）。升颌肌群（如咬肌）完全痉挛会导致张口受限，而升颌肌群部分痉挛只会引起的轻微的咬合改变，在临床上通常难以发现。即便如此，患者也经常会主诉"牙齿咬合异常"。

关节囊内疾病会改变盘-髁关系从而导致急性错𬌗。这些改变可能包括可复性及不可复性关节盘移位、盘后组织炎和急性骨质改变。如果这些改变导致髁突与关节窝的间隙减小，例如，不可复性关节盘移位或骨关节炎引起的骨支持丧失，将导致同侧后牙重咬合（图9.42）。反之，如盘后组织炎或关节封闭治疗（即注射类固醇封闭、关节穿刺术）等引起髁突与关节窝的间隙增大，将可能导致同侧后牙开𬌗，对侧后牙重咬合。

临床医生应当注意功能检查的手法也有助于鉴别急性错𬌗的病因。

最大牙尖交错位的稳定性

还应当检查牙尖交错位的精准性。一项研究表明[84]，缺乏牙尖接触可能是某些TMD的风险因素。在习惯性闭口进入最大牙尖交错位时，大多数牙齿应该接触。简单口腔检查不足以评估ICP的完整性。牙齿看起来有良好的咬合接触，但实际上可能有多个接触缺失。评估牙尖交错位稳定性的最佳方法是让患者咬合并保持牙齿接触，同时检查者将一片咬合纸拉出。用这种方式检查每组牙齿以确定是否有足够的接触来固定咬合纸。由于牙齿的移动和移位，大多数个体自然会形成良好的牙尖交错。然而，如果患者进行了可能改变咬合的牙科手术（即牙冠、正畸治疗），检查牙尖交错位的完整性尤其重要。口腔医生往往会错过咬合检查中这一微妙但非常重要的部分。事实上，在笔者看来，与过去强调咬合的许多其他方面相比，这一特征在维持良好的咀嚼功能方面可能更为重要（即引导类型，CR滑动）（见第7章）。

ICP与关节肌骨稳定位之间的差异

关节肌骨稳定位和稳定的牙ICP之间不应存在明显的差别。前文已述，CR位和ICP之间通常存在微小差异（1~2mm），可能不一定会影响下颌的稳定性。但如果两者间的差异大于该范围，则可能导致下颌不稳定[69,85-86]。

检查咬合稳定性需要患者直立并放松。嘱患者缓慢

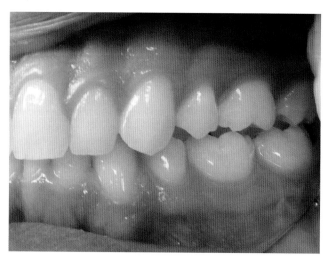

• 图9.41 由单侧翼外肌下头痉挛引起的急性错𬌗。患者该侧后牙开𬌗，对侧前牙重咬合。

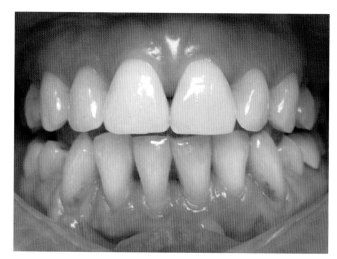

• 图9.42 急性错𬌗。因骨关节炎导致左侧髁突骨支持丧失严重，从而出现急性错𬌗。患者主诉只有左后牙可以咬合。髁突骨支持丧失后，下颌发生了移位导致同侧后牙重咬合。这些咬合接触可作为支点，引起下颌旋转并导致对侧后牙开𬌗。可以发现，患者的右侧后牙开𬌗。

咬合，直到第一颗牙齿接触。保持该姿势以便医生检查咬合关系。然后嘱患者咬紧，如果从轻接触到咬紧的过程中下颌位置发生了明显移位，则应怀疑关节位和咬合位之间不稳定。这种下颌位置的移动受到例如患者头部位置和体位的影响，因此应当重复多次检查加以验证。牙尖交错位和关节肌骨稳定位之间存在差异可能是引起关节盘紊乱的主要病因。尽管该方法能有效地检查肌骨稳定性，但不应将其作为唯一的标准，还应通过前述的其他检查方法再次加以验证。

牙弓完整性

接下来应该评估牙尖交错位的稳定性。应当记录任何导致牙弓不完整的因素（从牙齿缺失到龋病性牙体缺损）（图9.43）。也应当记录牙齿移位、倾斜或伸长等情况。

咬合垂直距离

咬合垂直距离是指咬合时上下牙弓的间距。它可能受到牙齿缺失、龋齿、牙齿移位和磨耗的影响。垂直距离减小常见于多数后牙缺失，前牙成为下颌咬合止点的情况。上颌前牙无法承受过大的𬌗力，尤其是侧向力。因此，垂直距离减小将导致前牙开𬌗，这称为后牙咬合缺失，通常会引起功能紊乱[87-88]。有时如戴入过高的牙冠等医源性因素会导致垂直距离增大[89]。尽管多年来关于垂直距离与TMD之间的关系一直存在争论，但尚缺

乏足够的证据支持垂直距离会促进TMD[90]。尽管如此，在检查过程中还是应该注意记录咬合垂直距离增大或减小的变化。

非正中咬合接触

下颌非正中运动轨迹的上缘受牙齿的殆面形态的影响。对于大多数患者而言，前牙接触将影响或引导下颌的非正中运动。因此应当仔细检查侧向引导的特征。

下颌非正中运动过程中前牙咬合接触通常会成为牙列的引导。某些情况下，前牙没有达到最大限度接触（前牙开殆）。此时后牙将提供非正中引导。如果前牙能咬合至ICP时的接触，那么前牙的覆殆、覆盖水平将决定其引导是否有效。

应当检查非正中运动过程中的前牙引导能否有效地使后牙咬合分离（图9.44）。有时，覆殆正常，但覆盖过深将导致前牙无法达到最大咬合接触。因此下颌必须前移一定距离，前牙才能咬合形成引导。此类非瞬时形成的非

正中引导通常是无效的（见第5章），应当加以记录。

前伸咬合接触

嘱患者从ICP前伸下颌8～10mm，或至下颌前牙完全越过上颌前牙切缘（两者以先到达者为准），观察此过程中的咬合接触（图9.45）。可以利用两种颜色的咬合纸来检查接触点。先将蓝色咬合纸置于上下牙齿之间，并嘱患者咬合并前伸数次。然后，改换红色咬合纸，嘱患者轻咬合至ICP。红色标记代表正中咬合接触，未被红色覆盖的蓝色标记代表前伸咬合接触。应当准确记录所有的前伸接触点。

离中侧（工作侧）咬合接触

嘱患者下颌向侧向移动8～10mm，或至尖牙尖对尖关系（两者以先到达者为准），观察此过程中工作侧上下牙齿颊尖的咬合接触，并记录侧向引导的类型（即尖牙引导殆、组牙功能殆或仅后牙咬合）（图9.46）。同时也需要检查舌尖的侧向咬合接触，这通常难以直视观

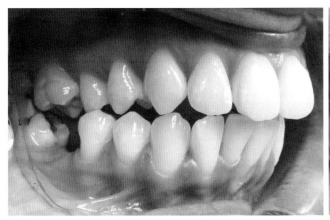
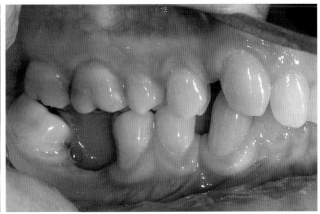

• 图9.43 牙弓的完整性和稳定性差。可以发现牙齿缺失以及邻牙倾斜。

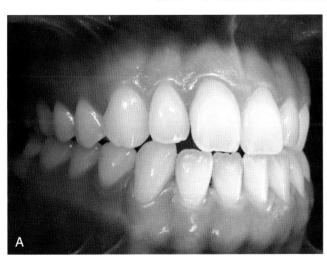
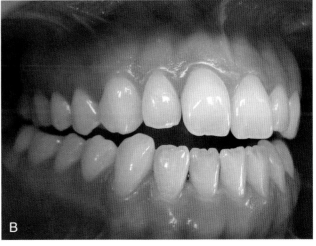

A B

• 图9.44 无效的前牙引导。A. 相对正常的咬合状态。注意右上尖牙的位置和咬合关系。B. 右侧向运动过程中，尖牙无法形成引导，导致对侧出现不应有的归中侧咬合接触。

察，因此应当通过红色及蓝色咬合纸或观察𬣟架上的诊断模型来进行检查，并记录所有的侧向咬合接触。

归中侧（平衡侧）咬合接触

有学者提出平衡侧咬合接触对功能紊乱有显著影响[91-93]。因此，应该仔细检查平衡侧咬合接触。由于神经肌肉控制系统的存在，检查者通常难以发现这些接触。当下颌侧向移动时，神经肌肉系统会识别平衡侧咬合接触为运动的干扰，从而控制下颌运动使这些牙齿咬合分离。平衡侧髁突将降低其正常的运动轨迹以避开可能的平衡侧咬合接触。

如果牙齿间的接触面积很小，神经肌肉系统可以有效地避免这些咬合接触。但如果接触过大，超出了神经肌肉系统的功能范畴时，则会导致不良的生物力学结果。例如，当患者做右侧向运动时，口内只有左侧磨牙

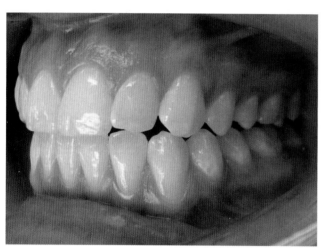

•图9.45 前伸运动咬合接触。要求患者前伸，直到前牙切对切。观察前伸接触点的位置，尤其要注意后牙是否有前伸接触。

接触（平衡侧接触），则表明缺乏肌骨稳定性。左侧磨牙的咬合接触可作为双侧升颌肌群的支点，导致左侧髁突偏离关节盘和关节窝，出现髁突脱位。而当咬合接触是在工作侧时（尖牙引导𬤇或组牙功能𬤇），则不会出现这种情况。因此，这种情况的平衡侧咬合接触是引起关节囊内紊乱的风险因素（图9.47）。当然，这并不是说其一定会导致关节囊内紊乱。如第7章所述，还必须存在另一个因素——负载。因此，对于有平衡侧引导的患者，应检查和评估可能导致TMD的其他风险因素（即磨牙症）。

检查平衡侧咬合接触时，应嘱患者下颌适当地做归中运动。此过程中出现的咬合接触应视为非辅助性平衡侧咬合接触。然后，在下颌角施加一上、内方向的稳定力，再次嘱患者做归中运动（图9.48）。这种外力通常足以拮抗神经肌肉的保护性反射，从而发现在非辅助性归中运动过程中未发现的平衡侧咬合接触，这些咬合接触称为辅助性平衡侧咬合接触。

一项对103位患者（206侧）的观察研究发现[94]，只有29.9%的患者表现有非辅助性平衡侧咬合接触。而在辅助性归中，出现咬合接触的人数增加到87.8%。应当识别辅助性和非辅助性平衡侧咬合接触，因为两者对咀嚼功能的影响可能大不相同。

非辅助性平衡侧咬合接触会对咀嚼功能产生不利影响，因此是功能紊乱的一个潜在病因。另外，仅在辅助性外力作用下才出现的平衡侧咬合接触可以在关节受力

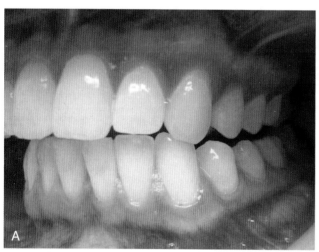
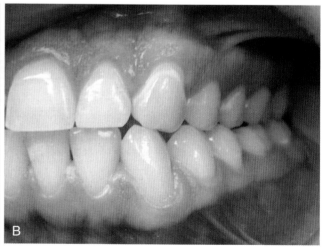

•图9.46 侧向运动咬合接触。嘱患者下颌做侧向运动，直到尖牙尖−尖相对，检查侧向引导的类型。A. 患者存在尖牙保护𬤇引导，后牙开𬤇。B. 侧向引导为组牙功能𬤇的患者。

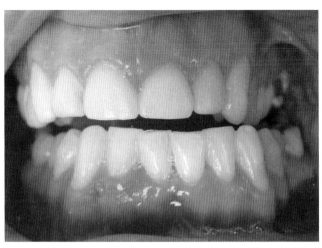

• 图9.47 左侧向运动时，患者右后磨牙存在明显的平衡侧咬合接触，并使工作侧尖牙无接触。因此右下第三磨牙的平衡侧咬合接触成为侧向引导。这种不稳定的咬合与负载共同作用可能是某些颞下颌关节紊乱病的风险因素（见第7章）。

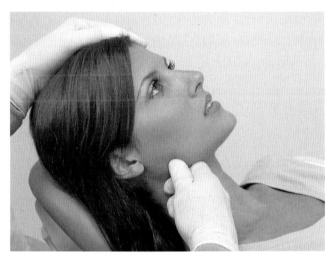

• 图9.48 辅助下颌运动有助于检查平衡侧咬合接触。

过大时保护同侧关节，例如，磨牙症或趴着睡觉[95]。一项研究表明[93]，存在辅助性归中侧咬合接触的受试者相比于对照组，颞下颌关节杂音的发病率更低。另一项研究则发现，有TMD症状的受试组相比于对照组，通常更容易发现存平衡侧咬合接触[96]。辅助性和非辅助性平衡侧咬合接触对咀嚼功能的影响不同，但这一观点在牙科领域中并未受到太多关注。由于治疗效果不同，这一概念还需要进一步研究。

可以通过询问获知患者是否存在平衡侧咬合接触，但应该采用咬合纸（红色和蓝色咬合纸方法）加以验证。也可以使用8μm咬合纸或聚酯薄膜条进行检查。将其置于上下后牙间，并嘱患者咬紧后做归中运动，同时以恒定的力拉咬合纸（图9.49）。如果下颌移动< 1mm

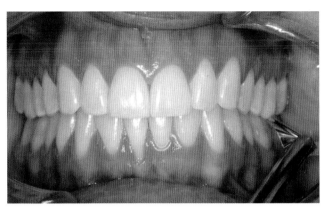

• 图9.49 利用8μm咬合纸或聚酯薄膜条检查平衡侧咬合接触点。

且咬合纸可拉出，则不存在平衡侧咬合接触。如果下颌移动超过1mm时仍紧咬着咬合纸，则意味着存在平衡侧咬合接触。可以利用该方法检查所有后牙，并将任何平衡侧咬合接触都记录在咬合检查表上。

其他诊断方法

病史和检查对于正确诊断TMD最为重要。一旦有足够的病史和检查资料，就可以做出临床诊断。有时，可通过一些其他诊断方法获得更多的信息，从而有助于确诊或排除诊断。应始终牢记，这些额外的检查仅用于获取更多的信息，而不是确诊的基础。

颞下颌关节成像

各种类型的成像技术有助于更深入地了解TMJ健康和功能状况。如果出现了关节疼痛症状，并且有理由推断关节出现了病变时，就应当进行颞下颌关节影像学检查，从而获得以下信息：（1）关节骨面的形态特征；（2）髁突和关节窝之间的功能关系。

影像学技术

由于一些解剖和技术原因，通常难以获得清晰、具象的颞下颌关节影像。由于面中部的骨结构重叠，常规的X线仪无法获得髁突侧位片影像（图9.50）。因此，现已开发出专门的断层扫描投影扫描图像技术来获取髁突侧位影像，包括曲面断层片、锥形束计算机断层扫描（CBCT）和磁共振成像（MRI）。在某些情况下可能还可以通过骨扫描技术进行检查。

曲面断层片

曲面断层片广泛应用于牙科诊疗中。与标准的X线技术略有不同，其显像的髁突与其他结构重叠较少，可以更好地检查髁突的情况（图9.51）。

虽然曲面断层片可以较好地显像髁突骨结构，但也存在一些局限。为了更好地观察髁突，通常需要患者大开口，这样关节窝结构就不会重叠在髁突影像上。如果患者张口受限，则可能出现重叠影像。该技术成像下，只有髁突是清晰的。关节窝则常常只部分显示或完全被遮挡。

由于曲面断层片是经咽（颅底）成像，髁突内极常常与关节窝重叠，而外极则与髁突头重叠。因此，髁突关节面上方的影像区域实际上只是髁突内极的关节面（图9.52）。诊断分析之前，必须先理解这一点。

锥形束计算机断层扫描（CBCT）

虽然曲面断层片是一个很好的成像手段，但有时确诊还需要更多细节。近年来，CBCT已改进得更为精确，且大多数口腔医生都有该设备。断层扫描技术通过控制X线管头部和胶片移动来获取目标结构的投射影像，并且巧妙地模糊其他结构（图9.53）。CBCT的优点是在检查骨质异常或改变，图像比曲面断层片更准确、更详细[97-103]。由于它是真正的矢状面视图，所以可以比曲面断层片更准确地评估髁突在关节窝中的位置（图9.54A和B）。CBCT的另一个优点是数据存储在计算机中，可以进行三维重建，实现可视化（图9.55）。

CBCT的缺点是，患者受到的辐射量比单张的曲面断层片更大。然而，其辐射量仍远低于医用计算机断层扫描（CT），具体辐射量取决于所需的视野体积和所用的CBCT类型。

磁共振成像（MRI）

MRI已成为评价颞下颌关节软组织，尤其是关节盘位置的金标准。它利用强磁场引起软组织分子（主

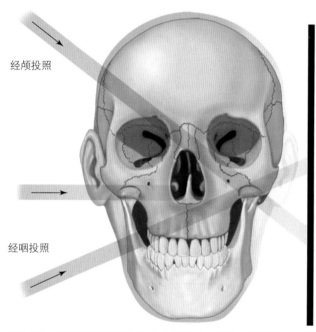

经颅投照

经咽投照

• 图9.50 髁突检查的常规放射成像技术。侧位片影像被面中部的骨骼结构干扰。可调整X线从稍高的位置穿颅骨投照对侧髁突（经颅关节侧位片）。也可以调整X线从稍下的部位或喙突和髁突颈部之间投照到对侧髁突（经咽或颅底关节侧位片）。

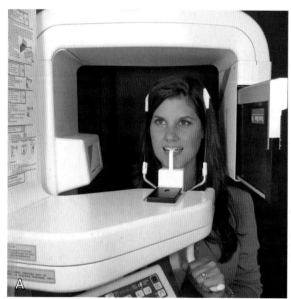
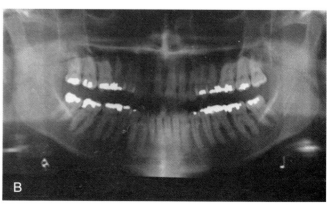

• 图9.51 曲面断层片。A. 患者位置。B. 典型影像。所有牙及其周围结构可极好地成像，可以发现，髁突也清晰可见。

要是氢离子）能级的变化。这些能级的变化在计算机中产生类似于CT扫描的图像。颞下颌关节MRI（图9.56）软组织的成像效果要优于CT扫描[104-107]，并且患者不会受到可能造成组织损伤的辐射。迄今为止，尚没有发现其有害的影响。

MRI的缺点是设备非常昂贵，传统的牙科诊所无法负担。技术该也可能因地而异；因此，图像的质量可能会有很大差异。MRI的另一个缺点是它通常是静态图像，尽管最近Cine MRI序列可以提供关于关节盘和关节运动的信息[108-110]。这项技术正变得愈发完善，并正在取代许多现有的成像方式。但是，CBCT扫描对关节骨组织的成像仍然更好。

临床医生应该注意到，在MRI中出现移位的关节盘并不意味着存在病变。已有研究表明，26%～38%的正常无症状受试者在MRI上出现了关节盘位置异常[111-118]。

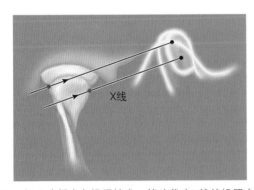

• 图9.52　经咽（颅底）投照技术。箭头代表X线的投照方向。看似是在髁突关节面上方的区域实际是髁突内极。髁突外极则重叠于髁突下方。关节窝影像也与髁突重叠，这导致阅片更为复杂。

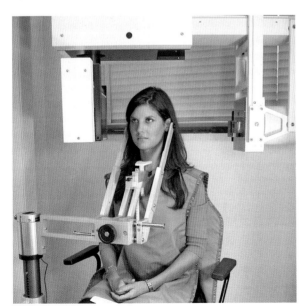

• 图9.53　患者在进行CBCT扫描。

这些研究表明，关节盘位置可能与临床所见没有直接关系。因此，临床医生应主要依靠病史和检查来确定诊断，并利用影像资料作为辅助。

核素骨显像（骨扫描）

在某些临床情况下，了解颞下颌关节内是否存在活跃的炎症过程是有帮助的。标准X线片可能显示髁突的形态发生了变化，但它们无法确定该过程是活动性的（骨关节炎）还是静止性的（骨关节病）。因此，骨扫描提供的这些信息可能有助于治疗。骨扫描是通过血流中注入的放射性标记物将其聚集在骨改建活跃的区域来获取影像（图9.57）。一旦有放射性标记物汇集到骨改建活跃的区域，就可以显像[119-120]。类似的还有利用单光子发射计算机断层扫描（SPECT）确定骨改建活跃区域的技术[121-125]。注意，这些技术无法区分是骨再生还是骨吸收。因此，必须将这些信息与临床发现相结合才有意义。

X线片的诊断分析

准确的X线片诊断分析是其有助于TMD诊断和治疗的前提。然而，由于关节情况的不同和技术的局限性，常常出现颞下颌关节X线片错读或过度解读的情况。

限制因素

诊断分析TMJ标准X线片之前，应当考虑到3个限制因素：关节表面的缺失、骨关节面的重叠和正常变异。

大多数X线片主要显示的是关节中的骨组织。骨组织形态结构特征可能有助于深入了解关节的病变；然而，临床医生应该牢记，骨形态改变并不总是意味着存在病变。

关节表面的缺失。通常所有关节的关节面都是光滑、连续的。如果发现了异常，则应当怀疑关节表面发生了病变。然而，标准的X线片无法显示出髁突、关节盘和关节窝的表面。髁突和关节窝的表面是由一小块未分化间充质和生长软骨支撑的致密结缔组织组成[39,126-127]，在X线片上不显像。X线片上显示的关节表面实际上是关节下骨。同样，关节盘也是由X线片不显像的致密纤维结缔组织组成。因此，在片上实际看到的表面是髁突和关节窝的关节下骨，以及两者之间的间隙。该间隙也称为放射学关节间隙，内含对关节功能和紊乱都十分重要的关节盘软组织。因此，常规的关节X线片不能帮助

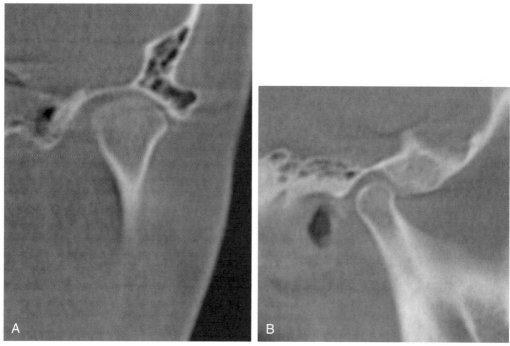

•**图9.54**　正常髁突的CT图像。**A.** 闭口位的TMJ正位片。**B.** TMJ的侧位片。（Courtesy of Dr. Galal Omami, University of Kentucky College of Dentistry.）

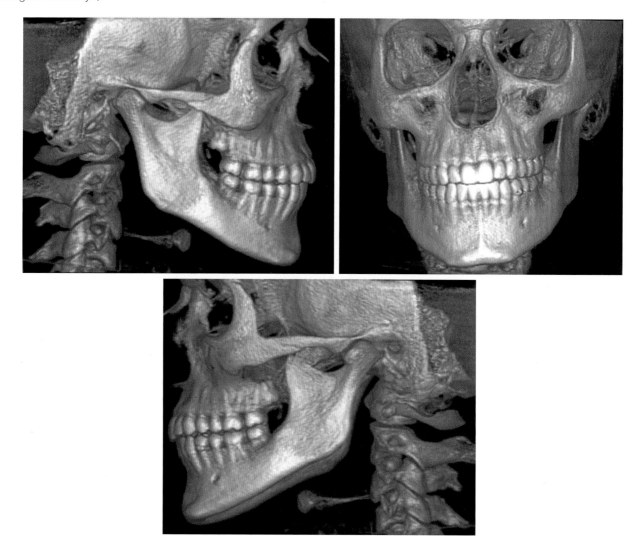

•**图9.55**　由锥形束计算机扫描图像重建的三维图像。可以在计算机屏幕上旋转这些图像，临床医生可以准确、直观地检查目标区域。（Courtesy of Drs. Allan Farmer and William Scarf, Louisville, KY.）

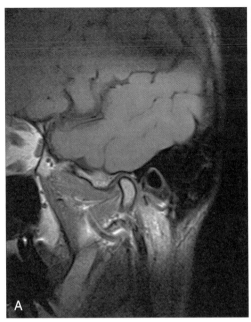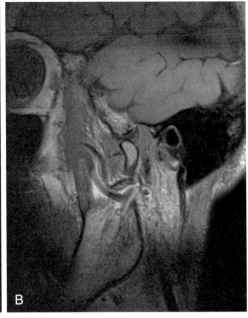

• 图9.56　磁共振图像。A. 正常的TMJ影像，关节盘正确位于髁突和关节窝之间。B. 在开口过程中，关节盘维持在髁突和关节窝之间。（Courtesy of Dr. Galal Omami, University of Kentucky College of Dentistry.）

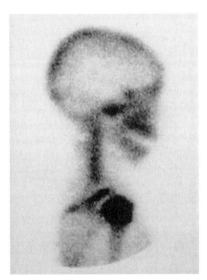

• 图9.57　头颈部骨扫描显示TMJ和上颌区域（黑色区域）存在高浓度的放射性标记物，表明这些区域的细胞活动增加。

深入了解这些组织的健康和功能。

骨关节面的重叠。关节表面影像的重叠也会限制X线片作用。常规的TMJ片为了避开面中部结构，常以一定角度投照来获得单张图像（即曲面断层片），这些图像通常会将关节表面的影像叠加在髁突头部或关节窝上。因此，在分析此类影像时，必须注意髁突的整个关节表面并不像垂直投照的侧位片那样，与关节间隙相邻。如果是拍摄CBCT，则可以获得真正的侧位影像，因此可以更好地观察关节位置和关节间隙。

正常变异。当阅片时，人们倾向于将所有非正常形态的特征表现都视为异常，因而认为存在病变。虽然这有时可能正确，但我们必须认识到，正常健康的关节形态可能存在很大的个体差异性。正常变异并不意味着存在病变。X线片的投照角度、头部位置和髁突的正常转动都会影响最终获得的影像。因此，影像学诊断分析时应当谨慎。

颞下颌关节片的局限性会干扰对于关节的准确诊断与分析。因此，不应单凭X线影像做出诊断。相反，X线影像应作为辅助手段，用以确认或推翻原有的诊断。

骨质结构的诊断分析

理解了X线片不会显像软组织的原理后，就可以开始分析关节骨质结构的形态。X线片上的关节骨表面通常是光滑、连续的。如果发现任何中断变化都应该怀疑发生了骨质改变。关节窝及髁突的骨面都应当进行分析，因为两者都可能发生改变。

髁突和关节窝的关节表面通常可发生多种改变。侵蚀表现为骨表面凹坑状和不规则的轮廓（图9.58A和B）。随着病变进展，可以看到更大的凹坑状影像。部分患者的骨表面可能变扁平（图9.59）。如果髁突变平，则可能出现鹰嘴样改变，并可能形成小的骨性突起（骨赘）[128]（图9.60）。有时，关节下骨增厚，关节表面附近可见骨硬化改变。也可能出现软骨下囊肿，表现为关节下骨出现透射区。

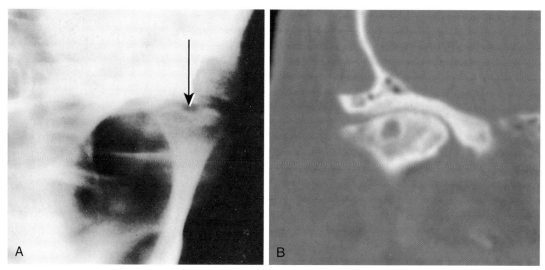

• 图9.58　髁突关节面的吸收（箭头）。A. CT的前后视图（Courtesy of Dr. Jay Mackman, Radiology and Dental Imaging Center of Wisconsin, Milwaukee, WI.）。B. 髁突的CBCT前视图，软骨下囊肿。（Courtesy of Dr. Galal Omami, University of Kentucky College of Dentistry.）

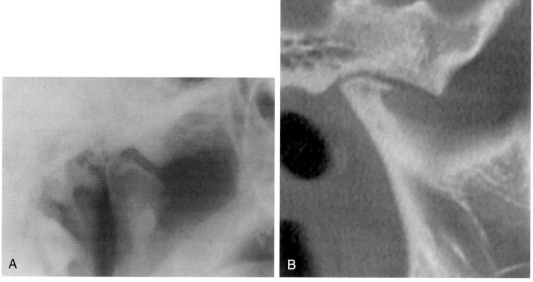

• 图9.59　髁突关节面变平。A. 曲面断层片。B. CBCT影像。（Courtesy of Dr. Galal Omami, University of Kentucky College of Dentistry.）

所有这些影像学改变通常都与TMJ的骨关节改变有关[128-130]。

尽管此类改变通常意味着存在病变，但证据表明，骨关节炎改变常见于成年患者[97,131-133]。TMJ能适应持续的轻微受力而发生改变，称为改建（remodeling），可表现为骨增生（称为增生性改建）或骨吸收（退行性改建）[134]。因此，当在X线片上发现骨关节改变时，很难确定其是破坏性的（如骨关节炎）还是正常的改建过程（图9.61）。

推断长期轻微受力下组织会发生改建是合理的。

如果受力过大，则会破坏改建进程，从而出现与骨关节炎相关的破坏性改变，通常还同时伴关节疼痛，但难以判断这些改变是正在发生的活动性改建，还是既往已治愈的病变所导致的异常形态（骨关节病[135]）。在一段时间内拍摄一系列X线片将有助于确定是否是活动性改变。应该注意，影像上的髁突或关节窝形状改变可能与症状关系不大[136-139]。

影像学还可以检查关节骨质结构的一些其他特征。CBCT图像可以测量关节结节斜度。测量时，可通过颞骨的关节突顶点作一条平行于眶耳平面（Frankfort）的

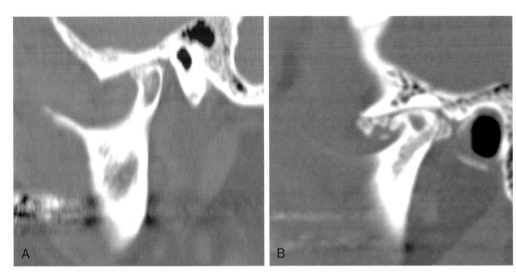

• 图9.60 A. CBCT影像，可见髁突关节面的扁平化，这是髁突长期适应性改变的结果。B. 可发现明显的骨赘。（Courtesy of Dr. Galal Omami, University of Kentucky College of Dentistry.）

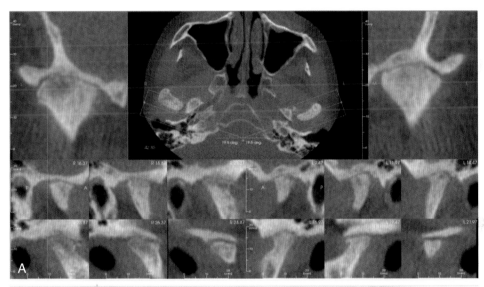

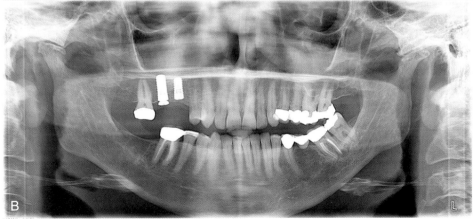

• 图9.61 A. CBCT前视图和侧视图中示髁突的骨关节炎改变。B. 曲面断层片示双侧髁突出现骨关节改变（扁平化）。（Courtesy of Dr. Galal Omami, University of Kentucky College of Dentistry.）

平行线，其与关节结节后斜面所形成的交角即为关节结节斜度（图9.62A和B）。如前所述，关节结节斜度越大，张口时关节盘在髁突上的旋转的幅度也越大。一些

研究[140-141]发现这一特征与某些关节盘紊乱有关，而其他的研究则不支持两者间的相关性[142-144]。因此，关节结节斜度可能与临床症状关系不大，在诊断和开始治疗

时应当谨慎对待。

另一个易发现的骨异常改变是髁突与关节窝的相对大小（图9.63）。较小的髁突可能无法承受较重的负荷，因此更容易出现骨关节炎改变。但是，髁突较小并不意味着有病变，还必须联系临床发现综合分析。

影像学检查也有助于筛查可产生类似TMD症状的骨组织结构异常，尤其是曲面断层片。可鉴别牙源性或骨源性囊肿和肿瘤。也可以显示上颌窦情况。还应当检查茎突的情况，尤其是茎突过长时。有时茎突下颌韧带会出现钙化，从而在X线片上显示的茎突看起来很长。正常的头部运动时，过长的茎突嵌入邻近的颈部软组织会引起疼痛。此种情况称为Eagle综合征[145-147]（图9.64），可能与TMD症状相混淆。

髁突位置的诊断分析

由于X线片上关节软组织不显像，因此可以在髁突和关节窝下表面之间看到所谓的关节间隙。有学者认为[148]髁突应位于关节窝正中间。这意味着X线片上关节前、中、后间隙的大小应相同。甚至有学者认为如果关节间隙不等同，则应对患者进行治疗以使髁突恢复中心

位置[149]。然而，几乎没有证据支持同等大小的关节间隙是正常或理想的髁突状态。事实上，有证据表明[150-153]覆盖在髁突关节表面的致密纤维结缔组织厚度可能会发生显著变化。由于这一组织在影像学上不显像，因此不同的软组织厚度可导致关节下骨与关节窝的间距增大或减小。患者之间似乎也存在较大的解剖差异[154-163]，因此不应过分强调髁突在关节窝中的位置。此外，曲面断层片是经咽投照的髁突影像，这意味着显像更多的是髁突内侧部分，而不是关节间隙的真正再现。而且，髁突上通常有其他结构的叠加影像而难以观察。

CBCT可以获得任何所需的关节区域侧位影像。这可以更准确地评估关节间隙[161]（图9.65）。然而，即使是CBCT影像，正常受试者之间也可能存在很大的差异[150,155-156,158]。

一项研究[164]发现，关节后间隙变窄（髁突后移位）与关节盘紊乱显著相关，而与肌肉紊乱无关，这表明CBCT和CT扫描[99]可能有助于发现髁突后移位。尽管这一结论具有临床意义，但临床医生不应过度解读这些影像。需要注意的是影像资料最好用于验证原有的诊

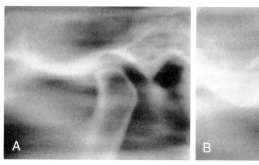

• 图9.62 4位患者的关节结节斜度存在显著差异。A. 和B. 是CT影像，关节结节斜度可能是某些关节盘紊乱的病因。（Courtesy of Dr Jay Mackman; Radiology and Dental Imaging Center of Wisconsin, Milwaukee, WI.）

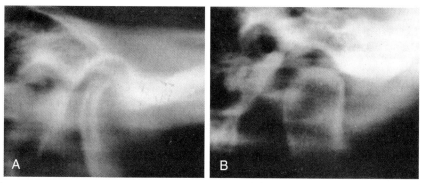

• 图9.63 A. 和B. 注意这些CT影像片中髁突尺寸和关节窝的显著差异。需要注意的是，仅有髁突大小的差异并不意味着病变，应当联系临床发现综合分析。（Courtesy of Jay Mackman; Radiology and Dental Imaging Center of Wisconsin, Milwaukee, WI.）

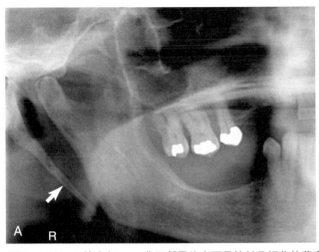
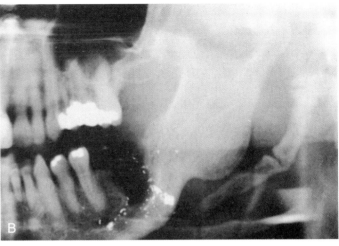

• 图9.64 Eagle综合征。A. 曲面断层片中可见较长且钙化的茎突。该患者下颌下方的颈部疼痛，头部活动时尤为显著。B. 曲面断层片中可见较长的茎突，且有断裂。还应注意到枪伤后下颌磨牙区域的透射影。（B is courtesy of Dr Jay Mackman; Radiology and Dental Imaging Center of Wisconsin, Milwaukee, WI.）

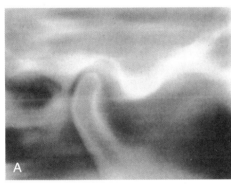
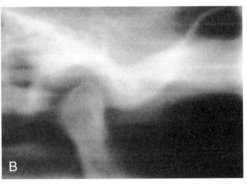

• 图9.65 CT影像中可见髁突在关节窝中的位置靠后（A），另一位患者髁突在关节窝中的位置靠前（B）。尽管这些CT显示的是真正的侧视影像，但关节间隙的差异并不一定代表髁突位置出现了病理性改变。这可能是由关节盘厚度（不显像）不同导致的。这些改变必须与临床症状相关才能有意义。（Courtesy of Dr Jay Mackman; Radiology and Dental Imaging Center of Wisconsin, Milwaukee, WI.）

断，而不是确诊的基础。临床医生主要依靠影像资料会出现较高的误诊率。因此，应当仔细分析影像学所获得的信息。

关节功能的诊断分析

也可以通过比较闭口位和开口位的髁突位置的影像来评估关节功能。颞下颌关节功能正常时，可以看到髁突沿着关节结节向下移动到结节顶端，多数情况下甚至越过结节顶端[165-166]。如果髁突无法达到该运动范围，则应当怀疑是否存在某些关节受限的情况。关节受限可由囊外（即肌肉）或囊内（即韧带、关节盘）因素引起。

囊外源性关节受限通常源于肌肉。升颌肌群的共同收缩或痉挛可能会造成张口受限，但不影响侧向运动。

因此，开口位X线检查时会发现髁突运动受限，而在侧向运动检查时，髁突运动范围正常[167]。

囊内源性关节受限通常是由于盘-髁复合体的功能异常所致。关节盘紊乱通常会导致受累关节的滑动受限。因此，在开口位时受累侧髁突的位置几乎没有移动，基本和闭口位时相同，而健侧髁突则正常。与囊外源性关节受限不同，囊内源性关节受限的影像学表现在侧向运动和开口运动中相同。

关节强直或关节囊纤维化也可能引起囊内源性关节受限。这类疾病将髁突紧密地束缚在关节窝中，通常会导致髁突在所有运动中受限。因此，髁突在前伸或侧向运动的X线片上均未显示位置变化。同样，关节间隙的大小也没有变化[167]。

这些关节受限的影像学检查结果只是用于辅助诊断，而不能作为诊断的唯一依据。影像学检查应与病史和临床检查相结合才能确诊。如果没有相应临床证据的支持，影像学上显示的髁突运动受限毫无意义。例如，因严重的肌肉疼痛的患者在开口时疼痛加剧。TMJ的影像学检查也会显示髁突运动受限。而实际上患者的关节健康，仅仅是因为肌肉紊乱而导致运动受限。因此，确定关节盘位置的金标准是MRI（图9.66）。

MRI的另一个特征是与关节面和关节盘等较致密的硬质骨显示为黑色，液体显示为白色。在急性创伤或持续炎症的情况下，液体可能聚集在关节窝或关节盘后组织中。如图9.67所示，关节间隙中可以看到液体。

另有患者可能因髁突纤维性强直而导致关节运动受限。由于纤维性结构主要由软组织构成，无法通过X线片显示，因此在X线片表现上该患者与第一位患者相似。只有通过临床表现才能区分出该患者是真性关节受限（囊内源性），而非第一位患者那样由囊外因素引起。

如果怀疑是囊内源性的，则应考虑采用MRI来寻找可能导致运动受限的软组织。如果是纤维性强直导致的受限，则髁突在开口位和闭口位时位置不会发生移动，并且可以发现纤维结缔组织。如果是关节盘引起的关节

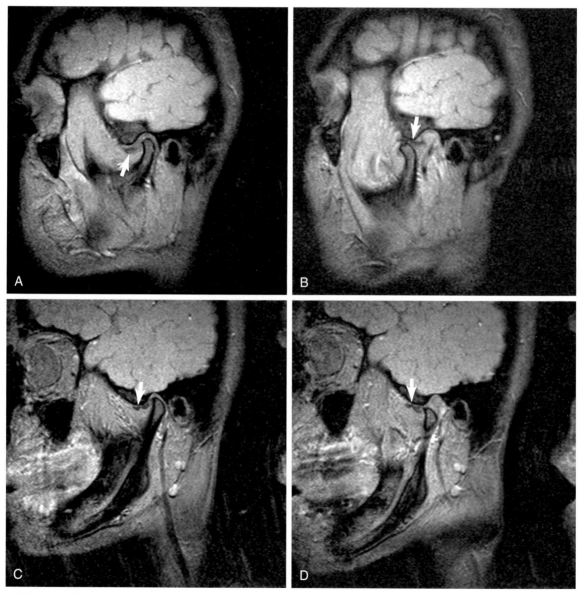

• 图9.66 这些MRI图像显示了下颌运动时关节盘的位置。A. 该患者闭口位MRI显示关节盘向前移位（黑色区域）。B. 该患者开口位时关节盘会回到正常位置。C. 另一位患者闭口位时关节盘也前移位，但该患者开口位时关节盘无法复位。D. 此情形称为闭口绞锁。（Courtesy of Dr. Gerhard Undt, Vienna, Austria.）

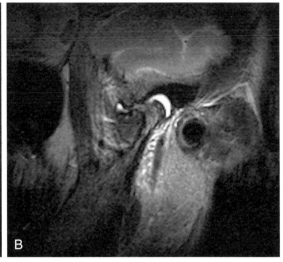

• 图9.67　A. 注意在MRI图像中，关节盘前方的关节上间隙存在液体（白色）。B. 在此MRI图像中，在髁突前方和后方的关节上间隙均发现液体（白色）。（ Courtesy of Dr. Galal Omami, University of Kentucky College of Dentistry. ）

受限，则可以在张口位和闭口位时看到关节盘位置的变化。通常，MRI图像可以帮助确定关节盘是否移位。

真性关节运动受限都应有相应临床证据支持。如果一侧关节受限，那么开口时下颌将偏向患侧。如果影像学发现存在受限，则应该检查患者是否有此类临床表现。

颞下颌关节成像应用的总结

影像学检查在TMD鉴别和治疗方面的应用有限[49,168-170]。只有结合临床检查和病史时，影像学检查才有意义。当有理由怀疑存在器质性关节病变时，可选择TMJ影像学检查。曲面断层片可用于骨质异常和骨关节炎变化的总体筛查。也可与临床发现结合评估功能运动。CBCT仅适用于筛查在X线片中可能存在异常且需要更进一步检查的情况。MRI和骨扫描则仅适用于需要获得更多信息以便完善诊断和制订治疗方案的情况。

临床医生必须谨记，应谨慎看待影像学上的异常发现。一项设计良好的临床研究表明[171]，影像学检查与临床症状之间无明显相关性。此外，也无证据支持从影像学中获得的信息有助于疗效[172]。

诊断模型上𬌗架

如果临床医生在检查过程中发现缺乏肌骨稳定性，则可通过准确上𬌗架的研究模型来进一步评估咬合状况。并非所有接受TMD检查的患者都需要制备石膏模型上𬌗架，那些将来需要进行牙科治疗的患者（如修复、正畸等）则可能需要。牙科研究模型不仅可以作为牙齿形态和颌骨关系的准确记录，还可以用于评估磨牙症的长期影响[152]。临床医生应该记住急性肌肉和关节疼痛以及关节水肿会降低颌位记录与转移的准确性[173]。因此，可靠的咬合分析应当在解决急性疾病后进行。

由于在初次检查时无法准确地确定咬合与TMD症状之间的关系（见第7章），因此在最初诊断TMD或其他口颌面疼痛时，诊断模型的作用不大。可通过尝试性治疗确定咬合异常是否严重从而促进TMD，这些方法将在后面的章节详述。因此，当临床医生有足够的临床证据表明咬合关系与TMD症状相关之后，诊断模型上𬌗架可能才最有意义。

模型可安装在半可调或全可调𬌗架上。上好𬌗架的诊断模型可以更好地显示咬合接触（尤其是在舌侧），并消除神经肌肉反射对非正中运动的影响。应借助准确的面弓转移和CR记录进行模型的安装。诊断模型应安装在肌骨稳定（CR）位上，以便检查下颌在各个方向的全部运动（见第18章）。

肌电图

近年来，肌电图在TMD[174-175]诊断和治疗中的应用受到了广泛关注。最初人们认为，如果疼痛的肌肉处于痉挛状态，则受累肌肉的肌电图活动会增加。虽然这可能适用于肌痉挛，但研究表明[176-177,179]，肌痛通常与肌电图活动增加无关。因为大多数肌痛是局限性肌痛、肌筋膜痛或中枢介导性肌痛。如第8章所述，这些情况与肌肉收缩没有直接关系（肌肉收缩是肌电活动增加所必需的）。尽管一些研究[180-181]证明肌痛患者的肌电图活动高于对照组，但这些差异大多非常小。事实上，差异甚至通常小于患者的个体差异[182]（即男性与女性、瘦脸与胖脸[183]等）。

研究还表明，电极位置的细微差别可能显著影响肌电图记录的结果[182,184]。这意味着在每次复诊时所做的记录不能进行比较，除非在每次测量时非常小心地将电极放置在完全相同的位置[185]。由于细微的位置差异就会导致测量结果的巨大改变，肌电图记录不适用于TMD的诊断或治疗监测[182,186-191]。

这并不是说肌电图记录无效或毫无用处。在研究条件下，肌电图已被证明能提供有关肌肉功能的良好信息。它还可以与各种生物反馈技术结合使用，监测患者放松训练期间的肌张力[192]。这些技术将在第11章中详述。

下颌轨迹记录装置

某些TMD会改变下颌的正常运动。其中之一就是可复性关节盘移位。在开口过程中髁突和关节盘将一起移动直到关节盘复位。在复位过程中经常可察觉弹响（见第8章），下颌开口型也会偏移（见本章前面部分）。如果使用下颌轨迹记录装置，则可以记录下颌运动的精准轨迹。有人认为这些装置可用于TMD的诊断和治疗监测。但许多囊内和囊外紊乱会导致下颌运动轨迹的偏摆和偏斜。由于某种特定的偏移可能不是特定疾病所独有的，因此该装置只能与病史和检查结果联合使用。没有证据表明下颌轨迹记录装置的灵敏度和特异性足以用于TMD的诊断和治疗[191,193-196]。

声像图

声像图是一种以图形展示和记录关节杂音的技术，包括利用音频放大设备和依靠超声波回声来进行记录（多普勒超声）。虽然这些设备可以准确地记录关节杂音，但这些杂音的意义尚未完全明确。如第8章所述，关节杂音通常与特定的关节盘紊乱有关，因此它们的存在可能有临床意义。另外，存在关节杂音并不意味着就有问题。许多健康的关节在某些运动中也会产生声音。因此，声像图检查必须能够区分哪些杂音对治疗有意义才有价值。目前声像图检查相比于触诊或听诊器，并不能为临床医生提供更多的诊断信息[187,191,197-198]。

振动分析

振动分析有助于诊断囊内源性TMD，尤其是关节内紊乱[199-200]。该技术可以精确、可靠地测量髁突平移时产生的微小振动[201]。与其他TMD患者相比，振动分析的一些特定参数在鉴别关节盘移位患者时具有敏感性和特异性。

该技术的阴性结果可高度准确地鉴别正常关节，阳性结果对于鉴别关节盘移位比临床检查或患者感受更准确[203]。然而，该技术将正常关节诊断为关节紊乱的假阳性率高达25%[199]，并存在一定的假阴性率，尤其是对于那些无明显关节杂音[203]，或已进展为不可复性盘移位的病例[204]。尽管一些研究结果显示其检测关节振动的准确性喜人，但缺乏数据证明振动分析是患者选择适当治疗的有效辅助手段。因此，应当考虑该检查技术的成本效益。因而，振动分析不是关节内紊乱的首选检查。

热像图

热像图是一种以图形方式说明和记录表面皮肤温度的技术。不同的颜色代表不同的温度，形成一张描绘受试部位表面温度的热图。有人认为正常受试者的热像图具有双侧对称性[205]。据此，一些研究认为不对称的热像图可能可揭示例如TMD等问题[206-207]。尽管一些研究[208-209]表明不对称热像图与TMD症状相关，但另一项研究发现并非如此[210]。还有研究表明，两侧的正常面部表面温度差异很大[211-212]。利用热像图技术识别肌筋膜扳机点的敏感性和特异性的可靠性尚未证实[213]。由于存在双侧差异、个体差异和研究差异，因此目前热像图技术并不适用于TMD的诊断和治疗。

第10章
颞下颌关节紊乱病的诊断
Diagnosis of Temporomandibular Disorders

"作为一位医生，最重要的事就是为患者做出正确的诊断，这也是成功治疗的基础。"

——杰弗里·奥克森

为了有效地治疗咬合系统功能紊乱，医生必须了解紊乱的类型和可能的病因。将这些疾病分解为常见的症状和病因的过程就是诊断。临床医生必须时刻牢记，疾病的每个诊断都对应着适合的治疗方案。单一的治疗方法不适用于所有的颞下颌关节紊乱病。因此，做出正确的诊断是治疗这类疾病最重要的一步。在很多情况下，治疗的成功并不取决于治疗方法本身如何有效，而是取决于治疗方案是否适合于这一疾病。换句话说，正确的诊断是成功治疗的关键。

诊断是基于对患者病史和检查结果进行的仔细评估做出的。这些结果有助于我们鉴别特定的疾病类型。如果患者仅有一种疾病，那么诊断可遵循常规流程。然而，临床医生需记住，没有规定限制患者一次只能患一种疾病。事实上，病史超过数月的患者很可能患有不止一种疾病。鉴别出每种疾病，必要时将其按严重程度排序是临床医生的职责。这是一项复杂的工作。例如，弄清关节盘紊乱和咀嚼肌紊乱这两个常见疾病之间可能的关联。如果患者仅主诉关节痛或肌痛，诊断就相对常规。但很多患者往往同时合并有关节痛和肌痛，确定它们之间的关系就变得十分重要，因为治疗方案差别很大。

假如一个人摔倒，导致颏部或下颌遭受重击，就可能出现关节盘紊乱。经过几天的关节疼痛之后，肌肉会继发性累及，从而导致下颌运动受限（保护性共收缩）。患者则会同时主诉有关节痛（即囊内组织疼痛）和肌痛。通过询问病史和检查所获得的信息有助于判断患者关节痛为原发性症状，肌痛为继发性问题。关节被正确的治疗后，症状就会得以解决，继发性肌痛也会消

除。在这种情况下，如果针对肌痛进行治疗，而非原发性疾病关节痛则很大可能会失败。

同样，当咀嚼肌紊乱反过来加重了关节弹响的临床症状时，也会出现这样的问题。患者主诉同时有肌痛和关节弹响，如果治疗仅针对关节弹响，肌痛则仍会持续。治疗应针对首要诊断，而非次要诊断。病史采集和专科检查有助于临床医生明确诊断。临床医生也应意识到患者可能同时罹患彼此并不相关的肌肉紊乱和关节功能紊乱。通常，对于这种病例，应优先处理主诉症状。

疼痛性疾病的诊断

以疼痛为主要症状的疾病，明确疼痛源十分必要。如果是原发性疼痛，明确疼痛源并不困难，因为疼痛源和部位为同一位置（见第2章）。原发性疼痛的患者能直接指出疼痛源所在。但如果是异位疼痛，则患者关注到的只是疼痛的部位，与真正的疼痛源相去甚远。请记住，治疗只有针对疼痛源而非疼痛部位才能有效。

定位疼痛源的一个关键是局部刺激可加重疼痛。虽然这一规律并不总是适用，但如果局部刺激没有加重疼痛，医生就应该高度怀疑这可能是异位痛。换句话说，如果患者的主诉是颞下颌关节区疼痛，他（她）可能同时诉说颞下颌关节在张口和咀嚼时疼痛（局部刺激）。如果患者并未告知有关下颌运动的功能性问题，颞下颌关节可能仅是一个疼痛部位，而不是病因所在。在这种情况下，医生应当继续检查患者并明确疼痛源。在尝试定位疼痛源时，医生可以对患者描述的疼痛部位进行触诊。如果是在耳前区，医生则应触诊该区域，看是否能激发疼痛。如果这是疼痛源所在，触诊下和/或关节运动将会加重疼痛。如果疼痛没有加重，这一区域很

可能不是疼痛源，而仅是一个疼痛部位（图10.1A）。此时，医生则应当继续寻找疼痛源所在，以建立正确的诊断。接下来，医生可以继续探查邻近区域。在某些情况下，医生可能会发现斜方肌上的扳机点可引发疼痛，是导致耳前区疼痛的根源。请记住，异位痛可能是由于远隔的伤害性感受器受刺激所引起的脑干中枢兴奋效应的结果（见第2章）。触诊该区域不仅加重斜方肌的疼痛，也加重放射至耳前区的疼痛（图10.1B）。如果出现这种情况，医生需验证颞下颌关节的疼痛并不来自关节本身，而是来自斜方肌放射至耳前区。有时疼痛部位和疼痛源难以区分，可以通过对组织进行选择性局部麻醉阻断来进行诊断。其原理是局部麻醉阻断疼痛源可暂时缓解疼痛，因为它阻断了来自真正疼痛源的伤害性感觉信号的传入。根据这一理论，对疼痛部位的局部麻醉

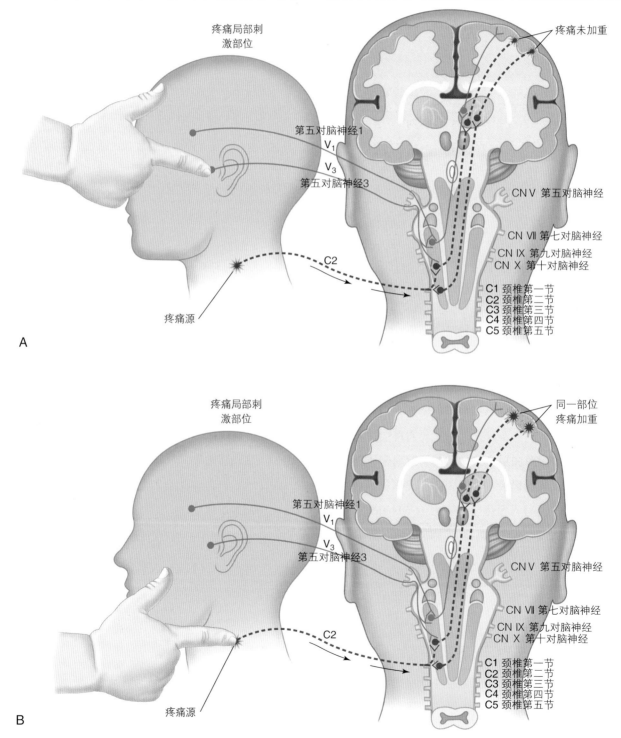

• 图10.1　A. 局部刺激疼痛部位不会加重疼痛。B. 局部激发疼痛源不仅会加重疼痛源处的疼痛，还可能加重疼痛部位的疼痛。

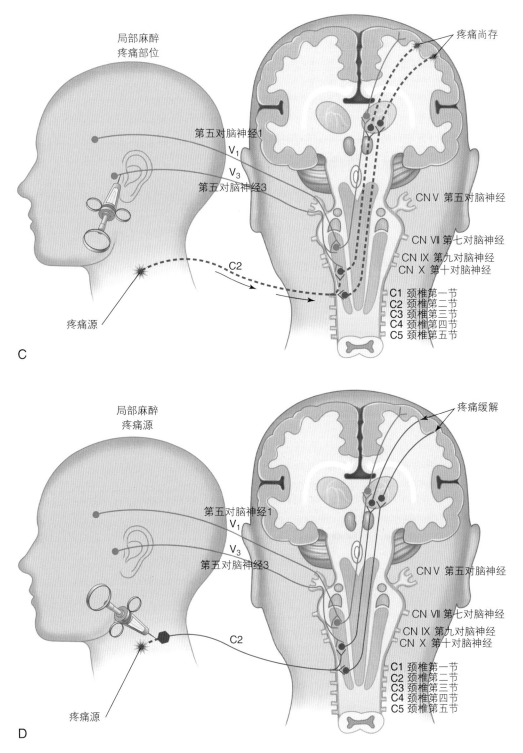

•图10.1（续） C. 疼痛部位的局部麻醉不能缓解疼痛。D. 疼痛源的局部麻醉可缓解疼痛源和疼痛部位的疼痛。CN，脑神经。
（Redrawing from Okeson JP: Bell's orofacial pains, ed 6, Chicago, 2005, Quintessence Publishing Co, pp 154–155.）

阻断仅会麻醉相应区域，但不会缓解疼痛，因为疼痛部位并没有伤害性感觉信号的传入。选择性阻断麻醉是临床医生治疗颌面部疼痛疾病的有效手段。继续上述临床病例，患者主诉颞下颌关节区疼痛，但疼痛并不因触诊和关节运动而加重。如果选择阻断耳颞神经，则颞下颌关节区被麻醉（麻木），但疼痛并不会减轻（图

10.1C）。这是因为真正的疼痛源并非颞下颌关节而是斜方肌。医生一旦怀疑疼痛源位于斜方肌，则可通过局部麻醉肌内的扳机点进行确认。麻醉生效后，斜方肌和耳前区的疼痛都将会消失（图10.1D）。这些诊断程序对临床医生而言十分重要，对于建立正确诊断不可或缺，也是成功治疗疼痛的关键。临床上继发性痛觉敏感

（见第2章）对局部麻醉阻断的反应方式和牵涉痛相比有些不同。当疼痛源被阻断时，牵涉痛即刻消失，而继发性痛觉敏感者疼痛仍将持续数小时。这可能是由于局部组织中的伤害性神经递质在被代谢（神经源性炎症）之前持续存在造成的。因此，局部麻醉阻断对继发性痛觉敏感效果的评估要到第二天才能进行。

以下总结了区别原发痛和牵涉痛检查的4条规律。在图10.1A～D中也以插图的形式进行说明：

1. 局部刺激疼痛部位不会加重疼痛。
2. 局部刺激疼痛源可同时加重疼痛源和疼痛部位的疼痛。
3. 局部麻醉阻断疼痛部位不能缓解疼痛。
4. 局部麻醉阻断疼痛源可同时缓解疼痛源和疼痛部位的疼痛。

诊断性麻醉阻断

麻醉阻断的适应证

我们不能过分强调局部麻醉注射和局部麻醉剂在鉴别及定位疼痛方面的应用价值。但这在区分原发性和继发性疼痛时十分必要。在确定外周疼痛的介导途径和确定疼痛源时也同样有用。通常，当疼痛源难以鉴别时，相关组织的局部麻醉阻断是做出正确诊断的关键。因此，检查者应熟练掌握这一有效的诊断方法。肌肉注射也同样可用于诊断和治疗。局部麻醉阻断不仅提供了有价值的诊断信息，而且还可以治疗某些疼痛性疾病，尤其是肌筋膜痛和肌痉挛。

麻醉阻断的另一个适应证是帮助患者了解其疼痛问题的根源。通常，患者并不理解疼痛放射的概念，如果阻断远隔部位能够缓解或消除患者的主诉症状，就能有力地说服患者。因此，这也是一个有效的宣教方法。

医疗用品

几乎所有的牙科诊所都具备麻醉阻断所需的相关医疗用品。包括注射器、短的和长的27号针头，所需针的长度取决于注射部位的结构。还需要用于清洁注射部位酒精和/或聚维酮碘湿巾。准备2×2无菌纱布用于注射部位的止血，以及清洁的一次性手套。根据不同的注射

类型和目的，所用局部麻醉剂的类型也有所不同。如果只需要诊断信息时，最好使用短效药物，尤其是不含血管收缩剂的药物最佳。麻醉肌肉的最好选择不含血管收缩剂的麻醉剂，因为肾上腺素样物质对骨骼肌组织具有血管扩张作用。这种对肌肉组织的反向扩血管作用有时会被遗忘，从而导致诊断性肌肉注射获得的短暂麻醉效果差。

现已证明，局部麻醉剂有一定的肌毒性。常用局部麻醉剂中，普鲁卡因的肌毒性似乎最小[1]。注射1%和2%盐酸普鲁卡因后会出现与注射等渗氯化钠溶液一样的轻微炎症反应[2]。单次注射普鲁卡因或等渗盐水均不会引起肌肉坏死[3]。更长效和更强效的麻醉剂则会导致更严重的炎症反应，偶尔会出现肌肉组织的凝固性坏死[4]。组织再生约在7日内完成。含有肾上腺素的溶液会带来更大的肌肉组织损伤[5]。为了将诊断性和治疗性麻醉阻断对肌肉损伤的风险降至最低，建议使用低浓度普鲁卡因，且两次注射应间隔至少7日。由于牙科用药中很少有普鲁卡因，口腔医生可选择不含血管收缩剂的2%利多卡因（赛洛卡因）或3%甲哌卡因（卡波卡因）[6]。如果需要选择长效麻醉剂，可以使用0.5%布比卡因（丁哌卡因）[7]。虽然布比卡因有时用于关节痛（耳颞神经阻断），但由于其肌毒性，不应常规用于肌肉注射[8]。

只有在真正有需要时，才进行肌肉的诊断性局部麻醉。应该指出的是，尽管具有肌毒性，诊断性和治疗性局部麻醉对于肌源性疼痛疾病的治疗还是有益的。因为许多诊断程序和治疗方式都具有一定的风险。例如，影像学检查中需要注意辐射损伤。所有麻醉剂与大多数药物一样都有一定的毒性。因此，必须权衡内在的风险和收益。对患者进行有一定风险的诊疗程序时，都应先进行合理的判断。

遵循的基本原则

如果需进行注射，则需遵循以下基本原则：

1. 临床医生应充分了解注射区域内的所有解剖结构。局部麻醉的目的是阻断特定的结构。因此，临床医生必须明白精确的位置并掌握技术，以准确进针至所需的结构位置。同样重要的是，临床医生也应当充分了解注射时应避开区域内所有重要解剖结构。

2. 临床医生应该熟悉药物的药理学知识。

3. 临床医生应该避免在有炎症或病变的组织内注射。

4. 临床医生应该避免对已知患有出血性疾病的患者进行注射操作，同时对服用抗凝剂的患者应谨慎操作。

5. 临床医生应始终遵循严格的无菌操作原则。

6. 临床医生在注入药液前需回抽，以确保注射针头未进入血管。

注射类型

根据注射的组织结构不同，诊断性和治疗性麻醉阻断可分为3种类型：肌肉注射、神经阻断注射和囊内注射。由于各自的适应证和操作技术均不相同，下面将逐一讨论。

肌肉注射

肌肉注射有助于诊断疼痛性疾病的来源。在某些情况下，肌肉注射还可用于治疗某些疾病。例如，局部麻醉肌筋膜的扳机点可使疼痛明显减轻，并在局部麻醉剂代谢后仍可维持很长时间[9-14]。肌筋膜痛的患者存在一块坚硬紧绷的肌肉组织带，在触诊时疼痛明显，即扳机点，通常会造成某些形式的牵涉痛[9]（见第8章）。如果怀疑存在扳机点，可在扳机点注射局部麻醉剂，相应的牵涉痛就会消除。扳机点疼痛的确切机制及治疗指征将在第12章中回顾。如果确定需对扳机点进行注射，应遵循以下顺序：

1. 寻找扳机点时，先通过将手指横放在肌肉上并稳定加压来寻找肌肉紧张带。然后将手指垂直于紧张带移动，可以感觉到"结节样"结构。确定了紧张带后，将手指沿紧张带上下移动，直到定位到最痛的区域，即扳机点（图10.2A）。

2. 找到扳机点后，用酒精清洁扳机点上方的组织。然后将扳机点夹在两指之间，以便在进针时，紧张带不会滑动（图10.2B）。

3. 将针尖刺入扳机点表面的组织中，向下到达紧张带的深度（图10.2C）。患者的反馈通常有助于确认进针位置是否准确。通常情况下，当针刺入扳机点时，患者能立即感觉到。一旦针尖到达合适的深度，进行回抽以确保针尖未进入血管中。然后，在该区域注射少量麻醉剂（总量的1/3）。

4. 初始麻醉后，可以进行轻微的针尖调整。可先将注射针回撤1/2，稍微改变针的方向，然后重新刺入到紧张带的深度（图10.2D）。针头不应完全从组织中退出。该调整操作可重复几次，特别是在患者尚未确认针尖是否已到达压痛最敏感的区域时。在每个位点，均需进行回抽，然后注入少量麻醉剂。在一些情况下，可感觉到肌肉迅速收缩，这称为"抽搐反应"，通常有助于确认到达了正确的进针的位置[15]。虽然出现了抽搐反应很有意义，但并不是所有的肌肉都会出现该反应，没有抽搐反应通常也能成功地缓解疼痛。

5. 注射完成后，完全抽出针头，用无菌纱布轻轻压在注射部位5~10秒，止血（图10.2E）。

此技术适用于大多数肌肉注射操作，但针对每块肌肉所具有的独特解剖结构，均需一些细微的调整。临床医生应当熟悉肌肉的解剖，以避免损伤任何邻近的组织结构。本章无法回顾所有可能需要进行注射的肌肉解剖，因此建议临床医生在进行注射前复习相应的大体解剖知识。较易注射的肌肉有咬肌（图10.3）、颞肌（图10.4）、胸锁乳突肌（图10.5）、头夹肌（图10.6）、枕后肌（图10.7）和斜方肌（图10.8）。口颌面疼痛专科医生应该熟悉这些肌肉和周围结构的解剖特征，以便安全地、可预期地进行常规注射。

神经阻断注射

诊断性神经阻断有助于鉴别疼痛部位和疼痛源。如果注射的主要目的是诊断，应使用不含血管收缩剂的短效局部麻醉剂。在某些情况下，长时间的疼痛缓解也是治疗手段。例如，治疗某些慢性疼痛性疾病，长时间的疼痛缓解可中断疼痛循环，并有利于降低中枢的敏感性。如果需要长效局部麻醉，含血管收缩剂的丁哌卡因可能是更好的选择。

重要的神经阻断主要包括牙槽神经阻断、耳颞神经阻断和眶下神经阻断。

牙槽神经阻断。 口腔执业医师在牙科治疗中经常用到牙槽神经阻断。请记住，这些麻醉注射可以提供重要的诊断信息。常用的神经阻断有下牙槽神经阻断、上牙槽后神经阻断、颏神经阻断和常用于上颌弓不同部位的浸润麻醉。这些神经阻断技术是牙科门诊的常规操作，因此在

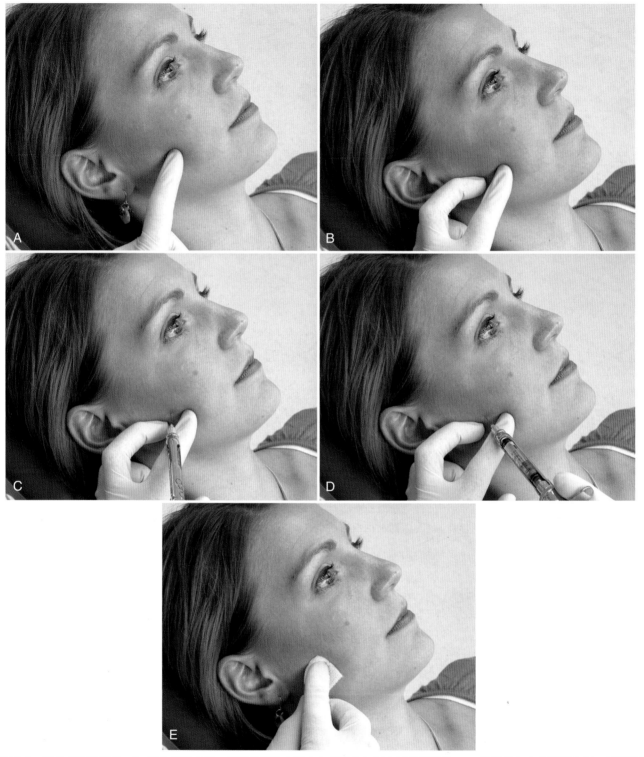

● 图10.2 扳机点注射技术。A. 定位扳机点时，将手指横放在肌肉上并稳定加压来寻找紧张带。B. 将扳机点夹在两指之间，以便进针时紧张带不会滑动。C. 将针尖刺入扳机点表面的组织中，并到达紧张带的深度。D. 初始麻醉后，可以轻微地调整针尖。将注射针回撤1/2，稍微改变针的方向，然后重新刺入同一个紧张带的深度。E. 注射完成后，完全抽出针头，用无菌纱布轻轻按压注射部位10～20秒（译者注：前文为5～10秒，原文如此，请读者在阅读过程中自行斟酌），止血。

本章不再赘述。虽然它们主要用于牙科治疗时麻醉，但不应忽视其诊断价值。例如，下牙槽神经阻断可以消除来自注射侧下颌牙齿的疼痛。这种神经阻断对于区分牙痛和肌痛或关节痛十分奏效，因为它仅阻断了牙源性疼痛。尤其是当患者主诉牙痛时，这是非常重要的诊断信息。如果下颌牙齿区域的疼痛确实是牙源性的，下牙槽神经阻断将消除疼痛。然而，如果牙齿区域的疼痛是来源于远隔区域的疼痛，那么神经阻断就无法缓解疼痛。

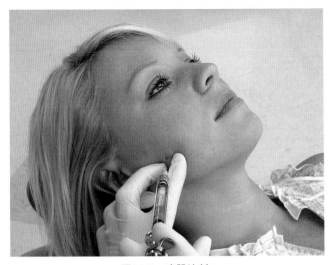

• 图10.3　咬肌注射。

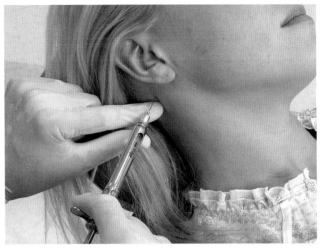

• 图10.6　头夹肌注射，进针点位于乳突远端，头夹肌在颅骨的附着处。

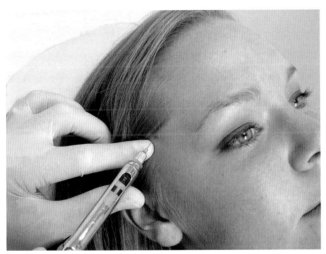

• 图10.4　颞肌注射。

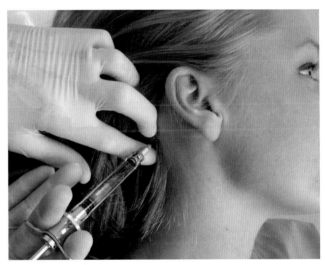

• 图10.7　在枕后肌的颅骨附着处注射。

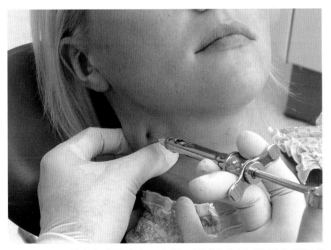

• 图10.5　从前方行胸锁乳突肌注射，以避免伤及重要的深部结构。

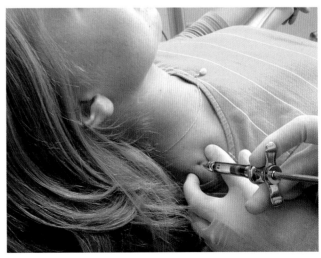

• 图10.8　在斜方肌的扳机点常用位点行注射

当尝试定位某一牙位是否为疼痛源时，应首先考虑局部浸润麻醉，而不是整条神经阻断（即下牙槽神经阻断）。局部浸润麻醉阻断单颗牙齿的特异性比阻断整个象限的牙齿更强。如果选择阻断整条神经，在麻醉剂被代谢掉之前，可能很难确定具体是哪颗牙齿引起疼痛。诊断牙痛的一般原则是，先麻醉较局限的区域，然后根据需要扩大到更广泛的区域。一开始就阻断整条神经可能干扰判断，尤其是当疼痛是由一颗牙齿放射至另一颗牙齿，而两颗牙齿同时被麻醉阻断的情况下。

在确定疼痛源时，临床医生通过询问患者适当的问题会有所帮助。例如，患者是非牙源性牙痛，行下牙槽神经阻断后，即使组织被麻醉，疼痛也不会得到缓解。如果医生问"该部位是否麻木"，患者会做出肯定的回答。这可能会导致临床医生误以为疼痛已经消除，但事实并非如此。在给患者局部麻醉后，临床医生需要仔细地组织提问的措辞。例如，应该问："现在我知道您的下巴已经麻了，但它还痛吗？"患者肯定会感到麻木，但重要的问题是它还痛吗？当鉴别牙源性牙痛与非牙源性牙痛时，这是一个需要理解的至关重要的概念。

耳颞神经阻断。耳颞神经阻断非常重要，所有口腔颌面疼痛专科医生都应该非常熟悉。这一神经阻断具有非常重要的诊断价值。颞下颌关节的主要神经支配来自耳颞神经，次要神经支配来自咬肌神经和后颞深神经[16]。因此，如果疼痛源于颞下颌关节，耳颞神经阻断可迅速消除疼痛。同时，由于颞下颌关节区是牵涉痛的一个常见部位，这一神经阻断将有助于鉴别关节是否是真正的疼痛源。事实上，计划对颞下颌关节行不可逆性治疗，例如，手术，都应该先采用耳颞神经阻断来确认该治疗的必要性。如果耳颞神经阻断不能缓解疼痛，在确定真正疼痛源之前，不应考虑有创性治疗。

一些临床医生通过直接将麻醉剂注射在关节或盘后组织来麻醉颞下颌关节。虽然这可能有效，但它也会损伤脆弱的关节结构。在耳颞神经纤维到达关节之前阻断耳颞神经来麻醉关节结构更为微创。耳颞神经阻断时应先清洁局部组织（图10.9A），然后用27号注射针从耳屏和耳垂连线稍前上方的皮肤进针。接着继续进针至触及髁突后颈部（图10.9B和C）。将进针方向调整向更后方，直到针尖能够穿过髁突后颈部（图10.9D）。感觉到髁突颈部后，小心地将针尖在髁突后方沿前内侧向轻轻进针1cm（图10.9E）。回抽无血后，注入麻醉剂[17]。如果关节是真正的疼痛源，4~5分钟疼痛将消除或明显缓解。

眶下神经阻断。眶下神经横向走行于眼球下方，从位于眼眶下缘的眶下孔（裂口）穿出。它继续向前走行支配眼睛下方和部分鼻侧面的面部组织。面部创伤时可能会损伤该神经，从而导致持续的神经性疼痛。阻断该神经可能具有一定的治疗作用。该神经可通过口外法或口内法阻断。如果从口外入路，需找到眶下孔，可通过触诊眶下缘找到一浅凹槽。这一裂口即为眶下神经的出口。裂口位置确定后，清洁组织，将针刺入至裂口深度，必要时可穿入眶下孔内（图10.10A）。如果采用口内入路，用上述同样的方法找到眶下孔。用中指按住该部位，食指和拇指拉起上唇。将注射针置于口内，针尖自前庭沟刺入，直接向上到达眶下孔开口处（图10.10B）。口内注射有时可能需要长的27号注射针才能进入眶下孔。

囊内注射

有时需要直接行颞下颌关节注射，其主要是出于治疗目的而非诊断。诊断性麻醉可采用耳颞神经阻断。关节囊内治疗性注射主要适用于需要将药物注入关节结构时。所用的药物类型将在第11章讨论。

通常，关节上腔是囊内注射（关节内）的目标位置，因为其空间最大且易定位。进针时应首先找打髁突外极。可以嘱患者开闭口来辅助定位（图10.11A）。找到髁突外极后，嘱患者小张口，并直接在其上方触诊以找到颧弓的位置。清洁组织表面，进针点位于颧弓下方，髁突后上部的稍后方。进针的角度略向前上方，以避开盘后组织和耳部结构（图10.11B）。穿透关节囊后，针尖即位于关节上腔内。然后注入麻醉剂，撤针。用无菌纱布轻压注射部位数秒以确保止血。然后嘱患者进行数次开闭口，以使药液分布至整个关节间隙。

通常，成功的关节内注射会使患者立即出现同侧的急性错𬌗。因为关节上腔的体积极小，注入额外的液体将暂时导致关节腔变大，从而导致注射侧后牙开𬌗。医生应告知患者这将在几小时内缓解，以免产生不必要的担忧或情绪压力。

鉴别诊断的要点

如前几章所述，咀嚼肌紊乱和关节囊内紊乱（除了牙痛）是牙科诊疗中最常见的两种咬合系统疾病。由于两者的治疗方法不同，因此区分两者非常重要。如果临床医生不能鉴别它们，那大概率也无法治愈颞下颌关

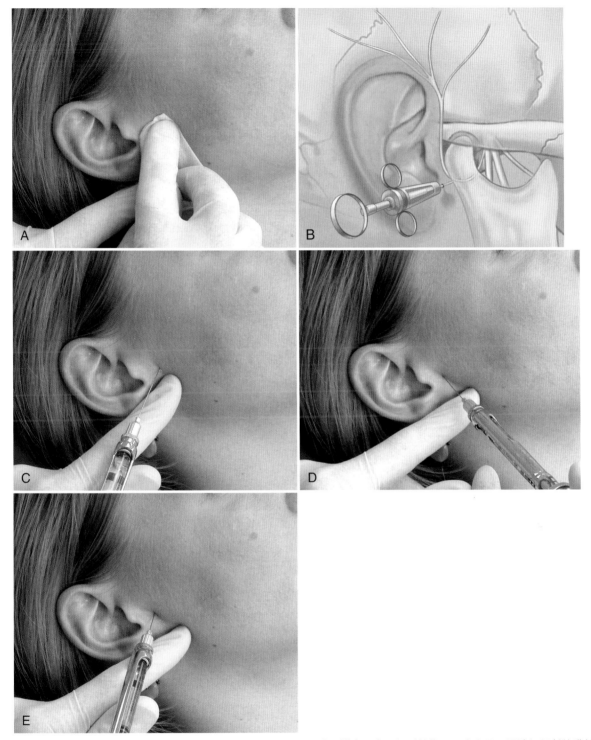

• 图10.9 耳颞神经阻断。A. 彻底清洁注射部位的组织。B. 显示了耳颞神经横穿髁突后部时的位置。这也是耳颞神经阻断的进针部位。C. 将针头从耳屏和耳垂连线上稍前上方部位刺入，直到触及髁突后颈部。D. 将进针方向调整向更后方，直到针尖能够穿过髁突后颈部。E. 针尖穿过髁突颈部后，再次将注射器朝前转，针尖插入髁突颈部后方。进针深度约1cm。回抽无血后，注入麻醉剂。这样进针可以最大限度地减少面神经麻醉的风险。（B. From Donlon WC, Truta MP, Eversole LR: A modified auriculotemporal nerve block for regional anesthesia of the temporomandibular joint, J Oral MaxillofacSurg42[8]:544-545, 1984.）

节紊乱病。

　　虽然肌功能紊乱和关节囊内紊乱有一些共同的临床表现，但在病史和检查中获得以下7个方面的信息将有助于区分它们。包括病史、张口受限、开口型异常、急性错𬌗、关节负荷、功能检查和诊断性麻醉阻断。

1. 病史：病史有助于区分关节囊内紊乱和肌功能紊乱[18-19]。仔细询问可能引起紊乱的病因。当关节受到创伤时，症状起因可能与创伤相关，并且在创

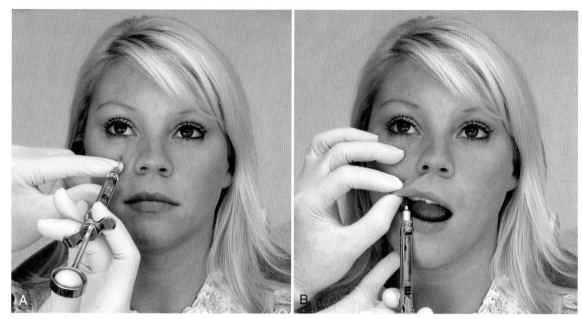

• 图10.10　眶下神经注射。A. 口外入路时，触诊眶下孔（裂口），针尖直接插入孔的开口处。口内入路中，先在口找到眶下孔，用中指按住该部位。B. 将针置于前庭沟并向上进针，直到针尖位于眶下孔开口处。行此注射时需使用一个长针头。

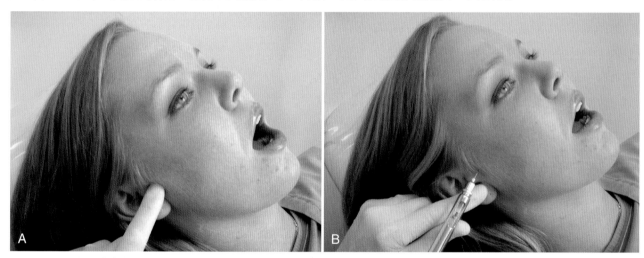

• 图10.11　颞下颌关节囊内注射。首先寻找髁突外极，即可确定关节位置。可通过嘱患者开闭口（A）来辅助。找到髁突外极后，嘱患者小开口，在其上方直接触诊确定颧弓的位置。清洁组织，进针点位于颧弓正下方，髁突后上部稍后方。进针角度稍向前上方倾斜，以避开盘后组织（B）。穿透关节囊壁后，针尖即位于关节上腔。

伤之后持续或加重。而肌功能紊乱则会出现症状从严重到轻的波动性和循环性，且没有明显的始发因素。肌功能紊乱与情绪压力水平的变化更密切相关，因此当情绪压力减轻时，常出现缓解期。

2. 张口受限：开闭口受限和非正中运动受限是关节紊乱和肌功能紊乱的常见表现。然而，这些运动限制的特征却大不相同。囊内紊乱（如不可复性关节盘前移位）导致的张口受限开口度通常为25～30mm。此时，即使施以温和的外力，开口度也不会增加。这种"硬末端"感觉通常与移位的关节盘阻碍了髁突的滑动运动相关。而肌功能紊乱导致的张口受限可发生于开口运动的任何位置。例如，开口度为8～10mm最有可能是肌源性的。由于受限源于肌肉，施以温和的外力通常会拉伸肌肉，开口度有所增加。出现"软末端"感觉，这是典型的肌功能紊乱的表现。将这些临床表现与病史中获得的张口受限的发病情况相结合，有助于了解张口受限的原因。

同时也需要检查患者在左右侧向运动时是否有运动受限。囊内源性运动受限的患者（即不可复性关节盘前移位），作为平衡侧做非正中运动将受限，作为工作侧则正常。然而，升颌肌群（颞肌、咬肌、翼内肌）常是肌功能紊乱导致张口受限的原因，由于非正中运动通常不会拉伸这些肌肉，所以肌功能紊乱时下颌非正中运动正常。

3. 开口型异常：在开口运动过程中观察下颌运动轨迹是否有任何偏摆或偏斜，如果在开口过程中出现偏摆，然后在开口至30～35mm之前下颌回到中线，很可能与关节盘紊乱有关（图10.12）。如果开口速度会影响偏摆的位置，则很有可能是关节盘移位造成的（如可复性关节盘移位）。如果开口速度未改变发生偏摆的位置，且在开闭口至同一位置时均出现偏摆，则诊断可能是关节结构不协调。肌功能紊乱导致的下颌开口型偏摆通常为大幅度、形式多变的横向摆动，与关节弹响无关。这些偏摆常是肌肉记忆的结果。大开口导致关节半脱位时，也可产生偏摆；但这是一种囊内紊乱，不一定是病理状态。

当一侧髁突无法滑动时，下颌开口轨迹会发生改变（图10.13）。这可能是由囊内紊乱导致，例如，不可复性关节盘移位或粘连。在这些情况下下颌会在开口末期偏向患侧。如果单侧升颌肌群（如咬肌）收缩（肌痉挛），也会造成开口型偏斜。通过观察前伸运动和侧向运动有无开口型偏斜，可将其与囊内紊乱区分开来。如果是由于关节囊内紊乱，下颌通常会在前伸时偏向患侧，并在向健侧运动时出现运动受限（向患侧运动时正常）。如果囊外源性（即肌肉），则下颌前伸运动过程中不会有任何偏斜，侧向运动也不受限。

囊内紊乱将导致下颌偏向患侧。如果是肌肉收缩引起偏斜，则偏斜方向将取决于受累肌肉相对于关节的位置。如果受累肌肉位于关节外侧（即咬肌或颞肌），下颌将偏向患侧。如果受累肌肉位于关节内侧（即翼内肌），下颌将偏向健侧（对侧）。

4. 急性错𬌗：如前所述，急性错𬌗是继发性咬合状况的突然改变。由肌功能紊乱引起的急性错𬌗根据所累及的肌肉不同而有所不同。如果翼外肌痉挛收缩，将牵拉该侧髁突在关节窝内略微前移，导致同侧后牙开𬌗，对侧尖牙重咬合（图10.14）。如果升颌肌群痉挛，患者则可能会主诉牙齿"突然的咬合不适"，但临床上可能很难检查到任何变化。由囊内紊乱引起的急性错𬌗通常与关节结构的改变密切相关。如果关节盘突然移位，较厚的后带可能会卡在髁突和关节窝之间，导致关节盘间隙突然增大。临床表现为同侧后牙开𬌗。如果关节盘突然完全移位，髁突压迫盘后组织，则可能会发生关节盘间隙的塌陷。患者此时会注意到咬合的突然改变，其特征是同侧后牙重咬合。如果这种情况持续，则可能导致盘后组织炎，出现盘后组织肿胀，并引起炎症反应。此时的急性错𬌗则可能变为同侧后牙开𬌗。

5. 关节负荷：如第9章所述，将髁突定位于肌骨稳定位，并施加合适的外力，正常关节组织内不会产生疼痛，如果产生疼痛，则应该怀疑疼痛来自关节囊内（图10.15）。

6. 功能检查：如第9章所述，功能检查有助于确定疼痛的部位。如果功能检查时不引发疼痛，则可排除咀嚼肌紊乱。

如果医生想要区分囊内源性疼痛和肌源性疼痛，可以让患者咬压舌板来辅助检查。请记住，当患者单侧

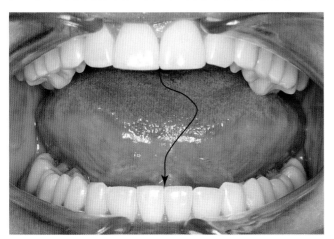

• 图10.12 偏摆。注意，开口轨迹（箭头）发生了改变，但在最大开口处恢复到正常的中线关系。

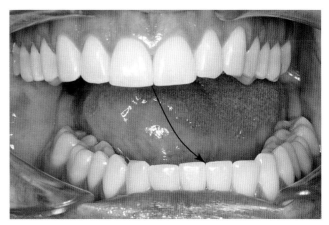

• 图10.13 开口轨迹的偏斜（箭头）通常与不可复性关节盘移位有关，或单侧肌痉挛。

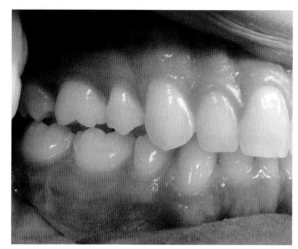

• 图10.14 急性错𬌗。该患者主诉早晨醒来时咬合发生改变。临床检查证实右侧后牙无咬合接触。这是由右侧翼外肌痉挛所致。适当治疗该肌肉后，咬合将恢复正常。

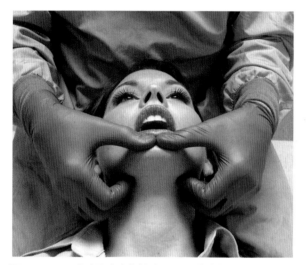

• 图10.15 双手引导法功能检查，对关节施力，可有助于鉴别囊内源性疼痛还是囊外源性疼痛。

咬硬物时，同侧颞下颌关节的关节内压会迅速降低（图10.16）。如果患者疼痛主要来自颞下颌关节结构，这将缓解疼痛。相反，如果患者在对侧咬压舌板，则另一侧的关节内压将会增大，从而加剧耳前区疼痛。例如，右侧颞下颌关节痛（如骨关节炎）的患者，嘱患者咬压舌板时，右侧颞下颌关节将会出现疼痛。如果将压舌板放在右侧磨牙之间，并嘱患者再次咬压舌板，由于右侧颞下颌关节的受力减少，疼痛将会减轻或消失（图10.17）。然而，如果压舌板移动到左侧磨牙区，并嘱患者咬合，右侧颞下颌关节负荷的增加将导致右侧耳前区疼痛加剧。而原发性肌痛（如右侧咬肌痛）的患者在咬合时，右侧咬肌会产生疼痛。如果把压舌板放在右侧磨牙上，让患者咬合，由于疼痛的咬肌活动增加，疼痛

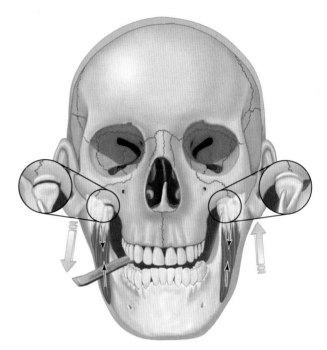

• 图10.16 此图显示，当咬压舌板时，压舌板成为两侧肌肉的支点。因此，右侧用力咬合会降低同侧关节的压力。如果将压舌板移到左侧，嘱患者咬合，则右侧关节的压力将增加。

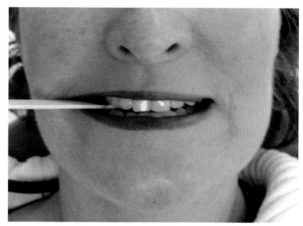

• 图10.17 咬压舌板可用于区分患者的疼痛是来自颞下颌关节结构还是肌肉。右侧咬压舌板会减轻右侧囊内疼痛，而左侧咬压舌板会加重右侧关节疼痛。

则也会加重。而如果将压舌板移到左侧，患者咬压舌板时右侧疼痛就会减轻。这是因为现在主要左侧咬肌收缩。单侧咬压舌板是一种有助于区分肌痛和囊内疼痛的简单方法。如前所述，鉴别这些疾病对于确定最佳的治疗方案至关重要。

7. 诊断性麻醉阻断：对于前6种方法不能明确关节或肌肉紊乱诊断的患者，建议使用麻醉阻断。麻醉阻断耳颞神经可以迅速排除是否是囊内病变。治疗疼痛性疾病的专科医生应熟悉此注射技术，并能用其来辅助诊断。

颞下颌关节紊乱病的分类

然后，Welden Bell[20]提出了一种逻辑分类法对这些紊乱进行了归类，美国牙科协会稍作修改后采纳了这一分类法[21]。事实上，它已成为帮助临床医生获得精确和明确诊断的"路线图"。

这一章将介绍Bell所提出的TMD基本分类，但也包括了笔者的一些额外修改。美国口颌面疼痛学会在其指南的最后3个版本中也遵循了类似的分类[22-24]。此方法首先将所有颞下颌关节紊乱病分为具有相似的临床特征四大类：咀嚼肌紊乱、颞下颌关节紊乱、慢性下颌运动障碍和发育异常。大类中又根据临床上的不同之处进一步细分。此系统分类精细，因此初看起来可能过于复杂。然而，由于每个亚类的治疗方法差别很大，如此分类显得尤为重要。事实上，适用于某类疾病的治疗方式可能禁用于其他类型疾病。因此，鉴别并明确界定这些亚类十分必要，这有利于选择适当的治疗。对一个大类中的所有患者使用一种治疗模式通常会导致治疗失败。

由此可见，错误的诊断往往会导致治疗失败。正确的诊断是成功治疗的关键，因此无论如何强调其重要性都不为过。应当感谢Bell博士对颞下颌关节紊乱病的诊断分类做出的重大贡献，将具有相似临床症状的疾病将归为一大类，其中又根据疾病的特征性表现细分为不同亚类。本章将从病因、病史和直接诊断的检查结果等方面对每种疾病进行讨论。确定诊断后就可以开始适当的治疗。每种疾病的治疗将在第11～16章中论述。注10.1概括了TMD的诊断分类。

咀嚼肌紊乱

咬合系统功能紊乱的患者最常见的主诉就是肌肉疼痛（肌痛）。患者通常告知疼痛与咀嚼、吞咽和言语等功能活动有关。手指触诊或对肌肉进行功能检查也会加重疼痛。通常疼痛会引起下颌运动受限。肌痛属于囊外源性紊乱，可能主要是由深部疼痛传入的抑制效应所引起。通常下颌运动受限与肌肉本身的器质性改变无关。通常肌痛会同时伴急性错𬌗。患者会主诉咬合改变。如

• 注10.1 颞下颌关节紊乱病的诊断分类

一、咀嚼肌紊乱
A. 保护性共收缩（11.7）*
B. 局限性肌痛（11.7）
C. 肌筋膜痛（11.7）
D. 肌痉挛（11.7）
E. 中枢介导性肌痛（11.7）

二、颞下颌关节紊乱
A. 盘-髁复合体紊乱
　1. 可复性关节盘移位（11.7.2.1）
　2. 可复性关节盘移位伴间歇性绞锁（11.7.2.1）
　3. 不可复性关节盘移位（11.7.2.2）
B. 关节表面结构不调
　1. 形态改变（11.7.1）
　　a. 关节盘
　　b. 髁突
　　c. 关节窝
　2. 粘连（11.7.7.1）
　　a 盘髁粘连
　　b 盘窝粘连
　3. 半脱位（开口过度）（11.7.3）
　4. 脱位（11.7.3）
C. 炎症性关节紊乱
　1. 滑膜炎/关节囊炎（11.7.4.1）
　2. 盘后组织炎（11.7.4.1）
　3. 关节炎（11.7.6）

　　a. 骨关节病（11.7.5）
　　b. 骨关节炎（11.7.5）
　　c. 多关节炎（11.7.4.2）
　4. 相关结构的炎症性疾病
　　a. 颞肌肌腱炎（11.7）
　　b. 茎突下颌韧带炎（11.8）

三、慢性下颌运动障碍
A. 关节强直（11.7.6）
　1. 纤维性强直（11.7.6.1）
　2. 骨性强直（11.7.6.2）
B. 肌挛缩（11.8.5）
　1. 肌静止性挛缩（11.8.5）
　2. 肌纤维性挛缩
C. 喙突阻挡

四、发育异常
A. 先天性和发育性颌骨异常
　1. 发育不全，器官发育不全或缺失（11.7.1.1）
　2. 发育缓慢（11.7.1.2）
　3. 增生（11.7.1.3）
　4. 肿瘤（11.7.1.4）
B. 先天性和发育性全身肌肉异常
　1. 发育不良
　2. 过度肥大（11.8.6）
　3. 肿瘤（11.8.7）

* 诊断编号由国际头痛协会头痛分类委员会：The International Classification of Headache Disorders, ed 3, Cephalalgia 38(1):1 - 211, 2018.

前所述，肌肉疼痛疾病会改变下颌休息位，从而导致患者在闭口时感觉咬合改变。

各种咀嚼肌紊乱的临床表现各不相同。目前已知有至少5种不同的类型，包括保护性共收缩（肌僵直）、局限性肌痛、肌筋膜（扳机点）痛、肌痉挛和中枢介导性肌痛。由于各自的治疗不同，因此医生应当区分它们。称为纤维肌痛的第六种情况也需要讨论。在口腔治疗中，前3种情况（保护性共收缩、局限性肌痛和肌筋膜痛）较常见，而肌痉挛和中枢介导慢性肌痛较少见。由于多数这样的肌肉紊乱发生较快，解决也较快，因此通常认为它们属于急性肌痛性疾病。如果这些情况得不到解决，可能会导致更多的慢性疼痛疾病，往往更难以处理。中枢介导性肌痛和纤维肌痛属于慢性肌痛性疾病。部分患者的肌筋膜痛也可以变成慢性疼痛。慢性肌筋膜痛和中枢介导性肌痛属于局部肌痛性疾病，纤维肌痛是一种慢性肌痛性疾病，表现为全身性肌肉骨骼疼痛问题，需要由口腔医生确认后，转诊至专业的医疗人员进行治疗。

第8章中我们用咀嚼肌疼痛的临床模式阐述了急性肌痛性疾病和某些咬合系统行为活动间的关系。也说明了某些因素持续存在时，未治愈的急性肌痛性疾病如何变成慢性肌痛（图10.18）。本章不再复述此临床模式，而是重点阐述每种疾病的细节，以便正确诊断。如果需要回顾该临床模式，请参阅第8章。

保护性共收缩（肌僵直）

咀嚼肌对损伤或潜在的第一反应是保护性共收缩。保护性共收缩，旧称为肌僵直[20]，是中枢神经系统（CNS）对上述因素的正常反应。受到伤害时，部分肌肉的活动会发生改变，以保护受损肌肉不受二次损伤[25-29]。如前所述（见第2章），所有肌肉都是保持在轻度收缩的状态。由于肌纤维交替性收缩和松弛，使肌肉的总长度保持不变，并能抵抗突然的伸长，从而使肌肉持续不疲劳。

当发生保护性共收缩时，中枢神经系统增加了拮抗肌在收缩肌中的活性。要认识到，在许多正常的功能活动中都可以观察到共收缩现象[30]，例如，活动手指时手臂保持不动。然而，在感觉输入或疼痛改变的情况下，拮抗肌群会在运动过程中收缩，以试图保护受伤的部位。例如，在咬合系统中，共收缩会导致患者在开口的过程中出现升颌肌群的肌肉活动略微增加[27,31]。闭口过程中，受抑制的降颌肌群的肌肉活动增加。临床医生应该意识到，这种反射样活动不是一种病理状态，而是一种正常的保护或防御机制。更重要的是要认识到，这种肌肉活动的增加非常轻微，甚至比患者的个体差异或电极放置差异所引起的临床误差要小得多（见第9章）。仅可能在严格的实验条件下观察到，临床上使用肌电图无法发现这点差别。

病因

以下3种情况会引起保护性共收缩：

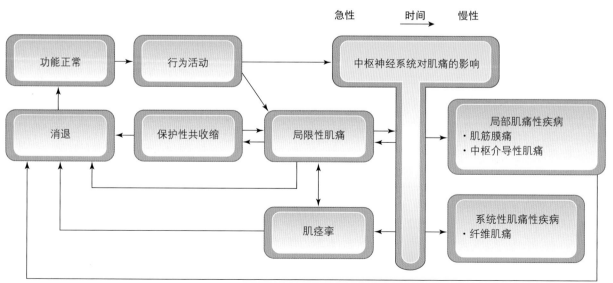

•图10.18　在第8章中阐述的咀嚼肌疼痛关系模式的详细解释。

1. 感觉或本体感觉输入的改变：任何咬合关系的改变都可能改变感觉输入从而导致保护性共收缩，例如，戴入过高的牙冠。过高的咬合将导致中枢神经系统的感觉和本体感觉输入的急性改变。因此，升颌肌群（颞肌、咬肌、翼内肌）可能出现保护性共收缩，以防止牙冠与对颌牙接触。任何改变口腔结构的行为也可能引起保护性共收缩，例如，张口过度或口腔诊疗时间过长。口腔注射损伤组织时也可能引起。

2. 持续的深部疼痛传入：如前所述，局部结构的深部疼痛传入信号可导致相关肌肉的保护性共收缩（图10.19）。这种现象是通过第2章描述的中枢兴奋效应引起。应当注意，深部疼痛的根源不一定是肌肉组织本身，而可能是任何相关的结构，例如，肌腱、韧带、关节，甚至牙齿。

3. 情绪压力加重：临床观察有力地证明，情绪压力可以极大地影响咀嚼肌活动[32-36]（见第7章）。个人的情绪压力加重时，γ传入神经系统将改变肌梭的兴奋性。从而使肌肉对拉伸的敏感性增加，导致肌张力增加。临床上看到的肌肉产生保护性共收缩。情绪压力加重也能引发夜磨牙和紧咬牙等副功能活动。如前所述，这些活动可诱发肌肉症状。

病史

患者提供的病史可能会包含近期发生的与前文讨论的病因有关的行为活动。患者可能会告知情绪压力加重或出现深部疼痛。关键是，这些行为活动通常发生在近期1~2日。

临床特征

虽然保护性共收缩的患者经常出现肌痛，但通常患者不是以此为主诉。以下4个临床特征有助于诊断：

1. 结构性功能障碍：如前所述，保护性共收缩将导致下颌运动速度和幅度减小。下颌运动受限通常继发于疼痛，因此，小心、缓慢地开口通常可接近正常开口度。

2. 静息状态无痛：保护性共收缩的患者在肌肉静息状态下几乎无痛。共收缩可导致肌张力略微增加，但短期内的肌张力增加并不会诱发肌痛。如前所述，这种轻微的肌肉活动增加在肌电图监测上难以发现，尤其是考虑到患者静息状态下肌电活动个性化差异巨大[37-40]。

3. 功能活动加剧疼痛：保护性共收缩的患者常诉在相关肌肉发挥功能时，肌痛加剧。当患者尝试行使正常功能时，共收缩或肌僵直会加重，从而抵抗下颌运动。这种拮抗活动可导致肌痛。通常只有通过行使功能，患者才能意识到肌肉状况的改变。虽然疼痛会导致下颌运动受限，但患者通常可以达到最大运动幅度。

4. 主诉肌肉无力：保护性共收缩的患者通常诉有感觉肌无力。患者常抱怨肌肉疲劳得很快。然而，尚无临床证据表明肌肉力量确实减弱了。

局限性肌痛（非炎症性肌痛）

局限性肌痛是一种原发性、非炎症性、肌源性疼痛疾病，其通常是肌肉组织对持续保护性共收缩的第一反应。急性肌肉紊乱是口腔诊疗中最常见的肌痛性疾病。

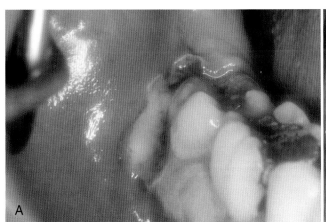
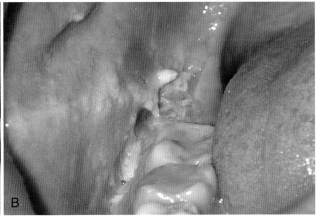

• 图10.19　A. 该患者诉有保护性共收缩的症状。第二磨牙和初萌的第三磨牙周围的软组织有炎症，且有触痛（冠周炎）。B. 患者诉经常咬颊。该组织损伤引起的疼痛，会导致保护性共收缩。

口腔医生通常都接诊过此类患者，但可能诊断不明确。保护性共收缩是中枢神经系统诱导的肌肉反应，而局限性肌痛是肌肉组织局部环境的改变，可因长期的肌肉共收缩或过度活动导致肌肉疲劳引起[41-42]。如果后者是病因，那么局限性肌痛可能会延迟发作（迟发性肌痛[43-45]）。局限性肌痛也可由直接组织损伤引起（如下牙槽神经阻断麻醉损伤翼内肌）。

病因

以下4种情况可导致局限性肌痛。

1. 持续性共收缩：如前所述，持续性共收缩将导致局限性肌痛。这可能是因为来自相关结构的感觉或本体感受输入发生了突然改变，例如，戴入过高的牙冠。

2. 深部疼痛传入：所有的深部疼痛都可引发肌肉保护性共收缩，从而导致局限性肌痛。局限性肌痛又会引起深部疼痛，进而导致更多的保护性共收缩，这种额外的共收缩反过来又可以导致更多的局限性肌痛，如此形成一个循环，临床问题愈发严重，这种循环性的肌肉疼痛称为循环性肌痛，已在第2章中进行了阐述。

医生应当意识到临床上可能遇到这种复杂病例。例如，肌肉损伤引起局限性肌痛，局限性肌痛又引起保护性共收缩。保护性共收缩又会导致局限性肌痛。在这个循环过程中，创伤造成原发部位的组织损伤可能愈合。组织修复完成后，原有的疼痛源就消失了。然而，患者循环性肌痛可能仍在继续。由于此时最初引起疼痛病因已不再有临床表现，临床医生在检查过程中很容易产生疑惑。临床医生应当认识到，即使最初导致疼痛的病因已经解决，循环性肌痛仍然存在，且需要治疗。这在临床上很常见，但诊治错误却常出。

3. 创伤：肌肉可能有至少有2种类型的创伤：

    a. 局部组织损伤：正如已经讨论过的，局部组织损伤可以由局部麻醉注射或组织受力等原因导致。

    b. 不正常的使用：过度或不正常使用肌肉组织可能造成肌肉组织损伤[43-47]。例如，磨牙或紧咬牙，甚至是嚼口香糖。需要注意的是，不正常

使用肌肉往往会导致迟发性肌痛[48-51]。症状通常会在刺激发生后24~48小时出现。多数患有其他肌肉的迟发性肌痛的患者都熟悉此现象。例如，患者在周末因不同于平常的活动而过度使用背部肌肉，那么1~2日后就会出现僵直和疼痛。因此，有理由推断磨牙等不当的活动也将导致1~2日后出现疼痛。另一种常见的情况是患者在长时间口腔治疗后，第2日诉有肌肉疼痛和张口受限。

4. 情绪压力加重：如前所述，情绪压力水平的持续加重会导致长时间的共收缩和肌肉疼痛。这是一种常见的病因，口腔医生很难进行治疗。

仍有许多有关肌痛的知识需要学习。由于目前对肌痛的理解尚不全面，因此本章也将某些原发性肌肉疼痛纳入讨论[52]。希望随着我们知识的拓展，能更好地阐明这些疼痛的起源。

病史

患者提供的病史显示，上述讨论的病因发生后数小时或1日后开始出现疼痛。例如，患者常诉情绪压力加重或出现其他深部疼痛后开始出现疼痛。

临床特征

局限性肌痛的患者具有以下临床特征。

1. 结构性功能障碍：咀嚼肌局部疼痛会导致下颌运动速度和幅度减小，通常是疼痛的抑制效应（保护性共收缩）所致。然而，与共收缩不同的是，小心、缓慢地张口，下颌运动依然受限。医生协助患者的被动开口度会增加（"软末端"感觉）。

2. 休息时疼痛缓解：局限性肌痛患者在肌肉休息时通常无痛。

3. 功能活动加剧疼痛：局限性肌痛患者常诉，肌肉行使功能时，疼痛会加剧。

4. 急性肌肉无力：局限性肌痛会导致受累肌肉的整体肌力减弱[53-54]。这种肌力的减弱似乎与疼痛的存在有关，当疼痛消除后，肌力就会恢复正常。这种现象是保护性共收缩的另一个效应。

5. 局部肌肉压痛：局限性肌痛患者在触诊时压痛和触痛加剧。通常整块受累肌肉都有触痛。

中枢神经系统对肌痛的影响

截至目前所阐述的肌痛情况都相对简单，主要起源于局部肌肉组织。然而，肌痛情况也可能变得更加复杂。在许多情况下，中枢神经系统内的活动可能会影响肌肉疼痛，或是肌肉疼痛的起源。这可能继发于持续的深部疼痛传入或感觉输入的改变，或来自中枢影响，例如，自主神经系统的调节（即情绪压力）。当中枢神经系统内的变化刺激了外周感觉神经元（初级传入神经），产生致痛物质逆向释放到外周组织，也将导致肌肉疼痛（即神经源性疼痛）[52,56-58]。这些中枢兴奋效应也可通过激发运动效应（初级传出神经）增加疼痛介质的逆行释放，从而导致肌张力（共收缩）增加[59]。

临床医生在治疗过程中要认识到，肌肉疼痛还有一个中枢性的原因。中枢神经系统对以下情况做出反应：（1）存在持续的深部疼痛传入；（2）情绪压力水平的增加（如自主神经系统的上调）；（3）下行抑制系统的改变[60]，无论是否有伤害性，导致对抗传入神经传输到CNS的能力降低。

中枢神经影响的肌痛性疾病临床分类如下，急性肌痛性疾病（如肌痉挛）和慢性肌痛性疾病，后者进一步可以分为局部肌痛性疾病和系统性肌痛性疾病。局部肌痛性疾病又分为肌筋膜痛和中枢介导性肌痛。系统性肌痛性疾病典型病例是纤维肌痛。

肌痉挛（强直收缩性肌痛）

肌痉挛是中枢神经系统引起的强直收缩性肌痛，确实会引发疼痛。多年来，口腔医生一直认为肌痉挛是肌源性疼痛的最常见病因，但最近的研究揭示了事实可能并非如此。旧理论认为肌痉挛或强直性收缩的肌电活动水平会相对较高（肌肉抽筋）。然而，许多研究表明疼痛最剧烈的肌肉的肌电活动水平并没有显著增加[59,61-64]。这些研究促使我们重新思考肌肉疼痛的分类，以便将肌痉挛与其他肌肉疼痛区分开来。虽然咀嚼肌确实会发生痉挛，但这并不常见，如果出现了咀嚼肌痉挛，通常很容易通过临床特征做出诊断。

病因

肌痉挛病因尚未明确。以下几个因素协同作用可能导致肌痉挛：

1. 局部肌肉状况：例如肌肉疲劳和局部电解质平衡变化等局部肌肉状况改变可能会导致肌痉挛。

2. 全身情况：有些个体似乎更易发生肌痉挛。全身情况可能包括一些系统性或遗传因素，或患有另一种肌肉骨骼疾病[65]。

3. 深部疼痛传入：深部疼痛传入会引起肌痉挛。这些深部疼痛可由局限性肌痛、剧烈的扳机点疼痛或其他相关结构（颞下颌关节、耳朵、牙齿等）引起。

病史

肌痉挛会导致肌肉突然缩短，因此病史明确。患者主诉突然出现疼痛、肌肉紧张，并伴下颌位置的改变和下颌运动困难。

临床特征

肌痉挛的患者具有以下临床特征：

1. 结构性功能障碍：结构性功能障碍有两种临床特征：

   a. 肌肉或肌群的痉挛会导致明显的下颌运动受限。例如，升颌肌群（如咬肌）痉挛会导致明显的张口受限，甚至可能无法张口。

   b. 结构性功能障碍也可能导致急性错𬌗。急性错𬌗是指继发于肌痉挛的咬合关系突然改变。可能由翼外肌下头痉挛引发。右侧翼外肌痉挛后收缩会导致下颌向左侧偏移（图10.20），右侧后牙咬合分离，左侧前牙早接触。

2. 休息时疼痛加重：下颌休息位时，肌痉挛通常会产生明显的疼痛。

3. 功能运动加剧疼痛：当患者试图用痉挛的肌肉进行活动时，疼痛加剧。

4. 局部肌肉压痛：触诊痉挛的肌肉可有明显的压痛。

5. 肌肉紧绷感：患者主诉整块肌肉突然紧缩或扭结。痉挛的肌肉触诊起来坚实紧绷。

急性肌肉紊乱与慢性肌肉紊乱

前文已述的肌痛性疾病在口腔诊疗中非常常见，通常周期较短。如果治疗得当，这些疾病完全可以治愈。然而，当肌源性疼痛持续时，可能会发展成更慢性的、更复杂的肌肉疼痛疾病。随着慢性疾病的发展，肌源性疼痛疾病会更多地受到中枢神经系统的影响，从而导致

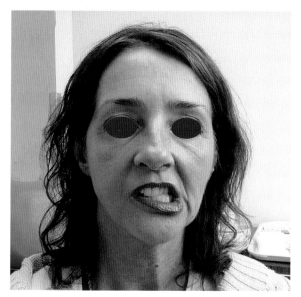

• 图10.20　该患者右侧翼外肌下头痉挛导致剧烈疼痛，并迫使下颌向左侧偏移。

更广泛的局部性甚至全身性疼痛。通常，循环性肌痛也是使病程延长的重要因素。其他情况已在第8章中阐述。

慢性疼痛经典定义是指已经持续6个月或更长时间的疼痛。然而，疼痛的持续时间可能不是决定慢性程度的最重要因素。有些疼痛会持续数年，但永远不会变成慢性疼痛。同样，一些疼痛可能在几个月内就会变成临床上的慢性疼痛。因此，必须考虑的另一个因素是疼痛的持续性。当疼痛持续，没有缓解期时，慢性疾病的临床表现会迅速发展。另外，如果疼痛存在缓解期（无疼痛）的时段，这种情况可能永远不会发展为慢性疼痛疾病。例如，偏头痛是一种极其痛苦的神经血管疼痛，可能会持续数年，但从未出现与慢性疼痛相关的中枢变化，之所以如此，是因为在疼痛发作之间会出现明显的缓解期。相反，与中枢介导性肌痛相关的持续疼痛，如果不予治疗，可能会在几个月内出现慢性疼痛的临床表现。口腔医生必须认识到，随着主诉肌痛从急性进展为慢性疾病，局部治疗的有效性大大降低。造成这种治疗失败的原因在于病情起源于中枢。慢性疼痛疾病通常需要多学科治疗。在许多情况下，仅靠口腔医生并不具备治疗这些疾病的能力。因此，重要的是，口腔医生要认识慢性疼痛疾病并考虑将患者转诊至能够更好地治疗疼痛的多学科治疗团队。或是让主治的口腔医生也加入多学科治疗团队。

局部肌痛性疾病

局部肌痛性疾病包括肌筋膜痛和中枢介导性肌痛。这两种类型都具有外周症状，但都受到中枢神经系统的影响。理解这个概念对治疗至关重要。

肌筋膜痛（扳机点肌痛）

肌筋膜痛是一种局部肌源性疼痛，其特征是存在紧绷、高敏感的局部肌肉组织区域，也称为扳机点。这种情况有时称为肌筋膜扳机点疼痛。这是一种尚未被广泛认识或完全理解的肌肉紊乱，但它通常发生在有肌痛主诉的患者中。在一项研究中[66]，50%以上到大学疼痛中心就诊的患者被诊断患有这种类型的疼痛。

一些患者的肌筋膜痛可能具有周期性，因此它是急性肌痛性疾病。然而，肌筋膜痛也可能与其他进行性疼痛疾病有关，进而成为一种慢性疼痛，需要多学科联合治疗。临床医生应当从病史中了解疼痛是急性的还是慢性的，以便采取适当的治疗措施。

肌筋膜痛最早是由Travell和Rinzler在1952年提出[67]。然而，牙科和医学界却迟迟没有意识到它的重要性。1969年，laskin[68]发表的一篇重要论文，向牙科界说明许多肌肉疼痛患者的病因并不是咬合关系。他强调了情绪压力和其他因素的重要性。Laskin在他的文章中借用了"肌筋膜痛"一词，尽管他所描述的临床特征与Travell的不同。此后，牙科领域开始使用"肌筋膜痛功能紊乱（myofascial pain dysfunction，MPD）综合征"这一术语。如今，MPD综合征在牙科中常常是所有肌肉紊乱（不是关节囊内紊乱）的总称。由于这一术语过于宽泛，在咀嚼肌紊乱的具体诊断和治疗中不起作用。在本书中使用的"MPD综合征"一词不应与Travell和Rinzler的描述混淆。

肌筋膜痛源于肌肉中称为扳机点的高敏感区域。肌肉组织或肌腱附着中的这些引发疼痛的局部区域在触诊时的感觉就像紧绷的带子[69-71]。扳机点的确切作用机制还未完全清楚。有研究表明[53,71-73]，肌肉组织中的某些神经末梢可能会被致敏物质所致敏，从而形成局部的高敏反应区。在扳机点的位置可能出现局部温度升高，这表明代谢需求增加或流向这些组织的血液减少[74-75]。

扳机点是一个非常局限的区域，似乎只有少量肌纤维发生收缩。如果肌肉的所有肌纤维都收缩，肌肉的长度会相应缩短（见第2章）。这种情况称为肌痉挛，在本章已经讨论过。由于一个扳机点只有部分特定的肌纤维收缩，因此不会像肌痉挛那样导致肌肉的整体缩短。

扳机点的独特之处在于它们是持续的深部疼痛源，因此可以产生中枢兴奋效应（见第2章）。如果一个扳机点集中兴奋了一组的传入中间神经元，通常会导致牵涉痛，根据所涉及的扳机点位置可以预测的疼痛发生的模式[76]。

病因

虽然肌筋膜痛的临床症状常由肌肉内的扳机点引起，但这些症状肯定不仅仅来自肌肉组织。有证据表明中枢神经系统在肌筋膜痛的发生中起着重要的作用。中枢及外周因素的协同作用使肌筋膜痛更加难以诊治[52,71]。Simons和Travell[77]曾描述过某些与肌筋膜痛有关的病因。但是，我们对这种肌源性疼痛仍缺乏全面了解。因此，很难具体地说明所有的病因。以下情况在临床上与肌筋膜痛有关：

1. 持久性局限性肌痛：持续疼痛的肌肉可能发展为肌筋膜扳机点，进而出现肌筋膜痛的临床特征。

2. 持续的深部疼痛：正如在第2章中所讨论的，持续的深部疼痛传入可以在远隔部位产生中枢兴奋效应。如果中枢兴奋效应涉及传出（运动）神经元，则可观察到两种类型的肌效应：保护性共收缩和/或出现扳机点。出现的扳机点会进一步成为深部疼痛源，并进一步产生中枢兴奋效应。这些继发性扳机点称为"卫星扳机点"[78]。肌筋膜痛的扩展使诊断和治疗变得更为复杂，并且可以产生类似于循环性肌痛的情况。

3. 情绪压力加重：情绪压力的加重会大大加剧肌筋膜痛。这可能是通过增加肌梭的 γ 传出神经元兴奋性，或通过上调交感神经活动（一种上调的自主神经系统）（见第2章）导致的。

4. 睡眠障碍：研究表明[79-81]，正常睡眠周期的中断会导致肌肉骨骼症状。尚不清楚究竟是睡眠障碍导致肌肉骨骼疼痛，还是肌肉骨骼疼痛导致睡眠障碍（或两者兼有）。可以肯定的是，两者确实相关，临床医生应当知道这一点。因此，临床医生必须熟悉与睡眠障碍有关的常见主诉。

5. 局部因素：某些影响肌肉活动的局部条件，例如，不符人体工学的习惯、姿势，甚至寒冷似乎都可以导致肌筋膜痛[81]。

6. 系统性因素：某些系统性因素可能影响甚至引发肌筋膜痛。如维生素缺乏、身体条件差、疲劳、病毒感染[77]。

7. 原发性扳机点机制：扳机点的确切病因尚未明确。因此，这种肌源性疼痛疾病的整体病因中应该包含一些未知因素。可能是某些使患者具有易感性的遗传因素。进一步的研究可能会更好地解释肌筋膜痛的病因与机制。

病史

肌筋膜痛的患者通常会有误导性的病史。患者的主诉往往是异位疼痛，而不是指向真正的疼痛源（扳机点）。因此，患者会指向紧张型头痛或保护性共收缩的部位，而这并非疼痛源。如果临床医生直接治疗继发性疼痛，将会导致治疗失败。临床医生必须掌握必要的知识和诊断技能，以确定主要的疼痛源，从而选择适当的治疗方法。

临床特征

肌筋膜痛的患者通常具有以下临床特征：

1. 结构性功能障碍：由于疼痛的抑制效应（保护性共收缩），肌筋膜痛的肌肉会出现运动速度和幅度的减小，但程度往往较局限性肌痛轻。

2. 休息时疼痛：肌筋膜痛患者即使在肌肉休息时也会感到疼痛。然而，疼痛通常是牵涉痛，与扳机点的位置无关。因此，常主诉紧张型头痛[69]。

3. 功能活动加剧疼痛：虽然受累肌肉的功能活动会加重疼痛，但程度通常较局限性肌痛轻。只有当功能活动刺激到扳机点区域时，疼痛才会加剧。

4. 存在扳机点：触诊肌肉发现的局部坚实、高敏感性的肌肉组织带称为扳机点。虽然触诊扳机点会引发疼痛，但局部肌肉敏感并不是肌筋膜扳机点疼痛患者最常见的主诉。如前所述，最常见的主诉总是围绕扳机点引起的中枢兴奋效应。多数情况下，患者可能只意识到牵涉痛，而没有意识到扳机点的存在。例如，颈部枕后区的头半棘肌扳机点痛的患者，通常导

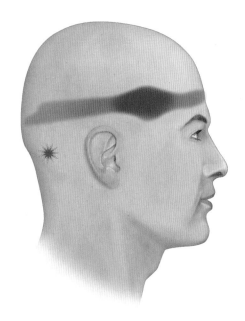

• 图10.21 头半棘肌的扳机点（＊）常导致耳前区（颞下颌关节）和颞前区牵涉痛。（From Travell JG, Simons DG: Myofacial pain and dysfunction. The trigger point manual, ed 2, Baltimore, MA, 1999, Williams & Wilkins. ）

致眼睛上方的颞前区牵涉痛（图10.21）[82]。患者的主诉是暂时性头痛，很少注意到颈后区的扳机点。这种临床表现很容易使临床医生忽视问题的根源。患者会将临床医生的注意力转移到疼痛的部位（颞部头痛），而不是病因。临床医生必须时刻记住，有效的治疗必须直接针对疼痛源，而不是疼痛部位，因此，医生应当找到真正的疼痛源[69]。

由于扳机点可以引发中枢兴奋效应，医生还应当警觉这一效应可能引起的临床表现。如第2章所述，中枢兴奋效应可表现为牵涉痛、继发性痛觉过敏、保护性共收缩，甚至自主神经反应。在评估患者时，必须考虑这些情况。

扳机点的一个临床特征是它可以表现为活跃状态或潜伏状态。在活跃状态下，它会产生中枢兴奋效应。人们通常会感到紧张型头痛。由于牵涉痛完全受其疼痛源的控制，触诊活跃的扳机点（局部刺激）往往会加剧头痛。因此，当扳机点活跃时，通常会感到紧张型头痛[69,83]。而处于潜伏状态时，患者则没有头痛。因此，肌筋膜痛可能会伴或不伴牵涉痛[84]。

由于牵涉痛完全取决于其疼痛源，因此触诊活动性扳机点（局部刺激）通常会加重牵涉痛[76]。虽然扳机点并不总是存在，但是这一特征的出现有助于诊断。在潜

伏状态下，扳机点对触诊不再敏感，因此不会产生牵涉痛。当扳机点处于潜伏时，触诊难以发现它们，而且患者也不再诉有头痛。

有研究表明如果不进行治疗，扳机点是不会消失的。它们实际上可能会变成潜伏或休眠状态，从而暂时缓解牵涉痛。扳机点可能被多种因素激活[85]，例如，肌肉过度使用、肌肉劳损、情绪紧张、甚至上呼吸道感染。当扳机点被激活时，头痛又复发。这是某些患者中很常见，他们常主诉在经过劳累和紧张的一天后，在下午晚些时候出现头痛。

除了牵涉痛，可能还存在其他的中枢兴奋效应。当出现继发性痛觉过敏时，患者通常会感觉到对触摸头皮的敏感性增加。有些患者甚至会说他们的"头皮疼"，或梳头很痛。另一种与肌筋膜痛相关常见情况是保护性共收缩。在肩部或颈部肌肉的扳机点能产生咀嚼肌的共收缩。如果这种情况持续下去，咀嚼肌就会出现局限性肌痛。针对咀嚼肌的治疗不能解决这种疼痛，因为它的来源是颈椎和肩部肌肉的扳机点，而治疗肩关节肌肉的扳机点才可以解决咀嚼肌紊乱。当局限性肌痛长期存在时，治疗可能会变得困难，因为它会引发循环性肌痛（见第2章）。在这些情况下，通常同时治疗咀嚼肌和颈肩部肌肉的扳机点可以有效解决问题。

有时，扳机点引发的深部疼痛传入会产生自主神经效应。这可能会导致例如流泪或眼睛干燥等临床表现，或可能发生血管变化（如组织变白或变红）。有时结膜会变红。甚至可能会有黏膜变化（如鼻黏膜产生类似过敏反应的分泌物）。鉴别自主神经效应是与中枢兴奋效应有关还是与局部反应（如过敏）有关的关键在于是否是单侧表现。三叉神经区的中枢兴奋效应很少跨越中线。因此，如果深部疼痛是单侧的，自主神经效应将与疼痛处于同一侧。换句话说，一只眼睛会发红，另一只眼睛是正常的；一个鼻孔排出黏液，另一个正常。而出现过敏反应时，两只眼睛或两个鼻孔都会受累。

综上所述，肌筋膜痛的临床症状最常与扳机点产生的中枢兴奋效应有关，而不是扳机点本身。临床医生必须意识到这一点，并找到涉及的扳机点。当触诊时，它们通常表现为肌肉内带状紧绷的高敏感区域。肌肉休息时通常不会有局部疼痛，但在肌肉运动时会有一些疼

痛。通常在包含扳机点的肌肉中会发现轻微的结构紊乱，通常称为"颈部僵硬"。

中枢介导性肌痛（持续性颌面部肌肉痛，又称为慢性肌炎）

中枢介导性肌痛是一种慢性、持续性肌肉疼痛疾病，主要由于中枢神经系统效应导致外周肌肉组织感觉到疼痛，也称为持续性颌面部肌肉痛（persistent orofacial muscle pain，POMP）。这种疾病的临床表现类似肌肉组织炎症的症状，因此有时被认为是肌炎。然而，其并不具有典型的炎症临床体征（发红、肿胀等）。中枢介导慢性肌痛虽然看似是由肌肉组织损伤引起，但实际是起源于中枢神经系统（神经源性炎症）。

值得注意的是，中枢介导慢性肌痛与肌肉疼痛的持续性联系更为密切，而非实际持续时间。许多肌肉疼痛疾病是间歇性的，在间歇期无肌肉疼痛。周期性肌肉疼痛发作并不会导致中枢介导慢性肌痛。然而，长期持续的肌肉疼痛很可能导致中枢介导慢性肌痛。

病因

中枢介导性肌痛的病因更多在中枢神经系统，而非肌肉组织本身。当中枢神经系统向肌肉和血管组织发出更多的逆向神经冲动信号时将引起局部神经源性炎症，从而导致这些组织的疼痛，但是实际上主要病因是中枢神经系统，因此称为中枢介导性肌痛。临床医生应当理解这一概念，因为治疗这种情况的唯一方法就是解决中枢机制。因此，医生不能期望仅仅通过治疗外周组织（如牙齿、肌肉和关节），就能取得良好的疗效。还应当直接治疗中枢神经系统。对于大多数口腔医生来说，这不是熟悉的治疗方法。中枢介导慢性肌痛最常见的原因是长期的局限性肌痛或肌筋膜痛。换句话说，患者肌源性疼痛的时间越长，发生中枢介导慢性肌痛的可能性就越大。

中枢介导性肌痛是大脑和脑干中枢神经元中枢敏感化的结果。当这些神经元变得敏感时，它们不仅可以产生疼痛（见第2章），还可以激发前文所述的逆向效应。自主神经系统的上调与上述情况类似，这将在后面的章节中详细阐述。

中枢介导慢性肌痛的临床特征是存在持续性的肌源性疼痛。疼痛在休息时出现，并随肌肉活动增加而加重。肌肉触诊疼痛明显，结构性功能障碍很常见。最常见的临床特征是症状持续时间的延长。

病史

中枢介导性肌痛患者的病史有两个显著特征。第一个特征是疼痛长期存在。如前所述，中枢介导性肌痛需要一定的时间才会出现。因此，患者会有很长的肌源性疼痛史。通常情况下，疼痛会持续数月甚至更长时间。中枢介导性肌痛的第二个特征是疼痛的持续性。如果有持续数月或数年的疼痛，但伴周期性的无痛期，就不是中枢介导性肌痛。患者常诉下颌即使在休息时仍有疼痛。这意味着组织处于炎症状态。

临床特征

中枢介导性肌痛常见以下7个临床特征：

1. 结构性功能障碍：中枢介导性肌痛患者因疼痛的抑制效应而导致下颌运动速度和范围明显减小（下颌运动受限）。中枢介导性肌痛相关的神经源性炎症可能导致肌肉组织的"无菌性"炎症反应，这将进一步缩小下颌的运动幅度。

2. 休息时疼痛：如前所述，中枢介导性肌痛患者即使肌肉处于休息状态也会诉有肌源性疼痛。休息时疼痛是中枢介导性肌痛的一个重要临床特征，可能是由神经源性炎症过程中释放的致敏物质刺激肌肉伤害性感受器所致[53,86-88]。

3. 功能活动加剧疼痛：受累肌肉的功能活动大大加剧患者的疼痛。

4. 局部肌肉压痛：肌肉组织触痛明显。

5. 肌肉紧绷感：中枢介导性肌痛患者常有肌肉紧张感。

6. 痛觉超敏：触摸面部的疼痛肌肉时，常引起痛觉超敏。这是一种中枢兴奋效应，即使是正常的轻触也会引起疼痛。通常是由于中枢神经系统正常处理输入信号的过程发生了改变。痛觉超敏的出现意味着中枢神经系统发生了改变，因此通常将痛觉过敏归为中枢介导性肌痛。

7. 肌挛缩：长期的中枢介导性肌痛会导致肌挛缩。挛缩是指肌肉无痛性的功能长度缩短。如第2章所述，将肌肉拉伸至全长会刺激高尔基腱器官，从而使该肌肉放松（逆牵张反射）。肌肉周期性的伸展或伸长是维持其工作长度的必要条件。当逆牵张反射未激活时，肌肉会功能性缩短。这种挛缩状态会抵抗其他试图拉伸肌肉的力量。肌挛缩是中枢介导性肌痛的常见症状，为了缓解疼痛，患者常主动限制张口。有关肌挛缩的治疗将在第12章进行阐述。

系统性肌痛

有些肌肉疼痛几乎完全起源于中枢神经系统。由于这一特征，其症状出现的部位非常广泛。其中一种情况是纤维肌痛。

纤维肌痛（纤维组织炎）

纤维肌痛是一种慢性全身性肌肉骨骼疼痛疾病。过去的医学文献常称其为纤维织炎。根据1990年的一份共识报告[89]，纤维肌痛是一种广泛性肌肉骨骼疼痛疾病，在全身的18个特异性压痛部位中有11个以上出现压痛。疼痛必须遍布在全身4个象限中的3个以上，并至少持续3个月。

最近，美国风湿病学会（American College Of Rheumatology，ARC）略微更新诊断标准，将遍布全身所有象限的广泛性疼痛也纳入其中，并扩大了衡量这些疼痛区域的标准[90]。纤维肌痛不是一种咀嚼肌疼痛疾病，因此应当转诊至专业科室进行诊治。

病因

目前，纤维肌痛的病因尚未明确。持续存在的急性肌痛的有关病因，例如，持续的深部疼痛和情绪压力加重可能是主要原因。当然，也可能与下丘脑-垂体-肾上腺（HPA）轴相关。例如，颈部过度屈伸损伤可能对纤维肌痛的发生、发展有影响，但具体影响还不明确，这种情况称为继发性纤维肌痛。当然还有其他不明原因导致的纤维肌痛。目前，有关纤维肌痛病因的合理解释集中在中枢神经系统对肌肉骨骼组织上行神经传入信号的处理方式上。也许未来的研究将会揭示纤维肌痛起源于脑干，或与下行抑制系统的功能障碍相关（笔者的观点）。

病史

纤维肌痛患者常诉慢性、广泛性的肌肉骨骼疼痛。常有久坐等生活习惯并伴一定程度的抑郁症。患者常诉睡眠质量差。

临床特征

纤维肌痛患者具有以下临床特征：

1. 结构性功能障碍：纤维肌痛患者因疼痛的抑制效应导致运动速度和幅度减小。

2. 休息时疼痛：广泛性肌肉疼痛，可遍布全身的4个象限：腰部以上和腰部以下、左右两侧。

即使肌肉处于休息状态仍有疼痛。根据美国风湿病学会制订的标准[90]，用广泛性疼痛指数（widespread pain index，WPI）和症状严重程度（symptom severity，SS）量表两个指标来衡量疼痛。如果患者WPI≥7、SS≥5，就符合纤维肌痛的标准。如果患者3≤WPI≤6、SS>9，也符合纤维肌痛的标准。

3. 功能活动加剧疼痛：纤维肌痛患者常诉受累肌肉的功能活动会加剧疼痛。

4. 无力和疲劳：纤维肌痛患者常诉感觉全身肌肉无力或慢性疲劳。

5. 存在压痛点：纤维肌痛的特征是在全身不同象限有许多压痛点（不要与肌筋膜痛的扳机点混淆）。触诊这些部位不会产生异位痛。

这是纤维肌痛和肌筋膜痛临床特征的显著区别。根据确诊的标准[89-90]，纤维肌痛患者在身体的4个象限中普遍存在18个特定的压痛点（图10.22）。

6. 久坐等习惯：纤维肌痛患者一般缺乏身体锻炼。由

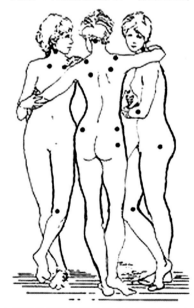

• 图10.22 本图描绘了纤维肌痛患者的经典压痛点。最初纤维肌痛的诊断标准要求这18处部位中至少有11处有压痛。新的标准将这些压痛点进行细化评分，包括广泛性疼痛指数（WPI）和症状严重程度（SS）量表。

于肌肉功能活动加剧疼痛，纤维肌痛患者通常逃避运动。这种状况可能长期存在，因为久坐习惯等身体状况可能是纤维肌痛的易感因素。

颞下颌关节紊乱

颞下颌关节紊乱的主要症状和功能紊乱常与盘-髁功能改变有关。患者常诉关节痛，但功能紊乱更常见。功能紊乱症状与髁突运动有关，通常表现为关节弹响和锁结感。这种症状通常有持续性和重复性，有时还有渐进性。疼痛不是确诊颞下颌关节紊乱的可靠依据。

颞下颌关节紊乱可分为三大类：盘-髁复合体紊乱、关节表面结构不调和炎症性关节紊乱。

盘-髁复合体紊乱

盘-髁复合体紊乱是由于关节盘无法在髁突上正常转动导致。当关节盘侧副韧带和关节盘后带伸长，关节盘的正常运动就会丧失。关节盘后带变薄也易发生此类紊乱。

盘-髁复合体损伤最常见的**病因**是创伤[92-97]。例如，对颌骨的打击（张口时创伤通常会导致韧带伸长）或与慢性肌功能亢进和肌骨不稳定性有关的微创伤（见第7章）[98]。

盘-髁复合体结构紊乱有3种类型：可复性关节盘移位、可复性关节盘移位伴间歇性绞锁和不可复性关节盘移位。这些状况可能是一个连续的进程，本章也将依此进行阐述。

可复性关节盘移位

如果盘后组织下板和关节盘侧副韧带伸长，翼外肌就可以将关节盘牵拉至更靠前的位置。如果此向前的拉力恒定，关节盘后带将变薄进而导致关节盘移位到更靠前的位置（图10.23）。当髁突位于关节盘更靠后的位置时，髁突就会在开口过程中出现异常滑动。盘-髁异常运动将产生关节弹响，常发生于开口过程中（单次弹响）或开闭口过程中都有（往复弹响）。

病史

关节杂音的出现通常与创伤史有关[99]，有时可伴疼痛。如伴疼痛，则为囊内紊乱，且会出现功能紊乱（关节弹响）。

临床特征

临床检查发现开闭口过程中有关节杂音。可复性关节盘移位的特征是下颌开口度和非正中运动幅度正常。下颌运动受限均由疼痛引起，而非真正的结构性功能障碍。如果有往复弹响，两次弹响通常发生在不同的开闭口位置。根据关节盘移位程度、关节盘解剖形态和运动的速度，开口弹响可发生于开口运动过程中的任一时相。而闭口弹响通常发生于接近牙尖交错位时，这是因为翼外肌上头的牵拉导致关节盘再次移位。可伴或不伴疼痛，如果伴疼痛，则与关节功能直接相关。

可复性关节盘移位伴间歇性绞锁

如果盘后组织下板和关节盘侧副韧带进一步伸长，关节盘后带变得足够薄，关节盘可能滑动或被完全推出关节盘间隙。由于此时关节盘和髁突不再对位，因此认为此时关节盘移位（图10.24）。如果患者能运动下颌自行将髁突复位到关节盘后带下方，则称为可复性关节盘移位。

病史

患者通常有长期的关节弹响史，并在近期出现锁结感。患者常诉，当关节锁结或绞锁时，稍微移动下颌后可恢复正常功能。锁结时可伴或不伴疼痛，例如，伴疼痛，则与功能紊乱直接相关。

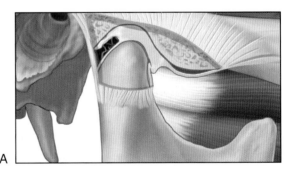

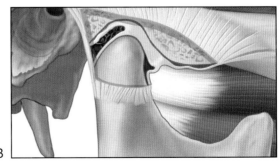

●图10.23　关节盘功能性移位。A. 休息闭口位时正常的关节盘-髁关系。B. 关节盘前移位。关节盘后带变薄，关节盘及盘后组织下板伸长，导致关节盘向前移位。

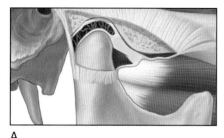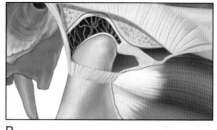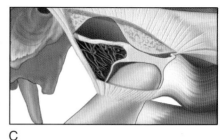

A   B   C

• 图10.24 可复性关节盘前移位。A. 休息闭口位。B. 滑动的早期阶段，髁突向上移动到关节盘的后缘，这可能伴关节弹响。C. 在随后开口过程中，随着关节盘在髁突上向后旋转，髁突重新移动到关节盘中间带。在闭口期间，会发生完全相反的情况。最终闭口时，关节盘再次功能性前移位。有时，这会伴第二声（往复）弹响。

临床特征

患者常有张口受限，除非下颌移位到关节盘复位的位置。可复性关节盘移位的开口轨迹会出现明显的偏摆。部分患者在关节盘复位的过程中会出现较大的弹响。关节盘复位后，下颌运动幅度恢复正常。多数患者在关节盘复位后将下颌维持在略微前伸的位置可消除锁结感或绞锁感，甚至在开闭口运动中也是如此。关节盘复位可发生在任意开口度时，但是闭口弹响通常出现在接近牙尖交错位时。

不可复性关节盘移位（闭口绞锁）

随着韧带进一步伸长，且盘后组织上板的弹性丧失，关节盘变得愈发难以复位。如果关节盘无法复位，髁突向前滑动时将把关节盘推向髁突前方（图10.25）。

病史

多数不可复性关节盘移位的患者知道发病的准确时间。他们可以很容易地将其与某些行为活动联系起来（咬硬物或醒来时出现）。患者常诉关节绞锁，无法正常开口。不可复性关节盘移位可伴疼痛，但并不常见。疼痛常常是由于患者试图大开口超出了关节限制。病史问询中会发现，弹响出现在发生关节绞锁之前，不可复性关节盘移位后消失。

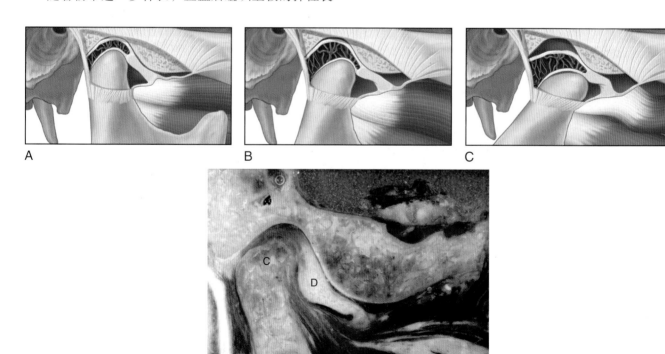

A   B   C

• 图10.25 不可复性关节盘前移位。A. 休息闭口位。B. 滑动的早期阶段，髁突不会移动到关节盘上，而是将关节盘向前推。C. 关节盘被卡在关节前方，从而导致髁突运动受限，临床上称为闭口绞锁。D. 在本标本中，关节盘（D）移位到髁突（C）的前方。（Courtesy Dr. Per–Lennart Westesson, University of Rochester, NY.）

临床特征

最大开口度为25～30mm，开口时下颌常偏向患侧。最大开口时为"硬末端"感觉。换句话说，被动开口度也很难增大。向患侧的侧向运动相对正常，但向健侧的侧向运动受限。由于患侧髁突压迫在关节盘后组织上，双手向关节施力通常会导致患侧关节疼痛。

注意：上述的临床特征尤常见于急性不可复性关节盘移位。而慢性不可复性关节盘移位的临床表现不明显，通常与胶原纤维构成的韧带不可拉伸的特性有关。

韧带起到引导线的作用，以限制关节的边缘运动。然而，长期的持续受力将导致韧带伸长，从而导致下颌运动幅度增大，这使鉴别诊断更加困难。对于某些患者，确定关节盘前移位是否是永久性的唯一方法是通过软组织成像（即MRI）（图10.26）。

关节表面结构不调

关节表面结构不调可引起多种类型的关节盘紊乱。当正常光滑的关节表面发生改变时，出现的摩擦和粘连

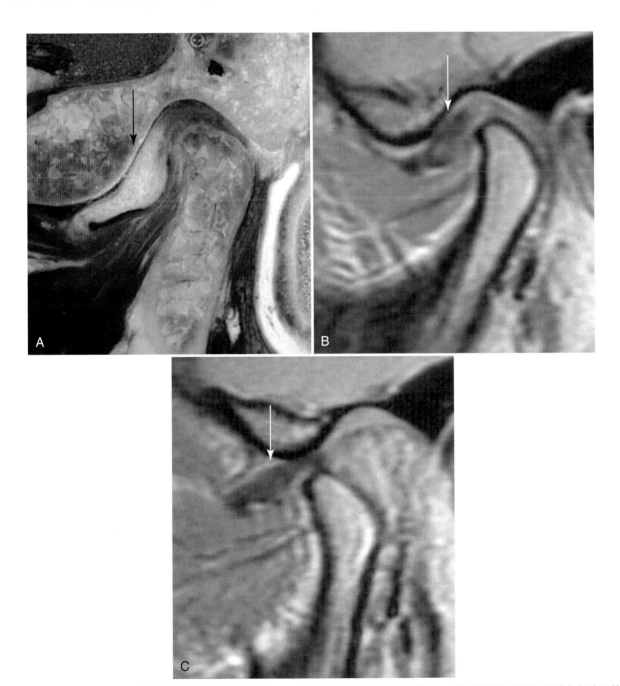

• 图10.26　A. 本标本展示了一个向前移位的关节盘（箭头）。B. MRI显示关节盘移位（箭头）。C. 开口位MRI显示关节盘仍处于前移位（箭头）。此即不可复性关节盘前移位。（Courtesy Dr. Per‐Lennart Westesson, University of Rochester, NY.）

会阻碍正常的关节运动。

最常见的**病因**是创伤。下颌和牙齿同时受到撞击可造成关节表面的冲击力，这可能会导致关节表面发生改变。此外，任何创伤引起的关节出血都可能造成关节表面结构不调。而关节出血也可能由盘后组织损伤（如对面部的打击）或是外科手术导致。

关节表面结构不调有4种类型：形态改变、黏附/粘连、半脱位和脱位。

形态改变

病因

形态改变是指关节表面形状的急性变化，可以发生于髁突、关节窝和/或关节盘。骨表面形态改变可能是髁突或关节窝增生，甚至髁突上出现骨突（图10.27）。关节盘形态改变包括边缘变薄和穿孔。

病史

相关病史通常有长期的功能紊乱，可无疼痛症状。患者通常已经学会了改变下颌运动方式（肌肉记忆改变），以避开形态改变的部位，从而避免引发疼痛。

临床特征

大多数形态改变会在运动到特定部位时引起功能紊乱。因此，可在开口到同一位置时重复观察到功能紊乱。开口过程中的功能紊乱可同样发生在闭口至相同位置时。这是其有别于关节盘移位的重要特征。对于形态改变的患者，开口速度和力度不影响功能紊乱的位置。而关节盘移位的患者，改变开口速度和力度，弹响出现的位置就会发生改变。

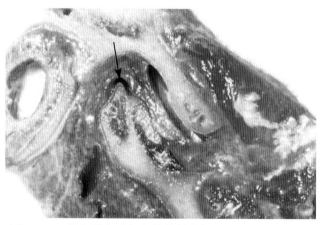

•图10.27 注意髁突后上方的骨刺（箭头）。这种明显的形态改变将压迫盘后组织从而导致疼痛。（Courtesy Dr.Terry Tanaka,San Diego, CA.）

黏附/粘连

病因

黏附是关节表面的暂时性粘着，可发生于髁突和关节盘之间（关节下间隙）或关节盘和关节窝之间（关节上间隙）。黏附通常是由于长时间的静态受压引起的。如第8章所述，黏附也可能是由于缺氧/再灌注损伤继而导致的润滑作用减弱[100-105]。

黏附通常是暂时的，当关节运动过程中施加的力量足以将黏附的关节表面分开，就可以打破黏附。然而，长时间的黏附会变为永久性的粘连。粘连是由于关节窝或髁突的表面与关节盘或其周围组织之间形成结缔组织所致。粘连可继发于创伤或手术引起的关节出血或炎症。

病史

由于发生黏附的关节在功能运动时会被打破或撑开，因此只有通过病史才能做出诊断。患者常诉有长期的关节静态受压史（如夜间紧咬牙），之后出现了张口受限的感觉。如果患者试图张口，就会感到一次单声弹响，之后下颌立即恢复正常的活动范围。在开闭口过程中，除非关节再次长时间处于静态受压状态，否则不会再次出现弹响或锁结感。发生黏附通常是由于静态受压导致关节滑液减少（见第1章）。一旦通过关节运动施加的力量足以分开黏附，边界润滑就能起作用，除非再次静态受压，否则黏附不会复发。患者常主诉，晨起时下颌"僵硬"，直到他们用力开口，下颌运动才恢复正常。研究认为，如果不加以重视，黏附可能会发展成永久性的粘连。

当关节表面发生永久性粘连时，患者会主诉与张口受限有关的功能障碍。这些症状具有持续性，而且非常容易反复，并可能伴疼痛。如果伴疼痛，通常与试图增加开口度拉长韧带有关。

临床特征

当关节盘和关节窝（关节上间隙）之间发生黏附/粘连时，将限制盘-髁盘复合体的正常运动。从而导致髁突仅能转动（图10.28）。患者开口度仅为25~30mm。这类似于不可复性关节盘移位的症状。主要区别在于，关节黏附/粘连时，通过双手引导法对关节施力不会引起关节囊内疼痛，这是因为受力的关节盘仍处于合适的位置。而不可复性关节盘移位受力的是盘后组织，因而易诱发疼痛。

如果关节上间隙长期粘连，关节盘韧带和关节囊前韧带就会被拉长。从而导致髁突前移，但关节盘仍留在后方。髁突的前移，导致关节盘看似向后移位。实际上，这种情况更适合描述为"固定关节盘"（图10.29）。固定关节盘或关节盘后移位并不像关节盘前移位那样常见，但确有报道[106-107]。很可能大多数关节盘后移位都是由于上关节间隙的粘连问题造成的。

慢性固定关节盘的特点是开口相对正常或轻度受限，但闭口时患者感觉牙齿无法达到正常咬合。大多数情况下，患者可以通过稍微侧向移动下颌，重新达到正常咬合。闭口时出现的这种偏侧移动意味着的髁突越过

关节盘前带回到了中间带。

发生在关节下间隙的黏附或粘连更难以诊断。当髁突和关节盘之间发生粘连时，两者之间就无法正常转动，但关节盘和关节窝之间的滑动正常（图10.30）。结果导致患者开口度接近正常，但在达到最大开口度的过程中有僵硬感或锁结感。临床医生最好在患者描述这种感觉时仔细听诊，因为检查时很难观察到这种感觉。

半脱位（开口过度）

颞下颌关节半脱位是指在开口末期，髁突突然向前移动。当髁突超出关节结节的顶端时，会向前跳跃到完全大开口位。

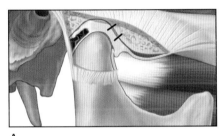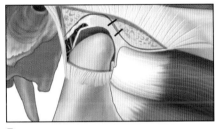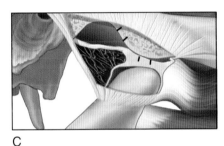

• 图10.28 A. 关节上间隙的黏附。B. 黏附的存在限制了关节只能转动。C. 如果黏附被打破，关节则可以正常的转动。

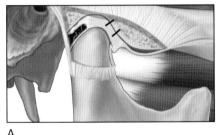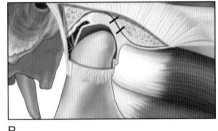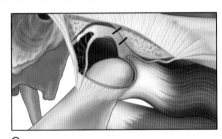

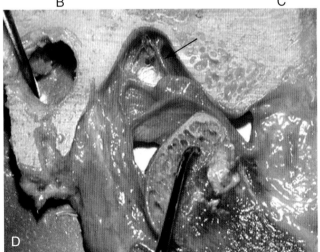

• 图10.29 关节盘后移位。A. 关节盘和关节窝之间的永久性粘连。B. 髁突的持续运动导致关节盘韧带和关节囊前韧带伸长，使髁突移动到关节盘的前缘。C. 最终髁突越过关节盘的前缘，导致关节盘后移位。D. 注意在本标本中关节盘到关节窝上方的纤维附着（箭头）。这种附着限制了关节盘从关节窝向前移位。如果髁突继续向前移动，关节盘将被阻止与髁突一起移动。然后，髁突将移动到关节盘的前缘，导致关节盘向后移位。（Courtesy Dr.Terry Tanaka, Chula Vista, CA.）

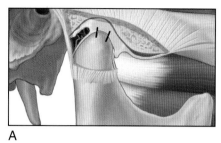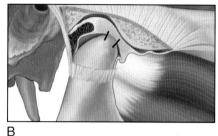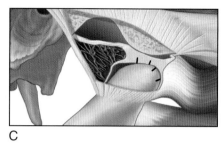

A   B   C

• 图10.30　A. 关节下间隙的黏附。B. 开口时，关节盘和关节窝之间的可发生滑动，但关节盘和髁突之间的旋转受到限制。这可能会导致紧绷感和不规则运动。C. 如果黏附被打破，则恢复正常的关节盘运动。

病因

半脱位通常不是病理性因素引起的，而是由于某些解剖结构异常所导致的正常关节运动。如果关节结节后斜面短而陡峭，前斜面较长，且比关节结节的嵴顶更高，则更容易发生半脱位。半脱位的发生是由于在髁突滑出关节窝时，关节盘需要在髁突上大幅度转动。通常，在髁突完全滑动到嵴顶之前，关节盘就已向后转动到关节囊前韧带允许的最大限度。由于关节盘无法再向后继续转动，接下来髁突和关节盘就会作为一个整体继续向前滑动。这就会出现髁突和关节盘突然向前跳跃到最大开口位的情况。

病史

半脱位的患者常会主诉无论何时大开口都会有下颌"脱臼"的感觉。部分患者主诉关节弹响，但临床检查时可发现其类似于"砰"的一声，与关节盘移位时的弹响不同。

临床特征

临床上只需要求患者开口就可以观察到半脱位。在开口末期，髁突将向前跳跃，导致髁突后方皮肤凹陷。该运动过程中可以感觉或观察到髁突外极。当髁突越过关节结节时，可以看到下颌开口轨迹的偏摆。偏摆的幅度较关节盘紊乱时的更大，也更接近最大开口位。通常情况下，半脱位不会引起疼痛，除非经常反复（滥

用）。半脱位是一种可重复的临床现象，不随开口速度或力度的改变而改变。

脱位（开口绞锁）

病因

脱位是指颞下颌关节过度伸展，导致关节被固定在张口位无法进行任何移动。由于患者无法闭口，因此这种情况在临床上又称为开口绞锁。与半脱位一样，任何情况下被迫张口超出韧带正常限制时，都可能发生脱位。关节窝解剖易引发半脱位的患者，也易发生脱位。

当髁突滑动至最前方时，关节盘在髁突上后旋的幅度也达到最大，两者之间紧密接触。在这一位置，盘后组织上板回缩力强大，且翼外肌上头活动减弱，阻止了关节盘向前移位。翼外肌上头通常在张口相转向闭口相后才开始活跃。如果由于某些原因，翼外肌上头提前活跃（髁突到达最大滑动位之前），其向前的拉力可能会强于盘后组织上板的回缩力，从而牵拉关节盘越过关节盘前间隙，导致脱位（图10.31）。打哈欠或长时间张口致使肌肉疲劳时可引发肌肉过早活动。

当髁突到达最大滑动位后，外力导致进一步张口超出限制时，也可能发生脱位。由于此时关节盘在髁突上已处于最大后旋的位置，任何进一步的旋转都倾向于将其拉入关节盘前间隙内。如果这些超出的运动足够大

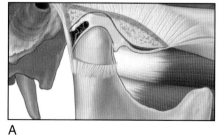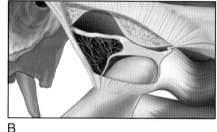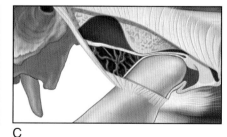

A   B   C

• 图10.31　自发性脱位（伴关节盘前移位）。A. 休息闭口位时正常的盘-髁关系。B. 最大滑动位。注意，关节盘在关节囊前韧带允许的范围内在髁突上最大限度向后旋转。C. 如果被迫进一步张口，关节盘会被关节囊前韧带向前牵拉出关节盘间隙。随着髁突向上移动，关节盘间隙塌陷，关节盘将被卡在前方。

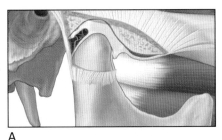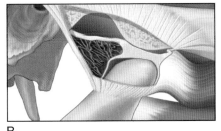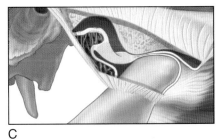

• 图10.32 自发性脱位（伴关节盘后移位）。A. 休息闭口位时正常的盘−髁关系。B. 最大滑动位。注意，关节盘在关节囊前韧带允许的范围内在髁突上最大限度向后旋转。C. 如果被迫进一步张口，髁突将移动到关节盘上，使关节盘移位到相对髁突较后的位置。随着髁突向上移动，关节盘间隙塌陷，关节盘将被卡在后方。

（被迫张口），则会导致关节脱位。此时，髁突将压迫盘后组织向上移动，导致关节盘间隙缩小，致使关节盘卡在髁突前方。关节盘前移位的程度受限于附着在关节盘及髁突后部的盘后组织下板。如果在关节盘未复位的情况下施力于下颌以试图闭口，盘后组织上板将被拉长并引发疼痛。由于脱位时盘后组织上板被完全拉伸，一旦关节盘间隙变得足够宽，关节盘就可以被拉回至髁突上方，脱位就得以复位。

开口绞锁时颞下颌关节影像显示，关节盘也可能位于髁突后方（图10.32）[108]。关节盘的确切位置可能会有所不同，当然需要进一步研究，但无论哪种情况，都会发现髁突被困在关节结节的前部，关节盘间隙塌陷，使髁突无法正常返回关节窝。

上述情况表明，脱位的病因可能是解剖因素伴被迫大开口。虽然这可能是最常见的病因，但并不是唯一的病因。一些患者的自发性绞锁病史与偶然的开口行为无关。这种情况下，临床医生应该怀疑开口绞锁是由肌肉因素导致的。有一些肌张力障碍会累及颌面部肌肉，从而引起突然、不受控制、常无诱因的肌肉收缩。如果这种肌张力障碍累及降颌肌群，就会导致突然而长时间的张口。这种特殊情况称为降颌肌群肌张力障碍。正如后面几章将阐述的，肌张力障碍也可累及升颌肌群，从而导致患者无法张口。临床医生应当能够鉴别脱位究竟是由关节的解剖结构引起，还是由肌张力障碍引起。这一点非常重要，因为两者的治疗方法不同。

病史

脱位通常与大开口行为有关，例如，长时间的口腔治疗或大开口打哈欠。患者主诉无法闭口。脱位会引发疼痛，患者会异常痛苦。

临床特征

由于脱位常突然发生，且患者会被锁结在大开口位，因此临床上较易诊断（图10.33）。临床检查常见前牙开𬌗，后牙咬合。患者无法说出他的问题，因为其下颌被锁结在开口位，但是会表达出他们的疼痛和痛苦。

炎症性关节紊乱

炎症性关节紊乱的特点是持续的深部疼痛，通常功能活动时疼痛加剧。由于疼痛是持续性的，常能产生继

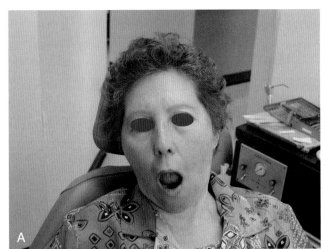

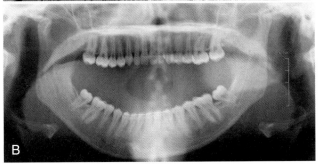

• 图10.33 A. 自发性脱位（开口绞锁）的临床表现。患者无法闭口。B. 自发性脱位患者的曲面断层片。注意，髁突位于双侧关节结节之前。

发性中枢兴奋效应。常表现为牵涉痛、对触摸高度敏感（痛觉过敏）和/或保护性共收缩增加。根据所累及的结构，炎症性关节紊乱可分为：滑膜炎、关节囊炎、盘后组织炎和关节炎。一些其他的相关结构也可以发生炎症。

滑膜炎和关节囊炎

滑膜组织的炎症（滑膜炎）和关节囊韧带的炎症（关节囊炎）在临床上表现相似，因此难以鉴别诊断。唯一能区分这两种疾病的方法就是关节镜检查。因为这两种疾病的治疗方法一样，所以将两者区分开来就变得无关紧要了。

病因

滑膜炎和关节囊炎通常发生在组织损伤后，例如，创伤（对下颌的打击）或微创伤（关节盘前移位导致这些组织的慢性损伤）。诊疗过程中的大开口或过度运动也可能导致创伤。有时，炎症可能会从邻近组织中扩散而来。

病史

病史通常包括创伤或过度活动等行为活动。持续性疼痛通常起源于关节区域，任何拉长关节囊韧带的运动都会增加关节区的疼痛。由于它是一种持续性深部疼痛，因此可以产生继发性中枢兴奋效应。

临床特征

手指轻压髁突外极可触诊关节囊韧带。如果出现触痛，则表明是关节囊炎（图10.34）。继发于疼痛的下颌张口受限是常见症状，因此有"软末端"感觉。如果存在炎症水肿，髁突可能会向下移位，从而导致同侧后牙开𬌗。

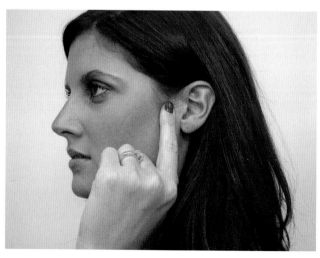

• 图10.34　炎症性关节紊乱触诊时有压痛，运动时加重疼痛。

盘后组织炎

病因

关节盘后组织的炎症（盘后组织炎）可能是由例如撞击下颌等创伤引起。此类创伤会突然迫使髁突向后压迫盘后组织。当这些组织因创伤而受损时，可能会出现继发性炎症反应。微创伤也可能导致盘后组织炎（如关节盘移位和脱位的进展期）。在这些情况下，髁突逐渐侵占盘后组织上板和盘后组织。这些组织被逐渐侵犯后将出现盘后组织炎（图10.35）。

病史

常见下颌骨外伤或进行性关节盘紊乱病史。疼痛呈持续性，起源于关节区域，下颌运动会加剧疼痛。牙齿紧咬时疼痛加剧，但同侧咬压舌板时可缓解疼痛。由于其是持续性深部疼痛，常引发继发性中枢兴奋效应。

临床特征

由于关节痛导致下颌运动受限。除因不可复性关节盘移位引起的炎症外，盘后组织炎常存在"软末端"感觉。如果盘后组织因炎症而肿胀，则可推髁突沿关节结节向前下方移动。这会造成急性错𬌗，临床表现为同侧后牙开𬌗，对侧前牙重咬合。

关节炎

关节炎是指发生于颞下颌关节表面的炎症。有多种类型的关节炎会累及TMJ，包括骨关节炎和骨关节病、多关节炎。

骨关节炎和骨关节病

病因。骨关节炎是一种破坏性疾病，将导致髁突和关节窝表面的骨质发生改变。通常是机体对关节过度负荷的反应性改变[109-111]。随着负荷的持续，关节表面

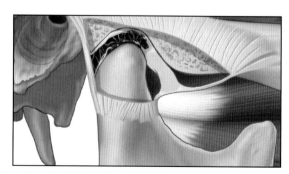

• 图10.35　盘后组织损伤。慢性关节盘前移位会导致盘后组织损伤。一旦盘后组织上板的弹性丧失，就没有机制可以拉回或复位移位的关节盘。此时，移位将变为永久性。

变软（软骨软化），关节下骨开始吸收。进行性变最终导致软骨下皮质骨的丧失、骨侵蚀和随后的骨关节炎的影像学表现。有证据表明骨关节炎可能受遗传影响，这有助于解释为什么有些人似乎更具易感性。需要注意的是，影像学改变仅在骨关节炎晚期可见，可能无法准确反映该疾病（见第9章）。

骨关节炎通常伴疼痛，且下颌运动会加剧疼痛。常能出现捻发音（关节摩擦音）[114-115]。任何时候关节过度负荷都可能发生骨关节炎，但最常见于不可复性关节盘移位[116-118]或盘穿孔[119]的情况。关节盘完全移位后会破坏盘后组织，导致髁突开始与关节窝直接接触，加速了破坏的进程。此时，关节表面致密的纤维软骨被破坏并发生骨质改变（图10.36）。影像学可见关节表面似乎被侵蚀和变平。这些被破坏的表面参与任何运动都会引起疼痛，因此下颌功能通常会重度受限。尽管骨关节炎属于炎症性疾病的范畴，但它并不是真正的炎症性疾病。通常负荷减小后，虽然骨形态仍有改变，但关节会适应这种情况，此适应性阶段称为骨关节病[109,120-121]。（关于骨关节炎/骨关节病的更详细介绍见第13章）。

关节表面的过度负荷可能是由于高水平的副功能活动导致，特别是当关节结构不协调，不足以受力时（肌骨不稳定性）。尤其好发于不可复性关节盘移位的情况，此时关节表面间没有关节盘存在。

病史。 骨关节炎患者通常主诉单侧关节疼痛，下颌运动时疼痛加剧。疼痛通常呈持续性，但在下午晚些时候或晚上可能会加重。常存在继发性中枢兴奋效应。由于骨关节病是一个稳定的适应性阶段，尽管常出现捻发音，但患者通常无疼痛主诉。

临床特征。 由于关节疼痛，会导致下颌张口受限。除因不可复性关节盘移位引起的骨关节炎外，常表现为"软末端"感觉。患者通常可以感觉到或主诉有捻发音。通常可通过TMJ影像确诊，影像学可显示髁突或关节窝关节下骨的结构改变（变平、骨质增生、侵蚀，如第9章所述）（图10.37）。影像学上出现关节下骨的结构改变，但患者无疼痛症状时，就可以确诊是骨关节病。

多关节炎

多关节炎是一组关节表面发生炎症的疾病。每种都可根据其病因进行鉴别。

类风湿关节炎。 这种影响全身多个关节的系统性疾病的确切病因尚不清楚。它是一种滑膜炎症[122-126]，可侵犯周围的结缔组织和关节表面，使这些组织变厚、变敏感。这些表面受力后，滑膜细胞会释放酶，损害关节组织，尤其是软骨[127]。在严重的情况下，甚至骨组织也会被吸收，导致髁突支撑明显丧失（图10.38）[128]。

虽然类风湿关节炎更常见于手部关节，但也可累及颞下颌关节，且常为双侧[129-130]。主诉有多个关节的病史是一个重要的诊断依据。严重时，当髁突失去支撑时，会导致急性错𬌗，其特征是后牙重咬合而前牙开𬌗（图10.39）[131-134]。可通过血液检查确诊。

银屑病关节炎。 银屑病是一种主要累及皮肤的自身免疫性疾病。然而，多达30%的银屑病患者可能会患上与这种疾病相关的关节炎[135-137]。其确切病因尚不清楚，但已确定与多种遗传因素有关。临床表现为关节疼痛、僵硬或肿胀。有时也可能是关节区皮肤变红或发热。可累及多个关节，因此需要仔细采集病史以了解该系统性疾病。由于这是一种风湿性疾病，应将患者转诊至风湿性疾病专科进行评估和治疗。

高尿酸血症。 有时饮食改变会导致高尿酸血症，通常称为痛风[138-142]。当血清尿酸持续保持较高水平时，尿酸盐晶体会在颞下颌关节滑液中沉淀并导致这些关节痛风。虽然大脚趾似乎是最常受累的关节，但也可能累及颞下颌关节[143]。痛风常见于老年人，且常出现双侧

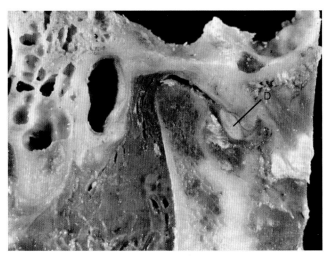

• 图10.36　本标本展示了明显的骨关节炎改变。注意髁突和关节窝的关节表面变平。还要注意关节盘（D）向前移位。（Courtesy Dr. Frank Dolwick, University of Florida, FL.）

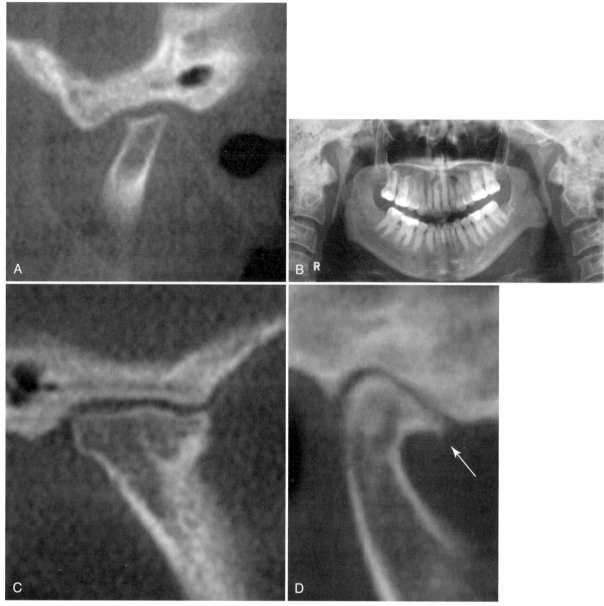

• 图10.37 骨关节炎的影像学表现。A. 骨关节炎导致髁突严重变形（CBCT）。B. 曲面断层片显示左侧髁突改变。C. 髁突和关节窝存在明显的骨关节炎改变。D. CBCT侧视图显示骨赘（箭头）导致髁突明显变平。

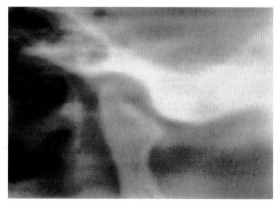

• 图10.38 类风湿关节炎累及颞下颌关节的CT侧位影像。（Courtesy Dr. Jay Mackman, the Radiology and Dental Imaging Center of Wisconsin, Milwaukee, WI.）

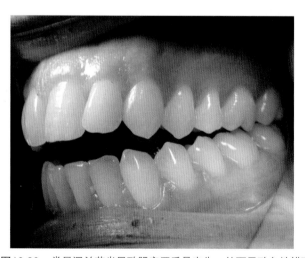

• 图10.39 类风湿关节炎导致髁突严重骨丧失，从而导致急性错拾。

颞下颌关节复发。症状的加重通常与饮食改变有关。功能运动可加重或不加重疼痛。可通过血液检查或尿酸检测确诊。

创伤性关节炎。 颌骨创伤会导致关节表面改变，从而引发炎症。通常会有创伤史，并且可能与症状的出现密切相关。患者主诉功能运动时加重持续性关节痛。疼痛导致下颌张口有限。常有"软末端"感觉。如果存在肿胀或关节水肿，则可能出现急性错殆。

感染性关节炎。 关节表面的无菌性炎症反应可能与系统性疾病或免疫反应有关。感染性关节炎则可能是由穿透性创口引起的细菌入侵、邻近结构的干扰扩散或全身感染后的菌血症引起的。病史常有邻近组织的局部感染或关节的穿透性损伤。持续性疼痛会随着功能运动而加剧。临床上可出现关节肿胀和组织温度升高。血液检测以及关节腔穿刺液体可能有助于诊断。

相关结构的炎症性疾病

虽然与关节疾病没有直接关系，但一些相关的结构也会发生炎症，因此也将在本章进行阐述。其中两种应当重视：颞肌肌腱炎和茎突下颌韧带炎。

颞肌肌腱炎

病因。 颞肌通过相对较大的肌腱附着于喙突上。这个肌腱与其他肌腱（如肘部）一样，容易发生炎症[144-145]。颞肌持续和长时间活动可导致颞肌肌腱炎。颞肌过度活动可能继发于磨牙症、情绪压力加重或持续的深部疼痛（如囊内疼痛）。

病史。 颞肌肌腱炎患者常诉颞区和/或眼后持续疼痛。通常是单侧疼痛，下颌功能运动加重疼痛。

临床特征。 每当颞肌收缩（提下颌）时，颞肌肌腱炎就会产生疼痛。下颌张口受限，"软末端"感觉。通过将手指放在下颌升支并尽可能向上移动到喙突的最上端进行口内触诊颞肌肌腱时，会产生剧烈疼痛。

茎突下颌韧带炎

一些学者认为茎突下颌韧带可能会发生炎症，引起下颌角处疼痛，甚至向上放射至眶周和颞区[146-147]。尽管缺乏科学依据，但假设该韧带出现炎症可能并非不切实际。这种情况可以通过将手指放在下颌角并向下颌内侧移动来触诊茎突下颌韧带附着处来确认。

慢性下颌运动障碍

慢性下颌运动障碍是指长期无痛性下颌运动受限。只有当试图突破限制用力开口时才会引起疼痛。慢性下颌运动障碍可根据病因分为关节强直、肌挛缩和喙突阻挡。

关节强直

有时关节囊内表面会发生粘连，阻碍正常运动，称为关节强直。当存在关节强直时，下颌无法从关节窝滑出，导致下颌运动受限。关节内的纤维粘连或关节囊韧带的纤维化均可导致关节强直。有时，可能会出现骨性强直，即髁突与关节窝直接连接在一起（图10.40）。

病因

关节强直最常见病因是创伤。创伤导致组织损伤，从而引起继发性炎症。创伤也可能导致关节内积血或出血，从而为纤维化的发展奠定基础。另一个常见的创伤来源是颞下颌关节手术。手术常引起关节囊韧带纤维化，导致下颌运动受限。骨性强直更常见于既往感染的病例。

病史

患者常诉既往有损伤或关节囊炎病史，并且下颌运动明显受限。可能有很长时间的张口受限史。

临床特征

所有方向（开口、侧向、前伸）的下颌运动都受限，如果是单侧关节强直，则开口轨迹偏向患侧。可通过颞下颌关节影像确诊。患侧髁突在下颌前伸或向健侧移动时无移动，因此前伸位和侧向位影像上的患侧髁突位置没有明显差异。骨性强直也可以通过影像学确诊。

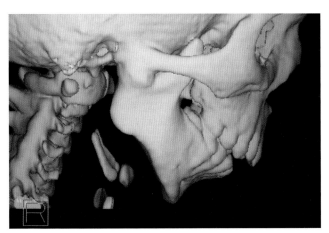

• 图10.40　颞下颌关节骨性强直的CT扫描影像。（Courtesy Dr. Joseph Van Sickels, University of Kentucky, Lexington, KY.）

肌挛缩

本章讨论的肌挛缩是指临床上肌肉功能长度的缩短，但不影响其进一步收缩的能力。Bell[148]曾描述过两种类型的肌挛缩：肌静止性挛缩和肌纤维性挛缩。两者在临床上可能难以区分，但鉴别两者十分重要，因为它们的治疗方法不同。事实上，有时需要通过治疗来确诊。

肌静止性挛缩

病因

当肌肉长时间不完全拉长（拉伸）时，会出现肌挛缩。这种现象可能是由于肌肉完全放松会导致相关结构疼痛。例如，如果在颞下颌关节无疼痛的情况下，开口度仅有25mm，则升颌肌群会保护性地将运动限制在此范围内。如果这种情况长期持续，就可能会导致肌挛缩。

病史

患者主诉有长期下颌运动受限史。它可能继发于现已解决的疼痛状况。

临床特征

肌静止性挛缩的特点是无痛性张口受限。

肌纤维性挛缩

病因

肌纤维性挛缩的病因是肌肉或其鞘内组织粘连。通常伴肌肉组织炎症（肌炎）或肌肉损伤。

病史

肌纤维性挛缩的病史中常有既往的肌肉损伤，例如，手术史或长期运动受限史。不伴疼痛。有时患者甚至不会意识到张口受限，因为它已经存在了很长时间。

临床特征

肌纤维性挛缩的特征是无痛性张口受限。髁突的侧向运动不受影响（图10.41）。因此，如果诊断困难，开口运动髁突受限而侧向运动正常的影像学表现会有一些帮助。通常无急性错𬌗。

喙突阻挡

病因

开口过程中，喙突在颧突和上颌骨的后外侧面之间向前下方移动。如果喙突过长或该区域出现纤维化，则其运动可能会受限并导致慢性下颌运动障碍（图10.42）[149-153]。喙突前区的创伤或感染可导致这些组织的纤维化粘连。既往在该区域的手术操作也可能导致喙突受阻。在某些情况下，喙突可能会变长，从而阻止其在该软组织区域的运动。这种情况可能与副功能运动引起颞肌牵拉喙突的慢性活动有关。这种肌肉活动的增加也可能与关节盘的长期移位有关[154]。

病史

有长期无痛性张口受限史，多数情况下与该区域的外伤史或感染史有关。也可能存在长期的不可复性关节盘前移位。

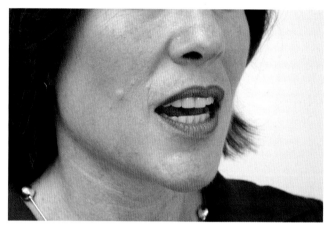

● 图10.41 肌静止性挛缩导致长期张口受限，运动受限不伴疼痛。

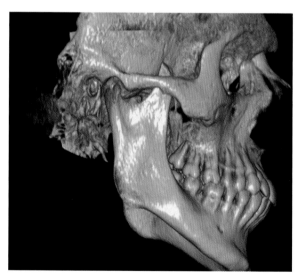

● 图10.42 CBCT影像显示喙突过长导致张口受限（喙突阻挡）。（Courtesy Dr. Juan Carlos Orellana Tosi, Cuenca, Equador.）

临床特征

所有的下颌运动都明显受限，尤以前伸受限最为明显。通常开口轨迹无偏移，除非一侧喙突阻挡比另一侧更严重。如果仅单侧喙突阻挡，开口型偏向患侧。喙突的CBCT扫描有助于确诊。

发育异常

发育异常引起颞下颌关节紊乱病的病因多样。发育异常可能发生在骨骼或肌肉。常见的骨骼发育异常包括发育不全（无发育）、发育缓慢（发育不足）、增生（过度发育）和肿瘤（不受控制地破坏性生长）。常见的肌肉发育异常包括发育不良（肌力弱小）、肥大（肌肉的大小和强度增加）和肿瘤（不受控制地破坏性生长）。

病因

发育缺陷或改变通常可能由与创伤或遗传因素有关的发育问题引起。这些发育异常通常发生缓慢，并可能导致严重的错殆。累及颞下颌关节的肿瘤很少见，但如果未进行诊治，其可能会变得具有侵袭性。

病史

发育异常的一个共同特征是患者主诉的临床症状与存在的结构变化直接相关。由于这些病症通常发展缓慢，因此疼痛并不常见，并且患者通常会出现适应发育改变的功能变化。

临床特征

任何功能的改变或疼痛的存在都是继发于结构的变化。临床上可能会注意到发育不对称，这提示存在生长或发育中断。颞下颌关节影像对于识别骨结构改变极为重要。

总结

本章阐述了用于鉴别和诊断颞下颌关节紊乱病的分类系统（注10.1）。该系统没有包括所有导致头颈部疼痛和功能障碍的疾病。血管源性疾病（如动脉炎或偏头痛）和神经源性疾病（如神经痛、神经病变）未包括在内。同样，头颈部疾病以及耳部和眼部疾病也没有阐述。然而，这个分类系统对于鉴别本书中咬合系统的常见功能紊乱还是很有用的。当患者的问题不属于这些类别之一时，应当进行更多的检查。鼓励读者继续阅读有关该主题的其他书籍。

第三部分

咬合系统功能紊乱的治疗

Treatment of Functional Disturbances of the Masticatory System

咬合系统的功能紊乱与咬合系统本身一样复杂。尽管目前已经提出了很多种治疗方法，但尚没有哪一种方法对所有患者的每个阶段都有效。有效的治疗选择始于对疾病及其病因的透彻理解。对各种治疗方法的评价对于有效地控制症状至关重要。

第三部分包含6个章节，主要讨论第二部分介绍的每种颞下颌关节紊乱的治疗方法。治疗的选择必须基于准确的诊断和对疾病的透彻理解。

第11章
颞下颌关节紊乱病治疗的总体原则
General Considerations in the Treatment of Temporomandibular Disorders

> "颞下颌关节紊乱病是一种复杂的多因素疾病；我们的患者也是如此。"
>
> ——杰弗里·奥克森

各类颞下颌关节紊乱病的相互关系

准确地诊断和治疗颞下颌关节紊乱病（temporomandibular disorders, TMD）是一项困难且困惑的工作。这主要是因为患者的症状通常无法单独归属某一亚类。在多数情况下，由于患者通常患有多种类型的TMD，因此其症状可能符合多种亚类。事实上，在许多患者身上，不仅多种类型的紊乱并存，而且一种类型也可能引起另一种类型的紊乱。因此，当出现多种TMD时，理应尝试区分原发性和继发性紊乱。例如，一位患者主诉为跌倒致右侧颞下颌关节（temporomandibular joint，TMJ）外伤伴疼痛2周。疼痛已持续12日余，但自上周起，由于肌肉不适导致张口受限，且疼痛加剧。首要诊断为关节外伤，次要诊断则是保护性共收缩或局限性肌痛，这些肌肉的反应导致疼痛侧关节运动受限。在治疗过程中，需要考虑两种诊断并采用合适的治疗。

在对患者进行评估和治疗时，必须考虑各种TMD之间的相互关系。有时我们几乎无法确定它们出现的先后顺序。通常情况下，我们只能通过详细地询问病史来确认紊乱病出现先后顺序的证据。下面的这些例子阐述了几种TMD之间复杂的相互关系：

患有咀嚼肌紊乱（如局限性肌痛或肌筋膜痛）的患者通常会以肌痛为主诉。这些情况下升颌肌群的张力可能会升高，造成关节内压增大，加重亚临床状态的关节盘紊乱，从而增加产生弹响的可能性。

咀嚼肌紊乱 ⟶ 关节盘紊乱

另一位患者主诉下颌受微创后，颞下颌关节开始出现弹响。如果关节出现疼痛，会产生继发性肌肉共收缩，以避免关节运动时产生疼痛。如果肌肉共收缩持续存在，则可能导致局限性肌痛。这种情况则是关节盘紊乱导致咀嚼肌紊乱。

关节盘紊乱 ⟶ 咀嚼肌紊乱

当某些关节盘紊乱进行性发展时，关节的骨性关节面可能随之改变。也就是说，关节盘紊乱可以导致炎症性关节紊乱。

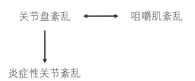

当咀嚼肌紊乱持续存在时，下颌运动受限也会延续并导致慢性下颌运动障碍。同样，炎症性疾病也可诱发慢性下颌运动障碍。

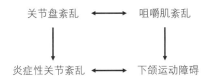

还有一种情况是创伤，创伤会影响所有的颞下颌关节紊乱病。咬合系统任何结构的创伤都可能导致或促进大多数其他的TMD。

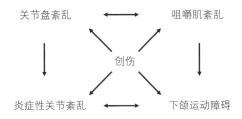

此图描述了各类TMD之间可能存在的复杂相互

关系。说明许多患者的症状与不止一种紊乱病有关的原因，以及这些关系如何使诊断和治疗决策变得非常复杂。

颞下颌关节紊乱病的治疗

颞下颌关节紊乱病的治疗方法千差万别。临床医生要想更有把握地选择一个合适的治疗方法，他（她）就需要知道支持这种治疗方法的充分科学依据。这种依据来自以使用该方法的成功或失败经验为基础的文献研究。然而，我们通常很难找到相同的病例。有许多报道了各种成功治疗方案的文献，但基本缺乏充分的科学依据。为了答疑解惑，笔者查阅了相关的口腔类文献，列出了已经被科学依据证实的治疗方案的目录，共计49项。难怪业界对TMD的治疗如此困惑。

但是，您会发现某些治疗方法的应用具有区域集中性。但流行病学研究没有报告某类TMD的区域化特征，所以这种情况似乎不太可能。我们还注意到，治疗方法的选择与患者咨询的医生的专业密切相关。如果患者找了正畸医生，则可能会进行正畸治疗；如果是口腔外科医生，则可能会进行外科手术；如果是找到修复医生，则会进行咬合治疗。在不同的地区，患有相似疾病的患者就需要接受不同的治疗是不合理的。同样，也没有任何理由让同一类型的患者由于咨询专业的不同而接受不同的治疗。

另一个发现是，一些称为新的革命性治疗方法实际上若干年前即已经在业内出现过并被证明无效。但似乎经过一段时间后，有人又重新"发现"并把它当成新的治疗方法介绍给其他医生，然后临床医生就接受了这种治疗理念并用于治疗患者。这对我们的患者来说当然是不幸的，因为他们必须承受额外的费用，甚至接受注定要失败的不可逆性治疗。

我们不禁发问，怎么会有这么多有效的且不同类型的TMD治疗方法被发表见刊呢？这个问题无法简单回答。然而，某些值得推敲的点可能有助于解释这一争议，列举如下：

1. 目前还缺乏足够的科学证据来证明治疗方法与治疗效果之间的必然联系。尽管已发表了许多关于TMD

的调查研究，但大多数都存在方法上的缺陷。直到最近，牙科专业才开始要求采用可靠的循证研究方法。而对照、双盲、临床试验等标准的临床研究方法在TMD研究领域较少见。因此，必须鼓励更多的此类研究，以促进该领域的知识体系的发展。

2. 有意义的研究工作必须基于一致的TMD具体诊断分类。正如本章所强调的，临床医生最重要的工作是做出正确的诊断。不同类型的紊乱对应不同的治疗方法。所以只有正确的诊断才能找到准确的治疗方法。毫无疑问，诊断极其重要。过去的许多研究将他们的治疗组定义为"颞下颌关节紊乱病患者"，那么其所研究的治疗方法可能会对其中一个亚类有效而对另一个亚类无效，所以这种针对治疗组的宽泛定义对完善TMD治疗的知识体系没有帮助。为了评估特定治疗方法的疗效，这些研究必须要建立在非常具体的诊断基础之上。临床医生在评估现有的研究时，需要严谨地对研究中的患者进行分组[1]。

1992年发表的《The Research Diagnostic Criteria》（RDC）第一次尝试性地将TMD按常见的研究诊断类别进行分类[2]。类别制订出来后，医生做了大量的努力来验证每分类[3]。这正是我们加强TMD研究所需要的。尽管这些诊断标准可以将大多数TMD与非TMD区分开来，但针对TMD的具体分类效果不佳。其原因在于TMD是由肌肉骨骼紊乱共同造成的。笔者认为，RDC对TMD具体子分类没有帮助，因此对TMD的治疗贡献不大。最近，《颞下颌关节紊乱病的诊断标准》（Diagnostic Criteria for Temporomandibular Disorders，DC/TMD）已经发布[4]。DC/TMD更关注于临床特征，可以合理地将常见的TMD相互区别开来。这些标准能更有效地为研究选择同种类型的TMD人群，提高评价治疗效果。该标准对于TMD的某些亚类具有相当的敏感性和特异性，有助于临床医生做出正确的诊断。但对于其他的一些亚类就很难确定，临床医生需要更多地依靠自己的临床诊断技能。

3. 一些导致TMD的病因很难控制或消除（如情绪压力）。当这些因素存在时，口腔治疗的疗效就会降低，必须针对这些因素选择更有效的治疗方法。

4. 有一些TMD的致病因素尚未确定，目前的治疗方法无法降低它对疾病的影响，因此治疗后症状仍持续。随着不确定因素的明确，治疗方法的选择性及有效性将大大提高。

5. 许多肌肉骨骼疾病的疼痛程度通常随时间推移而有很大变化，有时可能非常痛苦，有时又几乎没有痛苦。这种变化可能会持续数月。随着症状的改变，患者对治疗的需求也会发生改变，他们通常会在症状最严重时寻求治疗。这时，口腔医生提供治疗，症状开始缓解。我们需要质疑的是"患者的症状是因为治疗的疗效而消失的，还是仅仅是由于症状自然波动至较低水平而缓解的？"这涉及一个非常重要的概念，称为"趋众效应"[5]。一旦人们理解了这一概念，就可以清楚地发现，许多治疗方法可能看起来有效，但实际上没有真正的治疗价值。为了研究一种治疗方法的真正治疗价值，必须将其与完全无治疗组随着时间推移进行比较。这就要求我们需要进行随机对照临床试验。然而，这类研究在TMD领域十分罕见。"趋众效应"的概念将在第15章中详细讨论。

表11.1和表11.2概述了一系列治疗各种TMD的长期研究结果[6-46]。长期治疗研究应提供有关治疗效果的最准确信息。这些研究分为两类：一类是提供基本保守的可逆性治疗，另一类是提供相对非保守的不可逆性治疗。

在回顾这些数据时，必须记住患者的类型以及诊

表 11.1 保守（可逆性）治疗的长期研究

学者	诊断*	治疗方法	患者数	治疗年限	报告的成功率(%)
Greene and Laskin	肌肉	锻炼、药物治疗、理疗、咬合板治疗	135	0.5~8.0	76.0
Greene and Markovic	关节	锻炼、药物治疗、理疗、咬合板治疗	32	0.5~3.0	84.0
Carlsson and Gale	肌肉和关节	生物反馈疗法	11	0.4~1.3	73.0
Carraro and Caffesse	肌肉	咬合板治疗	27	0.5~4.0	85.0
	关节	咬合板治疗	20	0.5~4.0	70.0
	肌肉和关节	咨询建议、锻炼、药物治疗	40	0.5~12.0	76.0
Cohen	肌肉和关节	咨询建议、锻炼、药物治疗	118	0.5~12.0	85.0
Dohrmann and Laskin	肌肉	生物反馈疗法	16	1.0	75.0
Nel	肌肉	药物治疗、锻炼、调𬌗、咬合板治疗	127	2.5	95.0
Heloe and Heiberg	肌肉	咨询建议、药物治疗、咬合板治疗、调𬌗	108	1.5	81.0
Wessberg, et al.	肌肉和关节	TENS、咬合板治疗	21	1.0	86.0
Green and Laskin	肌肉	生物反馈疗法、药物、放松治疗、咬合板治疗	175	5.0	90.0
Magnusson and Carlsson	肌肉和关节	咨询建议、锻炼、咬合板治疗	52	2.5	76.0
Wedel and Carlsson	肌肉和关节	锻炼、咬合板治疗、调𬌗	350	2.5	75.0
Strychalsky, et al.	肌肉和关节	锻炼、咬合板治疗	31	2.0~3.0	72.0
Okeson and Hayes	肌肉和关节	药物治疗、放松治疗、咬合板治疗、调𬌗	110	4.0~5.0	85.5
Randoph, et al.	肌肉和关节	咨询建议、咬合板治疗、药物治疗、TENS、理疗	110	2.0	88.0
Okeson	关节	咬合板治疗	40	2.5	75.0
Willamson	关节	咬合板治疗	160	0.3	89.4
Kurita	肌肉和关节	咬合板治疗	232	0.16	84.0
Sato	关节	无	22	1.5	68.2

*每位患者的诊断中"肌肉"代表囊外肌肉紊乱，"关节"代表囊内紊乱。TENS：经皮神经电刺激。

<table>
表
11.2 非保守（不可逆性）治疗的长期研究
</table>

学者	诊断*	治疗方法	患者数	治疗年限	报告的成功率(%)
Zarb and Thompson	肌肉和关节	咬合板治疗、调𬌗、修复治疗	56	2.5~3.0	79.0
Banks and Mackenzie	关节	髁突切除术	174	1.0~20.0	91.0
Cherry and Frew	关节	高位髁突切除术	55	0.4~4.0	70.0
Brown	关节	关节盘摘除术	214	0.3~15.0	80.0
Bjornland and Larheim	关节	关节盘切除术	15	3.0	73.0
Marcianini and Ziegler	关节	颞下颌关节手术	51	2.9	77.0
Merjesjo and Carlsson	肌肉和关节	咨询建议、咬合板治疗、调𬌗、修复治疗	154	7.0	80.0
Upton, et al.	关节	正畸治疗、正畸-正颌联合治疗	55	2.0~5.0	78.0
Benson and Keith	关节	折叠成型术、高位髁突切除术	84	2.0	88.0
Eriksson and Westesson	关节	关节盘切除术	69	0.5~20.0	74.0
Silver	关节	关节盘摘除术	224	1.0~20.0	85.0
Holmlund,et al	关节	关节盘切除术	21	1.0	86.0
	关节	折叠成型术、高位髁突切除术	68	2.5	90.0
Moses and Poker	关节	关节镜手术	237	0.0~9.0	92.0
Murakami, et al	关节	关节镜手术	15	3.0~5.0	93.3
Kirk	关节	关节切开术和关节成形术	210	4.0~9.0	90.1
Murakami	关节	关节镜手术	41	5.0	70.0
Gynther	关节	关节镜手术	23	1.0	74.0
Summer	关节	修复治疗	75	1.0~6.0	84.0~92.0
Sato	关节	关节穿刺术、透明质酸	26	0.5	71.3
Nitzan	关节	关节穿刺术	39	1.4	95.0
Rosenberg	关节	关节穿刺术	90	2.5	82.0
Carvajal	关节	关节穿刺术	26	4.0	88.0
Hall	关节	关节切开术	22	3.0	94.0

*每位患者的诊断中"肌肉"代表囊外肌肉紊乱，"关节"代表囊内紊乱。

断和成功与否各不相同，因此很难对研究进行比较。然而，可以观察到一个现象，保守治疗和非保守治疗的长期研究的成功率相似（70%~85%）。虽然这两组患者的人群可能有很大的不同；但长期来看，保守治疗和非保守治疗都是较为成功的。因此，治疗患者时较为合理的做法是先尝试保守（可逆性）治疗，而只有在可逆性治疗无法完全治愈疾病时才考虑非保守（不可逆性）治疗[47-48]，这一理念是治疗TMD以及任何其他类型疾病的基础。

所有治疗TMD的方法大致可分为两类：对因治疗和对症治疗。对因治疗是指旨在控制或消除发病因素的方法。对症治疗则是指旨在改善患者症状但通常与病因无关的治疗方法。

对因治疗

对因治疗的目的是直接消除或改变导致这种疾病的病因。例如，关节盘前移位的对因治疗是重建正确的盘-髁关系。由于它是针对病因的，所以准确的诊断必不可少。诊断不当会导致治疗选择不当。每种TMD的具体的、确切的治疗方法将在后面的章节中讨论。本章将讨论常见的病因或促进因素。

如第7章所述，当某些行为活动破坏了咬合系统的正常活动时，就会诱发TMD。该行为活动就是我们所说的病因。对因治疗将试图消除这些病因或其产生的后果。常见的病因可能是局部创伤或情绪压力加重，也可能是任何导致咬合系统感觉传入急性改变的行为活动（如咬合关系的急性改变）。如第7章所述，这是咬合可能导致某些TMD（如肌肉紊乱）的一种机制。

咬合改变的另一种影响是改变肌骨稳定性。如前所述，肌骨不稳定性本身并不一定导致TMD。但是，当肌骨不稳定性伴负荷时，就会出现问题，从而导致某些TMD（如囊内紊乱）。因此，咬合可以通过两种方式影响TMD。病史和检查对于了解咬合因素在TMD中的作用非常重要。我们需要牢记，单纯的殆干扰并不一定是病因，几乎所有人都存在殆干扰。咬合因素并不是所有TMD的病因，而必须是在发生了急性变化或存在严重的肌骨不稳定性的情况下才成为病因。当确定咬合因素是病因时，咬合治疗就是对因治疗。

TMD的另一个常见病因是情绪压力加重。当怀疑病因是情绪问题时，用来减轻压力的疗法就是对因治疗。

虽然创伤也能引起TMD，但创伤往往是一个单一的事件，这类病因在患者寻求治疗时已不复存在。对受损组织的治疗只能是对症治疗。另外，如果创伤是反复微创伤的结果（如关节盘移位时的功能活动），那么建立更有利于负荷的就是对因治疗。

如第7章所述，任何深部疼痛也可能是造成TMD的原因。深部疼痛传入可以引起面部的疼痛，也可以引起肌肉的保护性共收缩。当存在来自深部的疼痛时，需要消除它，以便解决继发性疼痛和肌肉反应。消除这种疼痛就是对因治疗。

第7章讨论的最后一个病因是副功能活动。无论是白天还是夜间的副功能活动，无论是磨牙症还是紧咬牙，这种类型的肌肉活动都可能导致TMD症状，那么消除这种异常肌肉活动就是对因治疗。

在本章中，我们将讨论这5种病因并列出它们相应的治疗方法。通常很难确定引起TMD的最重要的病因，尤其是在初诊时。因此，治疗时需谨慎行事，避免一开始就采取激进的治疗是明智的选择。基于这一原因，我们做出了以下声明：所有的首选治疗都应该是保守的、可逆的和无创的。

咬合因素的对因治疗

咬合治疗是指任何改变下颌位置或牙齿咬合接触模式的治疗，可分为可逆性咬合治疗和不可逆咬合治疗两类。

可逆性咬合治疗

可逆性咬合治疗指暂时改变患者的咬合状况，建议使用咬合板。咬合板由丙烯酸树脂制作而成，覆盖在一侧牙弓上，同时与对颌牙接触，调节下颌位置和咬合接触模式（图11.1）。

咬合板确定的下颌位置和咬合接触模式取决于颞下颌关节紊乱病的病因。当治疗副功能运动时，咬合板符合最佳咬合关系标准的下颌位置和咬合接触模式（见第5章）。那就意味着当患者佩戴咬合板时咬合接触模式与患者最佳髁-盘-窝关系相协调。因此，咬合板可提供肌骨稳定性。咬合板已被用于改善各种TMD的相关症状[9,49-51]，以及减少副功能活动[52-66]。当然，咬合板只有在佩戴时才能维持肌骨稳定性，是一种可逆性治疗方法。当摘掉咬合板后，原有的问题又会复发。维持肌骨稳定位也就是髁突的正中关系（centric relation, CR）位的咬合板称为稳定型咬合板。

不可逆性咬合治疗

不可逆性咬合治疗是指永久性改变咬合状况或下颌位置的治疗方式。例如，用调殆和修复治疗来改变咬合关系（图11.2），旨在改变咬合或下颌位置的正畸治疗和外科手术。那些用于改变下颌的生长或永久下颌再定位的矫治器也属于不可逆性咬合治疗。这些治疗方法将在本章最后一节讨论。

在治疗时，应时刻注意到大多数TMD的复杂性。通

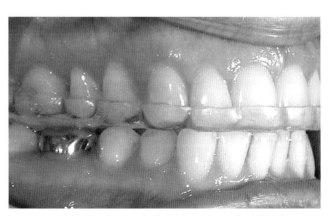

●图11.1　覆盖全上颌牙弓的咬合板，这是一种可逆性咬合治疗方法。

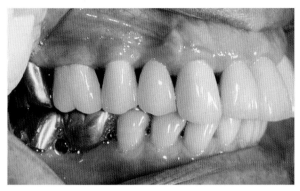

•图11.2 全口固定修复，这是一种不可逆性咬合治疗。

常情况下，特别是在处理肌肉活动过度时，不太可能确定致病的主要因素。因此，可逆性治疗一直是TMD患者的首选治疗方法。这种治疗的成败可能有助于确定后续是否有必要进行不可逆性咬合治疗。如果可逆性咬合治疗（稳定型咬合板）对患者有效，可能意味不可逆性咬合治疗会有效。这种相关性有时正确，但不一定总是正确的。咬合板可以通过多种方式影响咀嚼功能，这些将在第15章讨论。

情绪压力的对因治疗

一些TMD的病因与某些情绪状态相关[67-70]。情绪压力是必须考虑到的心理因素之一。情绪压力水平的增加可以通过增加静息活动（保护性共收缩）[71-72]，或增加磨牙活动，或两者兼而有之来影响肌肉功能。情绪压力水平的增加也会激活交感神经系统，成为肌肉疼痛源[73-74]。自主神经系统的激活可引起一系列心理生理障碍（如肠易激综合征、经前期综合征、间质性膀胱炎[75-76]和纤维肌痛[77]），它们也可能与其他常见的TMD相关。临床医生认识到这种关系并适当改变治疗方法是非常重要的。但是，口腔医生往往没有接受这一医学领域的系统培训，因此容易产生无助感或不确定性。然而，治疗TMD的口腔医生需要鉴别这些问题，以便适时地转诊。

以下将简要回顾影响TMD症状的人格特征和情绪状态。读者可在专门针对该主题编写的综述中获得更为全面的信息。

常见的人格特征

人格特征被认为是个体中相对永久的特征。如果发现TMD患者中普遍存在某种特征，这将有助于TMD

的诊断。有大量的研究试图对常见的人格特征进行分类[78-86]。有人得出结论[84-85]，TMD患者常具有完美主义、强迫症和霸权主义特征。另一项研究发现[87]，TMD患者更趋内向、更神经质、更焦虑等特质[88]。一项研究表明，在TMD患者中A型人格似乎比B型人格更常见[89]。其他研究则认为TMD患者更有责任心也更慷慨[78-79]。还有研究者认为他们普遍不快乐、不满足和有自我毁灭的倾向[83]。一些学者认为[87]，从人格特征角度看，TMD患者比非TMD患者更容易受到生活压力的影响。

值得注意的是，一些研究报告了TMD组、其他疼痛患者组和对照组在人格类型、对疾病的反应及应对压力的方式上并无差异[90-92]。随着更多研究的发表，结果似乎只会更加矛盾。因此，可以得出的结论是，在这个患者群体中，人格特征差异巨大，要确定其与TMD或该疾病病因是否有关极其困难。即使识别出一种人格特征，试图改变这种特征也是极其困难的。因此，对于具有与TMD相关的特殊人格特征的患者，口腔医生必须对其进行治疗。了解这些人格特征与TMD的共存性，至少可以有助于阐明治疗成败的原因。

常见的情绪状态

与人格特征不同，情绪状态对人类行为有短期和长期的影响。在对TMD患者的共同情绪状态进行的研究中，报告了一些一致的结果。在大多数研究中表明TMD患者的焦虑水平普遍偏高[71,82,93-102]。目前还无法确定较高的焦虑水平是导致症状的原因，还是症状存在所致的结果。很可能这两种情况都存在。其他常见的情绪状态（如挫折、敌意、愤怒和恐惧）均有报道[81-82,84,94,103-104]。

这些情绪状态的整体存在情况决定了患者所经历的压力水平。一些证据表明[52-53,93,105-108]，较大情绪压力可以增加咬合系统的副功能活动。这种肌肉活动的增加可能与紧咬牙或磨牙有关，也可能仅仅代表肌肉张力的普遍增加[71]。因此，焦虑、恐惧、沮丧和愤怒的程度增加与肌功能亢进之间可能存在相关性。这种相关性也在儿童中也得到证实[86,109]。因此，在与患者面谈时，有必要注意患者的这些情绪状态。然而，没有一项心理测试可以确定这些情绪状态是否会导致肌功能亢进[110-111]。需要注意的是，并非所有研究都发现情绪压力水平的增加与副功能活动水平的增加之间存在明确相关性[111-112]。一些研究表明焦虑的增加与日间紧咬牙有关，而与夜间的磨牙活动无关[113-114]。

事实上，一组患者表现出更高的焦虑水平，即焦虑量表得分更高，并不一定会因为焦虑而导致肌功能亢进。重要的是，要意识到情绪压力和肌功能亢进之间的关系，在选择适当的治疗方法时应将其纳入考虑范围。如果情绪压力和焦虑水平的增加提高了肌肉活跃性，那么我们应该会看到这类患者中肌肉紊乱发生率高于囊内紊乱。在临床上，我们确实发现如此，肌肉紊乱患者的情绪压力水平确实高于关节盘紊乱的患者[67,99,115-118]。

口腔医生可能发现最具挑战性的焦虑症之一是强迫症。强迫症在TMD患者中出现的概率很高[119]。由于口腔治疗操作的特性，这些患者的治疗会很困难。大多数患者对自己的咬合状况知之甚少，而且他们几乎在潜意识里认为原来的咬合状况是理所当然的。口腔治疗经常会改变咬合状况，通常只是轻微改变，患者适应得相对较快。然而，对于强迫症患者，情况可能会有所不同。强迫症患者甚至将注意力集中在殆面最微小的变化或差异上，难以适应。这些患者称为"咬合意识紊乱（inordinate occlusal awareness）"或"咬合神经症（occlusal neurotic）"患者。在专业上，更准确的术语可能是"咬合感觉障碍（occlusal dysesthesia）"[120-122]，意思是与不愉快的感觉改变相关的神经状态。对于口腔医生来说，临床上的难度是明确主诉是来自真正的咬合高点，还是来自咬合相对正常但意识增强者。从临床角度来看，口腔医生需要将咬合细化到满足肌骨稳定性要求的程度（见第5章）。一旦确定咬合关系稳定（所有牙齿在牙尖交错位均匀地紧咬在咬合纸上），医生就不应再调整牙齿，那样只会导致牙列的进一步破坏。事实上，有时调整咬合会破坏稳定的牙尖交错位，这种情况称为"牙尖交错位缺失"，患者通常无法接受此状况。

另一种类型的焦虑症是创伤后应激障碍（post-traumatic stress disorder，PTSD），其可能发生在个人暴露于任何导致心理创伤的事件之后。该事件可能包括对自己或他人的死亡威胁，或对自己或他人的身体、性或心理的侵犯。情绪创伤会压倒个人的应对能力。经历PTSD的患者通常会通过闪回或噩梦再次体验到最初的创伤，并避免与创伤相关的刺激。他们会比较警觉而且很难入睡或保持睡眠状态。他们常常生气、情绪激动。PTSD通常与自主神经系统反应性的普遍增加有关。这种自主神经系统的上调，不论在生理上还是在心理上都似乎改变了机体应对新挑战的能力。

与慢性口颌面疼痛相关的一种常见情感创伤是身体或性虐待既往史。研究报告表明[123-133]，患有慢性、难治疗性面部疼痛和头痛的女性，过去遭受身体或性虐待的发生率明显升高。如果，这些过往的经历确实与慢性面部疼痛有关，口腔医生处境会相当不利。大多数到牙科诊所治疗面部疼痛的患者不知道自己的病情与过去的创伤情感经历有关，因此不会向口腔医生诉说这些经历。如果过去的身体或性虐待是慢性疼痛问题的重要原因，口腔医生可能无法通过牙科治疗来缓解疼痛。另外，因为患者可能没有意识到两者之间的相关性及该既往史的敏感性，口腔医生必须小心处理这个问题。当怀疑患者遭受身体或性虐待时，口腔医生最好将患者转诊给合格的临床心理学家或精神科医生进行评估和适当的治疗。然而，口腔医生可以通过指导患者使用有助于下调自主神经系统的技术来帮助患者治疗。这些技术将在后面一节（患者自我调节）中介绍。

与TMD相关的另一种情绪状态是抑郁[67,83,110,134-140]。尽管一些研究提出了不同的观点[141-142]，但抑郁症可能在某些TMD中发挥重要作用[143-145]。抑郁症不太可能导致TMD，但常见的情况是，慢性疼痛的患者会出现抑郁[136,146-151]。当TMD症状和抑郁症并存时，口腔和抑郁症联合治疗的疗效最好[152]。无论孰因孰果，联合治疗都是对的。有人提议[153]，对常规治疗无效的咀嚼肌紊乱患者可能属于临床抑郁症的范畴，需要对抑郁症进行治疗。如果这类提议属实，那情绪健康状况分析对预测疗效有益。然而，到目前为止，该观点尚未被研究所证实[16,154-156]。因此，与其他情绪状态一样，抑郁测试无法帮助预估TMD治疗的成功性[157]。

有时我们在治疗患者时还要留意另一种情绪状态，例如，慢性面部疼痛对患者而言是继发性获益。对一些患者来说，疼痛可以获得某些特定的益处，例如，配偶或朋友的关注和安慰[158-159]。疼痛也可以作为逃避工作或其他不悦责任的借口。尽管在大多数TMD患者的治疗中，继发性获益不是主要问题，但应将其视为慢性治疗失败的一个可能因素[160]。当患者从疼痛中获得继发性获益时，治疗很可能失败。

将咀嚼肌紊乱与囊内紊乱患者区分开来研究时[67,99,161]，两者之间的区别显而易见。肌痛患者疼痛和痛苦的程度似乎高于囊内紊乱患者[118,162]。肌痛患者也更关注身体的功能和疾病。另一项研究表明，肌肉和关节疼痛患者在压力及焦虑评估时没有明显差异，但前者通常感觉他们好像无法控制自己的生活状况[96]。另一项研究也支持这一观点[163]，研究显示TMD患者与对照组之间的自我报告的抑郁和焦虑水平无明显差异；然而，患者对自身问题控制力较低。或许，这种失控的感觉将被证明是颞下颌关节紊乱病的一个重要因素。如果这个推测是正确的，那么教导患者更好地控制生活状态的方法，应该可以显著影响求治患者的人数。

人格特征和情绪状态的总结

针对与情绪因素有关的TMD患者，可以得出以下结论：

1. 这类患者似乎没有一个共同的人格特征，相反，人们发现其特征存在多样性。然而，也没有研究数据表明这类患者患有神经疾病或精神疾病。相比之下，他们通常有一系列正常的人格特征。相当数量的TMD患者的人格特征或情绪状况使其难以管理或应对生活状况[115,164-167]。尚未发现针对个体的人格特征测试能有效帮助选择合适的治疗方法。

2. TMD患者，尤其是慢性紊乱患者，似乎普遍伴有和述有焦虑、沮丧和愤怒程度增加的现象。这些情绪状态的存在往往会增加情绪压力水平，从而导致TMD[168-169]。与重大生活事件相关的抑郁和焦虑可能会改变患者对症状的感知和耐受性，使他们寻求更多的关注[82,170-172]。然而，没有证据表明，测试一个人的情绪状态水平有助于选择合适的治疗方法。

情绪压力疗法的类型

在治疗TMD的患者，特别是咀嚼肌紊乱的患者时，我们必须时刻意识到情绪压力是一种病因。然而，并没

有办法确定情绪压力在TMD中扮演的角色。如前所述，可逆性咬合治疗可能排除其他病因，从而有助于诊断情绪压力因素是否起致病作用。当怀疑情绪压力水平过高时，治疗的方向就应当是降低压力水平。

许多口腔医生对情绪压力的治疗感到力不从心。这是合理的，因为他们没有学习过此方面的治疗内容。毕竟，口腔医生主要负责口腔健康，而不是患者的心理健康。然而，TMD是口腔领域中与患者的情绪状态密切相关的一类疾病。口腔医生可能无法提供心理治疗，但他们必须意识到两者的相关性。当情绪压力可能是病因时，口腔医生需要告知患者情绪压力和疼痛之间的联系。当需要心理治疗时，应将患者转诊给经过良好培训的治疗师。然而，在许多情况下，患者仅仅是在日常生活中承受了高水平情绪压力。当怀疑这一点时，可以采用以下几种简单的情绪压力疗法。

教育和告知患者

许多有口颌面疼痛或咬合系统功能紊乱的患者不知道他们的问题和情绪压力之间有相关性。因为他们的症状来自咬合系统，以这种不同的方式来思考确实会令人惊讶。因此，当患者来到牙科诊所，主诉症状与肌功能亢进密切相关时，首选治疗方法就是教育患者认识情绪压力、肌功能亢进以及两者之间的关系。在开始任何治疗之前，必须建立对这种关系的认识[173-175]。

重要的是要告诉患者，大多数TMD是良性的，而不是威胁生命的侵袭性疾病。这并不是让患者轻视此疾病或减轻痛苦；只是为了让他们能正确看待自身情况。通常，患者就诊于牙科诊所时，不知道疼痛的原因，往往只会往最坏的情况想。一旦他们了解了情况，焦虑情绪缓解，痛苦往往得以减轻。当然，我们告诉患者这些情况时，要先充分地排除那些更具侵袭性的疾病。

需要谨记，副功能活动几乎都是发生在潜意识水平的，所以通常患者并不知情[176-177]。他们一般会否认紧咬牙或磨牙。他们也常常否认生活中压力较大。因此，必须让患者先意识到情绪压力是一种日常经历，而不是神经疾病或精神疾病。这些对患者来说往往是新的理念，有时最好是让患者随着时间的推移慢慢接受。

除咀嚼、吞咽和言语外，患者应尽量有意识地避免牙齿接触。通常情况下，患者会否认副功能状态下的

牙齿接触，直到他们接受上述理念后可以感受到咬合接触。一旦患者意识到这些接触的存在，通常再次来就诊时就会对口腔问题有更好的理解。大多数人能够识别出他们之前所没有意识到的非功能性牙齿接触。对有效治疗来说是必要条件之一，除此之外，还有肌功能亢进和情绪紧张。

限制运动

咬合系统的疼痛常常限制了下颌功能运动的范围。因此，如果可能的话，应避免产生疼痛的运动，因为它们通常会增加肌肉保护性共收缩，并会加剧通过中枢兴奋作用而产生的症状和循环性肌痛。

指导患者在无痛的运动范围内行使功能。一般原则是"如有疼痛，就别去做"。这意味着饮食结构和习惯通常需要改变。鼓励患者进软食，细嚼慢咽。指导患者意识到口腔的不良习惯，并尝试纠正它们[178-179]。

尽管这个要求看起来很明确，但还是要指导所有的患者，学会下颌在无痛范围内自主运动。除非经过专门训练，否则患者可能会沿用现有的饮食或口腔习惯（如嚼口香糖、紧咬牙），让下颌继续行使错误的功能运动。在大多数情况下，为了避免升颌肌群的痉挛，不宜长期将上下牙弓固定一起。

主动避免

一旦患者意识到副功能状态下的牙齿接触，就可以开始治疗肌肉的功能亢进。应指导患者，当他们发现除咀嚼、吞咽和言语之外有牙齿接触时，应立即将牙齿分离。在嘴唇和牙齿之间吹一点空气，让下颌轻松处于一个放松位，也很容易实现牙齿的分离。然后，嘴唇可自然闭合，而牙齿仍保持略微分开。舌头应处于最不活跃的位置，舌尖不应压在切牙的腭侧。在放松的情况下，舌头可以自然地接触到腭部，但不应加力。这就是下颌最放松的位置，当患者没有咀嚼、吞咽或言语时，下颌应处于该位置。该休息位不仅可以减少肌肉活动，从而减少肌肉疼痛，还可以最大限度地减少关节内压以促进关节修复。这个简单的训练应该在白天不断重复，直到养成全天保持下颌休息位的习惯。

其他口腔习惯［如咬东西（铅笔）、用下颌和肩膀夹电话、嚼冰块和频繁嚼口香糖］会进一步加重TMD症状。这些习惯需要被意识到并纠正它们[180-181]。在潜意识水平（特别是在睡眠期间）发生的副功能活动，很难自主控制，因此通常需要其他治疗（如咬合板）。

情绪压力也可以在一定程度上自主控制。一旦确定了压力源，鼓励患者尽可能回避它们。例如，如果在交通堵塞时行驶会增加压力，则应制订备用路线以避开主要堵塞的交通区域。当压力是来自工作中的特殊情况时，也应该避免。显而易见的是，我们不可能避免也不应该避免所有的压力源。如第7章所述，有些压力是积极的，有助于激励个人朝着特定的目标前进。正如Hans Selye所说[182]，"完全脱离压力的自由就是死亡。"当压力源无法完全避免时，应减少暴露于压力源的频率和持续时间。

放松疗法

有两种放松疗法可以用来减轻情绪压力：替代放松疗法和主动放松疗法。

替代放松疗法既可以用来替代应激事件，也可以用在应激事件之间进行干预，尝试减轻应激对患者的影响。更准确地描述应该是行为疗法，它可以是患者乐在其中的活动使患者摆脱紧张状态。如果可能的话，鼓励患者摆脱压力源，去做一些他们喜欢的事情，例如，留出更多的时间来运动、做自己爱好的事情或娱乐活动。对一些患者来说，也可能包括一些安静的独处时间。这应该是一段愉快的时光，也是一个忘记压力的机会。这些活动是外部压力的释放机制，可以减轻患者所承受的情绪压力[183]。

定期锻炼也可能是一种积极的压力向外释放机制。鼓励那些喜欢运动的患者定期锻炼。当然，这并不适用于所有患者，在建议患者开始积极的锻炼计划之前，必须综合考虑患者的身体状况和健康状况。

主动放松疗法直接减少肌肉活动性。功能紊乱患者的一个常见症状是肌痛和压痛。局限性肌痛源于随着共收缩的活动增加而受损的肌肉组织。如果可以训练患者放松有症状的肌肉，就有助于建立正常的功能。

训练患者放松肌肉可以通过两种不同的方式有效地缓解症状。首先，需要有固定的远离压力源的安静时间。这些训练本身就是一种替代放松疗法。其次，它有助于恢复受累肌肉组织的正常功能和健康。长期或持续亢进的肌肉组织往往会缺血，从而出现疲劳和疼痛。当患者经过训练，自主放松有症状的肌肉时，促进血液流向这些组织，刺激伤害性感受器（痛觉感受器）清除代谢产物。这样可以缓解疼痛。因此，放松疗法既是减轻情绪压力的对因疗法，也是减少肌肉症状的对症疗法。

通过几种技术可以训练患者有效地放松肌肉。Jacobson于1968年提出了**渐进式放松技术**[184]，目前许多技术都是对其的改进，该技术已经得到充分的研究。首先让患者绷紧肌肉，然后放松，直到能感知放松状态并且可以维持。指导患者集中精力放松外周区域的组织器官（手和脚），并逐渐向腹部、胸部和面部中心运动。最好是让患者躺下，在安静、舒适的环境中闭上眼睛放松，以提高效果（图11.3）[185]。指导放松过程中声音应平静、舒缓，此过程的录音资料会有所裨益。患者在诊所的训练课上听录音，理解要完成的任务后，带着录音回家，并按要求每日至少听一次，以熟练地放松肌肉。随着个人对该技术的熟练程度提高，肌肉症状通常会减轻。

一些研究已证明了放松技巧的有效性[186-197]。在频繁的诊疗中，似乎训练有素的治疗师更能帮助和鼓励患者建立适当的放松习惯。尽管让患者回家单独学习这项技术并无害处，但仅仅简单解释该技术可能无法获得理想的疗效[198]。此外，最好的结果是要经过数月才能达到，而不仅仅只是几天或几周的训练。

另一种形式的渐进式放松采用反向的方法。不同于要求患者先收缩肌肉然后放松，该方法是先被动地拉伸肌肉然后放松[199-201]，在渐进式放松中也很有效，与Jacobson技术相比有一个较大的潜在优势。咀嚼肌紊乱的患者收缩肌肉时，经常伴疼痛，而疼痛的增加使放松更加困难。相反，轻柔拉伸肌肉似乎有助于放松。许多患者发现这种技术比Jacobson技术更合适。

渐进式放松技术是牙科中最常用的促进放松的方法。其他训练方法也鼓励放松，但使用频率较低。自我催眠、冥想和瑜伽都能促进放松，可能都有助于降低情绪压力水平以及与肌功能亢进相关的症状[202-204]。同样，最好在训练有素的治疗师的帮助下学习和应用。训练有素的治疗师提供的催眠也有助于减轻TMD的疼痛[205-210]。

放松肌肉似乎是一个简单的过程，但其实不然。患者，尤其是那些肌肉疼痛的患者，经常发现他们很难学会如何有效地放松肌肉。他们有时可以从自己努力成功或失败的即时反馈中受益。

生物反馈是其中的一种方法[195,211-215]，该技术帮助患者调节身体控制潜意识的功能。它可以帮助患者改变血压、血流、脑电波活动以及肌肉放松等。在被监测肌肉上的表面贴上电极片，通过肌电图监测肌肉的收缩或放松状态。在面部肌肉中，通常选择咬肌来观测（图11.4）。当把全身放松作为目标时，通常监测前额肌。

电极片连接到肌电仪，让患者看到被评估肌肉的

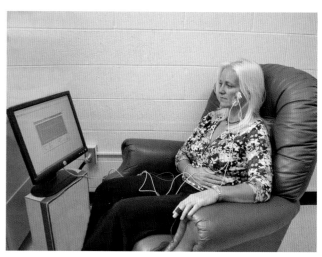

•图11.4　生物反馈训练。鼓励患者在舒适、安静的环境中采用放松的姿势。肌电传感器连接在咬肌上。手指传感器也可用于监测温度或皮肤电反应。指导患者尽可能放松肌肉。计算机显示器提供有关成功减少肌肉活动的即时反馈。经过几次训练后，患者开始意识到有效的放松，鼓励患者在没有生物反馈装置的情况下完成放松。有效放松肌肉可减轻肌肉症状。

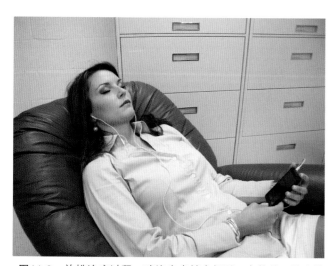

•图11.3　放松治疗过程。建议患者躺在舒适、安静的环境中放松，每日20分钟。可利用渐进式放松技术的录音来帮助实现肌肉放松。这种方法可以帮助许多患者减轻肌肉症状。

自主肌电活动。显示器通过图表或可读取的数字又或是视觉条带提供反馈。大多数生物反馈装置也提供听觉反馈，这对喜欢闭眼睛放松的患者是有好处的。当患者紧咬牙时，图表上会出现读数会高声报出或音调升高。当肌肉放松时，这些信号就会降低。患者试图降低读数或音调。任何一种放松方法以放松肌肉为目的，但鼓励使用渐进放松，因为它在后期不用生物反馈仪器时自己比较容易完成。

一旦患者能够放松肌肉，接下来就是指导患者熟悉这种放松的感觉。当完成这一步骤并且充分感受到肌肉的放松时，即使没有生物反馈仪器的帮助，患者以后也可以更有效地恢复这种状态。我们要鼓励患者努力实现这一目标，渐进式放松的磁带有助于训练。

另一种减少肌功能亢进的方法是负生物反馈。在这项技术中，电极片被贴在咬肌皮肤上，并连接肌电仪。肌电仪与发声、振动或温和电刺激装置相连。调整反馈阈值，使其不影响言语和吞咽的功能活动。但是，如果发生紧咬牙或磨牙时，反馈机制被激活，并能听到响亮的声音或感觉到振动或轻微的电刺激。这些装置很小，可以昼夜佩戴。在白天，患者听到仪器发出的任何声音或振动都表明此时正在紧咬牙或磨牙，应立即停止该动作。副功能活动被反馈装置激活到有意识的水平，因此更容易被控制。在夜间，更需要振动/电刺激装置，因为声音的音量可能彻底让患者清醒。大多数患者似乎能够调整自己的睡眠，并且副功能活动的刺激没有完全惊醒患者[216]。同样，告知患者，如果感觉到振动或某部位的轻微电刺激，应该停止紧咬或磨牙。尽管负生物反馈似乎成功地减少了副功能活动[217-218]，但长期作用并不明显[191,219-220]。一旦停止，副功能活动似乎又恢复了，尤其是夜间磨牙[216]。

治疗与副功能活动相关症状的最有效的生物反馈似乎是帮助患者学习如何有效放松有症状的肌肉[221]。我们需要记住，生物反馈只是帮助患者学习减轻症状方法的辅助手段。

情绪压力疗法的需要考虑的重要因素

在归纳总结情绪压力疗法之前，需要考虑4个因素：

1. 评估患者生活中的情绪压力水平极其困难。患者个体差异大，往往最详细的病史采集也不能涵盖所有重要的因素。即使找到许多压力源，其重要性也无法确定。需要谨记患者所经历的压力源的数量不重要，重要的是这些压力源对患者整体健康和功能的影响。

2. 当高水平的情绪压力疑似为疾病的病因时，应实施减压疗法。这应该包括刚才提到的简单和非侵入性治疗。如果这些疗法对患者无效，应咨询受过更多行为矫正和心理治疗培训的专业人员。因为这些患者所面临的问题最好是由其他医学的专业人士进行治疗。

3. 一个非常有效的减压疗法是建立良好的医患关系。首先医生需要认识到，患者是伴疼痛和功能失调来就诊的。疼痛，尤其是慢性疼痛，会产生压力，加剧问题的严重性。患者对问题的严重性和治疗的不确定性也会增加情绪压力。医生的态度应该热情、友好和令人放心，从而提高患者的信心。应该向患者提供关于该疾病的全面解释，消除患者的疑虑，这种疾病并不像他们想的那么严重。医患关系的发展模式对治疗效果极为重要（图11.5）。医生应该尽最大努力减少患者的忧虑、沮丧、敌意、愤怒和恐惧。

4. 由于情绪压力是一个难以评估的因素，它很容易成为治疗失败的"替罪羊"。当医生提出的治疗方案不能解决患者的问题时，他们常常把压力归结为促成失败的一个因素。事实上，他们的治疗失败更有可能与未能达到治疗目标或诊断错误有关。为了确

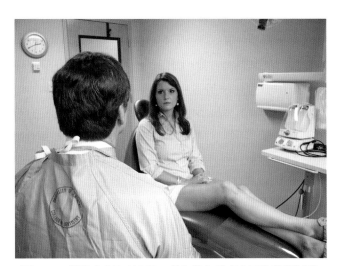

●图11.5　想要成功治疗TMD，首先要向患者全面地解释问题。良好的医患关系对治疗的成功至关重要。

定正确的诊断，必须强调全面的病史和检查。因为从根本上讲，评估情绪压力存在困难，我们应该在排除其他病因后，再认真考虑情绪疗法。

当建议的治疗失败时，重要的是，不要总把失败原因归结到患者身上。但是，一些不了解所有病因的且没有经验的医生往往会这样做。这并不意味着情绪压力不重要，它可能是个重要因素。然而，这种方法应该是在治疗计划的早期将压力作为一个因素，这样患者就可以理解疼痛、情绪压力和可能提供的口腔治疗之间的关系。如果疼痛在治疗过程中没有得到解决，可以强调情绪压力的重要性，并讨论和鼓励适当的治疗。将治疗失败归咎于患者，就可能会让他们情绪崩溃。患者的感受是"医生认为一切都是我臆想的"。归咎于患者从来不是一个对健康保健有益的方法。

重要的是要意识到，当一个有疼痛症状的患者来牙科诊所就诊时，他可能无法接受或理解我们告知的所有信息。由于许多疼痛疾病的治疗在很大程度上依赖于患者积极参与治疗的能力，因此仅仅提供口头告知可能是不够的。明智的做法是，在诊所与患者讨论治疗的理念，并提供让患者可以带回家阅读的书面信息和说明，以便更充分地理解这些信息，这往往非常有效。由于患者往往只记得在临床上提供的少量的信息，将说明书一起带回家，不仅可以帮助他们更好地了解自身的问题，而且可以使医生的建议更有效还可以大大减少健忘患者的电话咨询。为了帮助临床医生，第16章提供了患者教育表格的示例。以下表格可能对本节讨论的情况有帮助：指导患者纠正不良习惯、肌肉放松、无痛性下颌功能运动以及头、颈、肩部保健的教育表格（见第16章）。

创伤的对因治疗

创伤是导致TMD的5个病因之一。如前所述，创伤有两种形式：重大创伤和微创伤。对因治疗对重大创伤几乎没有意义，因为该类创伤通常不会长期存在。一旦重大创伤造成组织损伤，唯一有效的缓解受损组织反应的是对症治疗。但是，应考虑采取预防措施来减免重大创伤。在有可能发生重大创伤的情况下（如参加体育赛事时）[222-223]，应考虑对咀嚼器官进行适当保护。一个简单而有效的尽量减少重大创伤的方法，是佩戴软质的咬合板或殆护板。咬合板能够保持上下颌骨的稳定，从而最大限度地减少了在重大创伤时对咀嚼器官的损伤[224-231]。运动员应在可能发生重大创伤时使用软质咬合板保护自己。但是，大多数因外伤到牙科诊所就诊的患者也无法预见此类突发事件。最常见的例子是摔倒或机动车事故。

有时，损伤并非是由突发的重大创伤造成的，而是由长期反复的微小力量造成的。这种情况称为微创伤，对因治疗是减少创伤。微创伤可能是关节反复受压造成的，例如肌骨不稳定时的磨牙或紧咬牙（见第7章）。这种情况下，对因治疗就是维持咬合系统的肌骨稳定性，以便能够承受负荷。当关节盘前移位，盘后组织受压，正常的功能负荷也会造成微创伤。这种情况下，对因治疗的目标是建立一个更有利的盘－髁关系，从而使受力的是关节盘而非盘后组织。一般采用咬合板治疗达到此目的（见第13章）。

深部疼痛传入的对因治疗

深部疼痛传入可能是最常被忽视的TMD病因。临床医生经常很快地将患者的面部疼痛问题认定是TMD。这种假设常导致治疗失败。如前几章所述，口颌面疼痛非常复杂。头、颈部有许多结构可以产生类似TMD的疼痛症状，再加之更令人困惑的放射痛（见第2章）。正如前几章所强调的，临床医生最关键的任务是建立正确的诊断。错误的诊断注定治疗的失败。完善的病史采集和检查，确定特定类型的TMD诊断后，方可开始TMD治疗。如果临床医生在咬合系统的肌肉骨骼内找不到口颌面疼痛的原因，那么在选择合适的治疗方法之前，必须找到真正的疼痛源。如果疼痛源不明确，需要转诊给其他口腔医生或其他医学专业人员来协助诊断。

临床医生还需铭记，一些TMD实际上可能继发于另一种深部疼痛（见第2章）。在这些患者中，TMD是在病史和检查中发现的，但是如果只针对TMD进行治疗而没有同时治疗深部疼痛，治疗终将失败。我们已经讨论过的颈椎损伤的患者就是一个例子，颈椎结构的深部疼痛传入产生面部疼痛和继发性的咀嚼肌保护性共收缩。如果临床医生只认识到咀嚼肌紊乱，而不考虑颈部疼痛，治疗就会失败。然而，如果临床医生确实认识到颈部疼痛及其与咀嚼肌疼痛的关系，并对颈部疼痛进行了适当的处理（如转诊给理疗师），这时对咀嚼肌的治疗将取得成效。两种方法同时治疗时，患者将获得最佳的疗效。

值得一提的是，继发于其他疼痛源的TMD，在原发疼痛治疗成功后就会缓解，通常不需要任何后续口腔治疗。其原因是TMD的病因不是咬合，而是继发于深部疼痛。一旦深部疼痛得到合理治疗，TMD也会逐渐缓解。过去许多口腔医生会继续调整患者的咬合。但现在，我们对TMD已经有了更好的理解，临床医生应该能够认识到这类TMD只是继发于深部疼痛传入。

副功能活动的对因治疗

多年来，口腔医生一直坚信磨牙和紧咬牙是导致TMD的主要病因。虽然对一些患者来说确实如此，但对更多人来说并不一定。事实上，睡眠研究表明，健康、无痛的受试者在睡眠中的牙齿接触是一种正常且常见的现象。似乎发生在睡眠的唤醒期[232-234]，事实上，可以通过光照睡眠实验测试者的脸或发声等方式部分唤醒患者[235]。很多没有TMD症状的人都存在磨牙的现象，主要表现为患者牙齿磨耗严重，但不伴咀嚼肌的疼痛。

最近在睡眠实验室中观察的副功能活动（节律性咀嚼肌收缩）的研究，可能会颠覆我们长期以来的一些理念。例如，TMD患者组的磨牙活动与无症状对照组间无明显差异[236]。研究者在睡眠实验室中观察到，牙齿磨耗的显著性与磨牙活动之间没有相关性[237]。磨牙的活动量与疼痛之间也没有相关性[237]。事实上，磨牙活动越活跃，疼痛反而越少[238]。口腔医生必须重新评估和考虑磨牙和TMD之间的关系，以便更好地指导我们未来治疗的努力方向。过去，患有TMD疼痛的患者来到口腔诊所，口腔医生会立即检查口腔中是否有牙齿磨耗。一旦发现磨耗，就用磨牙来解释疼痛。这个结论很可能是错误的。当然，夜磨牙可能会导致疼痛，但似乎更多是由偶发的磨牙造成。慢性磨牙症患者的肌肉很可能已经与之相适应，不伴疼痛的症状，主要表现为牙齿磨耗（如35岁男性患者，牙齿磨耗严重，但无疼痛）。了解这些发现将改变我们的治疗策略。

诱发肌功能亢进的确切机制尚待明确。如第7章所

述，许多因素，包括情绪压力、药物甚至遗传都可能影响肌肉的活动水平。然而，这些因素可能不仅影响患者，还影响不同类型的副功能活动，且差异巨大。如第7章所述，副功能活动的几种类型中，紧咬牙和磨牙似乎是最重要的，而且日间、夜间都存在[239]。它们的特征和控制因素可能不同。日间磨牙可能与咬合关系的急性改变或情绪压力水平的增加密切相关，或两者兼而有之。由于日间磨牙通常发生在患者有意识的水平，因此可以通过教导患者和认知疗法来治疗。

教导患者应首先告知，牙齿只能在咀嚼、言语和吞咽时接触。在其他所有时间，应将下颌保持在牙齿分离的位置。大多数患者都没意识到他们的牙齿存在不必要的接触，让他们意识到牙齿的接触是控制牙齿接触过度的第一步。在清醒时候，一旦患者意识到牙齿接触，应要求他有意识地分开[240]。更多教导患者的信息将在第12章中回顾。关于此主题的患者资料表单，参见第16章的习惯更正和肌肉放松表格。

然而，夜磨牙似乎有所不同。它可能不受牙齿接触的影响[239]，更多地受其他因素的影响（如情绪压力水平[89,105,241-242]和睡眠模式[232-235,243-246]）。由于这些差异，教育指导、放松疗法和生物反馈技术以及调𬌗等治疗对夜磨牙的疗效不佳[247]。在某些情况下，咬合板治疗可有效减少（至少短时间内）夜磨牙[53-55,93]。然而，睡眠实验室观察到咬合板治疗对夜磨牙的长期影响并不显著。事实上，在一项研究中，148位受试者中36%的人夜磨牙减少，43%的人增加[248]。咬合板影响磨牙的机制尚不清楚（更详细的阐述见第15章）。

由于日间和夜间的副功能活动在性质和起源上可能不同，因此对它们的鉴别诊断是很重要的。通常，这种鉴别诊断可以通过仔细记录症状发生的时间（如夜磨牙常引起晨起疼痛）来实现。确定目前存在的副功能活动的类型可以选择更有效的治疗。

对症治疗

对症治疗旨在改善患者的症状，通常对疾病的病因无效。一个简单的例子是给患者服用阿司匹林治疗饥饿引起的头痛。患者可能会感到头痛缓解，但造成症状的病因（饥饿）依然存在。由于许多TMD患者的症状很严

重，对症治疗往往可以立即缓解症状。然而，对症治疗只是缓解症状，不能替代对因治疗。需要消除病因，以实现长期疗效。对症治疗旨在缓解疼痛和功能障碍。对症治疗的两种类型是药物治疗和理疗。

药物治疗

药物治疗可用于辅助治疗一些与TMD相关的症状。我们应该要让患者知道药物通常不能根本解决或治愈他们的问题。然而，药物治疗结合适当的理疗和对因治疗可能是治疗很多疾病的更完整方法。

最常见用于治疗TMD的药物包括镇痛药、抗炎药、肌松剂、抗焦虑药、抗抑郁药、抗惊厥药、注射药物和外用药物。每类药物都是专门针对不同的疾病，使用这些药物的临床医生不仅需要熟悉正确的应用剂量，还要了解它们的适应证、禁忌证和不良反应。本章的目的不是提供临床医生安全使用这些药物所需的所有信息，而是介绍可能对TMD有帮助的常用药物类型。本章节列出的图表提供了一些建议剂量，以及如何根据患者的具体需要调整剂量。在临床医生开药之前，他们需要熟悉药物以及如何安全地给特定的患者使用。临床医生也需要注意开药的方式。由于许多TMD的症状是定期或周期性发作，开药时存在"按需服用"（或p.r.n.）的倾向，可能会造成患者滥用药物[249-252]和身心依赖性。患者最常滥用的药物是麻醉性镇痛药和抗焦虑药（镇静剂）。这些药物可提供短暂的快感或舒适感，有时会成为承受痛苦后无意识的"嘉奖"。如果有需要就服药，往往会导致更短的疼痛周期和更低的药物疗效。一般建议，当用药物治疗TMD时，应在特定时期内定期给药（如每日3次[253]，持续10日）。这段时间结束后，开始对因治疗来缓解症状而不再继续给药。

镇痛药

镇痛药影响痛觉的感受，从而有助于缓解患者的疼痛。疼痛的缓解往往是许多TMD对症治疗的重要组成部分。对于那些真正由深部疼痛引起的TMD（循环性肌痛），使用包括阿片类或非阿片类镇痛药是一种对因治疗。非阿片类镇痛药是一类兼具有治疗作用和副作用的化合物。它们对TMD相关的轻度至中度疼痛有效。缓解中度疼痛的首选药物之一是泰诺（Tylenol，

对乙酰氨基酚）[254]。这种药物通常患者耐受性良好，副作用最小。阿司匹林（Aspirin，水杨酸盐）抑制前列腺素的合成，是经典的镇痛化合物。另一种水杨酸是二氟尼柳（Dolobid）。所有的水杨酸类药物都有解热、镇痛和抗炎作用，但它们药效差异很大。如果患者对阿司匹林敏感，那么选择非乙酰化阿司匹林、三柳胆镁（Trilisate）或水杨酰水杨酸（双水杨酯）可能也有效。

另一类镇痛药是丙酸衍生物。例如，布洛芬可以很好地缓解肌肉骨骼疼痛。此类药物还有萘普生、萘普生钠、酮洛芬、奥沙普嗪、美洛昔康、依托度酸和双氯芬酸（商品名和剂量见表11.3）。这些药物能很好地缓解疼痛而且副作用一般很小。它们相对便宜，有些是非处方药物。常见不良反应是胃肠刺激[255-256]。因此，患有胃溃疡或胃食道反流障碍的患者对这类药物有较强的不良反应。另外，还要提醒患者，避免空腹服药，减少胃部不适。对于疼痛缓解良好但出现胃部症状的患者，可添加质子泵抑制剂（如奥美拉唑）以减少胃酸的生成。

复方镇痛药

有几种联合镇痛药对TMD患者有所帮助。这些药品的使用原则是，几种药物协同作用以提高缓解疼痛的效果。常见的药物就是阿纳辛（Anacin），其一个胶囊里含有400mg阿司匹林和32mg咖啡因。

其他复方镇痛药有艾克斯德林（Excedrin，250mg阿司匹林、250mg对乙酰氨基酚和65mg咖啡因）和及安通（Ultracet，37.5mg曲马朵和325mg对乙酰氨基酚）。

重要的是要认识到镇痛药物的疗效因患者而异。患者的吸收、代谢和排泄率不同，所以药物对患者疼痛缓解的程度也不同。因此，如果临床医生尝试一种药物，而患者的疗效不佳，则应改用另一种药物。通常情况下，患者知道哪些药物对他们最有用，因此在开药前可以咨询他们。

在极少数情况下，可能需要更强效的镇痛药。此时可待因或氢可酮与水杨酸或对乙酰氨基酚联合使用可能会有所帮助。阿片类麻醉剂作用于中枢和外周神经系统存在特定阿片受体的部位。这些药物具有中枢神经系统抑制作用和成瘾问题。这些药物可考虑短期内用于中度至重度急性疼痛[257]。药物应用时间短剂量也符合标

准，以尽量减少滥用。肌肉骨骼疼痛通常是强成瘾性药物（如羟考酮、硫酸吗啡和美沙酮）的禁忌证。

用于治疗TMD的常用镇痛药汇总见表11.3。

抗炎药

当临床医生怀疑存在组织炎症时（如关节囊炎、关节盘后组织炎或骨关节炎），会使用抗炎类药物。这些药物可抑制炎性刺激的全身反应。使用时可口服或注射（见本节后文）。

口服抗炎药主要是非甾体抗炎药（nonsteroidal antiinflammatory drugs，NSAID），其对轻度至中度炎症和急性术后疼痛有效[238]。

组织受损伤后，特定的一些化学介质会被释放到损伤部位，其中重要的一种是前列腺素。它会刺激局部痛觉感受器，引发疼痛。非甾体抗炎药的作用机制是抑制花生四烯酸合成前列腺素所需的酶——环氧化酶（cyclooxygenase，COX）。

非甾体抗炎药可分为两类化合物：（1）吲哚类（以吲哚美辛为原型）包括舒林酸（Clinoril，克林诺利）和托美丁钠（Tolectin，托莱辛）；（2）半衰期较短的丙酸衍生物，这在前面已经讨论过。大多数非甾体抗炎药也是很好的镇痛药，此处不再赘述。

如果定期服用非甾体抗炎药，对治疗炎症性关节紊乱以及中枢介导慢性肌痛很有效。阿司匹林或布洛芬也可以有这一效果并有镇痛作用。但我们要记住，这些药物往往无法立即在血液中达到有效浓度，因此为了达到抗炎的最佳效果，需要制订一个至少2~3周的定期计划。在开这些（或任何）药物处方之前，必须先考虑患者的全身健康状况。应建议患者将这些药物与食物一起服用，以减少胃部不适。如果患者反馈胃不适，可添加质子泵抑制剂（如奥美拉唑）。当有胃肠疾病史时，最好咨询患者的内科医生，以确定该药物治疗的可行性。

另一类非甾体抗炎药是COX-2抑制剂。如前所述，

表 11.3 TMD常用镇痛药汇总

镇痛药的类型	通用名称	商品名称	每日平均剂量	每日最大剂量
醋氨酚	对乙酰氨基酚	Tylenol（泰诺）	325~1000mg q4h	1g/次 4g/日
水杨酸类	乙酰水杨酸	Aspirin（阿司匹林）	325~650mg q4h	4g/日
	二氟尼柳	Dolobid	250~500mg bid	1500mg/日
丙酸衍生物	布洛芬	Motrin（美林） Advil（艾德维尔）	400~800mg tid或bid	3200mg/日
	萘普生	Naprosyn（萘普生）	250 - 500mg bid	1500mg/日，持续3~5日
	萘普生钠	Anaprox	275~550mg bid	1650mg/日，持续3~5日
	酪洛芬	Orudis（奥鲁地）	50~100mg tid	300mg/日，持续2周
	奥沙普嗪	Daypro	600~1200mg/日	1800mg/日
	美洛昔康	Mobic（莫比可）	7.5~15mg/日	15mg/日
	依托度酸	Lodine	300~500mg bid	1000mg/口
	双氯芬酸	Voltaren（扶他林）	25~50mg tid	200mg/日
镇痛药组合	阿司匹林400mg 咖啡因32mg	Anacin（阿纳辛）	1~2片 tid	6片/日
	阿司匹林250mg 对乙酰氨基酚250mg 咖啡因65mg	Excedrin（艾克斯德林）	1~2片 tid	6片/日
	曲马朵37.5mg 对乙酰氨基酚325mg	Ultracet（及安通）	2片q4~6h	8片/日
环氧合酶-2抑制剂	塞来昔布	Celebrex（西乐葆）	100~200mg qid或bid	400mg/日

bid：每日2次；h：小时；g：克；mg：毫克；tid：每日3次；qid：每日4次。

COX是花生四烯酸合成前列腺素的所需的酶。COX促进前列腺素合成有两种不同的途径：COX-1和COX-2。COX-1途径参与维持体内平衡和稳定功能，包括维持胃和肾的完整性。COX-2通路对炎症反应的影响更大。大多数非甾体抗炎药抑制这两种途径，因此消炎的同时减少了保护胃壁的胃液分泌。结果往往是原疼痛缓解了，但胃部刺激出现了。COX-2抑制剂主要影响COX-2途径，在减少炎症反应的同时不会对胃和肾功能产生严重影响[258]。

目前，常用的COX-2抑制剂是塞来昔布（Celebrex，西乐葆）[259-260]。其优点不仅是胃部副作用少，而且每日只需服用1~2次。早期的研究表明，该药可以帮助缓解TMD疼痛[261]，疗效可能不如萘普生[262]，但它可以减少胃刺激。为了更详细地研究非甾体抗炎药，应寻求其他更完整的药理学来源[257,263-264]。

皮质类固醇是有效的抗炎药，但由于它的副作用，在TMD治疗时通常较少全身应用该药。除非是多关节炎相关的急性全身性肌肉和关节炎症。甲泼尼龙是一种口服皮质类固醇。使用该药时可包装成不同的剂量，以便在患者治疗早期足量给药，而后逐渐减少剂量，直到停药（如4mg美多乐服用6日）。这是防止使用皮质类固醇停药后继发感染最安全的方法。其他非甾体抗炎药不应在服用甲泼尼龙时使用。

另一种口服抗炎药是酮咯酸氨丁三醇（Toradol，托拉多）。酮咯酸仅用于中重度疼痛的短期治疗。片剂的最长治疗时间不应超过5日。酮咯酸可用于颌骨急性外伤患者，有静脉给药和肌肉注射给药两种途径。

用于治疗TMD的常用抗炎药汇总见表11.4。

肌松剂

如果我们意识到大多数肌肉疼痛与肌肉活动的显著增加无关时，就可以理解，为什么很多医生认为肌松剂治疗TMD的临床药效甚微，但却依然将其作为TMD处方药多年（见第8章）。大多数肌松剂有中枢作用，可使患者镇静。也许这种镇静作用是该药对一些患者有疗效的主要原因。

美芬尼新是大多数口服肌松剂的原型；主要包括丙二醇［如卡利普索罗多（Soma）、甲氨蝶呤（Robaxin，美索巴莫）］和化学相关的氯唑酮（Paraflex, Parafon）[265]。实验中，肌松剂优先抑制脊髓多突触反射，而不是单突触反射。这些化合物影响脑干外侧网状区的神经元活动，这些神经元活动与肌肉拉伸反射相关。所有这些药物的口服剂量都远低于诱发实验性肌松剂活性所需的剂量[266]。中枢作用较小的肌松剂是美他沙隆，主要适用于服药后仍需要工作的患者。

需要注意的是，为了使某些肌松剂达到对咀嚼肌的治疗效果，剂量已高达患者无法进行正常活动的水平。因此，必须提醒服用肌松剂的患者，该药物的镇静作用，并告诫他们服药后不要开车或操作重型设备。

一些中枢性肌松剂可与镇痛药联合使用［例如，卡利普索罗多与非那西丁和咖啡因（Soma Compound，索马化合物）、氯唑沙宗与对乙酰氨基酚（Parafon Forte，强效哌酮）、枸橼酸奥非那林与阿司匹林和咖啡因（Norgesic Forte，强效诺格西克）、甲氨苯胺与阿司匹林（Robaxisal，罗巴沙尔）］。

环苯扎林是一种对各种肌肉疼痛以及TMD似乎都有疗效的肌松剂[267-270]。其化学结构类似于三环类抗抑郁药的化合物，因此可能会发挥类似抗抑郁的作用。睡前单次服用5~10mg可以减轻肌肉疼痛，尤其是晨起时肌痛。白天再服用5~10mg可能会有助于继续缓解疼痛，但患者往往会觉得过于困倦而无法正常工作。

用于治疗TMD的常见肌松剂汇总见表11.5。

抗焦虑药

当高水平的情绪压力被认为是导致TMD的病因是高水平的情绪压力时，抗焦虑药可能有助于控制症状[271-272]。记住，抗焦虑药不能消除压力，而只是改变患者对压力的感知或反应。因此，使用抗焦虑药物是一种对症治疗。苯二氮䓬类是最常用抗焦虑药，尤以地西泮最为常见。它可以每日使用，但由于潜在的依赖性，连续使用不应超过7日，单次剂量（2.5~5mg）。地西泮（Valium）通常有助于在睡前放松肌肉，可能减少夜间的副功能活动[239,273]。如果只使用单次剂量，其使用时间可延长至2周。

苯二氮䓬类药治疗某些咀嚼肌紊乱时常用的是氯硝西泮（Klonopin）[274-276]和阿普唑仑（Xanax）[277]。这些药物可用于治疗一些急性症状，尤其是与焦虑和夜磨牙有关的症状，但与地西泮一样，由于其成瘾性和镇静

表 11.4　TMD常用抗炎药汇总

抗炎药类型	通用名称	商品名称	每日平均剂量	每日最大剂量
醋氨酚	对乙酰氨基酚	Tylenol（泰诺）	325~1000mg q4h	1g/次 4g/日
水杨酸类	乙酰水杨酸	Aspirin（阿司匹林）	325~650mg q4h	4g/日
	二氟尼柳	Dolobid	250~500mg bid	1500mg/日
丙酸衍生物	布洛芬	Motrin（美林） Advil（艾德维尔）	400~800mg tid或bid	3200mg/日
	萘普生	Naprosyn（萘普生）	250~500mg bid	1500mg/日，持续3~5日
	萘普生钠	Anaprox	275~550mg bid	1650mg/日，持续3~5日
	酪洛芬	Orudis（奥鲁地）	50~100mg tid	300mg/日，持续2周
	奥沙普嗪	Daypro	600~1200mg/日	1800mg/日
	美洛昔康	Mobic（莫比可）	7.5~15mg/日	15mg/日
	依托度酸	Lodine	300~500mg bid	1000mg/日
	双氯芬酸	Voltaren（扶他林）	25~50mg tid	200mg/日
环氧合酶-2抑制剂	塞来昔布	Celebrex（西乐葆）	100~200mg qid或bid	400mg/日
皮质类固醇	甲泼尼龙	Medrol Dosepak（美多乐）	4mg，持续6日	每日用量递减
非甾体抗炎药	酮咯酸氨丁三醇	Toradol（托拉多）	10mg q4~6h	40mg/日，不超过5日

bid：每日2次；h：小时；mg：毫克；tid：每日3次；qid：每日4次。

表 11.5　TMD常用肌松剂汇总

通用名称	商品名称	每日平均剂量	每日最大剂量
环苯扎林	Flexeril	10mg tid	60mg/日
美他沙酮	Skelaxin	800mg 3~4次1日	2400mg/日
美索巴莫	Robaxin	1000mg qid	8000mg/日
巴氯芬	Lioresal	5mg tid，逐渐加量以达到疗效	80mg/日（缓慢停药）
卡利普索罗多	Soma	250mg tid	1400mg/日，最多2~3周
氯唑沙宗	Parafon Forte DSC	250~500mg tid	1500mg/日（单次最大剂量750mg）

mg：毫克；tid：每日3次；qid：每日4次。

作用，禁止长期使用治疗慢性疾病[271]。

用于治疗TMD的常用抗焦虑药汇总见表11.6。

抗抑郁药

尽管三环类抗抑郁药最初是为治疗抑郁症而研发的，但最近研发的选择性5-羟色胺再摄取抑制剂（selective serotonin reuptake inhibitors, SSRI）疗效更为明显。现在，三环类抗抑郁药很少用于治疗抑郁症，但却在治疗各种慢性疼痛中发现了价值[272,278-286]，尤其是神经性疼痛[287]。已经证明[288-296]，睡前服用小剂量阿米替林（10mg）可以对慢性疼痛产生镇痛作用，但对急性疼痛影响不大[297-298]。临床的镇痛效果与抗抑郁作用无关，它的剂量是镇痛剂量的10~20倍。这类药物治疗机制可能和增加中枢神经系统突触连接处的5-羟色胺和去甲肾上腺素的可用性有关。低剂量（10mg）的三环类抗抑郁药可以治疗紧张型头痛和肌肉骨骼疼痛[278,299]。它们能减少夜醒次数，增加Ⅳ期（delta）睡眠，显著缩短快速动眼（REM）睡眠时间。因此，它们在治疗某些类型的夜磨牙以及改善睡眠质量方面可能有效[300]。阿米替林可治疗某些与肌肉骨骼疼痛相关的睡眠障碍[301-304]。阿米替林也是治疗纤维肌痛的重要药物（见第12章）[305-309]。

SSRI和5-羟色胺-去甲肾上腺素再摄取抑制剂（serotonin-norepinephrine reuptake inhibitors，SNRI）是新一代的抗抑郁药。这些药物对抑郁症疗效明显，在某些情况下对一些疼痛也有一定的疗效[310-311]。例如，SSRI［氟西汀（Prozac，百忧解）和帕罗西汀（Paxil）］和SNRI［度洛西汀（Cymbalta，辛巴达）和米纳普仑（Savella，沙维拉）］都能缓解纤维肌痛，改善功能，提高生活质量[312]。纤维肌痛与TMD相比，中枢作用机制更强，因此这类药物对TMD症状可能没有疗效。然而，中枢介导性肌痛和纤维肌痛的中枢机制类似，辛巴达和沙维拉已经被批准用于治疗纤维肌痛，所以也可能将来会用于治疗中枢介导慢性肌痛。

值得注意的是，使用这些抗抑郁药是为了缓解疼痛，而不是治疗抑郁。当抑郁症出现时，临床医生应将患者转诊给接受过抑郁症诊断和治疗培训的专业医生。

用于治疗TMD的常用抗抑郁药汇总见表11.7。

抗惊厥药

抗惊厥药传统上用于控制癫痫的大发作和小发作。研究认为这些药物稳定神经膜，抑制其兴奋性，从而降低与癫痫发作相关的脑神经细胞活动水平[313]。目前已被证实，随着疼痛的持续，无论是来自TMD还是其他原因，中枢神经系统表现出前几章讨论的中枢敏感性。这种中枢敏感性会加重和延长疼痛。因此，随着疼痛长期持续，临床医生可能希望使用一些抗惊厥药来抑制中枢效应。这类药物对纤维肌痛患者[311]和神经性疼痛障碍有效[314-315]。治疗慢性疼痛最常用的抗惊厥药是加巴喷丁（Neurotin）和普瑞巴林（Lyrica）。这些药物不适用于急性TMD疼痛，但当疼痛长期持续或本章中提到的更为保守的方法无效时，可以考虑使用这些药物。随着疼痛转为长期慢性疼痛变时，可能需要咨询专业治疗疼痛的团队。由于本章重点不是口颌面疼痛的中枢机制，这些治疗将不在这里详细阐述。对慢性口颌面疼痛治疗感兴趣的临床医生应参考其他文献[316]。希望使用这类药

表 11.6　TMD和口颌面疼痛常用抗焦虑药（苯二氮䓬类）汇总

通用名称	商品名称	每日平均剂量	每日最大剂量
地西泮	Valium（地西泮）	2~5mg bid	10mg/日（不超过14日）
氯硝西泮	Klonopin	0.5mg tid	4mg/日（不超过14日）
阿普唑仑	Xanax	0.25~0.5mg tid	10mg/日（不超过14日）

bid：每日2次；mg：毫克；tid：每日3次。

表 11.7　TMD和口颌面疼痛常用抗抑郁药汇总

抗抑郁药类型	通用名称	商品名称	每日平均剂量	每日最大剂量
三环抗抑郁药	阿米替林	Elavil	睡前10~20mg	100mg/日
	氯硝西泮	Pamelor	睡前25~50mg	150mg/日
	地昔帕明	Norpramin	25~50mg tid	300mg/日
SSRI	氟西汀	Prozac（百忧解）	早上20~40mg	60mg/日
	帕罗西汀	Paxil	早上20~40mg	60mg/日
	度洛西汀	Cymbalta（辛巴达）	早上20~60mg	120mg/日
SNR	米那普仑	Savella（沙维拉）	50mg bid	200mg/日

bid：每日2次；mg：毫克；SSRI：5-羟色胺-去甲肾上腺素再摄取抑制剂；SNR：选择性5-羟色胺再摄取抑制剂；tid：每日3次。

物的临床医生应了解其适应证、禁忌证和副作用。

用于治疗慢性TMD的常用抗惊厥药汇总见表11.8。

注射药物

有几种注射药物可以用来帮助诊断和治疗各类TMD。最常见的是局部麻醉剂。可以通过在疼痛部位注射局部麻醉剂来区分疼痛的真正来源（见第10章）。如果疼痛源为肌肉或关节时，向疼痛源注射局部麻醉剂疼痛会消失，从而明确诊断[317]。局部麻醉剂注射可用于肌肉、关节或神经阻断。麻醉疼痛的组织可以为临床医生提供非常有价值的信息，将有助于诊断和治疗。这些注射技术已在第10章中介绍。

局部麻醉剂可有效治疗某类疾病[318]，例如，将局部麻醉剂注射到肌筋膜扳机点，可在麻醉剂代谢后很长时间内显著缓解疼痛[319-323]。在肌筋膜痛治疗中使用麻醉扳机点的概念和原理将在第12章中讨论。

局部麻醉剂在慢性TMD治疗中的另一种方法与疼痛治疗有关[324]。通常可以通过打破疼痛周期来达到治疗效果。一旦深部疼痛传入的来源被消除（即使是暂时的），敏感的中枢神经元就有机会恢复到正常的状态[325]。如果疼痛在长时间消失又再次出现，患者通常会觉得疼痛强度显著降低[326]。这种疼痛缓解会持续数小时甚至数天。从这个意义上说，局部麻醉剂对疼痛有治疗作用。

用于短暂缓解TMD疼痛的两种最常见的局部麻醉剂是2%利多卡因（Xylocaine，赛罗卡因）和3%甲哌卡因（Carbocaine，卡波卡因）[327]。虽然普鲁卡因是肌筋膜扳机点注射的推荐药物之一[328]，但不是口腔用的标准包装，因此在标准牙科注射器中使用不太方便。对于肌肉注射，应使用不含血管收缩剂的溶液[329]。当需要长效麻醉剂时，可使用0.5%丁哌卡因（Marcaine，马卡因）[330]。尽管布比卡因有时用于关节痛（耳颞神经阻断），但与利多卡因相比，它具有轻微的肌肉毒性，因此不应常规用于肌肉注射[331]。

当关节疼痛继发于抗炎过程时，建议囊内注射皮质醇以缓解疼痛和限制运动[332-336]。单次关节内注射似乎对老年患者最有效；然而，在25岁以下的患者中的成功率较低[334]。虽然单次注射偶有疗效，但一些研究[337-339]报道应避免多次注射，因为它可能损害关节的结构。然而，长期随访关节内注射皮质类固醇治疗颞下颌关节骨关节炎的疗效，结果令人欣慰[336]。也有报道称注射皮质类固醇可改善类风湿关节炎引起的颞下颌关节急性症状，无长期不良后遗症[336]。颞下颌关节常用的皮质醇是倍他米松。在动物模型中，反复注射倍他米松没有导致任何不良反应[340]。需要更多的研究来更好地评价这种药物在TMJ反复注射的效果。

还有一种用于囊内注射的溶液是透明质酸钠。透明质酸钠是滑液的基本成分之一。有人建议将透明质酸钠注射到TMJ治疗关节疾病[335,341]。在可复性或不可复性关节盘前移位治疗的初步研究中，该法是有发展前景的[342-346]。一些研究发现[42,347-348]，颞下颌关节穿刺术后使用透明质酸钠有助于缓解TMJ穿刺的术后疼痛（见第13章）。尽管将透明质酸钠注射到TMJ看起来合乎逻辑，而且最初研究也是有前景的[349]，但文献的系统回顾已经对其有效性提出了一些质疑[350]。

另一种注射药物是用于控制疼痛。临床医生可以选择，但大多数口腔医生很少这样做。酮咯酸氨丁三醇（正式称为Toradol，托拉多）可以注射在大肌肉，具有良好的止痛效果。30～60mg是成人肌肉注射的标准剂量。与口服片剂相比，这种药物能相对快速地缓解疼痛。它的适应证更多的是急性疼痛而不是慢性疼痛。

外用药物

另一种方法是通过皮肤或口腔黏膜给药。局部用药

表 11.8 **慢性TMD及口颌面疼痛常用抗惊厥药汇总**

通用名称	商品名称	每日平均剂量	每日最大剂量
加巴喷丁	Neurontin	300mg/小时，逐渐增加至1800mg/日或直到有效	3600mg/日
普瑞巴林	Lyrica	每日150~300mg，分2或3次服用	300mg/日

mg：毫克。

时，一部分药物可以通过组织吸收进入疼痛区。使用外用药物的优点是，药物只能渗透局部组织，因此患者可避免全身副作用。如果疼痛源于局部或其邻近组织，外用药物可能会有效。然而，如果疼痛源更接近中枢，这种方法基本无效。

外用药物的使用方法因所需效果而异。例如，有一些非处方外用药物可用于缓解疼痛。其中一些作用机制是反向刺激效应（如冰热止痛贴和止痛膏）。

一些外用药物包含麻醉剂可用于缓解疼痛。有的可在口内使用，例如，利多卡因凝胶（赛罗卡因凝胶）或口外使用的5%利多卡因皮肤药贴（利多卡因贴）。

一些外用非甾体抗炎药也可以缓解疼痛。例如，双氯芬酸钠凝胶（扶他林凝胶）或布洛芬乳膏。酮洛芬的外用止痛效果比安慰剂凝胶更好[351-352]。然而，目前关于局部应用非甾体抗炎药的真正有效性的数据仍然比较混乱。

一些外用药物使用辣椒素作为主要成分。辣椒素是辣椒中的活性成分。将辣椒素放在牙龈组织上会立即引起明显的疼痛反应，其疼痛的特征是灼热。值得注意的是，尽管存在明显疼痛，但外用辣椒素的部位并没有组织损伤的表现。人们认为辣椒素是通过激活二级神经元突触上的香草受体1辣椒素受体来激发疼痛反应[353-355]。当这些受体被反复激活时，疼痛性反应似乎减轻了。因此，辣椒素刺激越多，疼痛感越少。这很可能也解释了一个临床现象，吃了大量含辣椒素的食物（如辛辣食物）就对灼痛不再敏感了。外用辣椒素是一种非处方的局部止痛药，市场名为Zostrix。有两种浓度：0.025%和0.075%。使用时，每日敷在疼痛部位≥3次，持续7~10日。结果并非立竿见影，因此患者可能会感到气馁甚至想放弃治疗。辣椒素可以与苯佐卡因联合应用，以减轻最初的疼痛体验[356-357]。

个别诊所和药店可以提供各种各样的复合成外用配方。酮康（酮洛芬、环苯扎林、阿米替林）复合外用制剂治疗肌肉疼痛。神经凝胶（以普朗尼克™卵磷脂有机凝胶为基础添加5%卡马西平、2%阿米替林、5%利多卡因）已用于治疗神经性疼痛。尽管这些外用药物的危害不大，但我们还需要进一步的研究来确定它们是否比安慰剂有效。

理疗

理疗是指一系列的对症治疗，通常与对因治疗相结合。它可以成为许多TMD成功治疗的重要组成部分[358-360]。尽管理疗可以缓解TMD相关的症状，但支持每种特定治疗类型的证据并不充分[361]。理疗技术通常是保守的和可逆的，即使缺乏循证医学的支持，专业人士还是喜欢用这种治疗方法[362]。

理疗主要包括设备理疗和手法理疗。尽管分开讨论这些类别，但通常要根据患者的个人需求进行适当选择和联合应用会有最佳的效果。大多口腔医生没有接受过相关专业培训，可能很难为每位患者选择最合适的设备或手法。一般情况下，直接与理疗师沟通解决（参见下面关于选择理疗师的部分）。

设备理疗

理疗设备可以为患者提供理疗[363-366]。可分为以下类型：温热疗法、冷冻疗法、超声波疗法、声透疗法、电离子透入疗法、电刺激疗法、经皮神经电刺激疗法和激光理疗。

温热疗法

温热疗法[367]是利用热量可增加相应区域的血液循环的原理。尽管肌肉疼痛的起源尚不清楚且很复杂，但大多数理论认为，初期组织血流量的减少是导致局限性肌痛的原因。温热疗法通过舒张受损组织的血管来对抗这种作用，从而减轻症状。

温热疗法不仅可以增加血流量，也可以通过门控机制缓解疼痛。皮肤末梢A-β纤维携带的热量性输入，可掩盖C类纤维携带的疼痛性输入（见第2章）。这也是湿热敷能立即缓解疼痛的最合理解释，尽管血流需要一段时间才能产生显著变化。

热敷疗法是将湿热毛巾敷在疼痛区域（图11.6）[368]。毛巾包裹热水瓶有助于维持热敷的温度，保持10~15分钟，不超过30分钟。也可以使用电热垫，但必须小心，谨记垫着加热垫入睡会导致严重烧伤。

冷冻疗法

与温热疗法一样，冷冻疗法是一种减少疼痛的简单有效方法（图11.7）[369]。一些研究者认为[370-371]，寒冷可以促进痉挛的肌肉放松，从而减轻相关的疼痛。应直接将冰敷在受累区域并在不对组织施压的情况下画圆

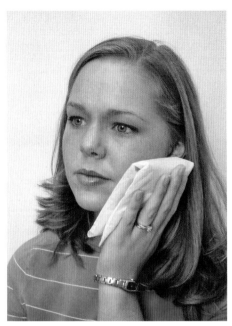

• 图11.6 在疼痛的肌肉上湿热敷通常可以缓解疼痛和不适的程度。这是一种商用的湿热垫，可以在微波炉中湿润和加热。也可以使用温湿毛巾进行湿热敷。

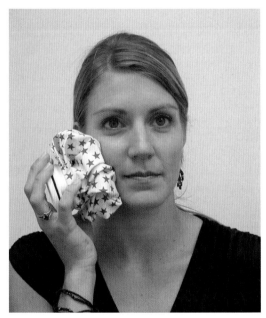

• 图11.7 冷冻疗法。将冰袋敷在疼痛部位2～4分钟，或直到组织感觉麻木为止。然后，让组织慢慢地再次升温。这可以根据需要重复。冰敷在脸上的时间不应超过5～7分钟，否则可能导致组织损伤。

移动。患者最初会感觉到不适，而后很快会感到灼热。持续冰敷会导致轻微疼痛，而后麻木[372]。当开始麻木时，就应该将冰块移开。组织上冰敷时间不应超过5～7分钟。经过一段时间的升温恢复后，可能需要第二次冰敷。因为在升温过程中，组织的血流量将增加，从而有助于组织修复。

一个进行冷冻疗法的简单方法是让患者在冰箱里放一个装满水的聚苯乙烯泡沫塑料杯。冰冻后取出、撕开杯底，露出冰面。可用手抓住杯子的其余部分，这样患者的手指就不会太冰。也可以将杯子放在塑料袋里，这样的话融化的水可以装在袋子里避免弄得浑身都是。另一种方便的冷冻疗法是用一袋冷冻蔬菜（玉米或豌豆），其表面可以很容易地冷却，然后敷在疼痛部位，变热后重新冷冻并再次使用。

冷却喷雾是一种常见冷冻治疗手段。最常用的两种喷雾剂是氯乙烷和氟代甲烷。在早期的研究中氯乙烷使用广泛[370-371]，但其易燃，而且如果吸入会抑制心脏功能。因此，现在更建议使用没有上述风险的氟代甲烷[319]。将冷却喷雾剂距离30～60cm向所需部位喷涂（图11.8）约5秒。组织回温后，再重复一遍。注意不要让喷雾接触眼睛、耳朵、鼻子或嘴巴。可以用毛巾来保护这些区域。冷却喷雾剂不会与冰一样穿透组织，因此，疼痛的减轻可能是因为刺激了皮肤神经纤维，进而阻断皮肤较小的疼痛纤维（C类纤维），如第2章所述。冷却喷雾只能短暂的缓解疼痛。

当出现肌筋膜痛（扳机点）时，可使用称为"喷雾-牵拉"的技术[319,373-374]。在肌肉扳机点上喷洒冷却剂，然后立刻牵拉肌肉。这项技术将在本章后面以及第12章中进行更全面的讨论。

超声波疗法

超声波是一种使组织界面温度升高的方法，对深部组织的加热效应较大（图11.9）[375]。超声波不仅能增加深层组织的血流量，似乎还能分离胶原纤维，从而提高了结缔组织的灵活性和延展性[376]。已有研究表明，超声波治疗有助于对治疗扳机点疼痛[377-379]。有人建议[380-381]热敷疗法和超声波疗法一起使用，特别是在治疗创伤后患者时。尽管这种方法临床应用多年，且效果显著，但其有效性的数据却是喜忧参半[382]。

声透疗法

超声波也是皮肤给药的一种方法[383-387]，这一治疗过程称为声透疗法。例如，将10%氢化可的松乳膏涂抹在发炎的关节表面，再将超声波探头对准关节进行治疗。水杨酸盐和其他局部麻醉剂也可以通过这种方式增强其作用。

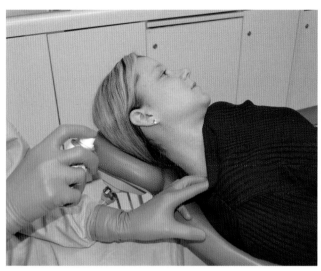

•图11.8 冷冻疗法。在疼痛部位喷涂氟代甲烷约5秒。然后轻轻地拉伸肌肉。在每次复诊时重复几次。喷雾时注意保护眼睛、鼻子和耳朵。

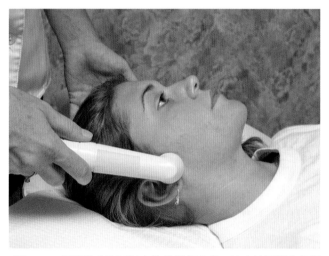

•图11.9 超声波疗法可以有效地缓解症状。该方法可提高组织界面的温度，从而对深层进行加热。

电离子透入疗法

与声透疗法一样，电离子透入疗法是将药物导入特定组织中而不影响其他组织的一种技术[388-390]。电离子透入疗法是将药物放置在贴片上，贴片贴在需要治疗的区域（图11.10）而后让低电流通过贴片，导药物入组织内部[391]。局部麻醉剂和抗炎药是电离子透入疗法常用的药物[365,380,392-394]。这种方法的有效性尚存争议[395-396]。

电刺激疗法

电刺激（electrogalvanic stimulation，EGS）利用了高电压、低电流、可变频的单相电流刺激肌肉使其收缩的原理[397-398]。这些有节律的电脉冲会使肌肉产生不自主地反复收缩和舒张。电脉冲的强度和频率可根据需

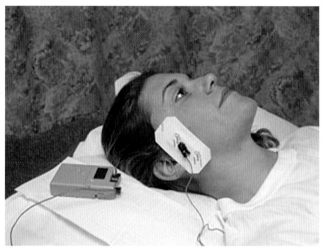

•图11.10 该患者正在接受电离子透入治疗。将药物放置在贴片中，低电流通过贴片后驱动药物进入组织。局部麻醉剂和抗炎药是离子电渗疗法常用的药物。

要调整，它们有助于消除肌痉挛也可以增加肌肉的血流量。这两种效应都能减轻受损肌肉组织的疼痛。但如果同时发生了明显的运动刺激，就可能会影响镇痛效果，加剧了急性肌肉疼痛[399]。微电流的电刺激施加的电压范围与突触连接处发生的电压范围相似，主要用于控制疼痛。目前，支持使用EGS治疗肌源性TMD疼痛的临床证据微乎其微。一些临床医生始终认为，疼痛一旦缓解，可刺激确定理想的下颌位置，牙列位置也需要变化。然而，这个理念并不是正确的，完全没有科学依据（见第5章）[400]。这一领域还需要深入的调查研究。

经皮电刺激神经疗法

如第2章所述，经皮电刺激神经（transcutaneous electrical nerve stimulation, TENS）疗法[401-403]是持续刺激皮下神经纤维产生亚疼痛[404]。当TENS装置置于疼痛区的组织上时，电活动会降低疼痛的感受度。TENS使用低电压、低电流、变频的双相电流，主要改变疼痛障碍中的感觉[405-407]。

当TENS装置的强度增加到激活运动纤维的程度时，TENS装置就变成了电刺激装置，它不再为了缓解疼痛，而是为了放松肌肉（如前所述）[408]。与此同时，这些经常被相互转换的术语往往使专业人士感到困惑。

便携式TENS装置已被慢性疼痛患者的长期使用（图11.11）[409]，也可用于治疗各类型的TMD[14,59,381,406,410-414]。

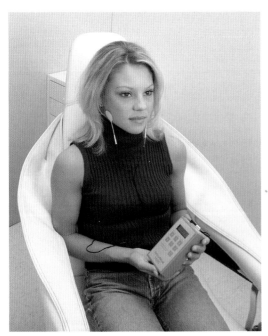

• 图11.11 经皮神经电刺激疗法。将便携式TENS装置放置在疼痛区域，通过对皮肤感觉神经的轻微电刺激来缓解症状。

激光理疗

冷激光或软激光可促进创口愈合和缓解疼痛。目前它并不是一种常规的理疗方式，但出于全面性的考虑，我们还是将它囊括在本节内。大多数关于冷激光的研究都报道了它在慢性肌肉骨骼性、风湿性和神经性疼痛中的应用[415-425]。研究认为，冷激光可以加速胶原合成，增加愈合组织的血供，减少微生物的数量，缓解疼痛。

已经发表的几个病例报告中将冷激光用于治疗持续性TMJ疼痛[358,426-432]。虽然一些研究显示其有效性，但其他研究表明它和安慰剂的疗效并无明显差异[433]。大多数研究缺乏对照组和足够的样本量。在冷激光治疗成为牙科常规治疗方法之前，还需要更多的研究。

手法治疗

手法治疗是理疗师为缓解疼痛和功能障碍而提供的"手动"治疗技术[434]。手法治疗可分为3类：软组织放松术、关节松动术和肌肉锻炼。

软组织放松术

理疗有助于恢复损伤或疼痛组织的正常功能和活动能力。软组织放松术通过浅表和深部按摩来缓解肌肉疼痛。如前所述，轻微刺激皮肤感觉神经对疼痛有抑制作用[404,435]。因此，对疼痛区域上的组织进行温和按摩通常可以减少疼痛的感觉。患者可以学会温和的自我按摩

方法，我们也鼓励患者学会自我按摩，在需要时来缓解疼痛。这种手法加上无痛的肌肉拉伸对缓解疼痛非常有效。这些方法也可以让患者积极地参与到治疗中来，产生自我控制的感觉（图11.12）。

在恢复肌肉正常功能方面，深部按摩比温和按摩更有效。但是，深部按摩必须由他人（如理疗师）实施。深部按摩有助于活动组织，增加该区域的血供，消除疼痛的扳机点[436]。为了增强深部按摩的效果，患者需要在按摩前接受10~15分钟的湿热理疗。深层的热疗有放松肌肉组织、缓解疼痛、增强深部按摩的效果。

关节松动术

TMJ松动术有助于降低关节内压、增加关节活动范围。轻微的关节牵张有助于减少暂时性粘连，甚至可以调整关节盘。在某些情况下，关节牵张可以治疗急性的不可复性关节盘移位（见第13章）。被动牵张可限制关节区域肌肉的活动。牵张颞下颌关节时，一只手稳定头部，另一只手的拇指伸入患者口中并放置在需牵张侧的下颌第二磨牙区，当其余手指向上提下颌的前部（颏部）时，拇指向磨牙施加向下的力（图11.13）。为了放松肌肉而进行的牵张不需要关节的滑动，只需在关节的闭口位解除其负荷。牵张需维持几秒，然后松开，可以重复几次。当关节运动障碍时，可利用牵张治疗结合手法使关节滑动。

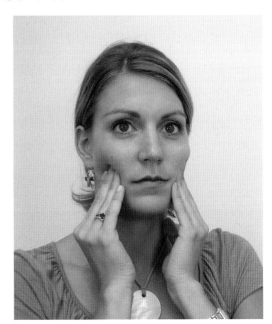

• 图11.12 按摩疗法。当主诉为肌肉疼痛时，按摩可能有效。鼓励患者每日定时对疼痛部位进行轻柔的按摩。这可以刺激皮肤感觉神经对疼痛产生抑制作用。如果疼痛加剧，就应该停止按摩。

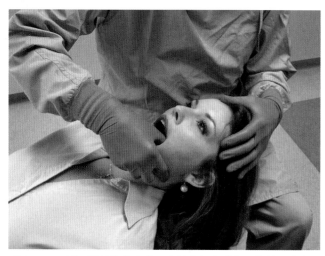

• 图11.13 颞下颌关节牵张术。该技术是通过将拇指放在患者口腔中被牵张侧的下颌第二磨牙区上方，另一只手稳定头部，同时拇指向磨牙施加向下的力来实现。

注意

> 正常关节的适度牵张不会产生疼痛。如果出现疼痛，理疗师应该怀疑是炎症性关节紊乱，并停止牵张治疗。

颈椎牵引对一些以口颌面疼痛为主诉的患者也有一定疗效。应该由接受过颈脊椎功能训练的专业人士来制订和实施。口腔医生通常没有接受过颈部牵引治疗方面的培训，自己不要给患者实施此类治疗。然而，治疗口颌面疼痛的口腔医生可能会遇到一些正在按照内科医生的建议使用颈椎牵引治疗颈椎病的患者。

进行颈椎牵引时，必须注意不要对TMJ施力。一些颈椎牵引装置容易使下颌后退，就会增加关节盘紊乱的发生率。应告知正在接受颈椎牵引的患者，他们存在损伤TMJ的潜在风险，并告诉他们在牵引的同时需要始终保持上下牙列牙齿咬合接触。这有助于稳定和控制关节的负荷。另外，还建议患者在牵引期间佩戴的运动殆护板，以提高稳定性，最大限度地减少对TMJ的潜在伤害。

肌肉锻炼

患有TMD症状的患者往往因疼痛而减少下颌的运动。长此以往，肌肉会萎缩、变短。应指导患者进行自我锻炼，来恢复正常功能和运动范围。理疗师或口腔医生可以制订以下4种运动方案：被动肌肉拉伸、辅助肌肉拉伸、抗阻锻炼和姿势训练。

被动肌肉拉伸。 被动拉伸疼痛、缩短的肌肉可以有效地治疗某些类型TMD[437-438]。这种肌肉拉伸可以中和肌肉长度的缩短，而肌肉长度的缩短会减少供血量并积聚可能导致肌肉疼痛的化学物。通常，温和拉伸肌肉可以恢复肌肉正常的长度和功能。应指导患者缓慢而谨慎地张口，直到感觉到疼痛为止。应该避免疼痛是因为它可能导致循环性肌痛。有时，建议肌肉疼痛的患者对着镜子观察自己的张口情况，保持开口型正常，没有偏摆或偏斜（图11.14）。在无痛范围内，还应鼓励患者做侧向运动和前伸运动。

囊内紊乱的患者无法直线型开口。要求关节盘移位或结构紊乱的患者直线型开口可能会加重疼痛。应指导这些患者以对关节盘移位产生最小阻碍的较为舒适的方式，尽可能大开口。有时，患者已经学会了在开口路径中的如何偏斜（肌肉记忆轨迹），如果试图纠正偏斜可能会加重病情。

被动肌肉拉伸实际上也有助于患者开展某些克服囊内功能障碍的运动[439-440]。例如，在开口运动中，有关节弹响患者的髁突一般先向前滑动再转动。建议有这个问题的患者在镜子中观察他们的下颌运动，做到先转动再滑动。需再次强调，诊断是选择正确治疗的关键。

有时，被动拉伸肌肉可以和冷却喷雾剂联合使用。冷却喷雾剂可以缓解疼痛，患者在无痛状态下更好恢复开口度。这可能对与肌筋膜痛相关的扳机点治疗特别有效（见后面一节）。

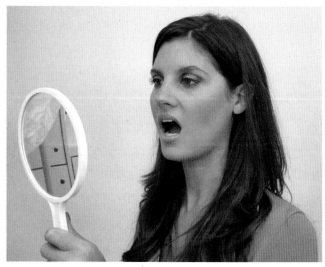

• 图11.14 被动练习。有下颌运动障碍的患者通常可以通过简单地在镜子中观察自己的下颌运动来进行训练，鼓励患者直线型开口。在多数情况下，如果开口时关节转动更多，而滑动较少，则可能避免发生关节盘前移位。

辅助肌肉拉伸。辅助肌肉拉伸可恢复肌肉长度。不能突然或暴力地进行拉伸运动，应该遵循渐进、温和、间接加力的原则。患者可以自主拉伸，因为他们本人不太可能过度拉伸或损伤相关组织（图11.15）。当其他人协助进行拉伸运动时，必须告知患者如有任何不适时需要即时沟通。如果感到疼痛，就要相应地降低力度。

辅助肌肉拉伸是治疗肌筋膜痛的重要治疗方法[437]。Simons和Travell[436]介绍的一种喷雾-拉伸的方法是最常用的消除扳机点的治疗。即在拉伸肌肉之前，在扳机点区域喷涂抗刺激的氟代甲烷，继续直接喷涂该药于牵涉痛区域，然后停止，重复一次。在3~4轮喷涂后，拉伸肌肉到最大功能长度。

肌肉被拉伸后，用手将其捂热并重复2~3次。假设通过肌肉的拉伸可消除扳机点，那这种喷雾仅仅是一种能暂时缓解疼痛以便肌肉可以无痛拉伸的抗刺激剂（门控理论[435]）。如果在拉伸过程中产生疼痛，肌肉可能因此发生收缩，则弱化了治疗的效果。疼痛的产生也会刺激循环性肌痛（更多细节请参阅第16章中的"开口训练"）。

辅助肌肉拉伸也应用于TMJ手术后的训练。通常术后TMJ会出现粘连或关节囊韧带的纤维化和短缩，这会导致张口受限。研究表明[441-442]，关节镜检查和关节切开术后的积极锻炼有助于更好的恢复下颌运动范围。辅助锻炼也有助于不可复性关节盘前移位的患者恢复下颌运动范围[443-446]。

抗阻锻炼。抗阻锻炼运用反射放松或相互抑制的理论[447]。当患者尝试开口时，降颌肌群激活，升颌肌群慢慢放松以防止下颌突然下降。如果降颌肌群遇到阻力，则传递给其拮抗肌群（升颌肌群）的神经信息将会是需要更充分地放松。利用这一理论，我们可以指导患者将手指放置在颏部然后轻轻地张口以抵抗阻力（图11.16A）。如果侧向运动受限，可要求患者将下颌移动到偏斜侧并给予轻微的阻力（图11.16B）。这些练习每节重复10次，每日6节。如果出现疼痛，就停止练习。这些练习只有用在治疗继发于肌肉问题的张口受限时有效，而不治疗关节囊内疼痛引起的运动受限。同样重要的是，这些抗阻锻炼不能产生疼痛，这也可能激发循环性肌痛。

等长锻炼（抗阻锻炼）可能有助于治疗年轻人无痛性早期弹响。有人认为该年龄段的关节结构的负荷有助于加强韧带和关节面[448]。等长锻炼还可以增强支撑关节的肌肉，改善功能和对抗移位。

姿势训练。尽管有证据表明颈部疾病与TMD症状密切相关，但确切的关系尚不完全清楚。中枢兴奋引发的牵涉痛是肯定主要因素之一（见第2章）。也有人认为头、颈、肩的姿势可能导致TMD症状[449-450]。虽然这合乎逻辑的，但缺乏循证医学的科学证据[451-452]，甚至有一些不支持此观点的病例[453-457]。其中，头部前倾的姿势最引人关注。如前所述，如果头部处于前倾位，则患者为了能够看清周围就必须向上旋转头部。这种向前上旋转的头位使舌骨上下肌肉受到拉伸，同时也使寰椎和枢椎之间的后间隙闭合。有人认为，保持这种姿势往往会导致肌肉和颈部症状。对于伴前倾头位的肌痛型TMD患者，训练患者使头部与肩部维持正常体位可能有助于缓解TMD症状[458]。

建议进行练习以帮助患者改善颈部和头部姿势[453,458]。由于这些练习简单且无创，可以推荐给所有头部前倾姿势及TMD疼痛的患者。然而，这些练习的有效性尚未确定，需要在这方面进行可靠的科学研究。

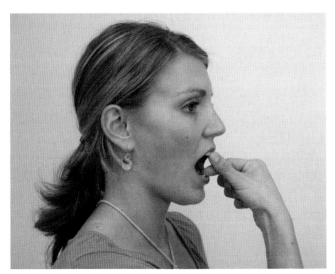

• 图11.15 为了恢复正常的开口运动而进行的肌肉拉伸运动。指导患者用手指轻轻地间歇性地拉伸升颌肌群。拉伸时应避免产生疼痛，如果有疼痛则应减轻力度或中止练习。

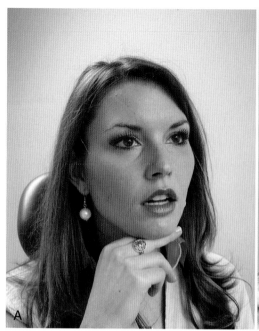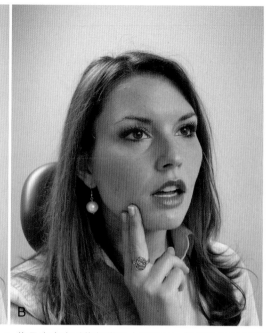

•图11.16　抗阻锻炼利用了反射性放松的概念来增加下颌开口度。A. 指导患者在手指轻微阻力下开口。这将促进升颌肌群放松，从而增加下颌开口度。B. 当侧向运动受限时，可以要求患者在手指轻轻抵抗的情况下进行侧向运动，这些练习每节重复10次，每日6节。如果出现疼痛，就停止锻炼。

注意

　　理疗方法和技术的有效性需要在临床对照试验中进行更完善的评估。大多数治疗方式都是以病例报道的形式提出的而缺乏科学证据[361,382,445,459-460]。由于大多数理疗方法都非常保守，因此这些治疗不会造成严重的损伤。但是，在一个经济意识强的社会还需要考虑成本效益。

为患者选择理疗师

　　理疗师与口腔医生一样，是一个专业领域众多的职业。一些理疗师擅长治疗背痛或运动损伤。临床医生需要意识到这一点，而不仅仅是从通讯录中选择位置便利的理疗师。临床医生应该通过询问理疗师擅长领域和治疗理念等问题来了解他们。有治疗头颈部疼痛经验的理疗师在实践中比浅尝辄止的理疗师有效得多。与知识渊博的理疗师建立专业联系不仅可以帮助您的患者得到更好的治疗，还可以提高自己的声誉。

　　选择一个技术纯熟的理疗师，他可以帮助患者选择最合适的治疗方法。口腔医生经常由于缺乏理疗的相关知识，会犹豫是否将患者转介给理疗师。那么，和理疗师的沟通可能会很有帮助。经验丰富的理疗师通常会知道哪些理疗或手法治疗可能对您的患者最有效。TMD的临床医生应该认识到，理疗师所提供的可逆性治疗可能会对一些肌肉骨骼性疾病非常有帮助。

　　重要的是，我们要认识到急性和慢性肌肉骨骼疾病的治疗不同。大多数理疗师都接受过治疗急性损伤或术后关节运动流程的培训。然而，治疗有明显的中枢因素（如中枢介导性肌痛）的慢性疼痛完全不同。对慢性病的激进性治疗可能会增多、加剧或延长疼痛（循环性肌痛）。理疗师需要理解这一点，并根据患者的需求制订方案。

针灸

　　针灸是另一种缓解疼痛的技术（见第2章），利用人体自身的抗伤害系统来降低疼痛感。刺激特定的区域（或穴位）似乎会导致内源性阿片类物质（内啡肽和脑啡肽）的释放，这些物质通过阈下刺激传入中间神经元来减少疼痛感（图11.17），有效地阻断了有害冲动的传播，从而减少了疼痛的感觉。频次为每秒2次的脉冲刺激似乎可以对缓解咀嚼功能障碍相关的不适最有效[461]。虽然针灸已成功地缓解一些TMD症状[57,429,462-468]，但患者似乎更喜欢传统的治疗方法[469]。一项研究表明，针灸对TMD的疼痛的疗效与咬合板类似[470]。针灸加电刺激（电针）通过激活内源性阿片系统来缓解疼痛[471-472]。针灸似乎可以缓解TMD的症状，尽管其作用机制尚不清楚，但值得进一步的研究[473-475]。

　　虽然针灸和TENS似乎机制相似，但有一些证据表

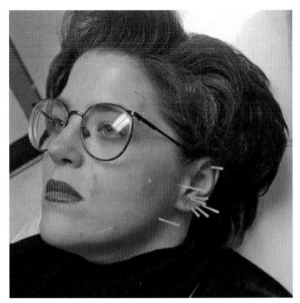

• 图11.17 在脸部针灸以帮助减少该区域的疼痛。将针保持在针刺部位约30分钟，在此期间，每5～10分钟旋转（刺激）一次。

明它们在生理作用机制不同。针灸似乎利用内啡肽来调节疼痛，而TENS则可能没有[476]。

机体自我调节的概念

当急性TMD病因明确，立即实施对因治疗可以缓解或消除疼痛。然而，如果症状的时间延长，治疗会变得更加困难。慢性TMD通常不能通过的单一口腔治疗（如咬合板）来解决，因为其病因不止咬合。还包括大脑控制生理学相关心理社会问题。Phillips等进行的一项研究对患有急性TMD症状的患者进行了社会心理评估[169]，但没有实施正式的治疗，6个月内复诊，检查患者TMD症状。Phillips研究称，慢性TMD患者与康复的患者存在一些心理社会因素的区别。慢性TMD患者表现出更多的焦虑和抑郁问题。男性和女性之间也存在差异。慢性TMD的男性患者更有可能表现出人格障碍，而女性患者则更有可能表现出明显的精神问题。这里有个重要的理念，有些人可能有某些心理社会问题使他们改变了对无害刺激的生理反应，从而更容易成为慢性TMD患者。如本章前面一节所述，个体先前经历的情绪创伤可以逐渐上调自主神经系统。这种上调和生理紊乱可能使个体更难从近期的损伤或症状发作中恢复，从而导致慢性疾病[477]。这就是为什么慢性TMD需要团队治疗。

最小的慢性TMD的治疗团队，应包括口腔医生、心理咨询师和理疗师或掌握这些学科综合技能的医生。

治疗慢性TMD和口颌面疼痛的一个合理的治疗方法是制订针对慢性TMD患者常见特征的干预措施。在肯塔基大学的研究实验室，我们进行了一系列的研究[97,478]，研究表明患有慢性颌面部肌肉疼痛的人有5个特征。第一，与其他疼痛患者相比，TMD患者主诉的疼痛强度更大，对三叉神经区域的疼痛刺激也更敏感。这种对疼痛刺激的敏感性与其他口颌面疼痛的研究结果一致[479-480]。第二，疼痛患者主诉疲劳感较重并影响到了正常功能。第三，抑郁症在这些患者中很常见，疲劳可能与其密切相关，但我们的进一步数据表明疲劳的重要组成部分与抑郁症本身无关。第四，呼吸模式破坏，TMD患者的潮气末二氧化碳水平低于对照组。这一发现表明，呼吸模式的改变可能是导致这些患者报告的整体"生理失调"的原因。第五，TMD疼痛患者主诉有严重的睡眠障碍，包括入睡困难或清醒障碍的睡眠紊乱。这5个特征代表了"自主神经失调"的一系列症状，为解决可能形成的疼痛问题、治疗的潜在生理障碍制订特定干预策略提供了方向。

以下是基于1993年Peter Bertrand和Charles Carlson博士研究结果所研制的慢性口颌面疼痛的治疗方法。该治疗方法的重点在于：（1）需要纠正疼痛和疲劳这两种生理障碍；（2）调节自主神经失调；（3）改变不正常的呼吸模式；（4）改善睡眠。由于这种方法需要专业技术来改变生理参数，因此这种方法称为"机体自我调节训练（physical self-Regulation training）"，简称"PSR"。1995年，Carlson博士和Bertrand博士为了将治疗程序规范化，制订了PSR培训手册[481]。1997年，Bertrand博士和Carlson博士在位于摩尔多瓦的贝塞斯达的国家海军口腔中心对口颌面疼痛患者，进行了PSR技术的随机对照临床试验[482]。受试患者44位，平均年龄34.6岁，疼痛持续52个月，随机分为接受PSR治疗组和接受标准口腔治疗（standard dental care，SDC）组（包括咬合板）。治疗6周后，两组患者感觉疼痛强度显著降低，对生活的干扰减小。然而，在6个月的随访中，与SDC组相比，PSR组疼痛感明显缓解。两组患者舒适且最大无痛开口度较最初有所改善。在6个月的随访中，PSR组比SDC组的无痛开口度更大。这些结论为PSR在治疗口颌面疼痛方面的应用和持续评估提供了支持。

PSR技术包括8个教育和培训领域。第一，向患者解释病情并提供给患者选择权。第二，指导患者了解口腔颌面部结构的休息位[483]，通过明确头颈部肌肉反应与特定动作相关性了解消除肌功能亢进的重要性。第三，应用技巧让患者增强对姿势定位尤其是头颈部的意识。这称为本体感觉再教育，Carlson等进一步阐述了这一观点的基本原理[482]。第四，指导患者通过长斜方肌的温和的运动来放松上背部张力。第五，向患者提供一个包括身体结构定位在内的简短的渐进式放松程序，并指导患者每日锻炼2次，以深度放松肌肉。第六，这项训练之后是指导运用膈肌进行腹式呼吸，让身体的主要骨骼肌没有做应激反应时，患者能有规律地用膈肌以缓慢、放松的节奏呼吸。第七，指导患者以放松的姿势开始睡眠，并提供其他健康睡眠的建议。第八，指导患者了解液体摄入、营养和运动对恢复正常功能的作用。整个PSR计划是在一个知识体系内提出的，该体系侧重于将疼痛理解为一种生理障碍，最好通过休息、营养、组织修复、自主功能的行为调节和适当的活动来消除这些障碍。PSR技术的重点是限制任何增加不适感或疼痛感的活动，以促进无痛功能的恢复。

我们根据使用PSR 20年的临床经验提出，它是治疗各种口颌面疼痛的行之有效的方法。虽然它最初用途是缓解咀嚼肌疼痛，我们发现它也有助于治疗许多囊内疾病。PSR通过识别不适当的肌肉活动来帮助治疗囊内疾病，这些肌肉活动可能导致共收缩或限制了滑液释放到之前负荷过重的关节区。通过减少肌肉负荷，PSR有助于重建正常功能与无痛运动范围。事实上，PSR对大多数疼痛都有效，因为它能使患者获得对许多生理功能的控制，并逆转其生理系统的"失调"。如果医生有兴趣在临床实践中运用PSR技术，可以在其他地方阅读到更详细的描述[481-482,484]。虽然需要更多的临床试验来进一步评估PSR技术，但就我们目前的对照科学研究和临床实践的数据显示，患者可以从PSR训练中获益。

PSR是减少许多口颌面疼痛的一个强大的工具，但我们必须克服两个问题。第一个问题是因为这些原则太简单了，很多患者都不相信它们会起作用。事实上，许多临床医生可能会有同样的感受，直到他们看到确实取得了成功。临床医生需要说服患者，遵循这些治疗策略，可以很好地改善他们的疼痛。第二个问题是患者必须积极参与治疗计划。许多患者只是想通过服药或拔牙来快速解决问题。如果患者积极参与和训练，PSR就会起作用。它无法起到立竿见影的效果，需要一定的训练，根据我们的经验，付出努力一定会有收获。

Carlson博士和Bertrand博士已经同意在第16章的PSE讲义中公布他们的PSR治疗策略和技术。

第12章
咀嚼肌紊乱的治疗
Treatment of Masticatory Muscle Disorders

"咀嚼肌疼痛是TMD的常见症状。所以疼痛并非来自关节时，很多的医生也将其称为'TMJ'。"

——杰弗里·奥克森

本章是介绍各种颞下颌关节紊乱病（TMD）治疗的3个章节中的第1章。对于每类主要的TMD，都将用一章的篇幅来进行论述。在每章中，将根据病因、病史和临床特征，简要概述各个亚类（在第8章和第10章已有更详细的阐述）。在概述之后，将讨论合适的对因和对症治疗，并列举临床思路来辅助医生诊疗。最后，在每章的结尾会展示几个临床病例。

咀嚼肌紊乱患者常主诉肌肉疼痛，通常为突然或反复发作的肌肉疼痛。疼痛源于肌肉，如果累及关节囊外肌肉的疼痛会导致下颌运动受限。各种咀嚼肌紊乱的临床表现并不相同。如第8章所述，至少有5种不同类型的咀嚼肌紊乱，它们的治疗各不相同，因此应对其加以区分（图12.1）。这5种类型包括是保护性共收缩（肌僵直）、局限性肌痛、肌筋膜（扳机点）痛、肌痉挛和中枢介导慢性肌痛。本章还将讨论另外2种类型的肌痛：中枢性运动障碍和纤维肌痛。前3种情况（保护性共收缩、局限性肌痛和肌筋膜痛）在口腔临床较为常见。肌痉挛和中枢介导慢性肌痛不太常见，但需要加以辨别，以免误治。

一些肌肉紊乱（如共收缩和局限性肌痛）可以在相对较短的时间内发生和消失。如果这些问题得不到解决，可能会导致更多的慢性疼痛疾病。慢性咀嚼肌紊乱会变得更加复杂，治疗的方向通常不同于急性疾病。随着时间的推移，中枢神经系统（central nervous system，CNS）在维持肌肉紊乱（肌筋膜痛、肌痉挛、中枢介导慢性肌痛和中枢性运动障碍）中发挥重要作用。因此，重要的是，临床医生能够从慢性疾病中辨别出急性肌肉紊乱，以便采用适当的治疗方法。纤维肌痛是一种慢性肌痛性疾病，表现为系统性肌肉骨骼疼痛问题，口腔医生应当认识这种疾病，并最好转诊给专业的医疗人员进行治疗。

保护性共收缩（肌僵直）

保护性共收缩是肌肉对感觉或本体感觉传入的改变或损伤（或损伤威胁）的初始反应。这种反应称为保护性肌僵直[1]或共收缩[2]。已有一些研究证实了这种情况的真实性[3-7]。共收缩是一种常见的现象，在许多正常的功能活动中都可以观察到，例如，在试着用手指干活时绷紧手臂[2]。在感觉传入改变或疼痛发生的情况下，运动过程中的拮抗肌群收缩以保护受损部位。因此，咬合系统中感觉到的疼痛可以引起咀嚼肌的保护性共收缩[3]。临床上，可以看见闭口时降颌肌群的活动增加，以及张口时升颌肌群的活动增加。我们应该记住，保护性共收缩不是一种病理状态，而是肌肉骨骼系统的正常生理反应[7]。

病因

以下情况可能与保护性共收缩有关：

1. 感觉或本体感觉传入的改变。
2. 持续的深部疼痛传入。
3. 情绪压力加重。

病史

确认保护性共收缩的关键是它迅速继发于某一事件之后，因此病史非常重要。保护性共收缩只会持续几小时或几天。如果未加以治疗，后续很可能出现局限性肌痛。病史中会出现以下事件之一：

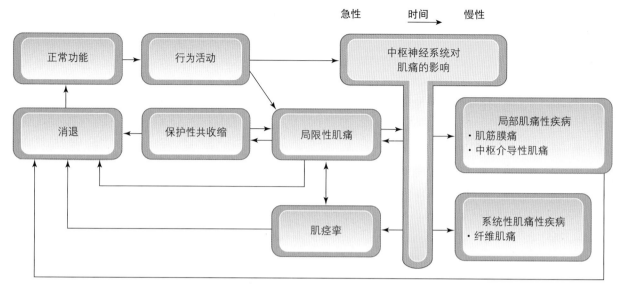

急性 ← 时间 → 慢性

• 图12.1 咀嚼肌疼痛关系模式图。本章将重点讨论5种类型的肌痛性疾病。由于各类肌痛的治疗各不相同，因此确定患者肌痛的类型非常重要。

1. 近期局部结构的变化。
2. 近期持续的深度疼痛。
3. 近期情绪压力加重。

临床特征

保护性共收缩具有以下临床特征：

1. 结构性功能障碍：运动范围受限，但患者被迫开口度可以达到相对正常的范围。
2. 静息状态无疼。
3. 功能活动加剧疼痛。
4. 主诉肌肉无力。

对因治疗

临床医生须牢记，保护性共收缩是正常的中枢神经系统反应，因此没有必要治疗肌肉本身，而应该针对共收缩的病因进行治疗。如果共收缩是由创伤所致，由于病因不再存在，则无须对因治疗（图12.2）。

如果共收缩是由不良修复体引起的，对因治疗则包括调改修复体以适应现有的咬合。改变咬合关系以消除共收缩应只针对不良修复体，而不是全牙列。一旦解决了修复的问题，咬合关系就恢复到原有的状态，从而消除症状（图12.3）。

如果共收缩是由于深部疼痛所致，则需要适当地处理疼痛（图12.4）。如果病因是情绪压力加重，那么应该建议适当地减轻压力，例如，机体自我调节（physical self-regulation，PSR）技术。

对症治疗

如果保护性共收缩的病因是组织损伤，对症治疗通常是唯一的治疗方式。首先指导患者限制下颌在无痛范围内运动。在疼痛缓解之前，建议进软食。可以短期服用一些止痛药（非甾体抗炎药），也可以使用简单的PSR技术（见第11章），但通常不用进行肌肉锻炼和其他理疗。共收缩通常持续时间短，如果病因得到控制，症状会在几天内消失。

第16章中介绍了提供给患者的教育表格，可以帮助患者自我进行对症治疗。

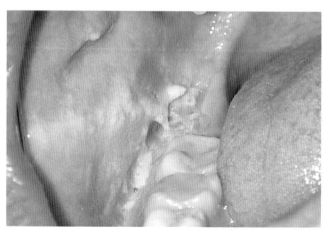

• 图12.2 该患者因咬伤颊部导致急性组织损伤和疼痛，从而引起保护性共收缩。运用合适的对症治疗以尽量减少疼痛的持续时间。疼痛缓解后，共收缩症状随之消失。

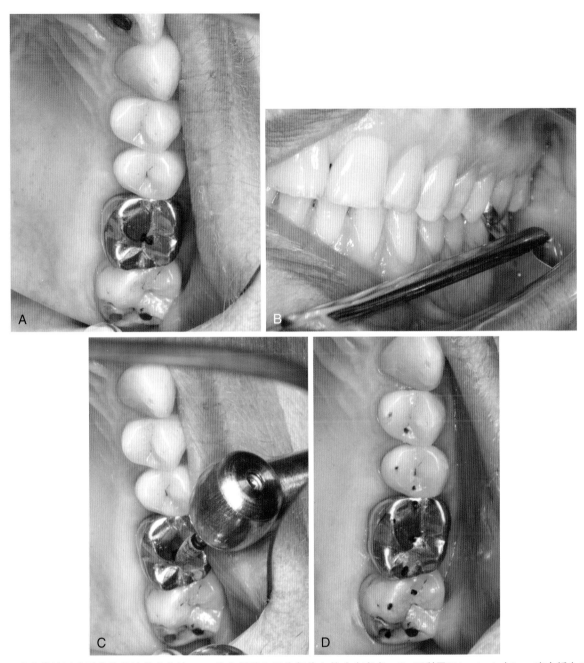

• 图12.3　咬合接触过重引发的保护性共收缩。A. 注意新戴入冠修复体上的咬合高点。B. 可利用Shimstock（8μm咬合纸）来标记牙冠上的咬合高点。C. 仔细调整咬合高点，使其与相邻牙齿恢复正常的咬合接触。D. 现在标记显示在咬合时已恢复所有原有的咬合接触点。再次使用Shimstock来确认此象限中的所有牙齿均存在接触。

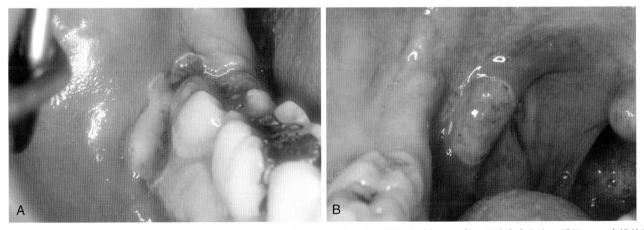

• 图12.4　任何来源的急性深部疼痛传入都可能导致保护性共收缩。A. 第三磨牙的萌出引起冠周炎，导致疼痛和张口受限。B. 扁桃体区域的巨大疼痛性阿弗他溃疡导致保护性共收缩和张口受限。（Courtesy Dr. Douglas Damm，University of Kentucky，Lexington，KY.）

局限性肌痛（非炎症性肌痛）

局限性肌痛是一种原发性、非炎症性、肌源性疼痛疾病。它通常是肌肉组织对持续的保护性共收缩的第一反应，也是口腔临床中最常见的急性肌痛性疾病。虽然共收缩是中枢神经系统诱导的肌肉反应，但局限性肌痛通常是肌肉组织局部环境的变化。这意味着局限性肌痛是对肌肉过度使用（我们认为是疲劳）的最初反应。

病因

以下情况可导致局限性肌痛：

1. 由于局部结构的改变而引起的长期持续性情绪压力加重。
2. 持续的深部疼痛（循环性肌痛）。
3. 局部组织损伤或非正常使用肌肉（迟发性局限性肌痛）。
4. 情绪压力水平增加。

病史

局限性肌痛患者陈述的病史会包括以下情况之一：

1. 疼痛开始于与保护性共收缩相关后数小时或数天。
2. 疼痛继发于另一种深部疼痛。
3. 疼痛开始与组织损伤有关（注射、大开口或非正常性肌肉使用导致疼痛持续）。
4. 最近发生导致情绪压力加重的事件。

临床特征

局限性肌痛具有以下临床特征：

1. 结构性功能障碍：下颌运动速度和幅度明显下降。患者无法实现边缘运动。
2. 休息时疼痛缓解。
3. 功能活动时加剧疼痛。
4. 主诉肌肉无力[8]。
5. 受累肌肉触诊时有局部压痛。

对因治疗

由于局限性肌痛产生的深部疼痛常导致保护性共收缩，随着时间的推移，常引起循环性肌痛。因此，治疗局限性肌痛的主要目的是减少向中枢神经系统的感觉传入（如疼痛）（图12.5）。感觉传入的减少可通过以下步骤实现：

1. 消除现有的感觉或本体感觉输入的变化。
2. 消除持续的深部疼痛传入源（包括口腔和其他部位）。
3. 向患者宣教并提供如PSR技术的信息。应强调以下4个方面：

   a. 建议患者限制下颌在无痛范围内运动。任何时候只要下颌运动产生疼痛，共收缩会再次出现。因此，应嘱患者控制开口度在无痛的范围，应鼓励患者进软食以减少咬合，并缓慢咀嚼。

   b. 应鼓励患者在无痛范围内进行下颌运动，以激活肌肉骨骼系统中的本体感受器和机械感受器，从而促进正常肌肉功能的恢复[9]。因此，谨慎和有意识地使用肌肉有助于局限性肌痛的消退。应鼓励患者在无痛范围行使肌肉功能，不宜完全废用疼痛的肌肉。

   c. 应鼓励患者减少非功能性牙齿接触。首先，让患者意识到潜意识时的牙齿接触，然后学习消除这些接触的技巧（认知意识）[10-12]。指导患者保持嘴唇闭合但牙齿分离的状态。大多数患者可以学会这些技巧，从而可以在清醒时主动保持牙齿不接触。

   d. 应让患者意识到情绪压力加重与肌肉疼痛状况之间的关系。当情绪压力可能是局限性肌痛的一个重要促进因素时，应鼓励患者采用一些减轻压力和促进放松的方法[12-13]。

4. 尽管患者通常可以控制白天的牙齿接触，但大多无法控制夜间的牙齿接触[14]。当怀疑存在夜间紧咬牙或磨牙（晨起时疼痛）时，建议夜间佩戴咬合板[15-20]。咬合板由丙烯酸制成，可戴在上下牙弓上，并与对颌牙形成精确的咬合接触（图12.6）。稳定型正中关系（CR）咬合板可以在髁突位于关节窝最前上位并抵靠在关节结节后斜面（肌骨稳定位）时与对颌牙形成均匀的咬合接触，而仅由尖牙提供非正中引导。指导患者在夜间睡眠时佩戴咬合板，如果需要辅助缓解疼痛时，白天可偶尔佩戴。已有研究表

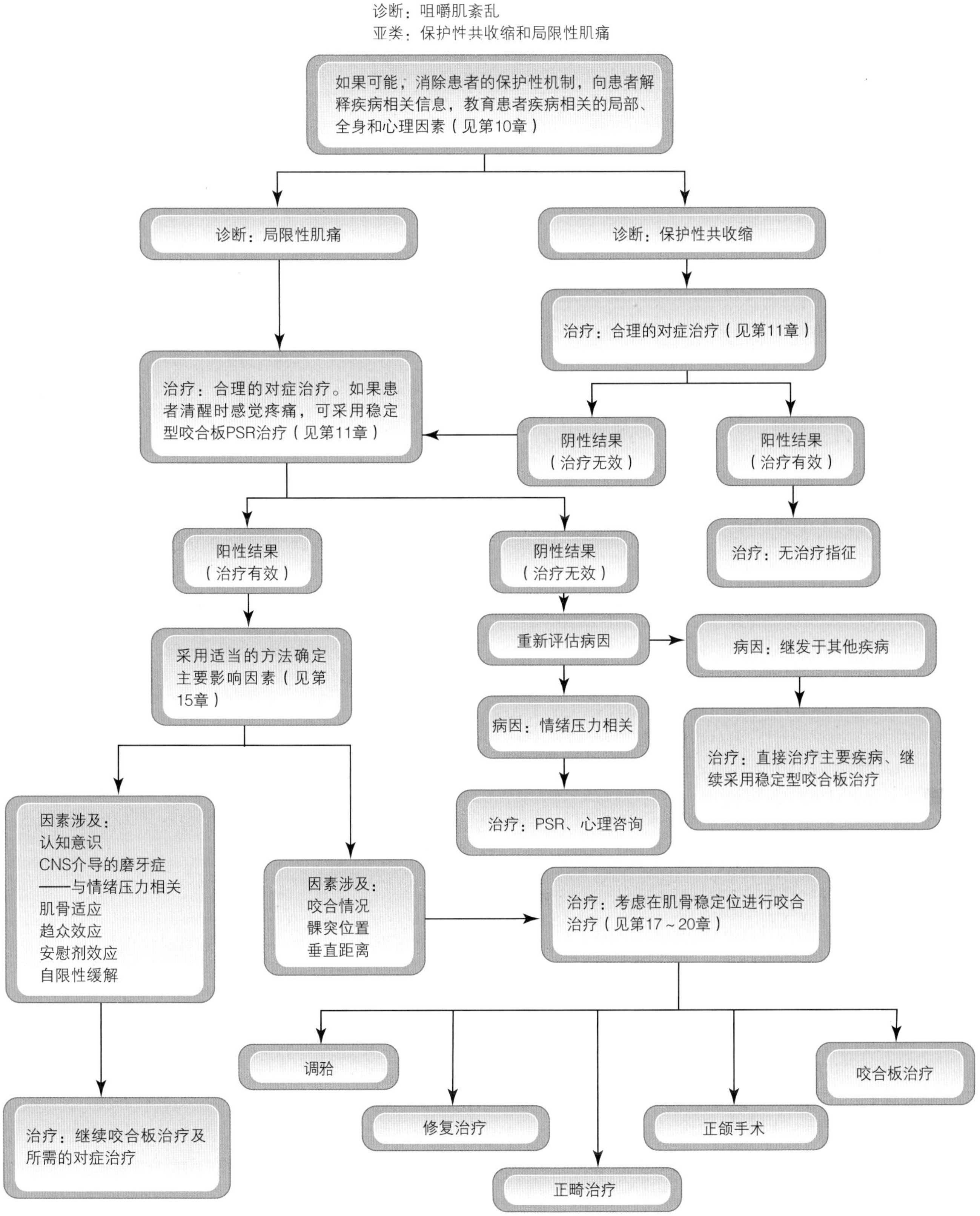

诊断：咀嚼肌紊乱
亚类：保护性共收缩和局限性肌痛

如果可能，消除患者的保护性机制，向患者解释疾病相关信息，教育患者疾病相关的局部、全身和心理因素（见第10章）

诊断：局限性肌痛

诊断：保护性共收缩

治疗：合理的对症治疗（见第11章）

治疗：合理的对症治疗。如果患者清醒时感觉疼痛，可采用稳定型咬合板PSR治疗（见第11章）

阴性结果（治疗无效）

阳性结果（治疗有效）

治疗：无治疗指征

阳性结果（治疗有效）

阴性结果（治疗无效）

病因：继发于其他疾病

采用适当的方法确定主要影响因素（见第15章）

重新评估病因

病因：情绪压力相关

治疗：直接治疗主要疾病、继续采用稳定型咬合板治疗

因素涉及：
认知意识
CNS介导的磨牙症
——与情绪压力相关
肌骨适应
趋众效应
安慰剂效应
自限性缓解

因素涉及：
咬合情况
髁突位置
垂直距离

治疗：PSR、心理咨询

治疗：考虑在肌骨稳定位进行咬合治疗（见第17～20章）

调𬌗

修复治疗

正颌手术

咬合板治疗

治疗：继续咬合板治疗及所需的对症治疗

正畸治疗

• 图12.5　咀嚼肌紊乱的治疗思路（亚类：保护性共收缩和局限性肌痛）。CNS：中枢神经系统；PSR：机体自我调节。

明，夜间佩戴稳定型咬合板治疗局限性肌痛比全天佩戴能更有效地减轻肌肉疼痛[21-22]，咬合板的制作和使用将在第15章中详细讨论。

多年来口腔医生一直提倡使用咬合板治疗，有数据表明它有助于减少咀嚼肌疼痛[20,23-26]。但是，这仍需要更多专业的循证证据支持，目前的研究表明咬合板可

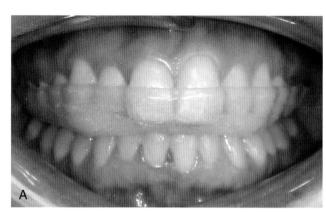

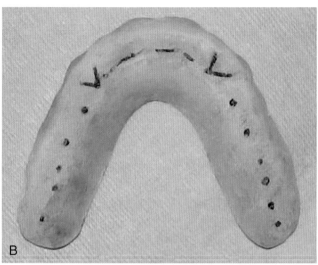

● 图12.6　A. 稳定型咬合板。B. 咬合接触点标记。注意，髁突在肌骨稳定（CR）位时，所有后牙同时均匀接触（牙尖顶与小平面接触）。非正中运动由尖牙提供引导。

能没有最初认为的那么有用[27-29]。我们需要鼓励更多的临床对照试验，以更好地了解咬合板对TMD症状的影响。但是，制作良好的稳定型咬合板是一种可逆性治疗方法，几乎没有副作用，因此可以考虑将其用于治疗局限性肌痛。

5. 如果上述疗法无法解决疼痛问题，临床医生可以考虑使用温和的止痛药。如果已经出现循环性肌痛，这就是一种对因治疗。温和的止痛药［如阿司匹林、对乙酰氨基酚或非甾体抗炎药（即布洛芬）］会有效。应鼓励患者定期服药以缓解疼痛。如果患者只是偶尔服用药物，深部疼痛传入的周期性效应可能不会停止。应指导患者每4～6小时服用1次药物，持续5～7日，以消除疼痛并打破周期。此后，患者就可以停药了。

对症治疗

局限性肌痛的对症治疗旨在缓解疼痛和恢复正常的肌肉功能。在大多数情况下，上面讨论的对因治疗就可以很容易地控制疼痛。

多年以来，临床上习惯使用肌松剂来治疗局限性肌痛[30]。但是，我们发现肌松剂对局限性肌痛似乎没有很明显的效果[31-32]。使用肌松剂的一些好处可能在于可以中枢性地放松和镇静患者；然而，因为肌肉并不因局限性肌痛而收缩（未增加肌电活动，见第8章），因此

它们并无疗效。因此，应慎用肌松剂，如需用药一定要提醒患者用药后潜在的嗜睡问题（禁止驾车）。

手法治疗（如被动肌肉拉伸和温和的按摩）可能也是有益的。如果怀疑情绪压力加重，放松疗法也会有所帮助。

治疗后1～3周，局限性肌痛应有改善。如果治疗无效，临床医生应考虑误诊的可能性。如果重新评估疼痛状况发现咀嚼肌疼痛加剧，则应考虑是更复杂的肌痛性疾病。

> **注意**
>
> 以下4种肌肉紊乱（肌痉挛、肌筋膜痛、中枢介导慢性肌痛和纤维肌痛）受中枢神经系统活动的影响。临床医生应认识到中枢神经系统的作用，这将影响治疗。肌痉挛是一种急性局限性疾病，而肌筋膜痛和中枢介导慢性肌痛是慢性局限性疾病，纤维肌痛是一种慢性系统性疼痛疾病。
>
> 指导患者的资料可见第16章。这些资料可在患者离开诊所时提供给他们，以增强他们对疾病的理解。这些资料还提供了有助于患者自我治疗的信息。

肌痉挛（强直收缩性肌痛）

肌痉挛是一种中枢神经系统引起不自主的强直性肌肉收缩，通常与肌肉组织内的局部代谢状况有关。虽然这种情况肯定会影响咀嚼肌，但并不像人们想象的那样普遍。

病因

以下情况是肌痉挛的病因：

1. 持续的深部疼痛传入。
2. 与肌肉组织疲劳或过度使用相关的肌肉组织局部代谢因素[33]。
3. 原发性肌痉挛机制[34]。

病史

患者常述突然出现下颌运动受限，通常伴肌肉僵硬。

临床特征

以下是肌痉挛的临床特征：

1. 结构性功能障碍：根据累及的肌肉，下颌运动范围可出现明显受限。常见急性错𬌗。
2. 休息时疼痛。
3. 功能运动时加剧疼痛。
4. 受累肌肉坚硬，触诊时疼痛。
5. 通常有明显肌肉紧绷感。

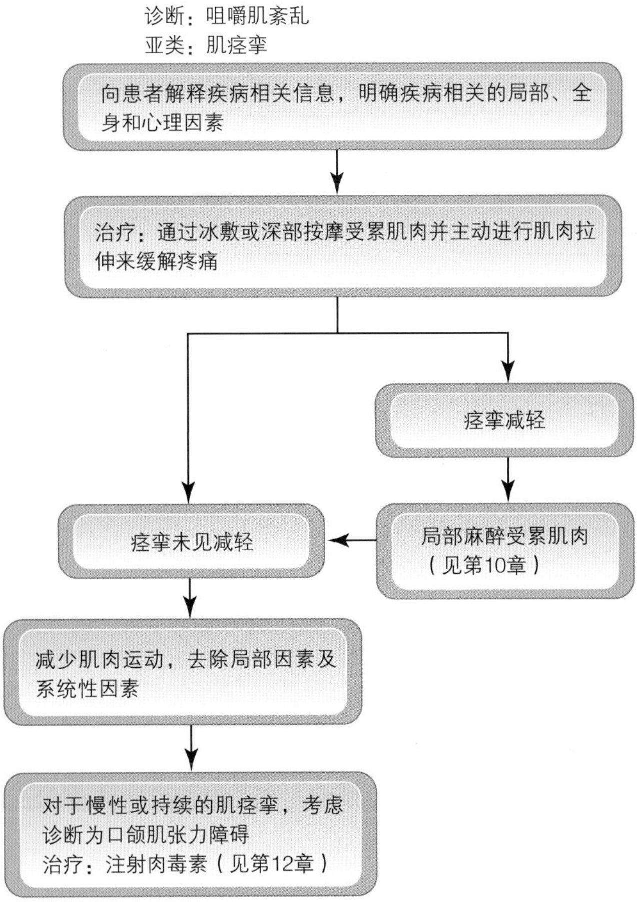

对因治疗

急性肌痉挛时建议两项治疗：首先是直接减轻痉挛本身，然后是针对病因治疗（图12.7）。

1. 缓解疼痛是治疗肌痉挛的最好方法，然后再被动地延长或拉伸受累肌肉。可通过手法治疗、冷冻喷雾、冰敷甚至局部麻醉痉挛的肌肉来缓解疼痛（图12.8）。疼痛缓解后，就要拉伸肌肉至全长。如果肌内注（通常是阻止持续性痉挛的最有效方式），建议使用不含血管收缩剂的2%利多卡因。
2. 如果存在明显的病因（即深部疼痛传入）时，应设法去除这些因素，以减少复发性肌痉挛的可能性。如果肌痉挛继发于疲劳和过度使用（长时间运动）时，建议患者让肌肉休息并重建正常的电解质平衡。

有时，在不明原因的情况下肌痉挛会反复发生。如果是同一块肌肉反复出现，实际上可能是口颌肌张力障碍。肌张力障碍是指反复的、不受控的肌痉挛性收缩，通常认为是中枢性病因。肌张力障碍的治疗方法与

诊断：咀嚼肌紊乱
亚类：肌痉挛

> 向患者解释疾病相关信息，明确疾病相关的局部、全身和心理因素

> 治疗：通过冰敷或深部按摩受累肌肉并主动进行肌肉拉伸来缓解疼痛

> 痉挛减轻

> 痉挛未见减轻

> 局部麻醉受累肌肉（见第10章）

> 减少肌肉运动，去除局部因素及系统性因素

> 对于慢性或持续的肌痉挛，考虑诊断为口颌肌张力障碍
> 治疗：注射肉毒素（见第12章）

• 图12.7 咀嚼肌紊乱的治疗思路（亚类：肌痉挛）。

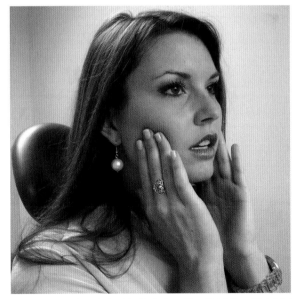

• 图12.8 由急性肌痉挛引起的疼痛通常可通过轻柔按摩肌肉来减轻。这种效果主要是通过感觉传入的改变而产生的。

急性或偶发性肌痉挛不同，本章结尾将单独对其进行讨论（中枢性运动障碍）。

对症治疗

通常理疗技术是治疗肌痉挛的关键。软组织放松术，例如，深部按摩和被动拉伸是两种最重要的即时治疗方法。一旦肌痉挛减轻，可采用其他理疗方法来帮助解决局部因素和系统性因素，例如，肌肉锻炼和放松疗法。该病由于发病较急，通常无须药物治疗。

肌筋膜痛（扳机点肌痛）

肌筋膜痛是一种局限性肌源性疼痛，其特征是肌肉组织内存在局部、固定的高敏感区域，称为扳机点[35]，因此该病也称为肌筋膜扳机点疼痛。该病常存在中枢兴奋效应，常引起牵涉痛，患者常描述为紧张型头痛。

病因

虽然对这种疾病缺乏全面的了解，但以下病因与肌筋膜痛有关：

1. 持续的深部疼痛传入[36-37]。
2. 情绪压力水平增加[38-39]。
3. 睡眠障碍[40-41]。
4. 影响肌肉活动的局部因素：例如，习惯、姿势、肌肉拉伤，甚至寒战。
5. 系统性因素：例如，营养不良[42]、身体条件差、疲劳[36]、病毒感染等[43]。
6. 原发性扳机点机制。

病史

患者的主诉往往是异位疼痛，而不是真正的疼痛源（扳机点）。因此，患者会引导医生考虑头痛（紧张型）或保护性共收缩。如果医生不加以注意，就可能会直接治疗继发性疼痛，当然，必将失败。医生必须具备必要的知识和诊断技巧来确定主要的疼痛源，以便选择合适的治疗方案。

临床特征

肌筋膜痛患者通常会表现出以下临床特征：

1. 结构性功能障碍：根据扳机点的位置和强度情况，

下颌运动的速度和范围可能会略有下降。这种轻微的结构性功能障碍是继发于疼痛的抑制作用（保护性共收缩）。
2. 即使在休息时也能感觉到异位疼痛。
3. 功能运动加剧疼痛。
4. 存在有扳机点的紧绷肌肉带，当刺激扳机点时会加剧异位疼痛。

对因治疗

肌筋膜痛的对因治疗旨在消除或减少病因（图12.9）。医生可通过以下治疗方案来实现这一点：

1. 根据病因以适当的方式消除任何持续性深部疼痛传入。
2. 减少导致肌筋膜痛的局部因素和系统性因素。这种治疗是根据患者的需要而个性化制订的。例如，如果情绪压力是疾病的一个重要病因，那么就需要使用减轻压力的方法。如果姿势或工作体位导致肌筋痛，则应尝试改善这些姿势。PSR技术（见第11章）对于治疗肌筋膜痛非常有效。
3. 如果怀疑有睡眠障碍，应进行适当的评估和转诊。通常，低剂量的三环类抗抑郁药（如睡前服用10～20mg阿米替林），会有所帮助（见第11章）。
4. 治疗肌筋膜痛最重要的是治疗和消除扳机点。可应用以下技术，通过无痛性拉伸扳机点所在的肌肉来实现。

喷雾−拉伸

消除扳机点的最常见和保守治疗方法之一是喷雾−拉伸技术[44-46]。该技术需要在包含扳机点的肌肉组织上喷涂冷却喷雾（如氟代甲烷），然后主动拉伸肌肉。冷却喷雾可刺激皮肤神经，暂时减少该区域对疼痛的感觉（见第2章）。喷涂后，就可将肌肉无痛地拉伸至全长（图12.10）。从约46cm（18英寸）的距离向牵涉痛部位喷涂冷却剂。重要的是在肌肉的被动拉伸不产生疼痛。如果引起疼痛，可能会引起肌肉保护性共收缩，导致更多的肌肉收缩（循环性肌痛）。Simons和Travel已经介绍了每块肌肉的精确治疗方法[47]。这篇文章应该成为所有治疗肌筋膜痛医生的"必修"内容。

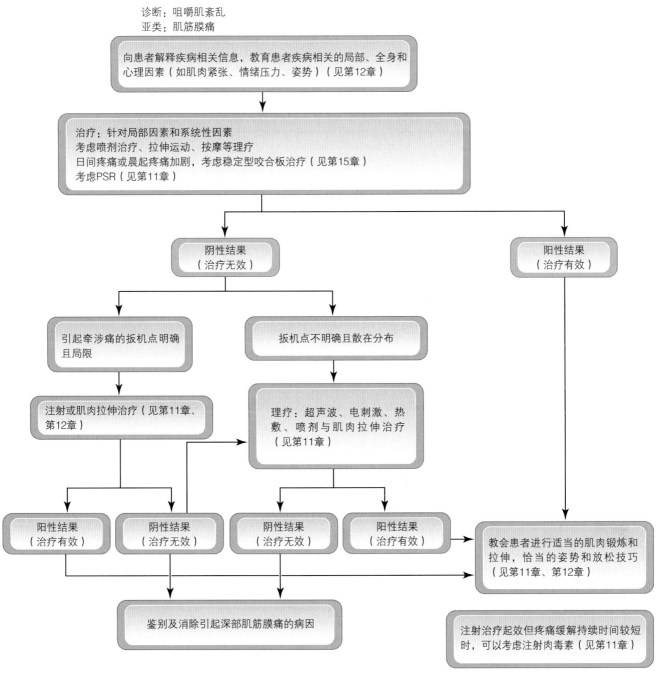

• 图12.9 咀嚼肌紊乱的治疗思路（亚类：肌筋膜痛）。PSR：身体自我调节。

按压和按摩

有时按摩或手法治疗可以消除扳机点疼痛。但是，这治疗过程中不能产生疼痛。已有研究证明对扳机点逐渐加压也是一种有效的治疗方法[44,48-49]。按压力度逐渐增加到较低的疼痛阈值，并保持30～60秒。如果实施该方法时导致较剧烈的疼痛，则应当立即停止，因为疼痛会强化循环性肌痛。

超声波和电刺激

理疗方式，例如，超声波和电刺激（electrogalvanic stimulation，EGS）有时可用于扳机点的治疗[50]。超声波可在扳机点深层区域产生热量，促进局部肌肉放松[51]。低压电刺激可节律性刺激或脉冲肌肉。这种疗法可以减少肌肉活动并促进肌肉放松[52-53]。尽管很少有研究证实这些技术的有效性，但这些保守治疗可能有用。

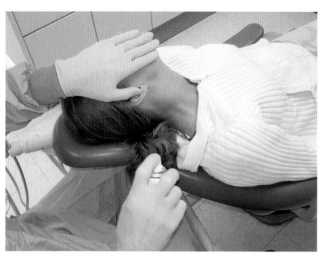

• 图12.10　喷涂–拉伸技术。将冷却剂喷涂于上斜方肌和颈部肌肉，以消除肌筋膜扳机点。喷涂时注意保护眼睛、鼻子、嘴巴和耳部，喷涂后立即无痛性拉伸肌肉。

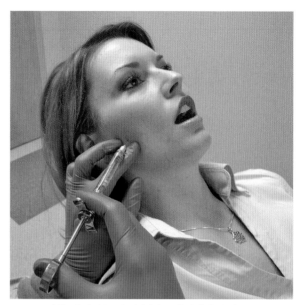

• 图12.11　扳机点注射。在右侧咬肌中定位扳机点，然后用两指夹住，然后注射药物（注射时用27号短针头）。

注射和拉伸

消除扳机点的另一种有效方法是注射技术（图12.11）。最常见的是注射局部麻醉剂，然后无痛性拉伸肌肉[54-56]。虽然麻醉剂有助于缓解疼痛[57]，但其显然不是消除扳机点的最关键因素[58-59]。相反，可能是针头对扳机点的机械干扰产生了疗效。

使用局部麻醉剂有两个原因：第一，局部麻醉剂可迅速消除疼痛，使肌肉能完全无痛地拉伸；第二，其具有诊断价值。换句话说，一个扳机点麻醉后，不仅局部疼痛缓解，相关的牵涉痛也同时被消除。因此，临床医生可以获得有关疼痛源的有用信息。例如，在胸锁乳突肌内一个扳机点注射麻醉剂后将立即消除所牵涉的暂时性头痛，从而确定头痛的真正来源。疼痛的立即停止与深部疼痛（扳机点）产生的中枢兴奋效应的中断有关。这种对疼痛的抑制效应可能与内啡肽系统有关[60]。

如果需要局部麻醉注射，1%普鲁卡因的肌毒性最小。然而，这种药物不再有用于口腔注射器的包装；因此，当使用口腔注射器时，适合使用2%利多卡因。肌肉注射时不宜使用血管收缩剂。长效麻醉剂［如丁哌卡因（马卡因，布比卡因）］不适用于肌肉注射，因为它会增加肌肉毒性，尤其是与类固醇一起使用时[61]。治疗

扳机点只需要少量利多卡因。一个口腔注射包装的量足以进行2次甚至3次扳机点注射，主要取决于要注射的肌肉大小。斜方肌扳机点注射需要1/2瓶，而颞肌扳机点注射只需要不到1/3瓶即足够。

如果发现局部麻醉注射后，甚至在药效过后，患者的疼痛得到了长期缓解，那么就意味着扳机点注射可能是肌筋膜痛的合适疗法。如果每次注射之间的疼痛缓解期持续变长，则可能需要重复注射。如果扳机点注射无法长期缓解疼痛，就没有必要进行重复注射。

与任何注射技术一样，应始终遵循第10章中描述的4条规律。Simons和Travel[54]介绍了每块肌肉的解剖和注射技术，对使用扳机点注射治疗肌筋膜痛感兴趣的临床医生可参考他们的文章。

对症治疗

如前所述，各种理疗方式和手法治疗可用于治疗肌筋膜痛。这些技术可针对实际扳机点的消除，因此是对因治疗。其中最重要的是软组织放松术和肌肉锻炼。

药物治疗（如肌松剂）可能有所帮助，但通常不会消除扳机点。服用药物（如环苯扎林，睡前10mg），通常可以缓解疼痛，但扳机点仍然需要做上述治疗。肌

松剂有助于将活跃的扳机点转化为潜在的或休眠的扳机点，但不一定能消除它。镇痛药也可能有助于中断疼痛的周期性效应。

姿势和体位是其他一些肌筋膜痛患者的可能病因[35]。持续缩短的肌肉比伸展的肌肉更容易产生扳机点。每日全身拉伸有利于保持无痛状态，颈、肩部尤其如此，应始终鼓励患者定期锻炼[36,62-63]。

指导患者的资料可见第16章。这些资料可在患者离开诊所时提供给他们，以增强他们对疾病的理解。这些资料还提供了有助于患者自我治疗的信息。

中枢介导性肌痛（持续性颌面部肌肉痛，又称为慢性肌炎）

中枢介导性肌痛是一种慢性、持续的肌肉疼痛疾病，主要源于中枢神经系统的效应，并被外周肌肉组织感觉到。这种疾病的临床表现类似于肌肉组织炎症，因此有时称为慢性肌炎。

病因

中枢介导性肌痛的病因，顾名思义，是中枢神经系统，而不是更常见的与咬合系统相关的结构。当中枢神经系统持续性接收伤害性传入信息时，脑干通路在功能上会发生改变，从而对外周传入神经元产生逆行效应。换句话说，正常的神经元只能将信息从外周传送到中枢神经系统，而现在反而是中枢神经系统将信息传送到外周组织。这可能是通过轴突传递系统发生的[64]。当这种情况发生时，外周的传入神经元会释放伤害性神经递质（如P物质和缓激肽），进而引起外周组织伤害性感受和疼痛，此过程称为神经源性炎症[65-70]。

需要记住的是，中枢介导慢性肌痛患者主诉的肌肉疼痛无法通过治疗疼痛的肌肉组织本身来消除。治疗必须针对中枢机制，这个思维过程对口腔医生来说可能是非常陌生的。

中枢介导慢性肌痛可能是由局限性肌痛或肌筋膜痛导致的长期肌肉疼痛传入引起的。换句话说，患者经历肌源性疼痛的时间越长，发生中枢介导慢性肌痛的可能

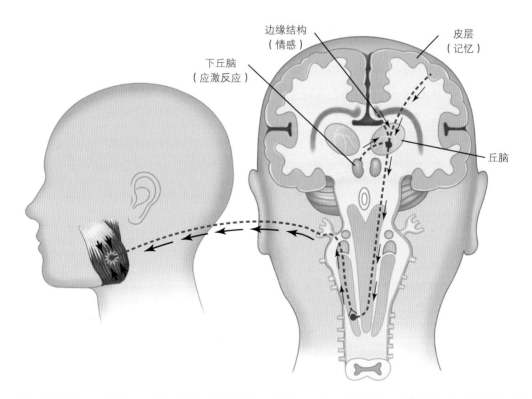

• 图12.12 中枢介导性肌痛。有些肌肉紊乱起源于中枢神经系统，即使疼痛是在外周的肌肉感觉到的。这幅图描绘了下丘脑、边缘结构和皮层这些中枢结构如何共同协作对肌肉组织产生逆向作用。当这种情况发生时，成功消除疼痛的关键在于使中枢机制安静下来，而不是治疗外周组织结构（牙齿、肌肉或关节）。红色虚线：激活的神经元；箭头：神经冲动的方向；红星：疼痛的部位。

性就越大。然而，其他中枢机制也可能在中枢介导性肌痛的发病机制中发挥重要作用，例如，自主神经系统的慢性上调、长期的情绪应激或其他来源的深部疼痛传入（图12.12）。

病史

患者常述持续性、原发性、肌源性疼痛，通常有长期肌肉不适病史（数月甚至数年）。

临床特征

以下是中枢介导性肌痛常见的6个临床特征：

1. 结构性功能障碍：中枢介导性肌痛的患者下颌运动速度及幅度显著下降。

2. 休息时有明显的疼痛。

3. 功能运动时疼痛加剧。

4. 存在肌肉僵硬感。

5. 肌肉触诊有明显的疼痛。

6. 随着中枢介导慢性肌痛的持续，由于疼痛导致的肌肉废用可能会导致肌肉萎缩、肌静止性或肌纤维性挛缩。

对因治疗

临床医生需要首先认识到中枢介导慢性肌痛的状况，因为治疗的结果不会像治疗局限性肌痛那样立竿见影。肌肉组织的神经源性炎症，以及由此产生的慢性中枢致敏反应，通常需要时间来解决。当确诊为中枢介导慢性肌痛时，临床医生应与患者讨论预期结果和恢复所需的时间。应该告知患者症状的减轻最初是缓慢且不明显的。患者需要意识到这一点，以减轻对疗效的预期。只要病因得到控制，神经源性炎症就会消退，症状就会慢慢减轻。

与局限性肌痛一样，中枢介导慢性肌痛患者遵循4种一般治疗策略。尽管有些相似，但它确有不同。事实上，局限性肌痛的治疗通常会加重中枢介导慢性肌痛（图12.13）。因此，如果临床医生正在治疗局限性肌痛，而症状变得更严重，很可能这个状况实际上是中枢介导慢性肌痛。然后应采用以下方法：

1. 限制下颌在无痛性范围内运动，使用疼痛的肌肉只会加重病情。为了缓解疼痛，患者应根据需要保持下颌不动。开始进软食，慢慢咀嚼，小口咬合。如果功能性疼痛无法控制，可能需要流质饮食。如果需要流质饮食时，在疼痛缓解后，就应恢复无痛状况下的软质饮食。

2. 避免锻炼或注射。由于肌肉组织的神经性炎症，任何刺激都会加剧疼痛。患者应尽量让肌肉休息，避免局部麻醉注射，因为该治疗会损伤已发炎的组织。虽然用局部麻醉阻断中枢介导慢性肌痛的肌肉，最初可以缓解疼痛，但麻醉剂效一过，疼痛通常会显著增加。这一临床特征有助于确诊。

3. 咬合分离。与局限性肌痛一样，中枢介导慢性肌痛的治疗可以通过主动或被动地咬合分离来辅助治疗。主动咬合分离可通过第11章介绍的PSR技术来完成。被动咬合分离（夜磨牙）与局限性肌痛相同可通过稳定型咬合板来实现（见第15章）。

4. 开始服用抗炎药。由于局部肌肉组织炎症，应开始服用抗炎药。非甾体抗炎药（如布洛芬），是一个很好的选择，应定期服药（400～600mg，每日1次），持续2周，以便达到足够的血药浓度来实现疗效。剂量不规范将达不到预期的效果。除了抗炎作用外，其还有潜在的镇痛作用。因此，非甾体抗炎药可以帮助减少循环性肌痛，进而缓解中枢介导慢性肌痛。如前所述，应询问患者是否有胃病史，并在服药期间监测胃部症状。如果出现胃部不适，可以考虑使用COX-2抑制剂（见第11章）。

5. 考虑睡眠管理。与其他中枢性疼痛一样，患者的睡眠质量也会受到负面影响。当这种情况出现时，睡前服用低剂量的三环抗抑郁药（如10mg阿米替林）可有助于减轻症状（见第11章）[71-73]。这一机制被认为与睡眠质量的改善[71-72,74]，或对下行抑制系统的积极作用有关。睡前服用10mg的环苯扎林（Flexeril）也可能有助于帮助睡眠和缓解疼痛[75-77]。

6. 由于中枢神经系统是这类疼痛的主要病因，中枢神经元很可能已经变得敏感。因此，以减少这种中枢致敏性为导向的治疗应成为治疗策略的一部分。我们应该教育患者：中枢神经系统的问题是疾病的重要组成部分。患者一般并不知道这种关系。因此，

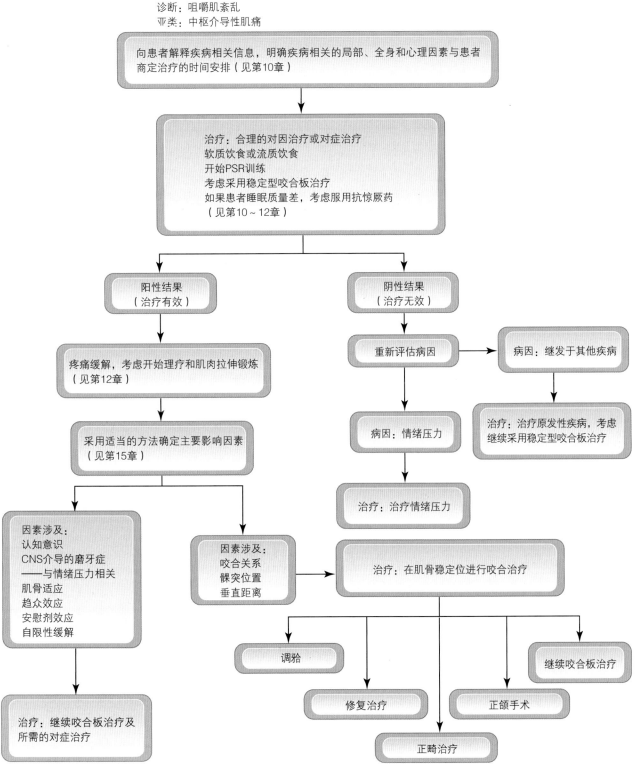

诊断：咀嚼肌紊乱
亚类：中枢介导性肌痛

向患者解释疾病相关信息，明确疾病相关的局部、全身和心理因素与患者商定治疗的时间安排（见第10章）

治疗：合理的对因治疗或对症治疗
软质饮食或流质饮食
开始PSR训练
考虑采用稳定型咬合板治疗
如果患者睡眠质量差，考虑服用抗惊厥药
（见第10～12章）

阳性结果
（治疗有效）

阴性结果
（治疗无效）

重新评估病因 → 病因：继发于其他疾病

疼痛缓解，考虑开始理疗和肌肉拉伸锻炼
（见第12章）

病因：情绪压力

治疗：治疗原发性疾病，考虑继续采用稳定型咬合板治疗

采用适当的方法确定主要影响因素
（见第15章）

治疗：治疗情绪压力

因素涉及：
认知意识
CNS介导的磨牙症
——与情绪压力相关
肌骨适应
趋众效应
安慰剂效应
自限性缓解

因素涉及：
咬合关系
髁突位置
垂直距离

治疗：在肌骨稳定位进行咬合治疗

调𬌗

继续咬合板治疗

修复治疗

正颌手术

正畸治疗

治疗：继续咬合板治疗及所需的对症治疗

• 图12.13 咀嚼肌紊乱的治疗思路（亚类：中枢介导慢性肌痛）。CNS：中枢神经系统；PSR：机体自我调节。

PSR技术对恢复自主神经系统的正常水平非常有帮助。这种内在生理状态只能患者控制，而非临床医生。这就是为什么需要患者理解这种关系，并努力改变行为从而下调自主神经系统的原因。应当告诉患者，他们需要"由内而外"地让中枢神经系统安静下来。我们临床医生通常只能"由外而内"地进行治疗，这往往无法解决与中枢介导性肌痛相关的主要致病因素。正因如此，最重要的治疗师是患者自己，而不是临床医生。临床医生并不习惯这么做，因为我们习惯于完全主导治疗以消除疾病，就像口腔医生平时做的那样。这通常不适用于中枢介导性肌痛。因此，例如，呼吸运动、冥想、瑜伽、正念，甚至自我催眠等疗法可能可以在治疗中枢介导性肌痛方面发挥作用。

临床医生甚至可以考虑一些抗惊厥药，例如，加巴喷丁或普瑞巴林（Lyrica）（见第11章）。尽管目前这些药物疗效缺乏证据，但它们确实在治疗中枢介导性肌痛的考虑范围内。这些药物有助于睡眠，因为它们的常见副作用之一就是嗜睡。

对症治疗

在中枢介导慢性肌痛的早期治疗中，应该谨慎使用理疗，因为任何操作都可能加剧疼痛。湿热敷对有些患者会有帮助（图12.14）。而对于其他的患者，冰敷可能更有用。患者会清楚地知道哪种方法对他们最好。当症状开始缓解，可以开始超声波治疗和温和的拉伸。如果治疗增加了疼痛，那么就应该降低强度。

由于中枢介导慢性肌痛的治疗通常需要时间，因此会出现两种不同的情况：肌萎缩和肌静止性挛缩。这些是由于缺乏使用升颌肌（颞肌、咬肌、翼内肌）造成的。一旦急性症状消失，肌肉活动就可以慢慢开始。一些温和的等长下颌运动将有效增加肌肉的力量和使用

（图12.15）。被动拉伸也有助于恢复升颌肌群的原始力量（见第11章）。要记住，治疗中枢介导慢性肌痛是一个缓慢的过程，不能急于求成。如果太早进行理疗，中枢介导慢性肌痛可能恶化。

指导患者的资料可见第16章。这些资料可在患者离开诊所时提供给他们，以增强他们对疾病的理解。这些资料还提供了有助于患者自我治疗的信息。

纤维肌痛（纤维组织炎）

纤维肌痛是一种慢性、全身性的肌肉骨骼疼痛疾病[78]。根据一份早期的共识报告[79]，纤维肌痛是一种广泛存在的肌肉骨骼疼痛疾病，在全身18个特定部位中至少11个存在压痛。2010年，美国风湿病学会修订了纤维肌痛的标准，如下所示。纤维肌痛不是一种咀嚼肌疼痛疾病，因此应加以鉴别并转诊至相关的医务人员。

病因

纤维肌痛的病因没有很好的文献记载。这可能与中枢神经系统处理外周（肌肉–骨骼）传入信息的改变有关。下行抑制系统[81]、下丘脑–垂体–肾上腺（HPA）轴[82]和免疫系统都与之有关[83-89]，其他因

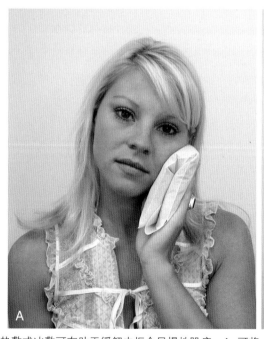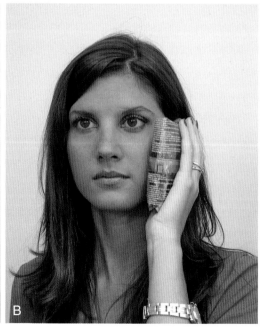

• 图12.14　湿热敷或冰敷可有助于缓解中枢介导慢性肌痛。A. 可将一个湿热包敷在咬肌上15～20分钟，根据需要可一整天重复使用。B. 当热敷无效时，可以试试冷敷。将冰袋敷在疼痛肌肉上，直到组织感觉麻木（不超过5分钟）。然后让肌肉逐渐复温。如果这样可以缓解疼痛，可以重复此过程。

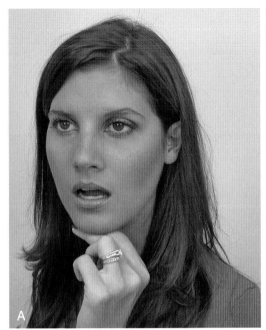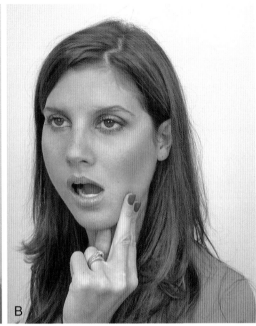

• 图12.15　"轻柔"的下颌等长锻炼有助于增加萎缩肌肉的力量。A. 治疗目的是抵抗阻力进行"轻柔"的开口运动。B. 患者用手指抵住下颌的同时做侧向移动。分别做开口、左右侧方以及前伸运动各3~5秒，每日重复练习。

素如遗传[90-91]、生长激素缺乏[92]、内源性阿片系统缺陷[88,93-94]、既往的身体或情感创伤[95]也与纤维肌痛有关。虽然纤维肌痛的病因可能不同于咀嚼肌疼痛疾病，但这两种疾病在许多慢性疾病患者中共存[96-107]。

病史

纤维肌痛患者常述慢性和广泛的肌肉骨骼疼痛，全身3/4象限出现3个月或更长时间的疼痛。疼痛一定是出现在腰部上下及左右两侧。患者主诉有关节疼痛，但没有任何关节紊乱的迹象。患者常有睡眠障碍、久坐习惯和临床抑郁症[108-112]。

临床特征

纤维肌痛患者常述全身普遍疼痛。以下是一些典型的临床特征：

1. 结构性功能障碍：如果咀嚼肌受累，下颌运动的速度和幅度会显著降低。

2. 在休息时，普遍存在肌肉疼痛，并随着时间波动。美国风湿病学会（ACR）[80,113]制定的现行标准利用了广泛性疼痛指数（widespread pain index，WPI）和认知症状、疲倦的睡眠、疲劳和一些躯体症状的分类量表中的诊断变量。这些分类量表被总结为症状

严重程度（symptom severity，SS）量表。ACR结合SS量表和WPI将纤维肌痛定义为WPI≥7、SS≥5的患者。第二个标准包括3≤WPI≤6、SS>9的患者。

这一新的现行标准旨在取代以前的标准[79]，即在全身4个象限中的3个象限，18个特定压痛点中的至少11个有压痛。触诊这些点时不产生异位痛。这是纤维肌痛和肌筋膜痛（扳机点伴牵涉痛）之间的明显临床差异。

3. 疼痛随着受累肌肉功能运动而加重。

4. 纤维肌痛患者一般会感觉肌肉无力，也常述全身慢性疲劳。

5. 纤维肌痛患者一般缺乏身体锻炼。由于肌肉功能活动加剧疼痛，纤维肌痛患者通常逃避运动。这种状况可能长期存在，因为久坐习惯等身体状况可能是肌痛的诱因，因此会形成恶性循环。

对因治疗

由于对纤维肌痛的认识有限，治疗应保守并直接针对病因和永久因素。临床医生应该记住，纤维肌痛不是一种原发性咀嚼肌紊乱。因此，口腔医生不应承担主要治疗任务。而是要能够鉴别出纤维肌痛，并适时地转诊。当出现明显的咀嚼肌疼痛时，口腔医生可以和健康专业团队的专家们一起处理相应的症状。其他可以帮

助治疗这个问题的卫生专业领域包括风湿病学、康复医学、心理学和理疗[113-114]。应考虑以下一般处理：

1. 如果还存在其他咀嚼肌紊乱，应针对这些疾病进行治疗。

2. 如果存在第8章中所讨论的永久因素，应适当地加以处理。

3. 非甾体抗炎药似乎对纤维肌痛症状有一定作用，应该以与中枢介导慢性肌痛相同的方式用药。

4. 缓解、消除睡眠障碍。与中枢介导慢性肌痛一样，睡前服用低剂量的三环抗抑郁药（如10～50mg阿米替林），可有助于减轻纤维肌痛相关症状[71-73]。这种机制被认为与睡眠质量的改善[71-72,74]或下调抑制系统的积极作用有关。睡前服用10mg环苯扎林（Flexeril）也可以协助睡眠和缓解疼痛[75-77]。

5. 尽管压痛点与扳机点不同，但一些证据表明，例如，温和的理疗甚至扳机点注射可能对一些纤维肌痛患者有效[115]。

6. 由于中枢神经系统在纤维肌痛中起着主要作用，旨在减少自主神经系统上调的治疗是有帮助的。临床医生可以考虑用一些抗惊厥药，例如，加巴喷丁（Neurontin）或普瑞巴林（Lyrica）（见第11章）[116-120]。这些药物也可能有助于睡眠，因为它们的一个常见的副作用是嗜睡。另一种治疗纤维肌痛的药物是度洛西汀[121]。

7. 如前所述，纤维肌痛患者疼痛广泛，身体往往缺乏锻炼。然而，这种久坐的生活方式并不能帮助患者康复。事实上，研究表明[122-127]，轻度身体锻炼对缓解疼痛很有帮助。研究表明，轻度身体锻炼可增强下行抑制系统，减轻纤维肌痛患者的疼痛[81]。因此，应鼓励患者开始并维持有规律的运动计划。这项计划需要根据患者的情况进行量身定制，缓慢地开始，且不能设定不合理的目标。

8. 由于纤维肌痛患者常伴抑郁症[108-110,128]，临床医生必须意识这种精神障碍并加以评估。一旦确诊，就需要对患者进行适当的治疗。治疗患者纤维肌痛的力学专业团队应当包括一位心理学家或精神科医生，负责处理这种情况。治疗的临床医生需要认识到抑郁症患者可能会迷失方向，出现自杀的倾向。

治疗抑郁症实际上比纤维肌痛更有效、更可预测，因此这种情况需要尽快地发现和治疗。

对症治疗

理疗和手法治疗对纤维肌痛患者是有帮助的。例如，湿热敷、轻柔按摩、被动拉伸和放松训练等技术是最有帮助的。此外，肌肉锻炼也是治疗的重要组成部分。制订一个轻度和良好控制的全身运动计划（如散步或轻度游泳），可以对减轻与纤维肌痛相关的肌肉疼痛非常有帮助[62-129]。如前所述，应注意为每位患者个性化制订运动计划。

中枢性运动障碍

有几种情况会影响咀嚼肌，它们要么受到中枢神经系统的强烈影响，要么就是由中枢神经系统产生的，包括夜磨牙、日间咬紧牙和口颌肌张力障碍。本章中将磨牙和紧咬牙统称为导致肌肉过度活动的副功能活动。在本节中，由于治疗策略不同，将分别对其进行讨论。这些情况在口腔临床中很常见。然而，口颌肌张力障碍并不常见，需要临床医生识别出来，以便在排除其他的情况下，使这些患者可以得到适当的治疗。需要理解的原则是，这些疾病的病因源于中枢神经系统，因此治疗这些疾病是非常困难的，甚至在某些情况下是不可能的。因此，通常需要的是对症治疗。

夜磨牙

磨牙症是一种常与睡眠有关的副功能活动。其特征是常在反复的非正中位置出现牙齿紧咬或磨牙。因此，牙齿磨耗往往与夜磨牙有关。当然，一些患者睡眠时可能只是单纯的紧咬牙，此时牙齿磨耗可能并不明显。在睡眠研究中，这两种活动都可能发生，并可能导致肌肉疼痛或其他颞下颌关节紊乱病的发生。睡眠相关的副功能活动现象已在第7章详细阐述。

早期，口腔界普遍认为是错殆畸形导致的夜磨牙[130-137]。然而，对照研究表明[138-139]，咬合状况对夜间肌肉活动影响很小。情绪压力水平[140-141]以及其他的因素[142]影响程度似乎更大。然而，人们已经反复证明咬合板可以至少在短期内降低夜间肌肉活动的水平[15-16,140-141,143-148]。然而，在一项睡眠实验室研究中，只有36%的受试者夜磨牙减少，而43%的受试者实际上活动增加，21%保持不变。显而易见，磨牙活动及其与肌肉疼痛的关系远比最初想象的复杂。

我们在牙科专业中用来解释肌肉疼痛的大部分数据都来自我们对咬合和咀嚼功能的理解。换句话说，我们用我们的口腔知识来解释肌肉疼痛。这实际上可能把我们引向了不恰当的方向。当患者来到牙科诊所时，口腔医生照例检查他的口腔。一旦发现牙齿磨耗，对疼痛的最常见的解释是磨牙症。如果患者说他不磨牙，口腔医生通常会说："您确有磨牙，只是因为在睡觉所以没有意识到[149]。"因此，传统上，口腔医生听到疼痛的主诉就会直接把它与牙齿磨耗联系起来，而牙齿磨耗往往与错𬌗有关。人们必须认识到，这种反应不是基于数据，而是随着时间的推移而传承下来的概念。疼痛的来源多种多样，而牙齿磨耗非常常见，尤其是随着我们年龄的增长。因此，应当寻找循证证据来更好地理解磨牙症、牙齿磨损和肌肉疼痛之间的关系。

其中一些循证数据来自患者在睡眠实验室睡眠时咀嚼肌活动的实际记录（多导睡眠图）。虽然在睡眠实验室中的1～2个晚上并不能揭示下颌肌肉活动的日常状态，但它确实阐明了一些传统的口腔观念。例如，大多数口腔医生认为颞下颌关节紊乱病患者比非颞下颌关节紊乱病患者更会磨牙。这一概念已经被证明是正确的[150]。然而，在睡眠实验室中，颞下颌关节紊乱病患者和对照组每小时磨牙事件的次数相同[150]。我们可以合理地假设牙齿磨耗的程度与睡眠实验室中观察到的磨牙活动程度密切相关。然而，事实并非如此[151]。牙齿磨耗严重的人似乎和牙齿磨耗较少的人磨牙的水平相同。当然，牙齿磨耗更严重的人可能磨牙的时间更长，这是不可能通过在睡眠实验室里观察几个晚上来研究的。但是，另一个发现是磨牙活动量和疼痛之间没有关联[151]。事实上，磨牙次数多的受试者疼痛感更轻。这可能与这样一个事实有关，即磨牙越多的个体肌肉的状态越好，因此，疼痛的可能性就越小。磨牙较少的受试者的肌肉可能不适应这种运动，会导致更多的疼痛。本章前面讨论的迟发性局限性肌痛的概念，并证实了这一

点[152-153]。也许这就解释了为什么一些中年男性牙齿磨耗严重却无疼痛。

最初，人们认为咬合板在减少磨牙和肌肉疼痛方面是有效的，因为它们可以很快建立一个理想的咬合状况，在磨牙时消除了错𬌗这一病因。这一逻辑就暗示了，当咬合板减轻肌肉症状时，错𬌗是其病因，因此可采用调𬌗来永久性纠正这种情况。然而，调𬌗并不能减少磨牙症[139,154]。咬合板减轻TMD症状的原因远比它们如何改变咬合状况复杂得多。至少有8个其他因素可能是导致症状减轻的原因，这些因素将在第15章中详细讨论。

这些发现促使我们去探索关于磨牙症和肌痛之间有趣而又经常被误解的关系。本章提出的咀嚼肌疼痛关系模式是一种尝试，其纳入了更多的循证信息，以及如何将这些信息反映在我们的治疗策略上。

夜磨牙的治疗

目前还没有已知的治疗方法可以永久消除磨牙症。尽管咬合板可以减少牙齿磨耗的不利影响，并有助于减轻肌肉骨骼疼痛，但它们无法治愈患者的磨牙[155]（图12.16）。在大多数情况下，即使经过长期的咬合板治疗，当摘抄咬合板后，磨牙症仍会复发[14]。

有一个概念可以解释咬合板对磨牙活动的影响，即咬合板改变了向中枢神经系统的外周感觉传入，从而激活了一种负反馈机制，从而停止了较重的肌肉活动。换句话说，咬合板可以帮助神经肌肉系统的保护性反射活

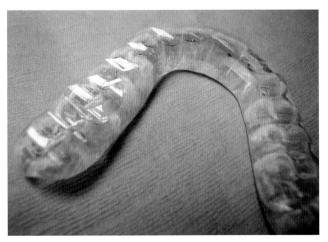

• 图12.16 虽然咬合板有助于减轻肌痛，但它们并不能完全阻止磨牙。磨牙患者需每晚戴用咬合板。注意在高度抛光区域的光反射就是磨牙时的牙接触部位。

动维持在一个更正常的阈值[156]。当正常的反射活动存在时，磨牙症的力量不太可能增加到结构破坏和出现症状的程度。

尽管这种感觉传入的改变似乎有助于减少部分患者的磨牙症，但它似乎并非永久有效。事实上，这种影响似乎随着时间的推移而减弱。也许随着时间的推移，中枢神经系统认为，这只是一个轻微的抑制，并适应了感觉传入的改变。换句话说，戴用咬合板的时间越长，抑制性反射减少磨牙的可能性就越小。这一点可以通过观察咬合板上的磨损面来证实。考虑到这一点，我们必须质疑患者到底需要佩戴咬合板多久？如果怀疑有磨牙症，患者不应24小时不间断地佩戴咬合板。这只会导致更快地适应，从而更快地恢复磨牙。应该要求他们只在睡眠时佩戴，而不是每晚。事实上，在一项研究中，每隔1周佩戴1次比每晚佩戴更有效[157]。

在一项研究证实[158]，睡前服用1mg氯硝西泮比安慰剂更能降低磨牙的程度。有迹象表明[159]，睡前少量服用三环类抗抑郁药（每晚10～20mg阿米替林）可以改变睡眠周期，并减少晨起时肌肉疼痛。阿米替林[160-161]和环苯扎林[162]似乎可以减轻TMD症状，但其效果可能与磨牙活动的减少没有直接关系。

由于与夜磨牙的治疗方法尚未明确，口腔医生应始终选择保守的可逆性治疗。其中包括稳定型咬合板治疗，即使其效果可能并不一致，也不持久（其对咬合系统的具体影响将在第15章中详细讨论）。

日间紧咬牙

紧咬牙是一种与牙齿静态负荷有关的副功能运动，常发生于一天中清醒的时候。这种活动可能是一种习惯，甚至是对压力环境的一种潜意识反应[163]。有时人们可以观察到一个人读书或写字时咬肌反复收缩。如果告知受试者这个情况，他们通常会矢口否认。这反映出这种行为发生于潜意识。经历过深部疼痛传入的患者似乎发现自己紧咬牙的次数更多。

一些研究表明，咀嚼肌疼痛患者的静息肌电活动比对照组高[164]。晨起时肌肉疼痛似乎也与咀嚼肌的紧张性增加有部分关系[165-166]。这也许是因为静息肌电活动较高且伴磨牙症或紧咬牙的患者更容易出现晨起时疼痛。

通常情况下，患者可能只有在出现肌肉疼痛后才意识到他们的紧咬牙活动。日间紧咬牙时牙齿的受力要远小于夜磨牙时（见第7章），因此损伤（如牙齿磨耗、松动度和牙折）会更小。然而，肌肉疼痛是由于肌肉持续收缩缺乏休息而引起[167]。

日间紧咬牙的治疗

日间紧咬牙的治疗迥异于夜磨牙的治疗。其治疗目标是首先让患者意识到这种活动，也就是认知意识的概念（见第11章）。患者必须先意识到活动，然后才能控制它。患者需要意识到，当他们不需要牙齿接触的时候，他们存在紧咬牙。应当向患者简单地说明——"除了咀嚼或吞咽，不要让您的牙齿接触"。大多数患者的最初反应是"我没有那样做"。让患者开始思考这个问题，并在接下来的几天里看看他们是否发现自己在不必要时接触牙齿。通常患者复诊时会告诉我们说，他们没有意识到自己有这么严重的紧咬牙。一旦建立了这种认知意识，就应该指导患者，当他们发现自己的牙齿在没有咀嚼或吞咽时接触，就放松嘴唇，然后上下唇间吹一点空气，让下颌肌肉放松。让患者保持舌头放在口底，牙齿分离的下颌休息位[168]。这一良好的休息位，可以减少肌肉活动，减少关节负荷。保持这个位置对减少或消除由紧咬牙引起的肌肉疼痛非常有效[169]。一项研究证明[170]，这种方法在减少肌肉疼痛上实际上比咬合板更有效。第11章中介绍的PSR的总体概念对促进肌肉放松和缓解疼痛非常有帮助。第16章中包括了帮助患者掌握这些技术的资料。

口颌肌张力障碍

根据定义，"肌张力障碍"这一术语意指"肌肉张力失调"[171]，临床上可见肌肉突然且不受控制地收缩。单次持续性收缩称为肌痉挛，本章已对此进行了讨论。然而，当肌痉挛不受控制地反复时，就认为是肌张力障碍。一些患者患有广泛性肌张力障碍，涉及多个肌群。当肌张力障碍只涉及特定的肌肉或肌群时称为局限性肌张力障碍。口颌肌张力障碍是一种局限性肌张力障碍，是指在咀嚼肌、面肌或舌肌中发生反复或持续的痉挛，导致不自主地、经常性在开闭口、侧方、前伸或以上多个运动中出现疼痛[172-175]。

据估计，在美国口腔口颌肌张力障碍的患病率约6.9/10万人[176]。一些研究表明，女性比男性更好发口颌肌张力障碍，平均发病年龄为31～58岁[177-179]。虽然有证据表明遗传易感性可能是某些口颌肌张力障碍患者的一个病因[173,180-181]，但大多数患者的病因尚不清楚。口颌肌张力障碍可能与控制受累肌肉收缩的大脑中枢/脑干机制相关[182]。口颌肌张力障碍患者常可自述首次发病的确切发作时间。在Tan和Jankovic的研究中[177]，多数病例是原发性，占其中的63%。其他可能的病因包括药物诱导（22.8%）[183]、外周诱导（9.3%）、缺氧后出现（2.5%）、神经退行性疾病相关（1.8%）、头部损伤相关（0.8%）[177]、外伤[184]、甚至口腔治疗[185-186]。

口颌肌张力障碍的临床特征可因受累肌肉的不同而不同。受累肌肉可以是咬肌、面部表情肌[187]或舌肌。患者可能出现下颌开口、闭口、侧方、后退运动中的肌张力障碍，或同时伴上述多种情况（图12.17）。不受控制或不自主的下颌运动可能反复或持续[177]。同样，张力障碍性肌痉挛可能会导致吸鼻、面部扭曲、噘嘴、吸吮或拍打嘴唇、咀嚼、磨牙症、舌运动障碍、嘴角收缩和颈阔肌收缩[173,188-190]。其他相关症状可能包括咀嚼困难、发音困难、吞咽困难、发声困难、呼

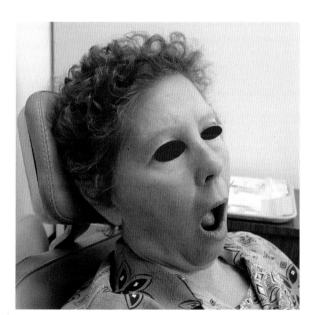

●图12.17　该患者患有下颌开口性口颌肌张力障碍。患者就诊时的状态是张着嘴无法闭合，此情况已持续36小时。

吸困难，以及因不同受累肌肉而出现的发声变化。患者经常述有触发或加重的因素（如情绪紧张、抑郁、强光、看电视、开车、阅读、交谈、祈祷、疲劳和咀嚼[172-174,179,191]）。在一个已报道的病例中，月经期间雌激素水平的变化似乎可引起发作[192]。患者常述自己学会了某些"感官技巧"，有助于减少肌张力障碍（如睡眠、放松、言语、唱歌、哼歌、咬嘴唇、摆弄舌头、吞咽、嚼口香糖，有时还包括饮酒[179,193-194]）。

口颌肌张力障碍的治疗

目前尚无有效的治疗口颌肌张力障碍的方法。治疗策略可多种多样，最有效的策略是关注潜在的病因或诱因[195]。各种药物的使用常作为口颌肌张力障碍的一线治疗方法，虽然其中一些可能对某些患者有益，但没有一种药是普遍有效的[196-197]。关于目前应用于肌张力障碍的不同药物治疗方法的疗效也尚无循证证据[198]。早期的药物处方可能会对控制异常运动有一些效果。目前对肌张力障碍的确切病理生理学缺乏了解，使特异的药物治疗变得困难。全身应用多种药物可使约1/3的患者受益，其中包括胆碱能药、苯二氮䓬类药、抗帕金森病药、抗惊厥药、巴氯芬、卡马西平和锂剂[199]。除这些药物外，据报道加巴喷丁也能减轻1/3以上患者的症状[200]。尽管大多数口服药物的成功率很低，但抗胆碱能药已被证实是治疗肌张力障碍最有效的口服药物[201]。

注射肉毒素是目前治疗大多数局限性肌张力障碍的主要方法[177,187,202-204]。肉毒素注射，特别是A型肉毒素（商品名Botox，Allergan）已被证明可以定期改善肌张力障碍患者的生活质量[205-207]。A型肉毒素是一种神经毒素，当注射到肌肉中时，会阻滞运动终板前突触的乙酰胆碱释放[208]，最终导致肌肉不再收缩（瘫痪）。此过程通常需要1～2周才会有明显效果。此后，神经肌肉终板就会继续与轴突的侧支发生反应从而恢复至原有的情况。正常情况下，运动终板的活动会在3～4个月内完全恢复。换句话说，证据表明A型肉毒素对肌肉的作用是完全可逆的。

大量研究证实，口服A型肉毒素对口颌肌张力障碍患者有90%～95%的有效率[208]。然而，由于A型肉毒素的作用只能持续3～4个月，因此口颌肌张力障碍

患者必须重复使用。由于需要重复注射A型肉毒素，存在一些早期免疫原性问题[209]。据报道，通过小鼠致死率测定，抗体介导的对A型肉毒素的耐药性发生率为3%～10%，一般认为约5%。会产生抗体的唯一显著症状是再次注射失效。然而，研究报告显示，接受口腔下颌肌张力障碍治疗的患者对A型肉毒素产生免疫抵抗可能性很小。在一组86例颈椎病和口颌肌张力障碍患者中，只有1例口颌肌张力障碍患者的A型肉毒素血清抗体检测呈阳性[210]。

当治疗局限性口颌肌张力障碍患者时，首先要考虑的是确定受累的肌肉。在下颌闭口肌张力障碍中，需要关注的肌肉是升颌肌群（如咬肌和颞肌）。这些通常很容易通过简单的触诊来鉴别的。翼内肌也可能是闭口肌张力障碍的罪魁祸首，较难鉴别。张口肌张力障碍则常累及翼外肌。单侧翼外肌张力障碍的患者，下颌会向偏向对侧。重要的是要确定累及的具体肌肉，以便正确注射A型肉毒素以发挥最佳疗效。

一旦确诊为某种肌张力障碍，就可以进行A型肉毒素注射治疗。第10章阐述的局部麻醉注射的原则也同样适用于A型肉毒素注射。注射时可使用30号短针头（如结核菌素注射器。咬肌和颞肌容易定位和进针，因此易于注射[211]）。通常此类肌内注射约25U的A型肉毒素即可起效。肌肉中份的运动终板数量最多（进针至1/2的部位）。因此，应在该区域多次注射总量40%～50%的A型肉毒素，剩余的A型肉毒素则分别注射于肌肉的其他区域。

有时难以定位和触诊目标肌肉，例如，翼外肌下头和翼内肌。虽然口腔医生应该准确地知道这些肌肉的位置，但在进行注射时，很难把握针尖的确切位置。因此，当需要对这些肌肉进行注射时，应使用肌电引导的针头，以便确认肉毒素被注射至正确的肌肉（图12.18）。

对于严重的口颌肌张力障碍患者，注射A型肉毒素可能无效，需要考虑手术治疗，即受累肌肉的松解术[212-214]。

A型肉毒素注射的其他用途

A型肉毒素对口颌肌张力障碍的患者有很好的治疗作用。然而，随着对其疗效的临床研究越来越多，可以明显发现A型肉毒素也可能用于治疗其他疾病。TMD中的一些慢性肌痛性疾病需要进行注射治疗时，A型肉毒素可作为良好的备选药物。但是，A型肉毒素肯定不是大多数咀嚼肌疼痛疾病的首选治疗方法。必须记住，A型肉毒素无法永久性放松肌肉，因此不是对因治疗。任何时候临床医生都应当且必须以消除疼痛的病因为首要目标。这是治疗任何疾病最适当且最有效的方法。因此，急性肌痛（如保护性共收缩）和局限性肌痛不适合注射肉毒素。即使是肌筋膜痛也应首先采用本章前面介绍的技术进行治疗。但是，如果在尝试了最初的治疗后肌痛仍然持续，就可以考虑使用肉毒素。越来越多的研究支持注射A型肉毒素来治疗慢性肌筋膜痛[215-229]。然而，也有一些研究显示注射A型肉毒素与安慰剂相比疗效无显著差异[230-231]。

越来越多的研究支持使用A型肉毒素来治疗顽固性头痛[232-236]。事实上，也有证据支持使用A型肉毒素治疗偏头痛[237-239]和紧张型头痛[240]。然而，并非所有的

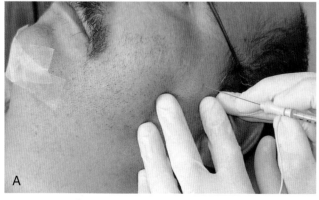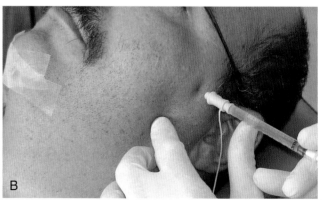

• 图12.18　A. 翼外肌下头肉毒素注射技术。可见患者颊部安有一电极，注射针连有导线，如此就能监测针尖处的肌电活动。B. 进针至适当深度后，嘱患者做抗阻前伸运动。如果准确进针至翼外肌下头，就可以观察到肌电活动的增加。一旦确定进针正确，就可以注射肉毒素。

研究都认为其有效[241]。人们可能会疑惑为何放松肌肉可缓解头痛。最近的证据表明，A型肉毒素不仅仅有肌肉放松作用，还具有更强的生物效应。这意味着肉毒素能减轻外周组织的神经源性炎症[242-243]，对背根神经节和脑干也有一定的中枢作用。基于这一证据，A型肉毒素可能对神经性疼痛具有了一定的作用[236,244-247]。有证据表明，在三叉神经痛患者的扳机点注射A型肉毒素可以缓解疼痛[248-249]。

A型肉毒素注射也可用于治疗长期磨牙症。初步数据表明，在咬肌注射A型肉毒素可减少夜磨牙的发作次数[250]。由于A型肉毒素可暂时性缩小肌肉，其也可用于治疗因美观需要减小肥大咬肌的患者（图12.19）。尽管有个别病例报道，但其用于治疗肌肉肥大方面仍缺乏良好的临床对照试验[251]。

总之，肌内注射肉毒素具有一定的预期疗效。但由于它不是对因治疗，因此不是首选治疗方式。此外，肉毒素比较昂贵，基于经济考虑，它可能不适合所有患者。但是，对于慢性、反复性、肌肉疼痛、顽固性头痛，甚至某些神经性疼痛的情况，可考虑肌内注射肉毒素。

❖ 病例报告

❖ 病例1

病史

41岁，男性，销售员。主诉右上第一磨牙银汞充填后出现右侧咬肌和颞肌疼痛2日余。下颌运动时加剧疼痛，静止时无痛。

检查

临床检查显示右侧颞肌压痛（1分），右侧咬肌压痛（2分）。最大无痛性开口度32mm，最大开口度52mm。颞下颌关节检查时无压痛。在开口度约24mm时出现右侧关节弹响，弹响史15年，无其他症状。咬合检查显示天然牙列完整，修复良好。但最近充填的银汞材料表面有高点。余无特殊异常。

诊断

充填体过高引起的保护性共收缩。

治疗

调𬌗，使银汞合金充填体与邻牙及周围牙同时均匀

接触。指导患者在无痛范围内运动，直到疼痛消退。嘱患者3日后复诊，如果疼痛加重，立即打电话告知。患者复诊时，疼痛已基本消失。

❖ 病例2

病史

19岁，女性，大学生。主诉左面部多块肌肉酸痛伴咀嚼加重1周。患者回忆在2个月、6个月和8个月前也曾经出现过同样的疼痛。近期无咬合改变，但自觉因疼痛导致张口受限。进一步的问诊发现，几次疼痛的发作都与大学考试有关。

检查

临床检查示双侧咬肌压痛（1分）和左侧颞肌压痛（1分）。左侧翼外肌功能检查时可引发明显疼痛（3分）。自然开口度22mm，最大开口度33mm伴明显疼痛，被动开口度45mm（"软末端"感觉）。颞下颌关节检查无疼痛或弹响。余无特殊异常。

诊断

考试相关的情绪压力诱发的局限性肌痛。

治疗

告知患者情绪压力、副功能活动和症状之间的关系。嘱患者限制下颌在无痛范围内运动，并尽可能控制副功能活动。提供白天使用PSR技术的指导手册。制作稳定型咬合板，嘱患者夜间佩戴。患者1周后复诊重新评估，疼痛明显减轻。继续使用PSR技术，微调咬合板，使咬合与肌骨稳定位相协调。3周后复诊，疼痛消失，无须后续的口腔治疗。

❖ 病例3

病史

38岁，男性，自然老师。主诉下颌张口受限和左面部疼痛10日。10日前，曾接受局部麻醉，6小时后，麻醉部位出现疼痛，张口受限，未接受任何治疗，而后症状逐步加重，晨起时疼痛剧烈。

检查

临床检查示左侧翼内肌疼痛（2分）。左侧颞肌和右侧颞肌触诊压痛（1分）。最大无痛性开口度26mm，无颞下颌关节疼痛或功能障碍。局部麻醉注射部位无异

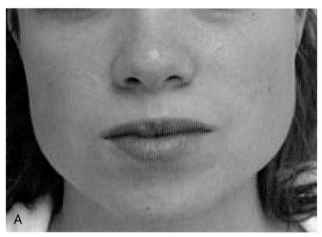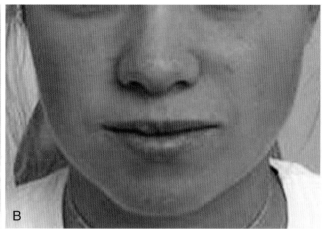

• 图12.19　肉毒素可治疗影响美观的肌肉肥大，A. 这是一位22岁女性患者，有磨牙习惯并造成左侧咬肌肥大。B. 患者注射肉毒素3个月后，左侧咬肌明显减小。

常。曲面断层片无示明显异常。余未见特殊不适。

诊断

继发于注射后创伤的长期共收缩诱发的局限性肌痛。

治疗

由于注射部位没有炎症反应，因此该部位无治疗指征。注射所致的创伤已经消失，但局限性肌痛开始自行发作（循环性肌痛）。由于患者局限性肌痛同时伴夜磨牙，嘱患者睡眠时佩戴稳定型咬合板，并指导患者限制下颌运动。定时口服布洛芬（400mg，每日3次），同时配合按摩和热敷。1周后，患者复诊诉症状缓解60%。继续上述治疗，并增加舒缓的下颌运动，以改善开口度。1周后复诊，患者症状完全消失。

◆ 病例4

病史

36岁，女性，家庭主妇。主诉右面部肌肉反复疼痛，持续加重3周。近期曾有类似疼痛反复发作，但此次程度重，持续时间长。否认外伤史，疼痛与抚养两个年幼的孩子所带来的压力有关。睡醒时疼痛最为剧烈。

检查

临床检查示右侧颞肌和胸锁乳突肌压痛（1分），右侧咬肌疼痛剧烈（3分）。最大无痛开口度18mm，试图再张大时明显疼痛。颞下颌关节检查无疼痛或功能障碍。咬合检查，36、46缺失，37、47近中倾斜，存在从

髁突的肌骨稳定（CR）位到最大牙尖交错位的下颌侧移。余未见特殊不适。

诊断

长期局限性肌痛引发的中枢介导慢性肌痛。病因可能与情绪压力所致的副功能活动有关。

治疗

告知患者情绪压力、副功能活动和疼痛之间的关系，同时咬合状况不稳定也可能是病因之一。向患者提供PSR技术指导手册，并制作夜间佩戴的稳定型咬合板，嘱患者白天减少牙齿接触（紧咬牙）。推荐一位心理医生帮助缓解患者的情绪压力，推荐一位理疗师对患者实施超声波治疗，每周3次。2周后，症状消失约50%。第3周时，开始进行被动训练以恢复下颌自然的最大开口度。到第6周，几乎所有的症状都消失了，并开始辅助拉伸锻炼，以协助恢复下颌正常的运动范围。10周后，患者症状完全消失。继续坚持被动和辅助拉伸锻炼直到恢复正常的开口度。

所有症状消失后，与患者讨论咬合的治疗。建议患者修复缺失的磨牙，以便稳定牙弓、改善咬合状况。并告知患者，即使完成此项治疗，仍有可能复发，但希望通过稳定的咬合减少这个可能性。让患者意识到情绪压力因素以及情绪压力如何引起症状复发。分析了牙齿修复的其他优点后患者选择接受治疗。通过正畸直立37、47，种植修复缺失的36、46。修复体调𬌗，使其能在髁突肌骨稳定（CR）位时与其他牙齿同时、均匀接触。

侧向运动时，前牙引导接触，后牙分离。1年和2年后的复诊，症状没有复发。

病例5

病史

27岁，女性，秘书。主诉下颌肌肉紧绷且双侧颞区疼痛反复4个月余，长时间（超过半天）伏案使用计算机后加重。咀嚼运动增加了下颌肌肉的紧绷感，但似乎不影响头痛。然而，颈部活动和肩部紧绷似乎会加剧头痛。

检查

临床检查显示，无痛开口度24mm，最大开口度39mm，侧向运动幅度正常。未发现关节疼痛或杂音。双侧咬肌压痛（1分）。虽然主诉有颞部疼痛，但触诊正常。触诊后颈部和斜方肌发现多个扳机点。触压斜方肌加重了颞区的疼痛。余无特殊异常。

诊断

颈后肌和斜方肌的肌筋膜痛，伴颞区的牵涉痛（紧张型头痛），咬肌的继发性共收缩和局限性肌痛。

治疗

向患者解释肌筋膜痛的常见病因，肌筋膜痛与情绪紧张以及使用计算机工作时姿势的关系，并建议纠正工作姿势。向患者提供PSR技术指导手册。喷涂并拉伸斜方肌和颈后肌的扳机点。随后，建议患者回家后进行湿热敷，并被动拉伸颈、肩部肌肉。1周后复诊，诉头痛明显减轻。无痛开口度35mm，最大开口度44mm。除了左斜方肌存在一个活跃的扳机点，大多数扳机点已消失，触诊该扳机点时会加剧头痛。在扳机点注射2%利多卡因1mL（不含血管收缩剂），然后拉伸肌肉，头痛随即消散。1周后再次复诊，头痛消失。鼓励患者在工作中保持正确的姿势，并继续使用PSR技术。

病例6

病史

27岁，男性，急诊时主诉"牙齿无法咬合"，张口受限，下颌向左偏斜，该情况自晨醒至今已持续2小时。当下颌处于休息位时，疼痛较轻，但试图用力咬合上下牙齿时，右侧的疼痛大大增加。无外伤史。

检查

严重的急性错𬌗，下颌向左侧偏斜约10mm。在闭口过程中，右侧后牙开𬌗2~3mm，左侧尖牙区咬合接触较重。无痛开口度30mm并向左侧偏斜。拮抗运动功能检查时右侧疼痛。无明显的关节弹响或疼痛。曲面断层片无异常。余无特殊异常。

诊断

右侧翼外肌下头急性肌痉挛。

治疗

冰敷右侧翼外肌区域后，轻推下颌使其形成适当的咬合关系（轻轻拉伸右侧翼外肌下头），症状依然无法改善。在右侧翼外肌注射12%利多卡因（不含肾上腺素）1mL。5分钟内，症状消失，咬合关系恢复正常。要求患者尽量减少下颌运动2~3日，进软食。嘱患者如果病情反复时立即打电话告知。2个月后常规复诊，症状无复发。

病例7

病史

45岁，女性，因头痛就诊。主诉双侧头部疼痛且向颈部上下放射2个月余。虽然不影响工作，但疼痛降低了其工作效率。

进一步问诊，发现患者肩部、背部和腿部都存在肌肉不适。睡眠质量差，精力不济。疼痛问题大大降低了患者的生活质量，让她异常沮丧。否认外伤史或近期的口腔内改变。

检查

临床检查发现整个头部和颈部多处肌肉出现压痛，轻压触诊部位不会加重头痛。下颌运动轻度受限（38mm），未发现关节疼痛或弹响。肌骨稳定位与咬合相协调。曲面断层片无异常。

诊断

初步诊断为纤维肌痛伴继发性咀嚼肌疼痛。

治疗

向患者解释初步诊断并转诊给风湿病医生，确诊为纤维肌痛。当时没有进行咀嚼肌治疗。患者在风湿病医生指导下服用非甾体抗炎药、阿米替林（夜间服用25mg），配合理疗。鼓励患者慢慢增加运动量，并建议患者对这种慢性疼痛状况进行心理治疗。由于患者有因磨牙症所致晨起咀嚼疼痛加剧的病史，因此建议患者夜间佩戴稳定型咬合板。4周后，患者的症状减轻了50%。在接下来的6个月里，患者继续接受同样的治疗，症状逐渐减轻。患者的病情依然存在缓解期和加重期，因此仍由风湿病医生继续监控患者的治疗。

◆◆ 病例8

病史

女性，37岁。主诉下颌脱位反复4年，加重6个月，曾脱位数小时。患者必须定期去医院急诊室注射镇静剂，才能强制闭口。曾因此就诊过数位口腔医生，2年前她接受了双侧TMJ手术（关节结节切除术）。手术后症状只缓解了2个月再次复发。目前，每2～3周发作1次，并伴明显疼痛。在2次发作之间，功能正常，不伴疼痛。近期，患者的口腔医生嘱其口服地西泮，并在发作期（2～3周）给她做颌间结扎固定。该医生推荐她找我们做系统评估。

检查

患者初次就诊时是在脱位的间歇期。因此，检查没有发现异常。脑神经检查和颈部评估均正常。头、颈部肌肉触诊未发现任何疼痛或压痛。患者下颌运动范围正常，曾经因为张口而导致脱位，所以患者非常不愿意大开口。患者的肌骨稳定位与咬合关系协调。除了可能先

前的手术造成的关节结节较平外，曲面断层片示，除了手术造成的关节结节较平外，余无特殊异常。后牙粘有正畸托槽，以便在发作期间做颌间结扎强制闭口。

诊断

下颌开口肌张力障碍（根据病史）。

治疗

告知患者诊断并向其解释病因、提供治疗方案。为防止再次脱位，给患者服用加巴喷丁。告诉患者，如果再次脱位应立即复诊。患者1个月内没有复发，之后因出现闭口绞锁伴急性疼痛前来就诊。立即向双侧翼外肌注射2%利多卡因（不含血管收缩剂）。5分钟内疼痛缓解了75%。此时可将强行闭口并用正畸托槽将行颌间结扎固定。嘱患者回家后口服环苯扎林和镇痛药。1周后复诊，患者诉"牵拉"的感觉几乎消失，症状缓解。利用肌电引导针将30U的A型肉毒素注射至双侧翼外肌，仍保持颌间固定。1周后再次复诊，并拆除颌间结扎丝。嘱患者3个月复诊进行重新评估，一旦再次出现绞锁随时复诊。在3个月后，患者复诊，没有再次出现绞锁症状。患者非常高兴，因为这是她1年多来经历的最长的间歇期。她注意到，在过去的1周里，翼外肌区域有"抽动或拉扯"的感觉。再次注射A型肉毒杆菌毒素。预约患者4个月内复诊重新评估。嘱患者不适随诊。目前，患者每3～4个月前来重复注射肉毒素。

第13章
颞下颌关节紊乱的治疗
Treatment of Temporomandibular Joint Disorders

"颞下颌关节囊内紊乱：颞下颌关节紊乱病的生物力学部分。"

—— 杰弗里·奥克森

本章将对颞下颌关节囊及囊内紊乱的治疗进行论述。无论是从轻度的关节盘移位，还是到严重难治的炎症性关节紊乱，本章节都将一一讨论。正确治疗关节盘紊乱取决于两个因素：正确的诊断和对疾病自然病程的理解。正确的诊断非常重要。因为每种颞下颌关节紊乱的亚型都有特定的临床表征，其治疗方法也各不相同。误诊只会导致错误的治疗，甚至是治疗失败。

成功治疗关节囊内紊乱的基础也在于临床医生对自然病程的掌握。第8章已系统性地介绍了关节盘紊乱的病程发展。随着关节盘形态的改变和关节韧带的松弛，关节盘逐渐移位，并最终完全移位到髁突前方（脱位）。一旦关节盘发生不可复性移位，髁突就会压迫盘后组织。从而引起盘后组织破坏，导致骨关节炎或退行性关节病。虽然这样的病程发展在临床上很常见，但它并不能解释所有的囊内紊乱。

流行病学研究表明，无症状的关节杂音非常常见。许多研究表明[1-11]，25%~35%的普通人群存在关节杂音。这就引发了一个问题：如果并非所有的关节杂音都会恶化，那么什么类型的杂音需要治疗呢？笔者认为，只有当关节杂音伴疼痛时才需要治疗，因为此时是关节囊内源性疼痛。换句话说，对于囊外肌痛和关节弹响但不伴疼痛的患者，并不需要进行关节盘紊乱的诊治。因为这样的诊治并没有解决疼痛的根源，必然会导致治疗的失败。本章后面，我们将结合文献进一步讨论这一观点。

颞下颌关节紊乱是包含了关节囊和囊内结构紊乱的一大类疾病。可分为盘-髁复合体紊乱、关节表面结构

不调和炎症性关节紊乱等3个亚类。

盘-髁复合体紊乱

根据治疗需要，盘-髁复合体紊乱可分为两个亚类：可复性关节盘移位和关节盘移位伴间歇性绞锁及不可复性关节盘移位。

可复性关节盘移位和关节盘移位伴间歇性绞锁

可复性关节盘移位和关节盘移位伴间歇性绞锁是关节盘紊乱的早期阶段（图13.1和图13.2），其临床症状和体征与盘-髁复合体的结构改变或功能紊乱有关。

病因

关节囊和关节盘韧带松弛及关节盘变薄是导致关节盘紊乱的原因。创伤或微创伤通常会引发上述的变化。患者常在病史中提及外伤史，但往往遗漏了微创伤史。如缺氧再灌注损伤[12-16]、夜磨牙[17]和肌骨不稳定都属于微创伤（图13.3）。一些研究认为[18-21]，安氏Ⅱ类2分类错殆畸形通常伴肌骨不稳定，因此它也是关节盘紊乱的病因之一（图13.4）。但并非所有的研究[22-33]都支持这一观点（见第7章），也应当考虑其他因素。如前所述的肌骨不稳定和关节负荷等因素都可能是部分关节盘紊乱的病因。

同时还需要理解一个概念：颞下颌关节紊乱可能实际源起于细胞水平，而后逐渐进展为可见的临床症状。换句话说，如果关节组织长期承受过重的负荷，一旦超出了关节组织的功能范围便会引起损伤（缺氧再灌注损伤）。此时，胶原纤维会降解从而降低胶原纤维网的强

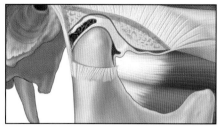

● 图13.1 关节盘前移位，关节盘后带变薄，盘后组织下板、关节盘侧副韧带（图中未显示）被拉伸。关节盘前移位后，髁突将接触于关节盘后带，而非中间带。

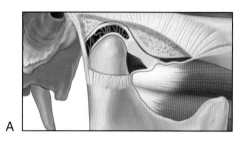

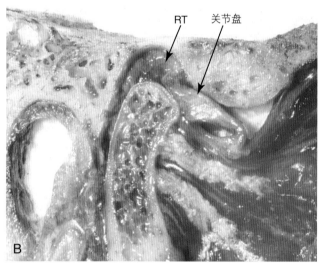

● 图13.2 A. 不可复性关节盘前移位。后带变薄，韧带被拉伸，使关节盘移出关节腔。此时髁突压迫盘后组织（RT）。 B. 不可复性关节盘前移位的解剖图。（Courtesy Dr. Terry Tanaka, Chula Vista, CA.）

度，使蛋白多糖凝胶水肿并流入关节腔内，致使关节表面软化，称为软骨软化[34-35]。如果此时能减少关节的负荷，那么早期的软骨软化是可逆的。但如果负荷持续超出关节组织的承受极限，关节软骨软化将不可逆。随着纤维化范围的逐渐扩大，将开始形成局部粗糙的关节表面[36]。这将改变关节表面的摩擦特性，并可能导致关节表面的黏附（粘连），进而影响盘-髁复合体的运动方式。长期的黏附（粘连）和/或粗糙会导致关节韧带在运动过程中持续紧绷，最终引发关节盘移位[37]。此时，微创伤即是引发关节盘移位的主要病因。

病史

如果有创伤史，患者通常会将关节紊乱和某次意外（如车祸或面部外伤）联系起来[38-47]。全面地询问病史，经常会发现患者有紧咬牙和/或夜磨牙。患者也会提及在张口过程中存在关节杂音，甚至是绞锁。要注意这些功能紊乱是否还伴疼痛。

临床特征

临床检查会发现下颌运动范围基本正常，伴疼痛时才会出现张口受限。在开闭口过程中，通过关节触诊可以感受到关节盘的移动。常见开口轨迹出现偏摆。

对因治疗

治疗关节盘移位主要是要重建正常的盘-髁关系。尽管这听起来很简单，但实际上并非易事。在过去的40年中，口腔专家们对关节盘紊乱的治疗观念发生了翻天覆地的变化。在70年代初，Farrar[48]提出前伸再定位咬合板的概念（图13.5）。该咬合板能使下颌维持在一个前伸的位置上并建立咬合关系。其希望通过少量前伸下颌来重建正常的盘-髁关系。临床上一般通过检查关节弹响来确定此位置，通常是在关节弹响消失时下颌前伸位移最小的位置。

虽然弹响消失并不一定意味着关节盘复位[49]，但这却是临床治疗的一个良性开端。专家们曾经建议拍摄关节片[49]和CT平扫[50]来确保制作出来的咬合板能够恢复最佳的盘-髁关系。近期则改为MRI[51-52]。这些技术毫无疑问地使治疗更加精准，但是在临床上大多数医生无法常规使用这些技术辅助定位。

前伸再定位咬合板的设计理念是让髁突重新定位在关节盘上（"复位关节盘"）。最初要求患者每日24小时佩戴3～6个月。该咬合板对治疗某些关节盘紊乱确有疗效，但根据观察其长期疗效的研究结果，其使用方法已发生了相应的改变。本章将详细介绍这种咬合板的使用方法，第15章将介绍其制造流程。

佩戴之初，前伸再定位咬合板能通过改善盘-髁关系减轻盘后组织的压力，从而快速、有效地减轻关节疼痛。但症状减轻之后，问题也随之而来：下一步该怎么办？一些临床医生认为，下颌需要永久地稳定在这个前

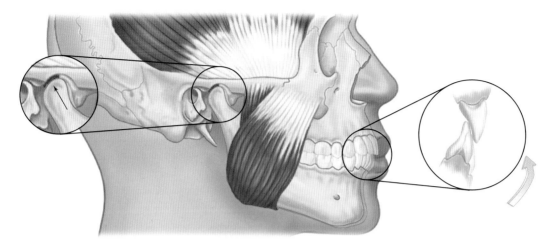

• 图13.3 如果缺乏肌骨稳定性，升颌肌群对咀嚼结构所施加的力会导致髁突离开其关节窝内的肌骨稳定位。图示为在进食姿势位时，前牙重咬合从而导致后牙无法咬合。此时升颌肌群收缩会迫使后牙咬合，导致髁突移出其肌骨稳定位。如此反复将导致盘后组织下板、关节盘韧带伸长，关节盘后带变薄，从而引发关节盘移位（见第7章）。

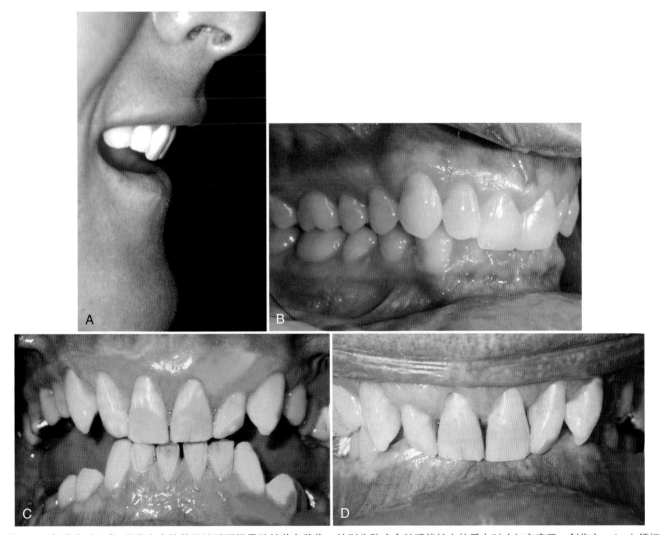

• 图13.4 部分安氏Ⅱ类2分类患者的前牙关系可能导致关节盘移位，特别此种咬合关系伴较大的受力时（如夜磨牙、创伤）。A. 上颌切牙舌倾。 B. 深覆𬌗和前牙紧咬合。C. 典型的深覆𬌗，开口位。 D. 同一患者的牙尖交错位。

伸位上。可以通过咬合重建，使下颌维持在这个治疗位上[53-54]。然而，这绝非易事，因为关节能否在这个位置上保持稳定也尚未可知[55]。另有学者认为关节韧带修复后，下颌应该回到肌骨稳定位上，关节盘也将稳定在适当的位置上（复位）。虽然两种方法一种保守一种激进，但都没有长期数据的支持。

以往的短期研究显示[39,51,56-62]，相比于传统的稳定型咬合板，前伸再定位咬合板对减轻关节囊内紊乱的症状更为有效。因此，专家们认为恢复盘-髁关系是治疗的关键。但只有长期研究的结果才能证实哪种治疗方式才是合适的。在对40例患有不同程度盘-髁复合体紊乱且没有接受过咬合重建的患者进行前伸再定位和后退治疗后[58]，2.5年的随访评估发现66%的患者仍然有关节弹响，25%的患者仍然有关节疼痛。如果以消除关节弹响和关节疼痛为治愈标准，那这项研究的治愈率只有28%。如果无症状的关节弹响也算治愈，那么前伸再定位咬合板的治愈率就上升到了75%。其他长期研究也有类似的结果[39,63-64]。因此，必须解释清楚无症状的关节弹响究竟有何临床意义。

如前所述，关节弹响在人群中是非常常见的。它们通常与疼痛或关节运动受限无关[10,65-71]。如果所有的关节弹响都会恶化，那么就意味着所有的关节弹响都应该治疗。但是如果关节弹响长期无变化，则表明相关的组织结构能够适应此时的盘-髁关系。为了明确哪类关节

弹响需要治疗，我们需要对有关未经治疗的关节弹响的长期研究进行比对综述。

Greene等[72]对100位关节弹响的患者，在接受咀嚼肌紊乱的保守治疗5.2年后进行了再次评估。结果发现其中38%的关节弹响消失，只有1位（1%）关节疼痛症状加重。在一项类似的研究中，Okeson和Hayes[73]报道了84位患有关节弹响但未经治疗的患者，在接受保守治疗4.5年后再次评估发现，同样是近38%的患者关节弹响消失，而7.1%的患者自觉症状有所加重。而在Bush和Carter的研究中[74]，35位牙学院新生存在关节弹响，但3.2年后，只有11位同学（31%）在毕业时仍存在关节弹响。这项研究还指出，同期65位没有关节弹响的学生在毕业时有43位出现了关节弹响。

在另一项研究中，Magnusson等[75]发现15岁和20岁两个阶段出现关节弹响的人数相同。35位研究对象在15岁时均有关节弹响，其中16位（46%）在没有接受任何治疗的情况下，20岁时弹响消失了。值得注意的是，在38位15岁时没有关节弹响的青少年中，其中19位

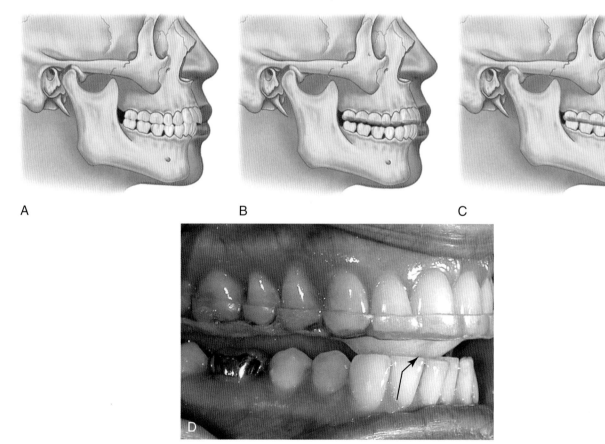

A　　　　　　　　　　B　　　　　　　　　　C

D

• 图13.5　A. 关节静息闭口位时，关节盘移位至髁突前方。 B. 制作上颌咬合板使下颌咬合时处于轻微前伸位。 C. 咬合板准确就位时上下颌咬合，盘-髁恢复相对正常的关系。 D. 闭口时前牙咬合于前导板上，致使下颌前伸（箭头）至治疗位，从而维持相对正常的盘-髁关系。此即为前伸再定位咬合板。

（50%）在20岁时出现了关节弹响。这意味着，一位患有关节弹响的15岁少年，在不接受治疗的情况下有46%的机会在20岁的时候关节杂音会自动消失。研究还表明，如果一位少年在15岁的时候没有关节弹响，他（她）在20岁的时候出现的概率是50%。学者认为，关节弹响时有时无，通常与大部分咀嚼肌症状无关。在对这些人进行了10年和20年的随访后，Magnusson等依然没有发现关节弹响与疼痛或功能障碍之间存在明显的相关性[70-76]。

类似的，Kononen等[11]分别在14岁、15岁、18岁和23岁时对128位青年进行了长达9年的跟踪随访。结果显示，虽然随着年龄的增长，弹响确实从11%增加到了34%，但并无法凭此做出结论。只有2%的研究对象在评估期间表现出明显相关性。所以，关节弹响和关节绞锁之间没有明确的相关性。

Leeuw等[77]的长期研究发现关节囊内紊乱的患者在非手术治疗30年后，仍有54%的患者会有关节弹响。虽然研究显示许多患者仍然存在关节弹响，但关键在于，这些患者也都没有任何不适甚至是功能障碍。与前述的其他研究一样，该研究表明关节弹响通常与疼痛甚至大部分关节功能障碍无关。该研究团队[78-79]还发现髁突骨组织的长期变化通常与不可复性关节盘移位有关，而与可复性关节盘移位无关。然而，即使是髁突形态明显改变的患者（骨关节病），也很少出现疼痛和功能障碍[80]。

这类研究表明，并非所有的关节弹响都会恶化而需要治疗。还有一些研究表明[9,11,63,81-83]，只有7%～9%的关节弹响会进展为关节囊内紊乱。另一项研究则证实只有少数病例会进展成关节绞锁[84]。然而，研究同样表明，如果关节盘紊乱伴明显的张口受限和绞锁（关节盘移位伴间歇性绞锁），那么关节紊乱进一步恶化的概率要大得多[85]。

为了让临床医生能明确哪些关节弹响需要治疗，应该首先让他们了解这种治疗的成功率。长期研究给予我们启示：Alder[86]使用前伸再定位咬合板治疗了10位关节盘紊乱的患者，成功消除了关节弹响。此后，其中5位患者通过固定修复将咬合稳定在了治疗位，而另外5位患者则恢复到治疗前的咬合。两组的弹响复发率均为40%。在Moloney和Howard的研究中[39]，43%接受固定修复治疗的患者再次出现了关节弹响。Tallents等[87]使用嵌体修复治疗后

也发现了类似的结果。如果是通过正畸稳定咬合，则弹响的复发率为50%[39,88]。即使是外科治疗，也有30%～58%的患者会在2～4年内再次出现关节弹响[89-90]。这些研究都表明，消除关节弹响的疗效并不乐观。

长期研究表明，前伸再定位咬合板对关节紊乱的疗效欠佳。然而，75%的可复性关节盘移位的患者在佩戴前伸再定位咬合板后，疼痛确实有所减轻。关节弹响难以通过前伸再定位治疗消除，但也往往不会恶化。这些研究结果告诉了我们关节是如何适应前伸再定位咬合板的。对于多数患者，在治疗期间前导下颌，可以防止髁突与富含神经血管的盘后组织相接触。这或许能够解释为什么该咬合板能够立即减轻囊内疼痛。在前导的过程中，盘后组织进行了适应性的改建和修复，出现纤维化和无血管化[20,64,91-101]。图13.6、图13.7中的解剖标本和图13.8的病理切片都证实了这个推论。

我们现在知道，前伸再定位咬合板无法永久地复位关节盘[102-104]。相反，当髁突向后移回关节窝后会接触到改建后的盘后组织。如果这些组织完全改建，此时的负荷并不会引起疼痛。尽管关节盘仍然有前移，但是髁突可以在改建后的盘后组织上行使功能，运动过程中仍会有弹响但不再疼痛（图13.9）。专家们曾经认为存在弹响就意味着治疗失败。科学研究让他们重新审视了成

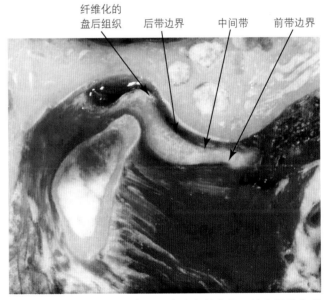

纤维化的
盘后组织　后带边界　中间带　前带边界

• 图13.6 标本中的关节盘已经完全向前移位。注意关节盘前带、中间带和后带的位置。因为关节盘前移位，髁突一直压迫着盘后组织。此时盘后组织已经开始纤维化，使关节行使功能无痛。（Courtesy Dr. Per-Lennart Westesson, University of Rochester, Rochester, NY.）

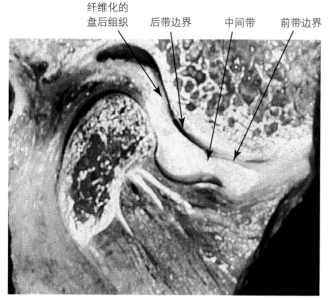

• 图13.7 这是一位28岁的女性标本，关节盘完全移位。注意盘后组织已经纤维化，能够行使功能而不伴疼痛。（Courtesy Dr. William Solberg, UCLA, Los Angles, CA.）

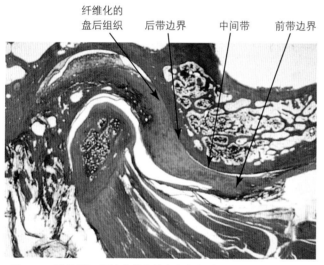

• 图13.8 这是颞下颌关节的矢状向组织切片，可见关节盘完全前移位。同时要注意，盘后组织已经纤维化。这表示组织承受负荷后自我改建。（Courtesy Dr. Carol Bibb, UCLA, Los Angeles, CA.）

功与失败的定义。口腔医生和颌面外科医生都已经认识到，一旦关节结构改变，部分功能紊乱就会顽固存在。在关节结构发生适应性改建过程中控制疼痛似乎才是治疗的关键。

永久地改变咬合关系可以成功地控制大多数主要症状，目前已有一些长期研究证实了这一观点[54,87,105]。然而，这需要大量的口腔治疗。如果大多数人能够自我改建并正常地行使功能，是否还有治疗的必要？咬合重建或正畸治疗应该只适用于那些明显缺乏肌骨稳定性的患者。

长期使用前伸再定位咬合板进行治疗并非没有副作用。部分患者在佩戴这种咬合板后可能会出现后牙开𬌗，这通常是翼外肌下头静止性挛缩的结果，是可逆的。此时将前伸再定位咬合板换成稳定型咬合板，可以让髁突回到肌骨稳定位从而肌肉逐渐重新拉伸。也可以通过在缓慢减少前伸再定位咬合板的佩戴时间来恢复。图13.10总结了可复性关节盘移位的治疗思路。

肌挛缩的程度很可能与佩戴咬合板的时间成正比。如前所述，初次佩戴前伸再定位咬合板，建议每日24小时地佩戴3~6个月，但全天佩戴咬合板经常会出现后牙开𬌗。通过减少佩戴时间，可以减轻前伸再定位咬合板对咬合的不良影响。大部分患者并不需要全天佩戴以减轻症状。应该建议患者仅夜间佩戴以避免夜磨牙对盘后组织造成过度的负荷。为了使下颌能够回到正常的肌骨稳定位，日间可以不佩戴咬合板。在大多数情况下，这么做有利于控制盘后组织的负荷，促进盘后组织的纤维化。如果日间（白天）不佩戴也能很好地控制症状，就可以避免肌挛缩。这种方法适用于大多数患者。如果明显缺乏肌骨稳定性，症状可能就无法得到控制。

如果仅夜间佩戴无法改善症状，患者可能就需要增加佩戴时间。可以配合几周的日间佩戴。一旦症状消除后，应逐渐减少佩戴时间。如果缩短时间导致症状反复，有两种可能的原因。首先，最常见的原因是组织修复的时间不足。在这种情况下，应该重新佩戴前伸再定位咬合板，给予组织更多的时间去改建。最终，疼痛消除后摘除咬合板。

如果反复佩戴前伸再定位咬合板都无法控制症状，应该考虑患者缺乏肌骨稳定性。此时需要将前伸再定位咬合板换成稳定型咬合板，使髁突回到肌骨稳定位上。一旦髁突处于肌骨稳定位，需要再次评估咬合关系，以明确肌骨稳定性。评估方法将在后面的章节中详细介绍。

多种因素决定了前伸再定位咬合板的佩戴时长。这些因素通常与盘后组织发生适应性改建所需的时间有关。如果关节创伤是主要病因，治疗的疗程和成功率则取决于以下4个条件：

1. 急性损伤：损伤后即刻治疗的成功率高于延期治疗。

2. 损伤的程度：损伤轻的明显比损伤重的更容易治疗，

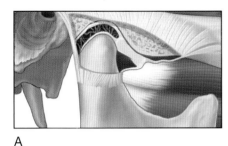 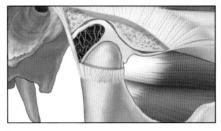 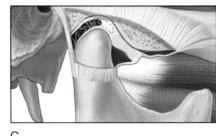

A B C

• 图13.9 A. 关节盘前移位，髁突压迫盘后组织引起疼痛。B. 佩戴前伸再定位咬合板后，使髁突前移接触关节盘，离开盘后组织。以此减少盘后组织的负荷从而减少疼痛。C. 一旦组织完成改建就应该停戴咬合板，使髁突保持初始的肌骨稳定位。此时髁突作用于改建后的纤维组织，不会引起疼痛，但因为关节盘仍是前移位，弹响可能仍然存在。

恢复也更快。临床医生可据此确定患者治疗时长。

3. 患者的年龄和健康状况：相比于富含血管的组织，颞下颌关节组织的修复速度相对较慢。一般来说，年轻患者比年长患者愈合得更快、更完全。

4. 患者的全身健康状况：有基础病的患者组织修复都比较缓慢。全身性关节炎（如类风湿关节炎）、糖尿病或免疫缺陷等疾病都会降低患者的修复与适应能力，因此可能需要更多的时间来确保治疗成功。

要根据每位患者的情况进行针对性的治疗。一般来说，治疗原则是：佩戴咬合板的时间越短，并发症越少。

一些患者即使谨慎地使用咬合板也可能导致后牙开𬌗，因为他们的髁突没有回到治疗前的位置。其原因目前仍有争议。第一种解释是翼外肌下头纤维性挛缩导致肌肉长度的永久性缩短。纤维性挛缩可能是继发于肌肉组织的炎症或急性创伤。第二种解释是盘后组织增生肥厚，导致髁突无法复位。第三种解释是前导时长期的负荷使关节窝和/或髁突的骨面发生了继发性改变。为什么髁突在前伸再定位治疗后无法回到原来的位置？理解这一问题有助于制订治疗方案并尽可能地减少副作用。

关于导致后牙开𬌗的另一种解释就是前文所提到的，治疗前就已经缺乏肌骨稳定性。也许治疗前的颌位已经无法让髁突回到肌骨稳定位上。而一旦佩戴咬合板，牙齿与咬合板的关系将决定髁突的位置。开始治疗时，咬合板会先使髁突前移，随后再让髁突退回到关节窝内的稳定位。对于治疗前就存在咬合位与关节位关系不一致的患者，去除咬合板后髁突会回到一个肌骨更稳定的位置。但在这个位置上，咬合并不会像治疗前那般

稳定。对于这类患者，应当先使其在不戴咬合板的状态下，根据髁突和关节窝之间的关系来决定下颌的位置，而非咬合关系。如果患者去除咬合板后马上咀嚼，升颌肌群会让牙尖交错，导致髁突从关节窝中的稳定位中再次发生移位，关节盘紊乱可能会复发。如果出现这种情况，则需要相关的口腔治疗以确保在关节稳定的位置上建立稳定的咬合关系，此时髁突回到其肌骨稳定位而非关节结节后斜面下方。

前述的4种解释都缺乏科学的依据。关于为何长期佩戴咬合板会导致继发性的后牙开𬌗，仍需要更多的科学研究。同样值得注意的是，后牙开𬌗并非必然，通常只有在患者长期佩戴后才会出现。以笔者的经验来看，绝大部分患者都会回到原始的咬合关系。

很明显，前伸再定位咬合板可以有效地减轻由关节盘功能紊乱所引发的症状，但却可能导致咬合不稳定，因此应当慎用。稳定型咬合板可以减轻部分患者关节紊乱的症状[57,106]，这可能是因为它降低了肌肉活动（如夜磨牙、紧咬牙）进而减少了盘后组织的负荷。如果佩戴稳定型咬合板就能减轻症状，则应该优先选择，因为它很少会导致不可逆性的咬合改变。如果必须使用前伸再定位咬合板，应充分告知患者在佩戴该咬合板后可能需要进一步的口腔治疗。虽然这种情况不常见，但患者有权充分地了解可能出现的并发症。

应该注意的是，一旦盘后组织改建完成，疼痛消失，就意味着关节盘适应了新的位置，而非其初始的位置，但关节盘仍然是前移位状态。对于大多数患者，当髁突处于肌骨稳定位时，其咬合关系与牙尖交错位基本一致。因此，一些医生可能难以理解此时关节盘不在初始（正常）位上这一概念。而通过研究关节紊

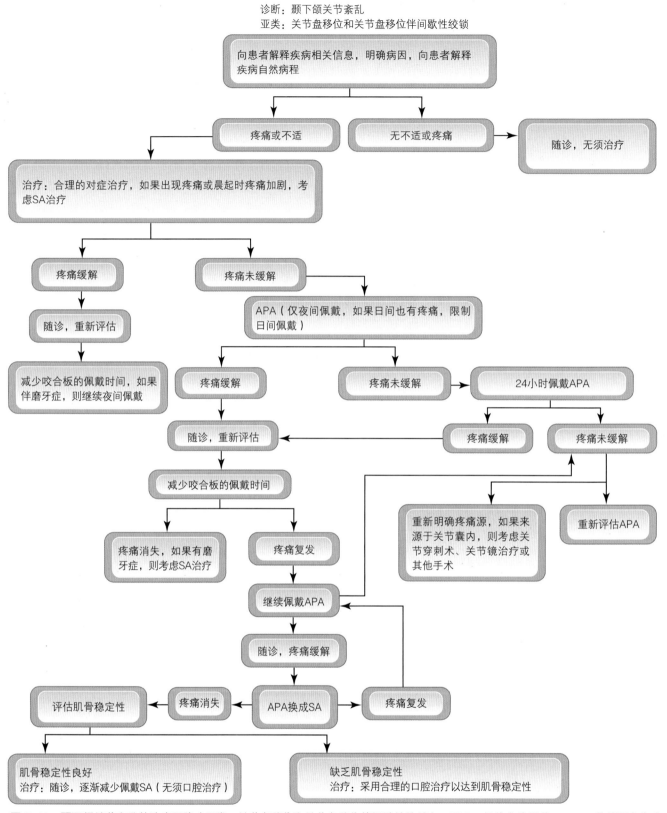

• 图13.10　颞下颌关节紊乱的治疗思路（亚类：关节盘移位和关节盘移位伴间歇性绞锁）。PSR：机体自我调节；APA：前伸再定位咬合板；SA：稳定型咬合板。

乱的自然病程，就可以发现，这就是关节发生适应性改建的结果[64]。这就解释了为什么在无症状患者中，有26%～38%的人MRI会显示有关节盘移位[107-114]。如果关

节盘只有轻微的前移且进程缓慢，那么在无疼痛和功能障碍的情况下关节就会发生适应性改建。不论是在自然进展还是修复治疗过程中，医生都需要顺应关节代偿性

改建的概念。应当在关节盘改建完成后下颌处于肌骨稳定位时进行修复治疗。需要牢记，肌骨稳定位取决于肌肉功能，而非关节盘的位置。

可复性关节盘移位对因治疗的小结

可复性关节盘移位的对因治疗主要是为了减轻关节囊内疼痛，而不是复位关节盘。为了将远期副作用降至最低，应当先考虑使用稳定型咬合板来减轻关节症状。如果稳定型咬合板无效，再选择前伸再定位咬合板。一开始先建议患者夜间佩戴，当症状无改善时可追加日间佩戴。间歇性佩戴将降低对咬合的不良影响。如果全天佩戴才能控制症状，则建议全天佩戴。症状改善后可减少佩戴的时间。随着适应性的改建，多数患者能够逐渐停戴咬合板，无须接受进一步的口腔治疗。这种适应性改建可能需要8~10周的时间，甚至更长。

如果停戴咬合板后症状复发，有两种可能的原因。第一个原因是适应性改建后的盘后组织依旧无法承受髁突的作用力。此时应延长患者的佩戴时间来促进改建。第二个原因是缺乏肌骨稳定性，停用咬合板后患者下颌又回到了治疗前的肌骨不稳定位置。所以应当在肌骨稳定后再考虑进一步的口腔治疗。这是唯一需要口腔治疗的情况，但很少发生。治疗思路如图13.10。

对症治疗

成功的治疗是基于对患者的宣教，包括关节紊乱的发生机制和适应性改建的过程。鼓励患者尽可能地减轻关节负荷，提倡细嚼慢咽和多进软食。应告知患者尽可能地避免关节弹响。如果怀疑有炎症，推荐服用非甾体抗炎药（NSAID）。必要时可以辅以冷敷或热敷。主动的开口训练往往无效，因为它们会增加关节运动从而引发疼痛。被动的开口训练则可能有效，理疗师的手法牵张也可能有助于治疗。

即使是关节囊内紊乱，机体自我调节（PSR）技术也有助于患者的康复。告知患者除非是在咀嚼、吞咽或说话，否则牙齿不要咬合在一起（第11章有介绍PSR的治疗原则）。这些治疗可以减轻关节负荷，下调中枢神经系统的敏感性，同时可以缓解疼痛并提高患者的自我治疗技巧。

信息表详见第16章。信息表有助于患者在离开诊所后提高他们对疾病的理解并帮助他们自我治疗。

不可复性关节盘移位

不可复性关节盘移位是指关节盘完全移位（脱位），并且在髁突运动过程中无法恢复到正常的位置上。最常见的是前内侧移位。

病因

创伤和微创伤是不可复性盘移位的最常见原因。

病史

患者常常能准确地说出发病时间。患者能明显感觉到下颌运动轨迹会出现突然的偏移。类似的病史可能预示着在关节盘移位之前，就有囊内症状逐渐加重（弹响和绞锁）的情况。一般而言，关节盘不可复性移位后关节弹响也随之消失。

临床特征

临床检查可见下颌张口受限（25~30mm），在大开口时下颌会轻微偏向患侧。侧向运动时，向患侧运动正常而向健侧运动受限。

对因治疗

如前所述，在可复性关节盘移位中，前伸再定位咬合板可以重建正常的盘-髁关系。然而，对于不可复性关节盘移位的患者，前伸再定位咬合板只会迫使关节盘更加前移从而加重病情。因此，前伸再定位咬合板不适合这类患者。不可复性关节盘移位的患者需要不同的治疗方法（图13.11）。

急性的不可复性关节盘移位首先应尝试通过手法复位减轻症状或复位关节盘。对于初次发生关节绞锁的患者，该方法十分有效。因为这类患者的关节组织多半是健康的，而且关节盘也没有变形。没有发生形变的关节盘（中间带最薄，在前带和后带稍厚）还是有希望能够复位回到正确的位置上。然而，一旦关节盘变形（完全变平），那么复位关节盘几乎是不可能的。有长期关节绞锁病史的患者，关节盘和关节韧带已经变形，临床医生很难使关节盘回退并复位关节盘的位置。一般而言，

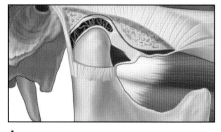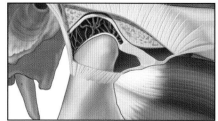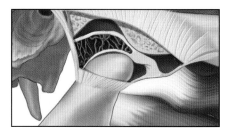

A

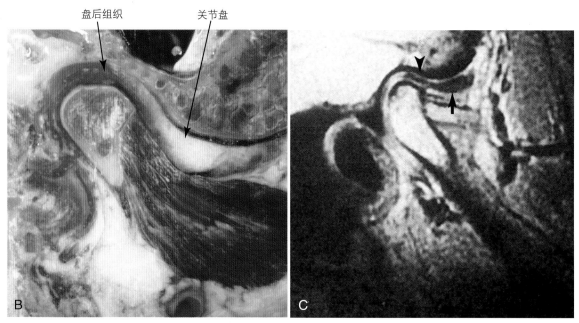

盘后组织　　　　关节盘

B　　　　　　C

• 图13.11　A. 不可复性关节盘前移位。B. 关节盘移位的解剖标本。注意髁突压迫在富含血管的盘后组织上。C. 此颞下颌关节的磁共振成像。箭头代表关节盘。(Courtesy Courtesy Dr. Per–Lennart Westesson, University of Rochester, Rochester, NY.)

患者初次关节绞锁短于1周，手法复位较有成效。随着病程增长，成功率开始迅速下降。

手法复位的方法

不可复性关节盘移位的手法复位，其成功率取决于3个因素：第一个因素，即患者的疼痛程度。如果患者有疼痛，亢奋的升颌肌群将限制关节的移位。然而，患有急性不可复性关节盘移位的患者通常无疼痛症状，只有当尝试大开口从而压迫已移位的关节盘时才会出现疼痛，而在闭口位或休息位时通常无疼痛。如果有疼痛，建议在手法复位之前先控制疼痛。第二个因素，必须增大关节腔的空间以恢复盘-髁关系。当升颌肌群功能亢进时，关节内压力增大，关节盘的复位更加困难。因此需要引导患者尽量地放松，避免紧咬合。第三个因素，髁突必须滑动到最前方。因为唯一能复位关节盘的结构是盘后组织上板，要让这个组织发挥作用，髁突就必须处于最前位。

关节盘复位的第一步是让患者尝试自我复位。要求患者小开口从而分开上下牙列，然后下颌尽可能地移向健侧，再做最大开口。如果一次不成功，可以多尝试几次。如果患者无法自我复位，则需要手法辅助复位。将拇指压在患侧的下颌第二磨牙上。其余的手指则放在口外，抵住下颌下缘的前部（图13.12）。拇指在下颌第二磨牙上持续稳定地施加向下的力。同时放置在下颌下缘前部的手指施加向上的力量。另外一只手在操作侧稳定住颅骨。用力分开关节，并要求患者慢慢前伸下颌，使髁突向下、前移出关节窝。在分开关节的过程中让下颌移向健侧有助于复位，因为关节盘一般是向前、内移位，向健侧运动有助于移动髁突恢复良好的盘-髁关系。

侧向运动至最大限度后，向关节施加持续20~30秒的牵引力并嘱患者放松。临床医生需要确保健侧关节没有受到异常的压力。没人愿意在改善患侧关节的时候损伤健侧的关节。要始终询问患者是否有任何关节不适或紧张。如果有，则立即停止治疗，并从合适的方向重新开始加力。正确的手法复位应当打开颞下颌关节而不损

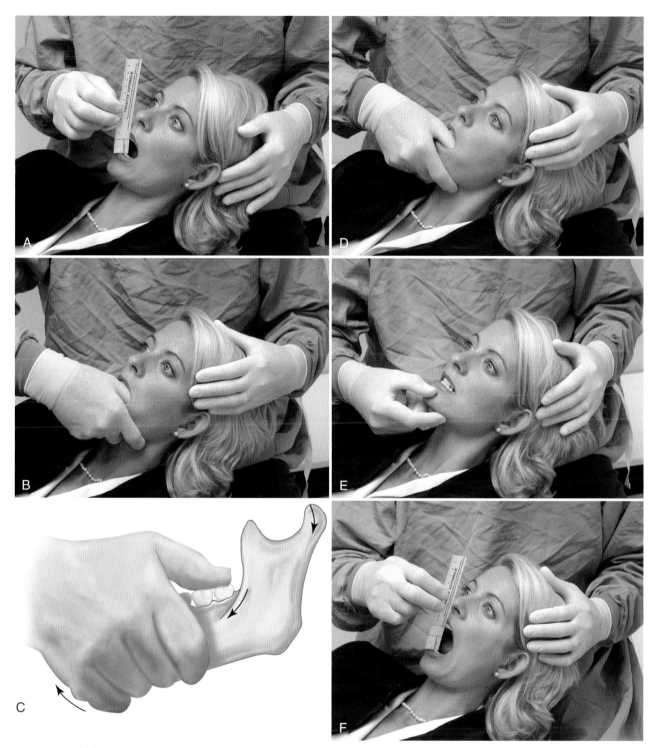

• 图13.12 手法复位关节盘。A. 患者出现左侧颞下颌关节急性不可复性关节盘前移位（闭口绞锁）。最大开口度仅23mm。B. 临床医生将右手拇指放置在患者的左下第二磨牙上，并握住下颌。左手稳定头部，拇指在下颌第二磨牙上持续稳定地施加向下的力。同时放置在下颌下缘前段的手指则施加向上发力分离关节。C. 箭头所示有效分离关节的施力方向。D. 关节分离后，下颌向前并向右移动，使髁突能够进入关节盘移位的区域。复位后，嘱患者放松并持续施力20～30秒。E. 关节分离后，移开拇指，嘱患者闭口至前牙咬合，并保持下颌稍前伸位。F. 患者休息片刻后，嘱患者最大限度地张口。如果关节盘已复位，则开口度恢复正常（48mm）。

害健侧关节。

　　在加力20～30秒后停止加力，手指从口内取出。嘱患者轻轻闭口至前牙对刃。休息几秒后，嘱患者大开口，并立即重新回到前牙对刃（非牙尖交错位）。如果

关节盘复位成功，患者应能够完全大开口（无受制）。这种情况表明关节盘可能已经复位，应立刻佩戴前伸再定位咬合板以防止后牙紧咬合从而导致关节盘再次移位。此时，患者的盘-髁关系正常，可以依照可复性盘

移位的治疗方法给予治疗。

急性不可复性关节盘移位复位之后，建议患者连续数日全天佩戴前伸再定位咬合板，之后再改为夜间佩戴。这是因为关节盘可能在移位过程中发生了形变，容易发生再次移位。连续佩戴前伸再定位咬合板可能有助于关节盘恢复正常的形态（中间带最薄，前带、后带较厚）。如果关节盘形态正常就更容易保持正常位置而不会移位。反之则难以维持正常的位置。这就是为什么手法复位仅能用于急性期的不可复性关节盘移位。

如果手法复位无效，可以反复尝试。无法复位关节盘将导致颞后附着的功能障碍或关节盘的永久性变形。一旦组织改建代偿，关节盘将永久性移位。

关于如何治疗不可复性关节盘前移位的争议由来已久。以往的治疗观念认为关节盘要回到健康的位置上，但这样往往意味着需要进行手术治疗。经过多年的研究，我们发现多数患者并不需要进行手术。研究[84,113,115-127]显示许多不可复性前移位的患者在多年之后依然能够保持相对正常的关节功能。因此我们可以采取相对保守的治疗来促进盘后组织的改建[64,128]。不可复性盘前移位的患者可以通过佩戴咬合板来减小盘后组织的负荷，特别是存在夜磨牙的情况[106,129]。只有当保守治疗无法缓解疼痛后才能考虑有创的治疗手段，例如，手术（其适应证参照后文）。

对症治疗

不可复性盘前移位的对症治疗应基于疾病的宣教。由于张口受限，许多患者会尝试用力张口。如果用力过度，只会进一步损伤囊内组织，从而引发疼痛。告知患者限制张口，特别是在急性期的时候。随着组织的改建，张口受限会逐渐改善（一般都能>40mm）[116-121,123]。即便是关节盘无法复位，随着病程的进展，不可复性关节盘移位患者的开口度也能逐步恢复。一般，有意识开口训练有助于恢复开口度[130-133]，但要注意适度，否则反而会损伤组织。告知患者恢复的时间可能较长，可能是1年甚至更长。

同时还应要求患者避免嚼硬物或口香糖等加重关节负荷的运动。如果伴疼痛，冷敷或热敷往往有效。NSAID适用于缓解疼痛和炎症。关节牵张和超声波透析

疗法或许有效。PSR的基础概念也非常重要。第16章的治疗注意事项有助于患者的恢复。

盘-髁紊乱的手术考量

根据盘-髁复合体结构的完整性，关节盘移位可分为可复性和不可复性。手术治疗是唯一的对因治疗，其目的在于恢复正常的盘-髁关系。只有当保守治疗无法缓解症状或明确疼痛是源自关节囊内紊乱的时候，才应当考虑手术治疗。即便是局部手术，也依然有创。我们需要告知患者相关的风险和预后。在知情同意的情况下由患者自行决定手术与否。

对于不可复性关节盘移位的患者，可以通过单针穿刺并在关节腔注射的方式分离关节表面，该技术称为关节腔注射术，它能增加关节绞锁手法复位的成功率[134-139]。

如果临床医生需要进行更激进的治疗，首选关节穿刺术。关节穿刺术是通过两根穿刺针刺入关节腔内，注入无菌生理盐水冲洗关节[140]。该治疗相对保守，研究显示关节穿刺术能有效缓解患者的症状[141-151]，因为它能冲洗出关节腔内的致痛物质和继发性炎症因子[152]。其长期疗效得到了肯定[146-147,150,153-154]。关节穿刺术是最为保守的手术，在囊内紊乱的治疗中占有重要地位。

在关节穿刺治疗的最后，通常可以向关节腔内注射类固醇。一些外科医生还建议使用透明质酸[137,155-157]。虽然这么做很有效，但仍需更多的研究来验证其长期疗效[158]。

研究表面，关节穿刺术能短暂地缓解类风湿关节炎的症状[159]。12位类风湿关节炎患者在关节穿刺后6周，疼痛和功能障碍得到明显改善。

另一种相对保守的手术是关节镜，它可以观察关节上腔和囊内的结构，能够诊断并治疗关节粘连。在缓解症状和改善开口度上疗效显著[144,148,150,153,160-176]。值得注意的是，关节镜无法复位关节盘，但却可以增加关节盘的活动度[177-180]。

有时，我们需要分离关节，为组织改建创造条件。分离关节的手术通常称为关节切开术，包含了多种术式。当关节盘移位或脱位后，最为保守的手术是关节盘修补术[181-186]，此术式通过去除部分盘后组织及其上板后，可向后恢复并悬吊固定关节盘。

如果关节盘受损且丧失功能，治疗的难度便有所增加。此时的治疗目的在于恢复关节的功能。摘除关节盘的手术称为关节盘切除术（有时是半切除术）[187-191]。术后关节是骨对骨接触，这很有可能会引发骨关节炎性改变，但长期不一定会引起疼痛[191-193]。另一种治疗是摘除关节盘，用假体替代。早期建议植入的假性关节盘包括医用硅胶[194]，但其成功率不高[195]。自20世纪80年代，开始使用聚四氟乙烯-特氟龙材料关节盘，但是材料分解会产生炎症反应[196-199]。此外还有皮肤[200-206]、颞筋膜瓣[207]、脂肪组织[208-210]和耳状软骨[211-213]等移植物。但是关于关节盘置换术，专家们至今还没有找到一个合适的替代品，所以一旦切除关节盘就会出现明显的

功能障碍。现阶段，主流的观点是单纯切除关节盘（关节盘切除术），并通过自然改建恢复关节的功能。相比于关节盘置换术的移植材料可能破坏关节自然改建的进程，关节盘切除术似乎是一个更好的选择。

如果没有认真考虑预后，就不应该进行关节手术治疗。因为术后的关节可能无法正常行使功能。手术瘢痕还往往会限制下颌运动。继发于关节内出血的术后粘连发生率也很高[214-215]。此外，也不能忽视面神经损伤的风险。因为这些风险都很大，所以手术应该仅针对保守治疗无效的患者。大概只有不到5%的囊内紊乱患者需要进行手术治疗[128]。图13.13总结了不可复性关节盘移位的治疗思路。

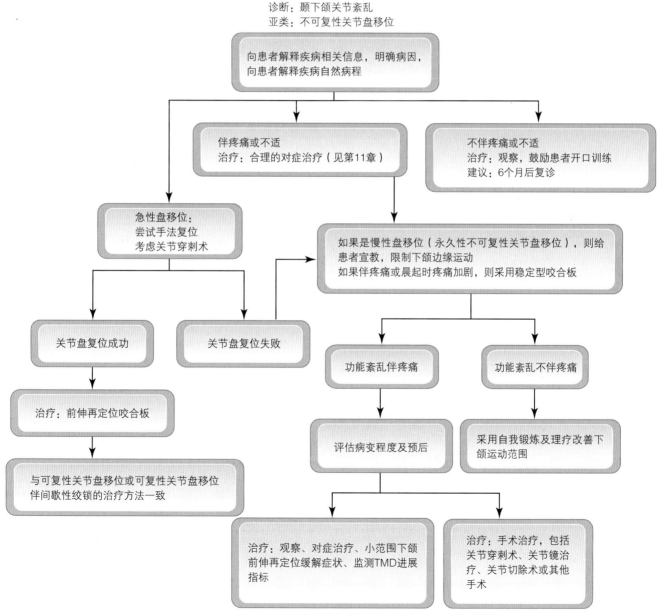

• 图13.13 颞下颌关节紊乱的治疗思路（亚类：不可复性关节盘移位）。

关节表面结构不调

关节表面结构不调可能源于任何破坏正常关节功能的因素。它可能是创伤，可能是某一病理进程，或仅仅只是张口过度。在部分病例中表现为关节内压增大。另一些病例中则表现为骨面变化（如骨刺）或关节盘的改变（穿孔）从而影响正常的功能（图13.14）。这些功能紊乱都会出现可重复又难以避免的特征性下颌运动轨迹改变。

结构异常可分为4种：形态改变、粘连、半脱位和脱位。

形态改变

形态改变是指关节和关节盘的光滑表面发生改变的一组疾病。这些变化可改变髁突的运动轨迹。

病因

形态改变的主要病因是创伤。创伤可以是一个瞬时撞击，也可以是与微创伤相关的慢性创伤。当骨组织受到一定的负荷时就会发生形态改变。

病史

患者经常会有与这些紊乱相关的长期病史。其中多数不伴疼痛，因此可能容易忽视。

临床特征

髁突、关节窝或关节盘形态改变的患者，常在开闭口时出现可重复的运动轨迹改变。例如，在某个位置出现开口弹响或偏摆，那么在开口或闭口过程中的同一位置也会再次出现弹响或偏摆。这些形态改变可伴或不伴疼痛。

对因治疗

关节表面形态改变的主要原因实际上是结构改变，所以治疗的原则是恢复变形的结构形态。手术治疗或许能够实现这一目标。在骨组织形态改变的病例中，骨表面可以通过关节成形术变平滑和圆钝。而关节盘穿孔或变形，则可以通过关节盘成形术尝试修复关节盘。但手术是一种相对具有破坏性的治疗，因此只有在疼痛和功能障碍的保守治疗无效时才可以考虑。大多数的形态改变都可以通过对症治疗获得改善。

对症治疗

在大多数情况下，形态改变引发的相关症状可以通过疾病宣教获得改善。如果可行的话，应该鼓励患者练习开口和咀嚼的方式，从而将功能紊乱的程度降到最低，甚至是消除。只要患者反复训练就能形成新的开口和咀嚼习惯。在部分病例中，夜磨牙会增大关节内压，进而加重与形态改变相关的功能障碍。此时佩戴稳定型咬合板可能有助于缓解肌肉的功能亢进，但一般只在怀疑有副功能活动时才使用。如果伴疼痛，可能需要服用

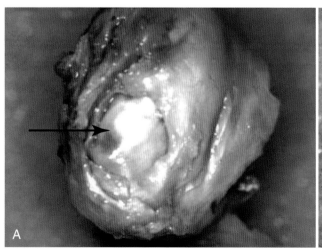
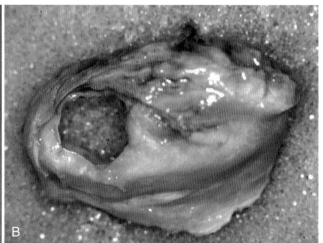

•图13.14 A. 此样本显示髁突和关节盘粘连在一起。注意关节盘的穿孔后暴露出髁突外极（箭头）。B. 将髁突和关节盘分离，以便观察穿孔区。（Courtesy Dr. LR Bean, University of Kentucky, Lexington.）

止痛药来预防继发性中枢兴奋效应。

图13.15总结了形态改变的治疗思路。

黏附/粘连

黏附是指正常关节运动过程中关节表面的暂时性吸附。粘连是由关节表面的纤维附着引起的永久性黏合。黏附和粘连可以发生在关节盘和髁突之间，或关节盘和关节窝之间。

病因

黏附通常是由关节结构的长期静态受压所引起的。长期的黏附很可能会进展成为粘连[216]。粘连也可能继发于创伤或术后积血[214]。

病史

黏附会在下颌运动的过程中被松解或减轻，少部分才会恶化，只能通过病史才能诊断。通常患者的病史中会有长期的下颌紧咬牙（如在睡眠过程中紧咬牙），而后有张口受限的感觉。当患者再尝试开口时，就会感觉到一次弹响，随后开口度很快恢复正常。此后在开闭口过程中都不会有弹响或绞锁的感觉，除非关节再次受到长期的静态负荷。这些患者会特别提及在晨起时发现颌骨似乎"卡住"了，在跳跃了一下之后随即恢复正常。

粘连的患者通常会有张口受限的病史。其程度与粘连的位置有关。粘连临床特征与黏附相似，但粘连通常无法通过下颌运动得到改善。

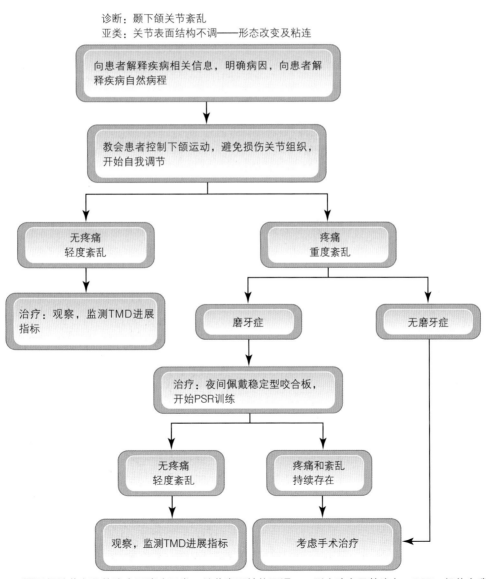

• 图13.15 颞下颌关节紊乱的治疗思路（亚类：关节表面结构不调——形态改变及粘连）。PSR：机体自我调节。

临床特征

黏附表现为暂时性的张口受限，直到出现弹响，而粘连则是较长时间的张口受限，受限程度取决于粘连的位置。如果只有一侧关节发生粘连，则开口型将偏向患侧。如果是永久性的粘连则会导致严重的功能障碍。关节下腔的粘连会导致开口时突然的剧烈颤动。关节上腔的粘连则将下颌运动限制在关节旋转的范围，从而将患者的开口度限制在25mm或30mm之内。关节盘和关节窝之间的粘连会导致张口过程中髁突越过关节盘的前缘。随着关节盘变薄，关节囊前韧带和侧韧带松弛，髁突将越过关节盘前带到达翼外肌上头的附着处，导致关节盘相对后移而髁突相对前移（图13.16）。关于关节盘后移的可能性一直有争议。有证据支持关节盘后移确实存在[217-218]。然而，它远不如关节盘前移来得常见，而且更有可能与关节盘和关节窝之间的粘连密切相关，因此称为"关节盘粘连"也许更合适。因为髁突向前移动而关节盘不移动，就意味着关节盘相对地后移。如第10章所述，关节盘后移位的临床症状与前移位的完全不同。一般而言，关节盘后移位的患者张口正常，但闭口和咬合困难。

粘连相关的症状会持续存在且反复发作。可伴或不伴疼痛。如果出现疼痛，通常与试图大开口从而拉伸韧带有关。

对因治疗

由于黏附是关节表面受到长期的静态负荷所引起的，其对因治疗的原则就是减轻这些组织结构的负荷。负荷可能与日间或夜间的紧咬牙有关。日间紧咬牙最好由患者的自我调控和PSR技术（见第11章）来治疗。如果怀疑患者存在夜间紧咬牙或夜磨牙时，建议使用稳定型咬合板来降低肌肉亢进。在部分病例中，粗糙或磨损的关节表面会促进粘连的发生、发展。稳定型咬合板能够改变这些结构之间的接触关系从而减少粘连的发生。

粘连一旦发生，唯一有效的治疗方法就是切断纤维粘连。通常需要通过关节镜手术来实现[174,219-225]（图13.17）。手术不仅能切断粘连，而且还能在手术过程中通过前文提及的关节冲洗来减轻症状。

值得注意的是，由于手术具有一定的破坏性，非必要时不应采用手术方式。如果粘连只造成轻微的功能障碍且不伴疼痛，则更建议通过对症治疗来改善。

对症治疗

通过被动拉伸、超声波透析和关节牵张（图13.18）等方法可以改善部分粘连的症状。这类治疗往往旨在通过松弛纤维粘连来增加关节的活动度。但是，由于牵张治疗会撕裂组织并诱发炎症和疼痛，故切忌施力过度。在多数病例中，疼痛和功能障碍都是很轻微的，病情宣教才是最优方案。嘱患者限制开口度，学习适当的下颌运动模式以避免加重粘连，确保行使正常的功能（图13.19）。图13.15总结了粘连的治疗思路。

半脱位

半脱位，有时称为开口过度，是髁突在前移过程中越过关节结节。半脱位并非病理性的改变，而是由关节窝解剖结构变异所引起的。

病因

如前所述，半脱位通常由关节窝的解剖结构异常所引起。如果患者关节结节的后斜面短而陡，前斜面长而平，其半脱位可能性就更大[226]。如果关节盘在盘–髁复

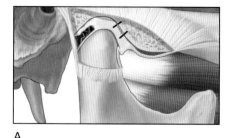

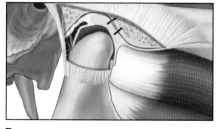

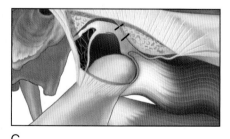

A   B   C

•图13.16 A.～C. 由于关节盘上表面和关节窝之间的粘连（关节盘粘连）导致关节盘后移位。

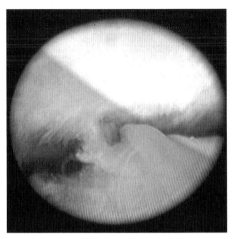

• 图13.17 关节镜下可见关节盘与关节窝之间发生粘连。
（Courtesy Dr. Terry Tanaka, Chula Vista, CA.）

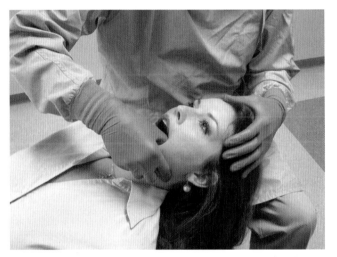

• 图13.18 如果粘连是近期发生的，关节牵张和运动有时能缓解粘连。

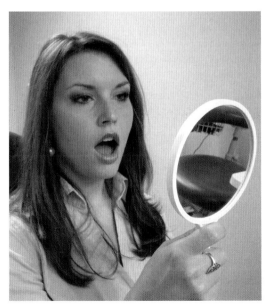

• 图13.19 有时患者可以进行开口训练，这可以最大限度地减少甚至是消除关节盘紊乱所引发的功能障碍。照镜子有助于在患者髁突最小滑动的情况下直线向下开口。在某些情况下，这有助于观察开口时的中线。

合体完成前移之前就已经最大限度地卷到髁突后方，就会出现半脱位。此时髁突的最后一个动作变成突然快速地向前跳动，临床上会看到明显的耳屏前凹陷。

病史

患者会自诉无论何时大开口都会有关节锁结感，下颌能回到原有位置但会存在一点困难。

临床特征

在最大开口的末期，可以看到髁突"砰"地一下突然向前跳动。这与弹响的感觉不一样。

对因治疗

半脱位唯一的治疗方式是手术，通过手术改变关节形态，即关节结节成形术[227-230]。它可以减小关节结节的陡度，从而减轻关节盘在盘-髁前移过程中的后卷程度。然而，在多数情况下，由于症状相对较轻，手术治疗对患者来说过于激进。因此，我们更提倡用对症治疗来消除功能障碍，至少将症状减轻到可忍受的程度。

对症治疗

对症治疗的第一步是病情宣教，例如，病因和哪些动作会引发半脱位。患者必须学会限制开口度，避免到达临界点从而引发半脱位。有时患者会无法自控，可以使用口内装置（图13.20）来限制开口[231]。佩戴咬合板是为了引发升颌肌群的肌静止性挛缩（功能性收缩），从而最终限制张口至半脱位临界点之前。连续佩戴咬合板2个月后停用，便可以达到限制开口的目的。

脱位

这种情况通常称为开口绞锁，患者常表现为开口后闭口不能。通常发生在例如牙科治疗之类的大开口之后。完全脱位时，髁突和关节盘都完全移位到关节结节前方，患者无法自行复位。脱位可发生在一侧，也可双侧同时发生。

病因

在最大开口时，髁突就会达到它的前伸极限。在

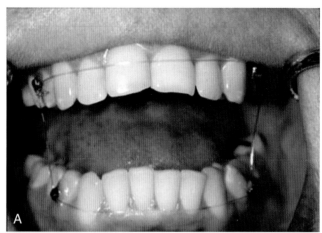

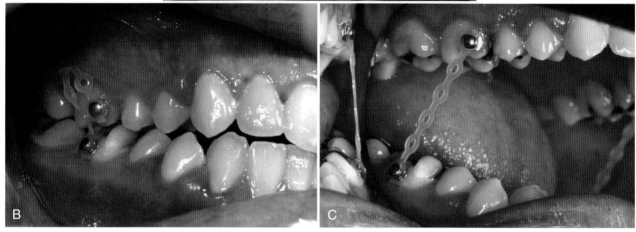

• 图13.20　数种限制张口的口内装置。A. 在4颗尖牙上粘接颊面管，用橡皮圈结扎。以此限制半脱位患者的下颌开口。如果患者张口过度，橡皮圈将绷紧，从而限制开口。该装置需佩戴2个月才能使升颌肌群产生肌静止性挛缩。去除该装置后，最大开口也不会达到引发半脱位的位置。B. 另一种限制开口的方法是在磨牙上粘接舌侧扣，利用颌间悬挂橡皮链来限制开口。C. 当患者试图大开口时，橡皮链会起到限制开口的作用。

这个位置上，关节盘位于髁突的最后方。如果髁突继续前移，关节盘就会被迫移出关节腔，并卡在关节结节前方。此时，由于髁突强有力的抵靠在关节结节上，导致关节盘间隙变窄（图13.21A～C）。如果翼外肌上头在滑动过程中全程收缩，拉动关节盘移出关节腔也会造成脱位。脱位时，由于关节盘在前间隙受挤压而卷曲，盘后组织上板无法复位关节盘。因为升颌肌群的收缩会升高关节内压，进一步减小关节盘间隙，关节盘更难以自发性回退，如果同时有翼外肌上头或翼外肌下头收缩，拉动关节盘和髁突向前，那么复位将更加困难。

一旦髁突移动到关节结节前方，任何患者都可能发生关节的脱位。虽然关节盘可能是被迫移动到髁突前方，但也有研究证实关节盘也可能是卡在髁突后方[232]（图13.21D～F）。无论哪种情况，髁突都被卡在关节结节前方，导致患者无法闭口。

虽然脱位通常继发于大开口，但它也可能由翼外肌或舌骨下肌群的突然收缩引起。其可能原因是肌痉挛或抽筋，在前面的章节中已对此进行了论述。这种情况相对罕见，不应与前面提到的解剖因素相混淆。一些病例中，患者由于不可控的肌肉突然收缩而导致的脱位是不可预测且反复出现的。这可能与中枢源性的下颌肌张力障碍有关。区分这种肌张力障碍导致的脱位与前述的解剖因素造成的脱位非常重要，因为两者的治疗方法迥异。改变颞下颌关节解剖结构的手术并不能治疗由肌张力障碍所引起的反复脱位。其治疗方法应该是在翼外肌注射肉毒素（见第12章）。

病史

患者表现为大开口且闭口不能。这种情况常发生在大开口的时候（如打哈欠或进行口腔治疗）。由于不能闭口，患者会异常痛苦。

　　一些患者会在病史中提及曾有过突然的或无缘由的开口绞锁，每周重复几次或其至是每日都有。这就是典型的下颌肌张力障碍。

临床特征

　　患者一直处于大开口的状态。一旦患者闭口就会引发疼痛（图13.22A和B）。

对因治疗

　　对因治疗旨在扩大关节盘间隙从而使盘后组织上板能够回拉关节盘，同时也不能忽视其他肌功能因素。由于脱位时下颌开口绞锁，患者会非常痛苦并试图用力闭口，但这样却会加剧脱位。如果患者想要复位，就必须与打哈欠一样大开口，降颌肌群收缩并抑制升颌肌群。同时在颏部施加一个向后的推力就可以复位。（图13.22C）。如果失败，则嘱患者做打哈欠动作，同时将拇指放在下颌磨牙上并施加向下的压力（图13.22D）。这种方式通常会提供足够的空间，使关节盘和髁突能回到关节窝内的正常位置。

　　由于存在一定的组织张力，所以盘-髁复位的同时通常会诱发突然闭口。为了避免突然闭口时拇指被咬伤，建议使用纱布包裹拇指。如果仍未复位，很可能是翼外肌下头出现了痉挛，阻止了髁突的后移。此时可在翼外肌注射适量的局部麻醉剂（不含血管收缩剂），从

而减轻肌痉挛并放松肌肉。如果升颌肌群也出现肌痉挛，也可以使用局部麻醉。

　　由于髁突与关节窝之间的解剖关系导致反复脱位或转为慢性脱位，传统的治疗方式是通过手术改变关节结节的解剖形态，即关节结节成形术[230,233-235]。

　　如果解剖因素是主要病因，那么手术改变关节结节形态是非常有效的。然而，当脱位是由肌挛缩所导致的，则禁忌手术治疗，因为它无法去除病因。相反，治疗目标应该是放松肌肉。当反复发作的脱位与下颌肌张力障碍有关时，比较合适的治疗方法是注射肉毒素。肌肉注射肉毒素可以缓解症状3~4个月。通常，在翼外肌下头注射A型肉毒素最好是在双侧肌电图的引导下进行。多数情况下，这种方法安全有效，能减轻甚至治愈关节脱位[236-238]。患者应在2~4个月内复诊，以观察脱位是否有复发，这个时间正好是A型肉毒素作用减弱和肌肉恢复正常所需的时间。如果症状反复，可以考虑反复注射。

对症治疗

　　治疗脱位最有效方法就是预防。因为半脱位通常是脱位的前兆，所以早期的治疗与半脱位的对症治疗相同。如果脱位反复出现，教患者自我复位的方法。与半脱位一样，一些慢性复发性的脱位也可以选择手术治疗。但只有在对症治疗无效或效果不佳的时候，才能考虑手术[239]。

　　图13.23总结了半脱位和脱位的治疗思路。

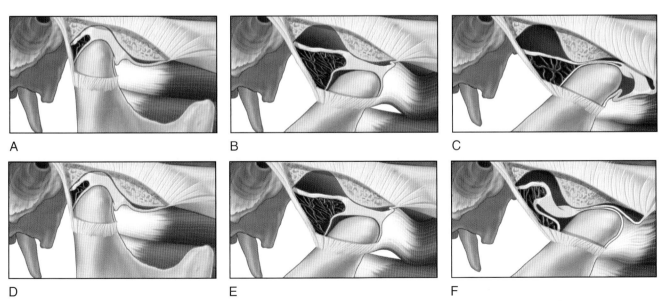

•图13.21　A.~C.颞下颌关节脱位导致的开口绞锁伴关节盘前移位。D.~F.脱位伴关节盘后移位。

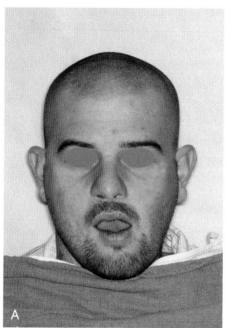

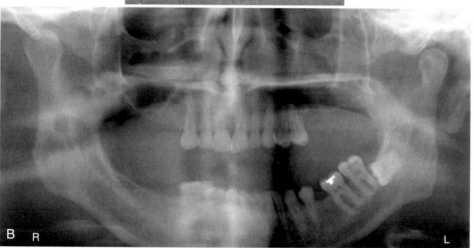

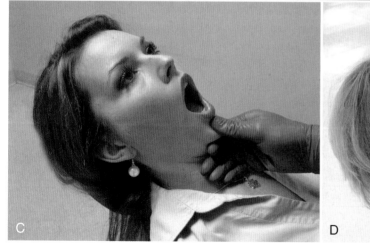
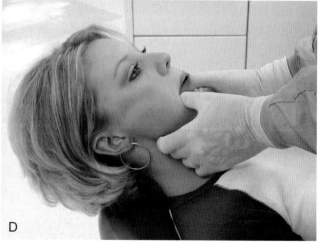

• 图13.22 自发性脱位的复位。A. 右侧颞下颌关节脱位（开口绞锁）的临床特征。B. 曲面断层片可见患者右侧髁突脱位，位于关节结节的前方。C. 患者大开口时（如打哈欠），在颏部施加一个向后的推力，有时就可以复位。D. 用纱布包裹拇指后放在第二磨牙上。向下施压，并在下颌的前方（颏部）向上施力，就能复位关节。其目的是分离关节并增加关节盘间隙。当关节盘间隙大到足以允许髁突越过关节结节时，就能复位关节。不能强行后退下颌或强行闭口。由于复位后常出现突然闭口，所以拇指包裹纱布以防咬伤。（A. and B. Courtesy Dr. Larry Cunningham, University of Kentucky, Lexington, KY. ）

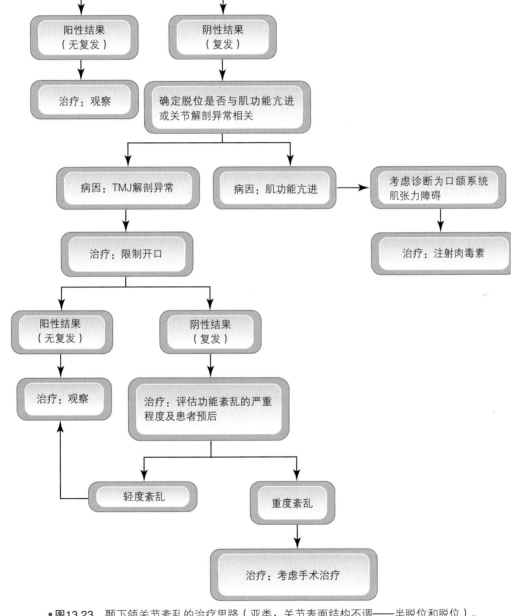

诊断：颞下颌关节紊乱
亚类：关节表面结构不调——半脱位和脱位

向患者解释疾病相关信息（疾因及自然病程），向患者讲解相关的解剖因素

诊断：半脱位

诊断：脱位

自行限制开口度

手法复位

阳性结果
（无复发）

阴性结果
（复发）

治疗：观察

确定脱位是否与肌功能亢进
或关节解剖异常相关

病因：TMJ解剖异常

病因：肌功能亢进

考虑诊断为口颌系统
肌张力障碍

治疗：限制开口

治疗：注射肉毒素

阳性结果
（无复发）

阴性结果
（复发）

治疗：观察

治疗：评估功能紊乱的严重
程度及患者预后

轻度紊乱

重度紊乱

治疗：考虑手术治疗

• 图13.23　颞下颌关节紊乱的治疗思路（亚类：关节表面结构不调——半脱位和脱位）。

炎症性关节紊乱

　　炎症性关节紊乱通常以关节区持续性疼痛为特征，功能运动可加剧疼痛。由于疼痛是持续性的，也会造成继发性中枢兴奋效应（如循环性肌痛、痛觉过敏和牵涉痛）。这些症状可能会被误诊，从而导致治疗不当。换句话说，在控制炎症之前，针对继发性的局限性肌痛的治疗往往效果不佳。

　　虽然有些炎症性疾病很容易通过病史和检查发现，但也有许多例外。关节的炎症常伴或继发于其他炎症。炎症性关节紊乱可分为滑膜炎、关节囊炎、盘后组织炎和关节炎这4种。本节也将讨论部分累及相关结构的全身性炎症性疾病。这类病例的诊断比较特殊，将以病例的形式单独论述。如果无法明确炎症病灶的位置时，建议综合采用这些治疗方法。

滑膜炎和关节囊炎

　　将滑膜炎和关节囊炎放在一起讨论，是因为临床上不容易进行鉴别诊断。只有通过关节镜检查或关节切开术直视下才能区分。此外，由于两者的保守治疗方法相同，所以一起讨论更为合适。

病因

　　创伤或邻近组织的炎症扩散是关节囊炎和滑膜炎的病因。如果存在感染，则需要进行合适的药物治疗，例如，使用抗生素。本节不会讨论这种感染类型的治疗方法。关节主要的炎症反应都是继发于关节组织的创伤或微创伤[152,240-241]。这意味着炎症属于无菌性，无须使用抗生素。

病史

　　滑膜炎和关节囊炎经常会有外伤史。常见的是意外或跌倒时的颏部撞击伤。甚至撞墙或肘部意外撞击颏部，这些都会导致创伤性关节囊炎。如果受伤时牙齿是分离的，则有可能导致关节囊韧带的损伤。

临床特征

　　当出现滑膜炎或关节囊炎时，任何容易拉伸关节囊韧带的动作都会加剧疼痛。疼痛位于耳部正前方，触诊髁突外侧时通常会有疼痛。这种炎症性疼痛通常是持续性的，并且随下颌运动而加剧。

对因治疗

　　由外伤导致的滑膜炎和关节囊炎有自限性，因为创伤只是瞬时的，因此没有相应的对因治疗。当然，如果有二次外伤的可能，应努力保护关节免受二次伤害（如运动护板）。如果是关节盘移位引发了微创伤，进而引起了滑膜炎，则应先治疗关节盘移位。

对症治疗

　　患者应限制下颌在无痛范围内运动，进软食并且细嚼慢咽。持续性疼痛的患者可以服用少量镇痛药（如NSAID）。关节热敷通常有效，告知患者每日热敷10~15分钟，每日4~5次[242-243]。每周2~4次的超声波透析治疗同样一定疗效。个别情况下的急性创伤可在关节囊组织单次注射糖皮质激素[244-245]，但不可反复注射（见第11章）[246]。在某些病例中，肌功能亢进和关节囊炎或滑膜炎会同时存在。如前所述，肌功能亢进会影响炎症反应的转归。因此，如果怀疑有肌功能亢进就要给予相应的治疗（见第11章）。

盘后组织炎

　　盘后组织的炎症称为盘后组织炎，是一种相对常见的关节囊内紊乱（图13.24）。

病因

　　盘后组织炎的常见病因是创伤，主要分为外源性和内源性两种。外源性创伤是指髁突的瞬时运动损伤了盘后组织。当颏部受到撞击时，髁突可能被迫撞向盘后组织。颞下颌关节的外侧斜韧带和内侧水平韧带都可以限制髁突的整体后移。这种限制力强大到严重的撞击通常只会造成髁突颈部的骨折，而不是髁突后移。但是不管是严重或轻微的创伤，髁突都有可能暂时性地压迫盘后组织。因此，经常引发这些组织的炎症反应，而炎症又可能导致盘后组织肿胀，迫使髁突向前移动，从而导致急性错𬌗（图13.25）[247]。此时患侧的后牙无法咬合，如果用力咬合就会加重患侧关节的疼痛。有时盘后组织的创伤会引起囊内血肿。这属于盘后组织炎的严重并发症，可能会导致关节粘连和/或关节强直[248]。

内源性创伤所引发的盘后组织炎则完全不同，多源于关节盘的前移位。当关节盘前移位，髁突会压迫关节盘后带和盘后组织（图13.26）。多数情况下这些组织无法承受髁突的压迫而出现了炎症。

虽然这两种病因所引起的盘后组织炎似乎具有相同的临床特征。但治疗方式却完全不同，所以病史对于制订正确的治疗方案极为重要。

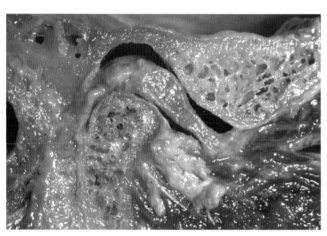

• 图13.24 本标本中的关节盘前移位，导致髁突压迫在盘后组织上。盘后组织富含血管和神经。这可能导致盘后组织炎。（Courtesy Dr. Terry Tanaka, Chula Vista, CA.）

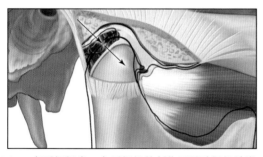

• 图13.25 盘后组织炎。盘后组织的创伤可导致组织肿胀。组织肿胀后，髁突将被推向前下。从而导致急性开𬌗。临床上表现为患侧后牙开𬌗。

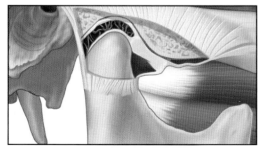

• 图13.26 随着关节盘更加前移，髁突更加压迫关节盘后带和盘后组织。

病史

外源性盘后组织炎的患者会在病史中准确地说出外伤史。通常患者能确切地知道疼痛的病因。而外伤通常不会持续存在，因此病史很重要。

内源性盘后组织炎的患者会有渐进性疼痛的病史，同时病情也呈现出渐进性加重（如出现绞锁、弹响）。对于这类病例必须重视病史，因为创伤性因素往往还持续存在。

临床特征

盘后组织炎会产生持续的耳前疼痛，并随着下颌运动而加重。紧咬牙通常也会加剧疼痛。如果盘后组织肿胀，患侧后牙会出现开𬌗。由于病因不同，治疗方式也不同，接下来我们将分别讨论。

外源性盘后组织炎的对因治疗

外伤作为病因，通常是一过性的，所以没有根治性治疗。由此能够促进恢复的对症治疗是最有效的治疗方案。如果有二次创伤的风险，则必须注意保护关节。

外源性盘后组织炎的对症治疗

对症治疗的第一步是缜密的咬合检查。如果没有发现急性错𬌗，可以给予患者止痛药，并嘱患者将下颌运动限制在无痛范围内，同时进软食。然而，为了避免关节强直，还是要鼓励患者做一些适量的运动。超声波透析和热敷通常有助于缓解疼痛。对于单纯的创伤源性疼痛，如果症状持续数周未改善，可在囊内注射一次糖皮质激素，但不可重复注射[246]。随着症状缓解，鼓励患者及时恢复正常的下颌运动。

如果存在急性错𬌗，紧咬牙会进一步加重盘后组织的炎症。此时佩戴稳定型咬合板可以提供稳定的咬合，有利于组织修复。咬合板将减少盘后组织的进一步负荷。当盘后组织恢复正常时，必须定期调磨咬合板（见本章最后一节）。

内源性盘后组织炎的对因治疗

与外源性创伤不同，内源性创伤通常会造成组织的持续性损伤。因此，对因治疗旨在消除内源性创伤。

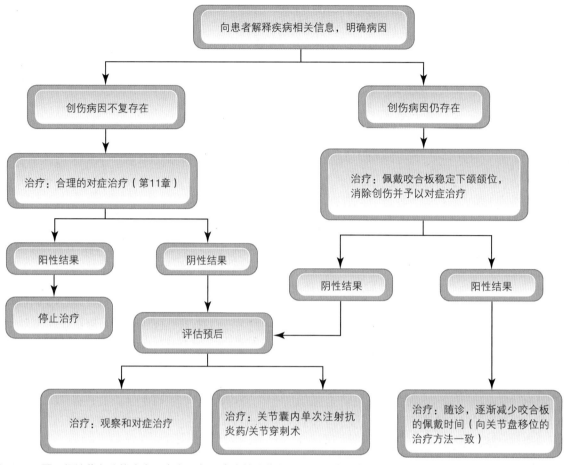

诊断：颞下颌关节紊乱
亚类：炎症性关节紊乱——滑膜炎、关节囊炎、盘后组织炎和关节急性创伤

向患者解释疾病相关信息，明确病因

创伤病因不复存在

治疗：合理的对症治疗（第11章）

阳性结果

阴性结果

停止治疗

评估预后

治疗：观察和对症治疗

治疗：关节囊内单次注射抗炎药/关节穿刺术

创伤病因仍存在

治疗：佩戴咬合板稳定下颌颌位，消除创伤并予以对症治疗

阴性结果

阳性结果

治疗：随诊，逐渐减少咬合板的佩戴时间（向关节盘移位的治疗方法一致）

• 图13.27　颞下颌关节紊乱的治疗思路（亚类：炎症性关节紊乱——关节囊炎及滑膜炎、盘后组织炎、创伤性关节炎）。

由可复性盘移位造成的盘后组织炎，其治疗目标是建立正常的盘-髁关系。前伸再定位咬合板能让髁突脱离盘后组织，并重建盘-髁关系。因此，通常能立即缓解疼痛。一般咬合板只在夜间佩戴，白天则让下颌回到关节窝的正常位置上。可复性关节盘前移位的序列治疗就是遵循这个原理（前文已述）。

内源性盘后组织炎的对症治疗

对症治疗的第一步是让患者将下颌运动限制在无痛范围内。如果前伸再定位咬合板无法消除疼痛，则应口服止痛药。热敷和超声波透析都有助于缓解症状。由于炎症通常是慢性的，故不建议行关节糖皮质激素注射。

图13.27总结了关节囊炎、滑膜炎、盘后组织炎和关节急性创伤的治疗思路。

关节炎

关节炎是指关节表面的炎症。多种类型的关节炎都可能会累及颞下颌关节。目前为止，最常见的是骨关节炎（包括特发性髁突吸收）。其他还包括类风湿关节炎、创伤性关节炎、感染性关节炎、银屑病关节炎、高尿酸血症和强直性脊柱炎等，虽不常见但仍然很重要。我们将在本节中进行简单介绍。详细的介绍可参考其他医学教科书。

骨关节炎

骨关节炎是最常见的关节炎之一。因此，临床医生需要了解该疾病及其自然病程。骨关节炎也称为退行性关节病。

病因

关节负荷过重是引起或加重骨关节炎的最常见的病因。当关节盘移位或盘后组织炎症累及关节面时就可能引起骨关节炎。这并非一种真正的炎症反应，而是一种关节表面和软骨下骨出现退行性改变的非炎症过程。其确切的病因尚不清楚，但一般认为是由关节机械负荷过重所致[34,37,249-252]。如前文所述，正常情况下所有的滑膜关节表面都能承受负荷。事实上，正是负荷使营养物质能够进入纤维软骨细胞，同时排出代谢产物，从而保证了关节组织的健康。但前提是负荷必须在健康范围内。如果纤维软骨负荷过重，尤其是长期过度负重，就会导致细胞坏死，并引起细胞外基质中的蛋白多糖和胶原蛋白水解。随后细胞脱水引起细胞因子外流，继而导致基质塌陷，关节下骨组织开始承受负荷。一些细胞因子在炎症介质的介导下汇聚在关节表面，逐渐发展成骨关节炎。其活跃的骨改建通常伴疼痛，故称为骨关节炎。

如果骨关节炎的病因明确，则称为继发性骨关节炎。例如，不可复性关节盘移位就可能引发继发性骨关节炎。如果关节炎的病因无法确定，则称为原发性骨关节炎。

病史

骨关节炎的患者通常会有单侧关节疼痛，下颌运动时加剧。疼痛往往是持续性的，常在傍晚或晚上加重。多伴继发性的中枢神经兴奋效应。

临床特征

由于关节疼痛，会出现张口受限的特征性表现。除继发于不可复性关节盘移位所引起的骨关节炎外，常有"软末端"感觉。病程长时，能触及典型的捻发音。触诊两侧关节时由于加重关节负荷会引起疼痛加剧（见第10章）。通常可通过颞下颌关节影像片确诊，影像学检查可以发现髁突关节下或关节窝骨质的结构性改变（磨平、骨赘、侵蚀，参见第9章）（图13.28）。医生必须意识到，这种症状出现6个月后，患者骨组织才会出现影像学的变化。因此，在骨关节炎的早期，影像学可能是正常的，并无助于诊断。

有时，当骨关节炎症状明显时，可能已经有大量的骨吸收。此时，髁突的关节表面可能会有吸收，导致髁突高度丧失。当双侧髁突都有炎症时，髁突高度丧失会导致下颌后旋，从而导致严重的后牙早接触和前牙开𬌗（图13.29）。

对因治疗

关节的负荷过重是主要病因，因此治疗原则应该是减轻关节的负荷。如果是可复性关节盘移位造成的，则应该尝试纠正盘-髁关系（佩戴前伸再定位咬合板治疗）。但是，骨关节炎通常伴慢性紊乱，因此再定位咬合板不一定有效。

当怀疑肌功能亢进时，建议使用稳定型咬合板来减轻关节负荷。如果该咬合板加剧了关节疼痛，则需要使髁突略微前移到无痛的位置。建议患者夜间佩戴咬合板，而在日间，患者也需要去感知并尝试控制副功能活动。纠正可能引起关节疼痛的口腔习惯，使用PSR技术自我治疗。如果患者发现白天佩戴咬合板有助于缓解症状，那么白天也应该佩戴。

对症治疗

临床医生需要在治疗前掌握骨关节炎的发病规律。大多数骨关节炎具有自限性[78-80,249,253-256]。无论是通过对因治疗还是任由组织自我改建，当关节负荷减轻后，症状都会得到缓解。对关节盘紊乱和骨关节炎的长期研究证实[257]，大多数患者的病程可分为3个时期，而每个期又包括两个阶段。

第一期包括关节弹响和锁结感（可伴或不伴疼痛）。第二期包括张口受限（绞锁）和疼痛。第三期的第一阶段是疼痛缓解，但出现关节弹响，第二阶段则是疼痛恢复至正常范围，关节弹响减轻。即使没有治疗，患者似乎也会遵循这一病程。约80%的患者都经历了这3个时期的病程发展，其中60%的患者会经历这3个时期的每个阶段。

骨关节炎自限性的特点会影响治疗方案的选择。对于大多数患者而言，更建议进行保守的对症治疗，没有必要进行创伤性治疗。一些临床医生甚至会质疑，如果这种疾病具有自限性，为什么还要治疗它呢？研究表明[258]，保守治疗对大多数患者来说是有必要的，因为它可能会更快地减少症状，并加快适应过程。

骨关节炎对症治疗的第一步是向患者解释病程。其病程通常会有加重然后恢复的阶段。症状通常与标准的贝尔曲线一致，开始的4~7个月逐渐加重，而后的8~9个月趋于缓和，最后的10~12个月逐渐减轻。使用咬合板能确保髁突处于一个舒适的位置，同时可以配合止痛药和抗炎药来控制炎症反应。建议患者将下颌运动限制在无痛范围内，进软食。热敷有助于缓解疼痛。鼓励患者在无痛范围内进行被动张口练习，以降低升颌肌肉静

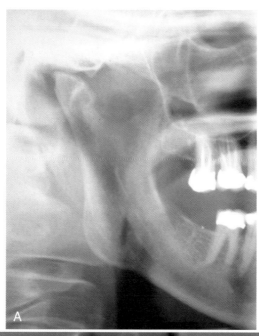

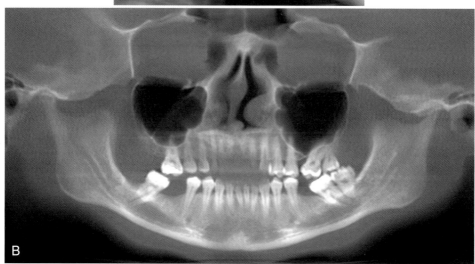

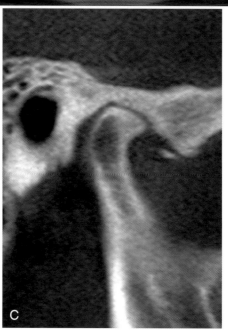

• 图13.28　骨关节炎。A. 曲面断层片上可见右侧颞下颌关节的变化。侧位片可见髁突和关节窝都明显改变——关节表面增生和骨赘。B.曲面断层片可见左侧髁突明显的骨关节炎。C. 和 A. CBCT可见形态的变化，关节间隙内形成的骨赘（鹰嘴样改变）。

止性或纤维性挛缩的可能性，并保持关节的功能。由于炎症是慢性的，因此禁忌在关节腔内注射糖皮质激素。

在大多数情况下，骨关节炎会随着对症治疗或时间的推移而改善。然而，一些严重的病例即使接受对症治疗也无法改善。如果经过1~2个月的对症治疗后症状仍

然无法控制，可以向患侧关节注射一次糖皮质激素以控制症状[259]。如果依旧无效，则建议考虑手术干预。

有时在消除骨关节炎相关的症状之后，还要治疗相关的功能障碍。如果仅单侧发生严重的骨关节炎，关节下骨组织会大量丧失，这种情况被为特发性髁突

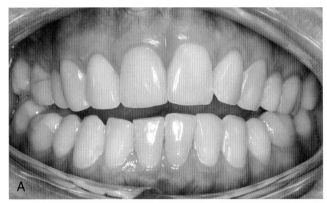

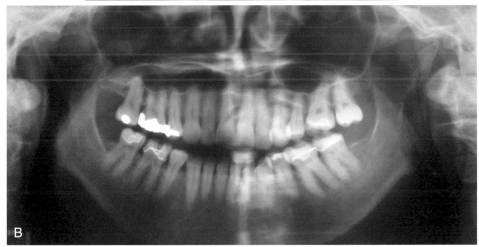

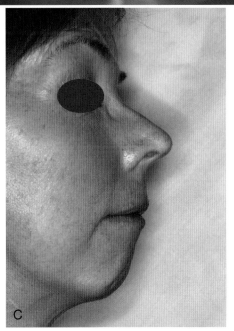

• 图13.29　A. 骨关节炎会导致明显的髁突吸收。一旦发生这种情况，髁突就会陷入关节窝内，导致下颌后旋，引发严重的后牙早接触和前牙开𬌗。B. 曲面断层片可见双侧髁突吸收。C. 患者的侧貌也证实存在明显的髁突吸收。

吸收[260-262]。特发性髁突吸收的骨量丧失速度很快，以至于患侧的髁突后部支撑快速丧失。患侧的后牙区便成为下颌旋转的支点，从而导致患侧后牙早接触，健侧后牙开殆（图13.30～图13.32）。这种情况比较罕见，但一旦发生，会对咬合造成灾难性的后果。特发性髁突吸收好发于年轻女性，我们将在下一节中讨论。

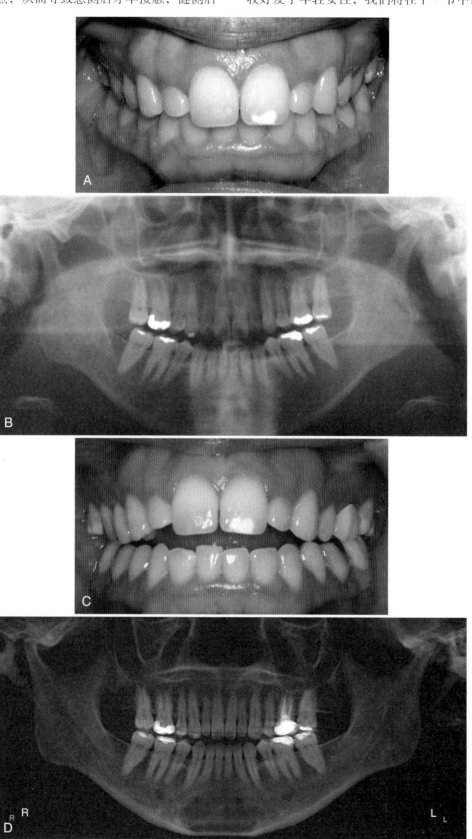

• 图13.30　A. 正面观可见患者咬合关系正常。B. 该患者的曲面断层片。C. 4年后该患者的咬合关系，前牙变开殆。D. 曲面断层片可见明显的骨关节炎，尤其是左侧颞下颌关节。这些变化导致了髁突高度的丧失，引发前牙开殆。（Courtesy Dr. Steve Burke, Centerville, OH.）

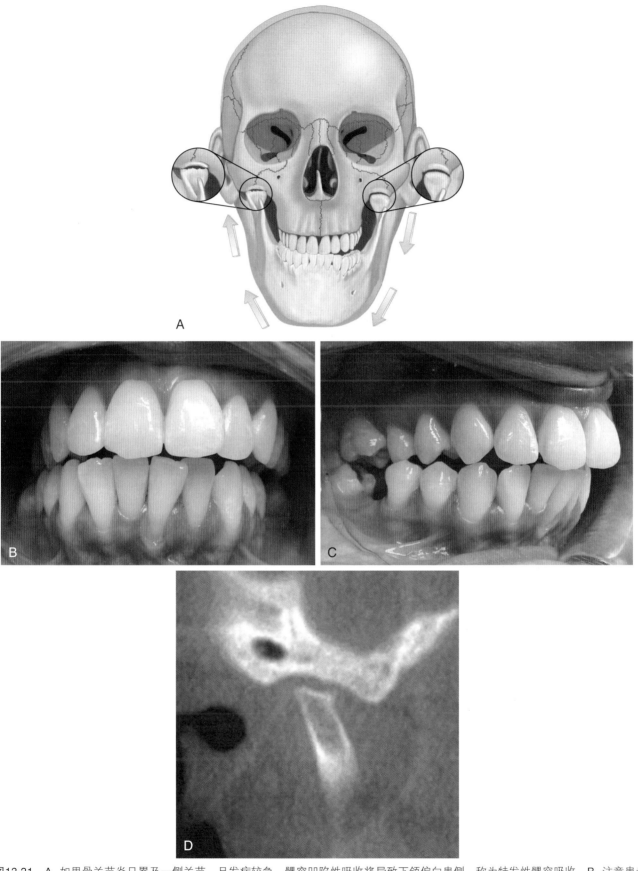

•图13.31　A. 如果骨关节炎只累及一侧关节，且发病较急，髁突凹陷性吸收将导致下颌偏向患侧，称为特发性髁突吸收。B. 注意患者的中线已向右偏斜。即使是后牙区也出现了明显的偏斜。该患者仅右侧髁突发生了特发性髁突吸收。C. 右侧髁突吸收导致下颌右偏，有且仅有右侧第二磨牙早接触。D. 右侧髁突的CBCT可以发现髁突出现了退行性改变。

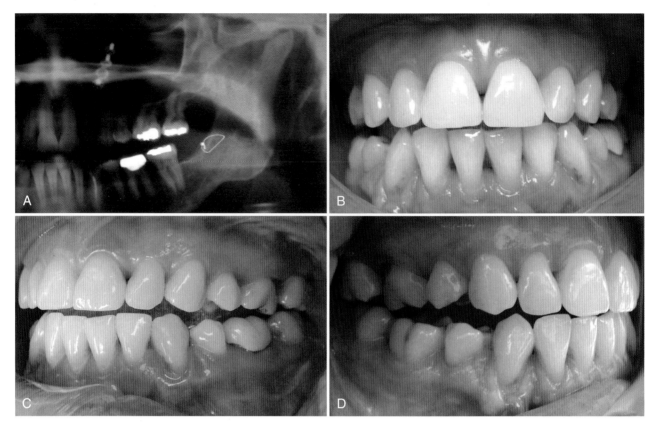

• 图13.32 A. X线片示左侧特发性髁突吸收。大部分的骨吸收发生在3个月内。B. 由于髁突快速吸收且程度较重，下颌向左侧偏斜，左侧第二磨牙早接触。C. 当左侧咬肌和颞肌收缩时，下颌向左偏斜，结果导致只有患侧的第二磨牙有咬合接触。D. 第二磨牙严重的早接触伴升颌肌群亢进，会导致患者右侧的后牙开殆。

骨组织改建的活动期称为骨关节炎。当出现重建并稳定以后，骨形态已经发生改变，此时称为骨关节病。

通常认为骨关节炎最终会发展成骨关节病。有些人将其称为关节改建的静止期。一旦炎症得到缓解，疼痛缓解，组织结构就完成了改建。通常会出现关节表面骨组织增厚，称为骨硬化。关节表面保持异常形态但不伴症状则称为骨改建。这是机体为了适应系统功能需求的自然改建。如果这种功能需求超过了适应性，就会出现骨关节炎。当改建满足了功能的需求时就会转化为骨关节病。

当这些关节变化存在时，关节表面往往不像正常关节那样光滑。因此，患者可能经常诉及多种关节响音，称为捻发音。捻发音好发于关节炎的末期，可能与疼痛无关。

由于骨关节病是一个自我改建的过程，因此不建议进行治疗。过去，部分临床医生一旦在关节片上看到骨形态发生改变就会建议治疗。其实没有临床症状（即关节疼痛）就无须治疗。唯一可能需要考虑的治疗情况是髁突的形态改变影响了咬合关系。如果缺乏肌骨稳定性，则可能需要考虑口腔治疗。然而，这种情况相当罕见。

图13.33总结了骨关节炎的治疗思路。在第16章中还提供了一些教育表格，以帮助患者恢复。

特发性髁突吸收

颞下颌关节的特发性髁突吸收是 种原因不明，以髁突逐渐吸收为特征的疾病。也称为特发性髁突炎[260,263-264]、髁突萎缩[260]、侵袭性髁突吸收[263]、进行性髁突吸收[260,263]，因为它好发于年轻女性，也称为"啦啦队队长综合征（cheerlearder syndrome）"[265]。其髁突吸收的方式不同于前文介绍的常见骨关节炎。特发性髁突吸收好发于年轻女性（比率为9∶1），髁突吸收会导致咬合错乱。

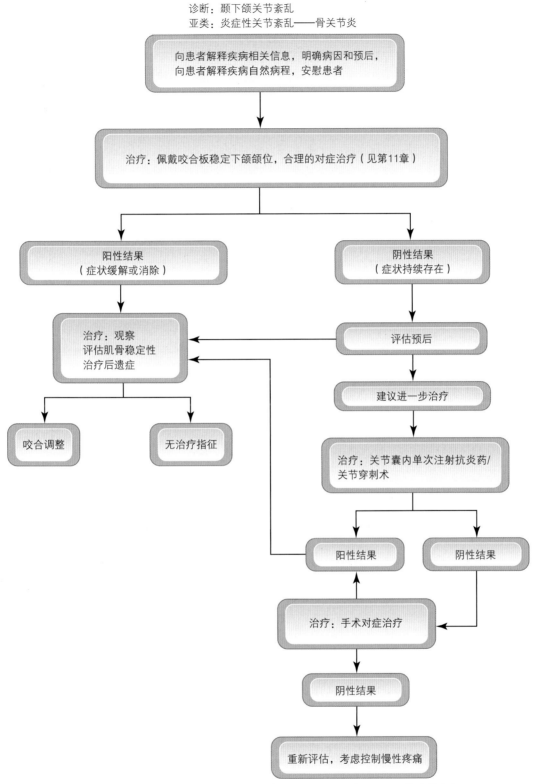

诊断：颞下颌关节紊乱
亚类：炎症性关节紊乱——骨关节炎

• 图13.33 颞下颌关节紊乱的治疗思路（亚类：炎症性关节紊乱——骨关节炎）。

病因

　　如其名称所示，特发性髁突吸收的确切原因尚不清楚。但似乎和一些常见的因素有关联。有研究显示，关节创伤、关节脱位、正畸治疗、正颌手术和咬合治疗等因素引发的关节负荷改变都可能会导致特发性髁突吸收[266]。但并非所有经历以上这些的患者都会发生特发性髁突吸收，所以可以推测一定还存在其他因素与之相关。一项研究发现，27位患有特发性髁突吸收的年轻女性中，有25位的血清17-雌二醇水平异常的低[267]，这表明雌激素可能是病因。虽然具体病因仍不明确，但寻找类似的致病因素还是有助于我们理解特发性髁突吸收，并有助于制订更好的治疗方案。

病史

临床上常见到13～18岁的女性在病史中提及双侧耳前疼痛及相关的咬合改变。最常见的是双侧髁突吸收[268]，但本章列举的是单侧吸收的病例（图13.31）。咬合改变一般是仅有后牙接触。既往会有创伤史、正畸史或正颌手术等诱因，但这类诱因并不明确。下颌的运动范围一般不受影响，但下颌运动会引发疼痛。并且咬合错乱会影响咀嚼。

临床特征

随着髁突的逐渐吸收，升颌肌群产生的压力会压迫关节，加重关节负荷。由于这种吸收比骨关节炎要快得多，咬合来不及改建，前牙会出现开𬌗。下颌运动的范围通常相对正常，可有关节杂音，但不如关节盘移位闭口过程中的关节杂音明显。随着病程的进展，常出现捻发音。

特发性髁突吸收有独特的影像学特征，其影像表现与骨关节炎不同[263]。骨关节炎的骨丧失主要发生在髁突的前上面。而特发性髁突吸收的骨吸收不只在矢状向，而是3个方向（前、上、后）同时发生[269-270]。特别需要关注的是作为非受力区的髁突后斜面，如果此处有骨吸收，临床医生就有理由怀疑是非骨关节炎性髁突吸收（图13.34）。

对因治疗

由于特发性髁突吸收的原因不明，因此没有有效对因治疗。希望随着病因的深入研究，能有新的治疗方法来避免咬合破坏和错𬌗畸形。

对症治疗

特发性髁突吸收的自然病程与骨关节炎的类似：首先进入快速破坏期，然后进入静止期，最后是组织改建，但形态发生了改变。不同的是骨关节炎多见于老

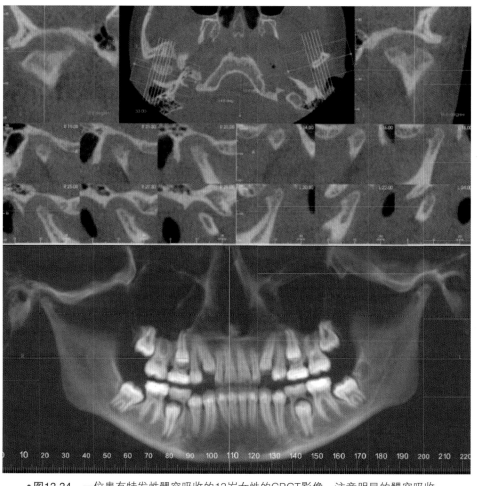

• 图13.34　一位患有特发性髁突吸收的13岁女性的CBCT影像。注意明显的髁突吸收。

年患者，而且进展缓慢，这有利于骨组织的改建，且不影响咬合。而特发性髁突吸收好发于年轻女性，进展迅速，经常会导致严重的错𬌗畸形。由于确切病因尚不清楚，临床医生必须注意错𬌗畸形的纠正时机。

但是，有的口腔医生无法鉴别前牙开𬌗的病因，反而认为开𬌗是疼痛的病因，并进行口腔治疗来纠正错𬌗（正畸、修复、正颌）。如果髁突骨吸收活跃，治疗后的咬合并不稳定，前牙会再次开𬌗。因此，在治疗错𬌗之前，口腔医生一定要确保髁突是稳定的。如果耗费时间、精力和金钱来稳定咬合后，发现髁突依旧在继续吸收，患者和临床医生将感到无比沮丧。

骨吸收过程需要持续多长时间？髁突何时才能稳定？这些问题仍不清楚。关节负荷、咬合不稳定的程度、患者的自愈能力（适应性）以及未知的因素都会影响病程的长短。可以肯定的是远远超过1个月，很可能是6～18个月。患者（如果需要也包含其父母）需要接受有关该疾病的宣教，以便他们了解疾病的自然病程、疗程并解除疑问。

重要的是需要随时监测并评估髁突的状况。因此，初诊时拍摄锥形束计算机断层扫描（CBCT）不仅对诊断很重要，而且对后期的评估也很重要。通过影像的对比可以明确病程和组织改建。

治疗特发性髁突吸收的首要目标是减少关节负荷，让髁突有充足的时间去改建或"完全吸收"。首先告知患者何为适当的下颌功能，例如，咀嚼软食，细嚼慢咽。教授患者使用第11章中提及的PSR技术。患者可以佩戴稳定型咬合板来减轻关节的负荷。建议患者夜间佩戴，特别是睡眠期间，以此控制夜磨牙，以免加重关节负荷。如果白天患者能做到自我控制，则日间无须佩戴。

也有人建议用药物治疗特发性髁突吸收[2271]，旨在促进骨代谢和骨生成。其建议方案如下：多西环素50mg，每日2次；吡罗昔康20mg，每日1次；不饱和脂肪酸2.6～7.1g，每日1次；钙片每次600mg，每日2次；复合维生素（含维生素C、维生素E和4000单位维生素D），每日1次。此外还建议加入他汀类药物。想了解更多关于药物治疗的基本原理可以参阅文献。虽然这些方法看似合理，但目前没有证据支持[272]。随着病因的

深入研究，需要更多的文献支持。

必须监测患者此后6～12个月的病情进展，了解有无改建或任何持续性的髁突吸收。需要监测的临床指征有二：疼痛和关节稳定性。我们希望这些对症治疗能够控制炎症并消除疼痛。但这仅意味着组织已良好地适应，并不代表可以开始引导下颌向前以纠正错𬌗畸形，这还需要先保证关节是稳定的。通过长期观察佩戴稳定型咬合板的效果可以判断关节是否稳定。每次复诊时，都要检查咬合板上的咬合接触点是否有改变，如果只有后牙有咬合接触，则很有可能髁突还在吸收。每次复诊都要将咬合板调整为全口均匀接触。随着时间的推移，髁突逐渐稳定后，咬合板就可以始终保持全口均匀接触而不需再进行调𬌗。如果几个月后患者咬合板上的咬合接触点没有任何变化，就可以认定其髁突位置已稳定。

虽然疼痛消除和咬合长期稳定是关节稳定的表征，但其确切的判断还有赖于影像学资料。后续的CBCT有助于明确髁突的适应性变化。我们希望看到关节表面已经变得光滑连续。如果要进一步评估髁突的骨代谢状态，则需要进行骨扫描（见第9章）[268]。

一旦判断髁突处于稳定状态，就可以开始口腔治疗以纠正错𬌗畸形。治疗手段主要取决于错𬌗畸形的程度和患者的意愿。如果是轻微的错𬌗畸形，患者可能会选择不做治疗。但是在大多数情况下，错𬌗畸形往往很严重而无法行使正常的功能。此时则需要进行正畸治疗甚至是正颌手术。有时也会建议行髁突切除术、软骨移植术[268]，甚至是关节置换术[273]。

特发性髁突吸收的病因不明，所以无法确保患者不会复发。但经过上述的治疗，疼痛和错𬌗畸形极少复发，但并非不会复发，患者需要知道这些可能的复发。只有关节置换才能保证髁突不再发生吸收。但是，手术治疗也存在着风险与副作用。重要的是尊重患者的选择权，和患者讨论所有的收益及风险。受过良好教育的患者有权选择对于他们来说最好的治疗方案。

类风湿关节炎

类风湿关节炎是一种病因不明的慢性系统性疾病。它会产生顽固的感染性滑膜炎从而导致关节表面和关节下组织的破坏[274-279]。类风湿关节炎很可能与强基因

型的自身免疫病有关[280]。约50%的类风湿关节炎患者有颞下颌关节的症状[281]。约80%的类风湿关节炎患者血清类风湿因子呈阳性[282]。虽然尚无定论，但血清检验确实有助于类风湿关节炎的确诊。在一个影像学的研究中[283]，2/3的类风湿关节炎患者有颞下颌关节侵蚀性改变。这可能与类风湿症状或例如创伤后应激性障碍（PTSD）等压力因素有关[284]。

对因治疗

类风湿关节炎的病因尚不清楚，所以目前还没有根治性治疗。目前有一些药物可能能够减轻自身免疫性反应，但由于存在潜在的副作用，这些药物最好由内科专家来指导使用[285]。

对症治疗

类风湿关节炎的对症治疗旨在缓解疼痛。有时，稳定型咬合板可以减轻关节表面的负荷，从而缓解疼痛，特别是对怀疑有紧咬牙和夜磨牙的患者。关节穿刺术和关节镜手术可能对风湿性关节炎相关的急性症状有效[159,171]。

要密切监测类风湿关节炎患者的咬合情况，因为髁突高度的大量丧失会导致严重的咬合改变。在晚期类风湿关节炎患者中常见后牙重接触和前牙开𬌗[286]，这极大地损害了患者的功能（图13.35）[287]。由于类风湿关节炎常常累及双侧关节，因此开𬌗通常是对称性的。临床治疗可以改善咬合，但医生必须意识到类风湿关节炎病因

不明，并且加重期与缓解期经常交替出现。在缓解期，临床医生可能建议将咬合恢复为更稳定的关系。但是，将来吸收很有可能再次活跃而出现更严重的骨丧失。这就使永久性咬合治疗风险高且不可预测（图13.36）。

创伤性关节炎

髁突受到瞬时创伤后就会继发关节炎[288-289]。创伤性关节炎可能会导致关节骨量的突然丧失，引发咬合关系的改变[290]。髋关节有类似缺血性坏死的报道，但是颞下颌关节的报道较少。

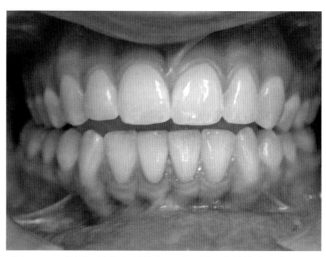

• 图13.35 类风湿关节炎通常会导致双侧髁突的快速吸收。随着下颌后部支撑的丧失，后牙开始出现早接触。而这又促进了下颌旋转、后部支撑丧失和前牙开𬌗。最终导致前牙开𬌗。

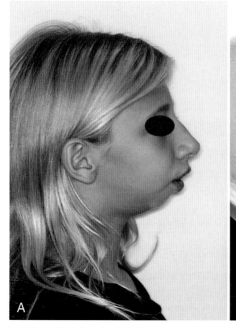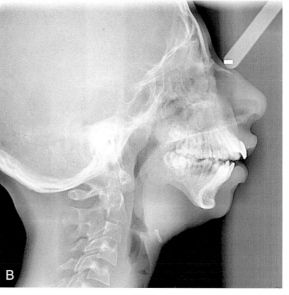

• 图13.36 青少年类风湿关节炎会影响发育。A. 该患者因类风湿关节炎而出现髁突吸收。B. 类风湿关节炎患者的头颅侧位片。（Courtesy Dr. Larry Cunningham, University of Kentucky, Lexington, KY.）

诊断：颞下颌关节紊乱
亚类：炎症性关节紊乱——感染性关节炎

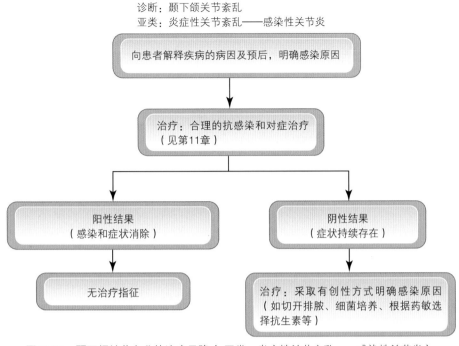

• 图13.37　颞下颌关节紊乱的治疗思路（亚类：炎症性关节紊乱——感染性关节炎）。

对因治疗

由于严重创伤是创伤性关节炎最常见病因，因此没有对因治疗。通常创伤是暂时性的。但如果有二次创伤的可能，应该做好预防措施（如运动用的护齿垫）。

对症疗法

首先应该休息，减少下颌运动，软质饮食（细嚼慢咽）。可以口服非甾体抗炎药以减轻炎症。热敷通常有效。如果在常规治疗时间（7～10日）内症状未能消退，可进行理疗（超声波透析）。如果咬合疼痛加剧或有夜磨牙时，则可以佩戴稳定型咬合板。

骨量丧失过度会导致咬合改变，虽然发生这种情况的概率很小。如果碰到这种情况需进行口腔治疗以改善肌骨稳定性。在症状完全消除之前不可进行口腔治疗。使用骨扫描有助于观察受累关节的骨组织活动情况。

感染性关节炎

有时细菌感染也会累及颞下颌关节[291-292]。感染性关节炎最有可能的病因是创伤（如穿通伤）。也可能是源自邻近结构的感染扩散。

对因治疗

感染性关节炎的对因治疗是针对性地服用抗生素以清除致病菌。如果感染源自邻近组织，必须要治疗原发灶的感染。

对症疗法

由于对症治疗的作用不大，因此不应该把重点放在对症治疗上。在感染得到控制以后再考虑对症治疗，主要是为了保持或加大下颌运动的正常范围，以避免感染后的纤维化或粘连。被动开口训练和超声波治疗可能会有帮助。

图13.37总结了感染性关节炎的治疗思路。

银屑病关节炎

银屑病关节炎是一种炎症性疾病，约6%的银屑病患者会出现银屑病关节炎[293-298]。由于银屑病的发病率只有1.2%，所以这不是一种常见的颞下颌关节关节炎[299]。患者通常自诉有慢性银屑性皮肤病的病史，这有助于诊断。虽然这种疾病在临床上与类风湿关节炎的表现相似，但类风湿性因子（RF）的血清学检查为阴性。影像学检查通常可见其关节骨组织改变[300]。

对因治疗

银屑病和银屑病关节炎的病因尚不清楚，因此没有根治性治疗。

对症治疗

该疾病是一种系统性疾病，因此主要的治疗方法应由内科专家来指导。当累及颞下颌关节时，可以应用某些对症治疗。非甾体抗炎药通常有效。这种疾病通常伴运动功能障碍，因此理疗可以保持关节一定的动度。有时热敷和超声波透析治疗可能有助于减轻症状，增加关节的活动性。

高尿酸血症

高尿酸血症或痛风是指部分关节中的血清尿酸盐浓度的增加，沉淀形成尿酸盐晶体（尿酸钠水合物）。好发部位90%累及大脚趾[301]。痛风主要好发于成年男性，女性只占5%[293,302]。该疾病似乎与遗传因素有关。实验室血清检查有助于高尿酸血症的诊断。

对因治疗

由于血清尿酸水平的增加会加重痛风的症状，对因治疗的目标应该是降低血清尿酸水平。最有效的方法可能是忌口部分食物。然而，由于这是一个系统性疾病，所以最好由内科医生来进行诊治[303]。

对症治疗

痛风没有对症治疗，由内科医生对患者进行药物治疗[304-305]。

强直性脊柱炎

强直性脊柱炎是一种病因不明的慢性炎症性疾病，主要累及脊柱。其中有4%的病例会累及颞下颌关节，而强直性脊柱炎的发病率只有1%，因此是非常罕见的。男性多发于女性，受累关节会发生强直。当患者无创伤史而病史中有关节疼痛、关节活动受限、颈部或背部不适的时候，临床医生应该怀疑强直性脊柱炎[306-310]。

对因治疗

强直性脊柱炎的病因尚不清楚，因此目前还没有根治性治疗。

对症治疗

该疾病属于系统性疾病，主要的治疗应该由内科专家指导治疗。像银屑病关节炎一样，如果累及颞下颌关节，可以使用一些对症治疗。非甾体抗炎药通常有效。理疗有助于改善关节的动度，但过度理疗反而加重症状。有时湿热敷和超声波治疗也可能也有帮助。

相关结构的炎症性疾病

当炎症波及咬合系统的相关结构时会引发疼痛。这类结构包括肌腱和韧带这两种。这些结构的炎症通常与长期的拉伸或牵张有关。肌功能亢进是肌腱和韧带炎症的常见原因。通常有两种情况：颞肌肌腱炎和茎突下颌韧带炎。

颞肌肌腱炎

扇形的颞肌附着于喙突。颞肌的慢性肌功能亢进可能引起肌腱炎（类似于"网球肘"）。其临床特征表现是下颌运动疼痛（如咀嚼或打哈欠）[311-314]。另一个常见的主诉是眶后区疼痛。口内触诊韧带在喙突的附着处会诱发明显的疼痛；在该区域局部麻醉有助于消除疼痛。

对因治疗

对因治疗旨在放松肌肉。如果怀疑有紧咬牙或夜磨牙，可使用稳定型咬合板。PSR技术可能会有助于放松肌肉。

对症治疗

颞肌肌腱炎的疼痛症状可以口服止痛药来对症治疗，以降低中枢兴奋的相关症状。建议服用抗炎药。理疗（如超声波）可能有效，有时在肌腱注射糖皮质激素配合下颌制动会很有效[315]。

茎突下颌韧带炎

Ernest等描述过茎突下颌韧带炎[312]。其主要症状是下颌角向关节和耳部的放射性疼痛。因为下颌前伸时韧带会被拉伸，可能会加剧疼痛。局部麻醉该区域能明显减少患者的痛苦。

对因治疗

与颞肌肌腱炎一样，最好的治疗方法是休息。PSR技术有助于放松肌肉。除非患者自诉疼痛与副功能运动相关，否则稳定型咬合板不一定有效果。

对症治疗

对症治疗包括服用止痛药和抗炎药。超声波透析也可能会有一些帮助。当症状持续存在时，在下颌角韧带附着处注射局部麻醉剂或糖皮质激素可能有助于改善症状。

治疗颞下颌关节急性损伤的总体考量

颞下颌关节急慢性创伤的治疗有所不同。初次检查时要评估所有软组织和硬组织的损伤，这非常重要。硬组织的损伤，例如，上颌或下颌骨折，包括髁突骨折，通常会导致明显的急性咬合紊乱和张口异常（偏移）。创伤后的影像学检查有助于明确牙颌损伤。颌骨骨折或牙折需要即刻确诊，以便开展正确的治疗。

不仅要检查和治疗硬组织损伤，也需要评估关节的软组织。根据症状的严重程度，逐步升级软组织损伤的治疗方法。如果没有明显的运动受限且疼痛轻微，患者只需要减少下颌运动，软质饮食，让下颌休息2周即可。提醒患者不要嚼口香糖，并尽可能减少副功能运动。如果疼痛加剧则应及时复诊并在2周内重新评估关节。

如果患者有明显的疼痛且下颌运动受限，医生需仔细评估出现的任何急性错殆。如果未发现急性错殆，则应口服轻型止痛药并对疼痛部位进行理疗。在创伤后的24～36小时，可以在关节上反复冰敷，每次冰敷5分钟，间隔15分钟。1～2日后，停止冰敷，改为每日反复热敷。下颌运动要限制在无痛范围内，以避免引发中央性奋性效应。

对于有明显疼痛和急性错殆的患者，可能需要进行额外的治疗。如前所述，盘后组织的急性创伤会造成组织肿胀，使髁突暂时性前移，离开肌骨稳定位，从而导致患侧后牙开殆。如果患者试图咬合就会引起盘后组织的疼痛。治疗过程中可以使用稳定型咬合板以防止髁突压迫盘后组织，特别是有夜磨牙更应佩戴。稳定型咬合板可以为患者提供一个舒适的闭口位，而不一定是在正常的肌骨稳定位。随着急性症状的解除，盘后组织将恢复正常，髁突能够重新回到肌骨稳定位。此时，临床医生需要调整咬合板以确保咬合板贴合。

随着疼痛的缓解，需要重新评估患者的其他症状。应尽快恢复下颌运动以避免纤维粘连。还要重新评估盘-髁复合体的其他变化。如果出现关节盘紊乱，应按上述进行治疗。

❖❖ 病例报告

❖ 病例1

病史

27岁，保险推销员。主诉右侧颞下颌关节在张口时单声弹响3周。3周前第三磨牙拔除术后（常规麻醉下）出现关节弹响，持续数日。患者颌骨运动正常但伴轻微的疼痛（3/10分）。下颌运动不会加剧疼痛。

检查

开口至上下切缘相距4mm时，右侧颞下颌关节发生弹响，闭口时会再次发生弹响。除了开口至弹响处会有轻微不适外，肌肉和关节检查未及任何疼痛或压痛。当双侧后牙咬住压舌板时弹响消失。咬合检查可见牙列完整，未见牙体缺失或龋齿。非正中运动时前牙引导，正中关系（CR）位和牙尖交错位（ICP）存在着0.5mm的滑动。曲面断层片示第三磨牙拔牙创口愈合良好，余未见明显异常。其余临床检查未见明显异常。

诊断

针刺或第三磨牙拔除术相关的创伤导致的可复性关节盘移位。

治疗

佩戴前伸再定位咬合板打开垂直距离1mm，同时将下颌前伸再定位约1mm到弹响消除的位置。嘱患者夜间佩戴咬合板，白天如果可以缓解疼痛也可以佩戴。经过8周的治疗，患者自诉弹响基本消失，只有在用力咬合时弹响才会出现。告知患者这种情况可能会长期存在，患者似乎并不在意。逐渐减少咬合板的佩戴时间。在接下来6个月的定期复诊中，患者疼痛消失，偶尔弹响。

❖ 病例2

病史

32岁，女性，秘书。主诉右侧颞下颌关节压痛伴弹响，咬合疼时伴全面部肌肉紧张，偶有压痛。疼痛评分从2/10分到4/10分。本次关节症状已出现4日，约每2个月复发一次。无创伤史，无相关治疗史。关节症状的反复发作与月末考核工作压力大存在关系。

检查

临床检查可见右侧颞下颌关节在张口6mm时会有单

次弹响。关节触痛（1分），左关节无症状。检查还发现右侧咬肌、双侧颞肌紧张（1分）。左侧咬肌、左侧胸锁乳突肌、颈后肌触痛（2分）。右侧翼外肌收缩时触痛（2分）。咬合检查可见牙列完整，尖牙和磨牙中度磨耗。未见牙体缺损、龋坏和牙周病。曲面断层片未见明显异常。余检查未见明显异常。

诊断

首要诊断：可复性关节盘移位；次要诊断：局限性肌痛。

这两个诊断都与精神压力导致的肌功能异常有关。

治疗

与患者共同探讨工作压力、精神紧张、副功能运动和症状之间的关系。建议患者改变工作模式以减轻工作压力。可以采用PSR技术自我调节，每日至少进行20分钟的锻炼。可以佩戴稳定型咬合板减轻关节弹响，一般在夜间佩戴，白天只在可以缓解疼痛时佩戴。1周后，患者症状减轻了约50%。第2周后，症状减轻到只有2/10分，再1周后，所有症状消失。随后患者停止佩戴咬合板，但继续PSR锻炼。告知患者如果症状复发，可以通过这些锻炼来缓解症状。如果症状不能立即缓解，应该重新佩戴咬合板治疗。6个月的定期复诊中，患者复发2次，进行PSR锻炼有效。现只有偶发的弹响，无疼痛。

◈ 病例3

病史

42岁，女性，家庭主妇。主诉左侧颞下颌关节疼痛伴弹响，同时还有偶发的肌肉疼痛。平均疼痛评分5/10分，最高至8/10分。约10个月前出现症状并逐渐加重。自诉张口时左侧关节出现明显卡顿。无特殊诱因。然而，如果患者打哈欠，疼痛和弹响次数均会加重几小时。

检查

临床检查可发现左侧颞下颌关节往复弹响。初始弹响发生在张口10mm时，闭口弹响则发生在5mm。在后牙间放置两个最薄的压舌板可消除弹响。左侧颞下颌关节压痛（1分），下颌运动会加重弹响。右侧关节无症状。曲面断层片未见颞下颌关节的形态和轮廓有明显异

常。临床检查可及双侧咬肌、左侧颞肌和左侧胸锁乳突肌有压痛（1分）。左外侧翼外肌运动时疼痛（2分）。咬合检查显示牙列基本正常，未见明显口腔疾病。余检查未见明显异常。

诊断

左侧颞下颌关节可复性关节盘移位。

治疗

佩戴前伸再定位咬合板使下颌前伸再定位至消除左侧颞下颌关节的往复弹响的位置。嘱患者夜间佩戴咬合板，如果日间佩戴能缓解疼痛也可以佩戴。嘱患者在无痛范围内进行下颌运动。同时饭后口服600mg的布洛芬，每日3次，持续1周。1周后，患者自诉疼痛显著缓解，关节不再绞锁。但患者白天仍需要佩戴咬合板，逐渐要求患者减少佩戴时间，直到仅夜间佩戴。经过9周的治疗，患者自诉不再有关节疼痛，但仍有弹响。3个月后，弹响减少，但仍然存在。告知患者这种关节弹响可能会永久存在，但疼痛大概率不会复发。嘱患者只在夜间戴咬合板，如有任何疼痛复发，及时复诊。

◈ 病例4

病史

48岁，男性，研磨工人。主诉右侧关节弹响持续15年，不伴任何疼痛或不适。因看到相关报道后，决定前来就诊。

检查

临床检查可见右侧颞下颌关节在开口度31mm时出现关节弹响，不伴疼痛或压痛。在后牙之间放置两个压舌板也无法消除弹响。曲面断层片未见明显骨性异常。临床检查未及肌肉疼痛。咬合检查显示上颌牙列完整，牙体情况良好。下颌牙列缺失3颗磨牙，可摘义齿修复。CR位距离ICP存在1.5mm的向前滑动。前后牙有轻度至中度磨耗。病史或临床检查未见其他异常。

诊断

慢性适应性可复性关节盘移位。

治疗

病史和检查显示，该患者为慢性关节盘移位且不伴临床症状。没有迹象表明病程呈渐进性进展。事实上，更多的证据表明，关节组织已经在生理上发生了适应性

改建。因此，我们没有给这位患者进行治疗。告知患者弹响的原因，建议他如果发现关节弹响改变或出现疼痛，及时复诊接受治疗。

病例5

病史

27岁，女性，电话接线员。主诉下颌绞锁。患者自诉在过去的2.5个月里，右侧颞下颌关节时常有弹响，有时候会觉得关节被"卡住"了。就诊前一次紧咬牙之后，出现张口受限。自觉下颌绞锁，关节弹响消失。这是第一次真正的关节绞锁。患者自诉疼痛轻微（1/10分），而试图大开口时右耳前疼痛加剧（5/10分）。

检查

临床检查显示右侧颞下颌关节轻微压痛（1分），左侧关节无症状。双侧关节未闻及杂音。患者最大开口度时切牙间距28mm，张口末僵硬。右侧侧向运动范围正常（12mm），但左侧侧向运动受限（4mm），并诱发右侧疼痛。除了右侧咬肌压痛（1分）外，余肌肉检查均为阴性。上下牙列完整，修复良好。尽管咬合情况看似正常，但患者自诉后牙咬合不适。曲面断层片示颞下颌关节未见明显异常。余检查未见明显异常。

诊断

副功能活动导致的不可复性关节盘移位。

治疗

向患者解释疾病过程和治疗方法。由于盘移位发生在2日前，可尝试手法复位关节盘。起初手法复位成功，但在闭口后不久，关节盘再次移位。随后我们先制备了一个前伸再定位咬合板，使下颌前伸至牙尖交错位前约3mm。再次行手法复位，关节盘再次被成功复位。此时立刻佩戴咬合板，将患者的下颌前伸至设计的位置。嘱患者在此位置反复开闭口，未见关节盘再次移位。要求患者持续佩戴咬合板2~3日，仅刷牙时摘下。此后逐渐减少佩戴时间，每日减少1~2小时，直到改为夜间佩戴，1周后再次复诊。

1周后复诊，患者自诉下颌不再绞锁，但出现了部分肌肉疼痛。双侧颞肌和咬肌压痛（1分）。告知患者口服镇痛药并开始简单的PSR锻炼。继续减少咬合板的佩戴直到仅夜间佩戴，使下颌稳定在设计的位置。2周后，患者自觉舒适，绞锁无复发。在接下来的4周里，关节没有绞锁，但患者自诉右侧颞下颌关节有紧绷感，同时又出现紧咬牙情况。她认为这种情况和工作压力有关。由于存在夜磨牙，改为佩戴稳定型咬合板。患者可夜间佩戴，也可以在日间的高压力和副功能活动时佩戴。建议使用PSR锻炼。

1年后的复诊中，患者自述只感觉到肌肉或关节紧张时戴用咬合板，无关节绞锁，离职后问题也得以改善。

病例6

病史

31岁，男性，高管。主诉左侧颞下颌关节紧绷感（1/10分）并伴偶发弹响6日。患者6日前行上颌前牙区冠修复后，随即出现上述症状。自诉咬合不适，而现在关节症状使咬合更为困难。在修复之前没有任何类似的症状或关节不适。

检查

临床检查显示双侧颞肌和左侧咬肌压痛（1分）。左侧翼外肌运动时也有压痛（2分）。检查还显示左侧颞下颌关节压痛（1分），并在开口度4mm时左侧单次弹响。当患者斜躺在牙椅上行咬合检查时，可见后牙咬合接触和前牙切导都相对正常。然而，当患者直立（进食）时，在前牙的修复体上存在咬合早接触，这使后牙咬合不稳定。早接触位于上颌前牙冠舌窝的斜面上，这迫使下颌更加后移。右侧关节没有任何症状。影像片未见明显异常。在病史或临床检查中未见其他异常。

诊断

由前牙早接触和下颌被迫后退所引发的可复性关节盘移位。

治疗

在直立的姿势位上调磨上颌前牙修复体的早接触，直到重新建立稳定的后牙咬合。直立时的咬合调整为后牙重咬合，前牙轻咬合。重新评估前牙切导并稍做调整，以确保侧向咬合时后牙无接触。嘱患者1周内复诊再评估。1周后患者自诉关节弹响和大部分肌肉疼痛在调𬌗后的第二日均已消除。此后6个月的复诊中症状都没有复发。

病例7

病史

42岁，男性，销售员。以要求修复后牙为主诉就诊。在拆除旧修复体后，患者随即出现闭口困难。患者多次试图闭口均以失败告终，且逐渐感觉不适和痛苦。患者曾在病史中提及，过去如果大开口，关节常常会卡顿，然后向前跳跃，但以前均不伴疼痛或任何绞锁。

检查

临床检查显示，下颌前伸，开口度约35mm。咬合检查显示，后牙咬合紧密，但前牙无咬合。患者几乎无法做侧向运动。

诊断

医源性张口过度引发的关节脱位。

治疗

首先嘱患者张口，左右移动下颌，同时在颏部施加一个轻柔的后推力。该手法复位失败后，医生用纱布包裹拇指，其余的手指握住下颌。拇指在下颌第二磨牙上施加一个稳定的力量，使髁突脱离关节窝。当施加这种向下的脱位力时，下颌立刻复位，重新建立咬合。通过解释病因来缓解患者的担忧。由于患者有半脱位的病史，嘱患者在正常的范围内运动以免再次脱位。无论何时都应避免大开口，建议患者细嚼慢咽。如果再次脱位，需及时就诊。在随后的6个月和1年的复诊中，脱位无复发。

病例8

病史

17岁，男性，高中生。主诉左侧颞下颌关节剧烈疼痛。4日前患者遇到车祸，头撞到了仪表盘，患者脸颊、眼睛和下巴周围都有几处创口，曾于医院接受急诊治疗。在事故的第二日，患者左侧的颞下颌关节出现渐进性疼痛。就诊时，疼痛可达7/10分，并且下颌运动会加剧疼痛。车祸前患者无任何关节症状。

检查

临床检查显示左侧关节疼痛剧烈（3分），右侧关节无症状。未见明显的关节弹响或肿胀。患者无痛开口度为22mm，最大开口度为45mm。肌肉检查显示左侧咬肌和双侧颞肌均有压痛（1分）。口内检查可见牙列完整健康，未见明显的牙齿疾病，无殆创伤。咬合在正常范围内，患者自诉后牙咬合时无疼痛。曲面断层片和前后位片（AP）未见明显的髁突骨折。病史和检查未见其他明显异常。

诊断

创伤性关节囊炎。

治疗

嘱患者将下颌运动限制在无痛范围内，进软食。定时口服止痛药来缓解疼痛。建议患者每日在关节的疼痛区域热敷10~15分钟，每日4~6次。由于没有异常的副功能运动，因此无须咬合板治疗。3日后患者复诊，自诉疼痛已经缓解，但仍处于较高的水平（4/10分）。患者认为热敷有很大帮助。转理疗师会诊，在接下来的2周里，患者每周需要接受3次超声波治疗。1周后，患者大部分的疼痛已经得到了缓解（1/10分）。再经过1周的治疗后，患者彻底无疼痛，功能恢复正常。此后复诊均未见复发。

病例9

病史

23岁，女性，大学生。主诉2日前骑自行车摔倒，颏部着地后右侧颞下颌关节疼痛剧烈。患者自诉疼痛强度为5/10分，下颌运动时疼痛增加。此外患者自觉"咬合改变"，一旦试图咬回正常咬合，都会引发剧烈疼痛。患者既往没有任何类似的关节疼痛史。但是有时会有左侧关节弹响。

检查

临床检查显示右侧颞下颌关节疼痛（2分），左侧无压痛（1分）。双侧关节均未闻及明显弹响。最大无痛开口度17mm，最大开口度41mm。肌肉检查显示右侧颞肌压痛（1分）。咬合检查显示牙列基本正常，修复良好。未见牙齿缺失，后牙支持稳定。当要求患者后牙紧咬时，疼痛会明显增加。在右侧后牙间放置一个压舌板时，紧咬牙并不会引起疼痛。然而，当压舌板放在左侧时，患者一旦紧咬牙则引发右侧颞下颌关节显著疼痛。锥形束计算机断层扫描（CBCT）未见髁突骨折，关节表面形态正常。在病史或临床检查中也未见明显异常。

诊断

创伤性盘后组织炎。

治疗

嘱患者将下颌运动限制在无痛范围内，并进软食。可服用止痛药来缓解疼痛。每日可行4~6次的热敷。5日后患者复诊，自诉疼痛仍然存在（4/10分），晨起时最痛（8/10分）。肌肉和关节检查显示双侧咬肌、右侧颞肌、枕肌和右侧胸锁乳突肌均有压痛（均1分）。此时认为副功能运动也是一个共存因素，并且影响了盘后组织炎的转归。

予以佩戴咬合板，使下颌放松，要求患者在睡眠时或磨牙、紧咬牙时佩戴。嘱患者行PSR锻炼。按时服用NSAID治疗（600mg布洛芬，每日3次）。1周后复诊，自诉症状缓解了50%。继续同前的治疗，1周后再次复诊，症状消失。嘱患者继续夜间佩戴咬合板4周，以促进盘后组织的完全愈合，然后停戴咬合板。在后续1年的复诊中，上述症状无复发。

❖ 病例10

病史

34岁，女性，家庭主妇。主诉右侧颞下颌关节疼痛。患者自诉关节弹响多年，但约在2个月前出现了绞锁，此后自觉张口受限。起初除了试图大开口外无疼痛，上个月其内疼痛渐进性加重（4/10分）。

检查

临床检查显示最大无痛开口度为25mm，最大开口度为27mm。患者右侧侧向运动正常，左侧侧向运动受限。肌肉检查显示双侧颞肌、双侧咬肌压痛（均1分）。咬合检查可见部分后牙缺失，余留的磨牙和前磨牙倾斜。前牙出现严重的粉干扰。当要求患者紧咬后牙时，会诱发右侧关节疼痛。咬压舌板时并没有加重疼痛，而是缓解了疼痛。开闭口曲面断层片显示右侧关节运动受限。双侧关节的形态均表现正常。病史和临床检查中也未见明显异常。

诊断

右侧颞下颌关节关节盘前移位伴盘后组织炎。

治疗

首先予患者佩戴稳定型咬合板，但咬合板无法减轻紧咬牙时右侧颞下颌关节疼痛。随后改为前伸再定位咬合板，能够使髁突稍微向前移动，以离开盘后组织（仅向前移动1~2mm），患者的疼痛很快就消除了。嘱患者日间偶尔佩戴，夜间持续佩戴咬合板，8周后，症状有所缓解。此后要求患者减少佩戴咬合板的时间，但患者右侧疼痛复发（3/10分）。随后嘱患者改为夜间佩戴稳定型咬合板，如果日间佩戴能够缓解疼痛，也可以日间佩戴。在接下来的4周里，患者疼痛消除，但大部分时间都需佩戴咬合板。通过双手手法复位确定肌骨稳定位，发现不存在明显的骨性不稳定。经过4周的咬合板治疗，患者仍然需要每晚佩戴咬合板才可缓解疼痛。所以和患者讨论了其他治疗选择，最终选择了关节穿刺术。术后3周患者疼痛明显缓解。随后的1年里，患者有2次关节压痛，通过软质饮食、PSR训练和夜间佩戴咬合板后缓解。

❖ 病例11

病史

47岁，女性，大学教授。主诉慢性右侧颞下颌关节疼痛。患者自诉将手指压在右侧髁突后方时可以触及疼痛。疼痛已持续6周，而且逐渐加重（5/10分）。疼痛经常出现，但晨间较少见，并且日渐加重。患者可以感受到右侧颞下颌关节的摩擦音。下颌运动会加剧疼痛。在病史采集过程中，我们发现右侧颞下颌关节在9~10个月前出现了绞锁，最近才开始恢复到相对正常的开口度。患者自诉与1年前相比，她的张口仍然受限。

检查

临床检查发现右侧颞下颌关节疼痛（2分），随运动加重（3分）。左侧关节只有运动时有轻度压痛（1分）。患者张口20mm时出现疼痛，但最大开口度可至36mm。在张口的过程中，中线向右偏斜。右侧颞下颌关节可闻及摩擦音。肌肉检查显示双侧咬肌、双侧颞肌和左侧胸锁乳突肌压痛（均1分）。咬合检查每个象限均有一颗后牙缺失，但已行固定修复。冠桥修复与CR-ICP吻合。然而，在直立（进食）时，前牙的咬合接触比后牙更重。非正中运动中前牙提供了足够的切导斜度。固定修复已超过1年。曲面断层片显示，右侧髁关节下表面的变化与骨关节炎一致。CBCT显示右侧髁突骨关节炎的变化。患者既往没有系统性关节病病史。病史和咬合检查均未见其他明显异常。

诊断

首要诊断：不可复性关节盘移位引发的骨关节炎；次要诊断：慢性关节疼痛引起的保护性共收缩和局限性肌痛。

治疗

向患者解释骨关节炎的病因和预后。告知该病通常有自限性，但病程可能会持续8～12个月。保守治疗通常能缓解疼痛，并有助于控制炎症。为患者制备并调试了稳定型咬合板以确保舒适。在进食时，咬合板减轻了前牙的受力。患者在佩戴咬合板时紧咬牙也不会引起疼痛。要求患者夜间佩戴咬合板，如果白天佩戴能够缓解疼痛，也可以白天佩戴。同时嘱患者将下颌运动限制在无痛范围内，并开始进软食。鼓励患者每日行PSR锻炼。常规口服镇痛药和抗炎药4周。同时建议每日热敷数次。

由于进食时的前牙早接触可能是导致关节盘移位的病因，因此需要去除这些早接触，使后牙咬合紧密。患者1周后复诊，自诉疼痛显著减少（目前是2/10分）。继续上述的治疗，并开始在无痛的运动范围内进行被动开口运动，以保持正常的运动范围。患者抱怨无痛运动范围非常有限，但她确信，随着时间的推移会有好转。经过1个月的治疗，患者再次复诊。此时只有偶发性的疼痛，通常与下颌运动超过边缘运动范围有关。6个月后不再有疼痛，无痛开口度恢复为39mm。

距初诊后1年再次复诊，拍摄了第二次CBCT，髁突形态与治疗前相同，但已有关节表面骨硬化形成的征象。因为6个月前上述症状已经消退，髁突可能已逐渐重塑进入骨关节病阶段。

◆ 病例12

病史

55岁，销售员。主诉双侧颞下颌关节持续疼痛（6/10分）2周，下颌运动时加剧。患者无痛开口度只有11mm，最大开口度为42mm。当询问病史时，患者自诉这种疼痛在1年前就出现过，未经治疗便自行好转。尽管无创伤史，但当被问及其他关节炎的情况时，患者告知其右侧脚趾和左侧手指也有类似的疼痛，这些疼痛和上述疼痛时间吻合。

检查

临床检查可见双侧颞下颌关节在运动过程中出现疼痛（2分）。右侧颞下颌关节有轻微潮红发热。肌肉检查未见任何明显异常。咬合检查可见牙列完整，修复良好，从CR位到ICP有1.5mm的滑动距离。左侧前磨牙反𬌗。曲面断层片可见关节下表面和运动范围都很正常。检测血清尿酸水平确认高尿酸血症。

诊断

高尿酸血症。

治疗

建议转内科进行系统性治疗。

第14章
慢性下颌运动障碍和发育异常的治疗
Treatment of Chronic Mandibular Hypomobility and Growth Disorders

"不要忽略其他罕见病。"

——杰弗里·奥克森

前2章阐述了临床上颞下颌关节疾病的大多数类型。本章则是探讨最后两种类型：慢性下颌运动障碍和发育异常。尽管其发病率较低，但也同样重要，并且需要合适的对因治疗和对症治疗。

慢性下颌运动障碍

慢性下颌运动障碍的主要特征是患者张口受限，很少伴疼痛或进行性破坏改变。因此，要谨慎选择治疗方法。当下颌运动受限，出现明显的功能障碍时，需要尽快接受治疗。慢性运动障碍伴疼痛通常继发于患者下颌运动超限后所引发的炎症反应。其原因往往是患者张口过度，或外部创伤迫使下颌的运动超出限制。一旦出现炎症反应，治疗在所难免。如果患者出现慢性下颌运动障碍但功能基本正常而且不伴疼痛，则不建议进行治疗。对症治疗有时可能会有所帮助，但通常禁忌对因治疗。

根据病因，慢性下颌运动障碍可分为三大类：关节强直、肌挛缩和喙突阻挡。

关节强直

关节强直的定义是异常的关节运动受限。根据病灶组织的不同，可分为2种亚型：纤维性强直和骨性强直。纤维性强直最为常见，可发生于髁突和关节盘之间或关节盘和关节窝之间。骨性强直可发生于髁突和关节窝之间，在关节强直之前，关节盘就已经从关节腔中消失了。骨性强直的发病率低，但病程漫长且重（图

14.1）。由于两者的病因和治疗比较相似，我们将一起讨论。

纤维性强直和骨性强直
病因

关节强直最常见的病因是继发于创伤的关节积血（关节内出血）[1-4]。纤维性强直表现为关节的进行性粘连（见第13章），关节运动逐渐受限。慢性炎症会促进纤维性强直，从而累及更多的纤维组织。当波及骨性结构时，则容易进展成骨性强直。

病史

患者主诉张口受限且不伴疼痛。患者意识到这种情况已经存在了很长一段时间，但可能并不知道其严重性。

临床特征

在关节强直的病例中，如果髁突仍然可以转动，则表明粘连是发生在关节上腔的。此时，髁突仍然可以在髁突和关节盘下表面之间的关节下腔内转动。因此，患者上下切牙间的最大开口度可达25mm。临床检查显示，向患侧的侧向运动相对正常，而向健侧的侧向运动受限（图14.2）。开口型偏向患侧。查体和X线片上均无法观察到髁突的运动。一般可以在X线片或CBCT上观察到骨性关节强直。

对因治疗

由于患者仍有一些活动度（虽然受限），故对因治疗的指征不明确。如果功能丧失或无法忍受时，手术是唯一的对因治疗[5]。应该首先考虑创伤最小的关节镜手术。但是，许多关节强直由于严重粘连，关节镜也无法松解，还需要考虑其他手术治疗[2,4,6-14]。如果需要进行手术治疗，则要注意升颌肌群可能处于肌静止性挛

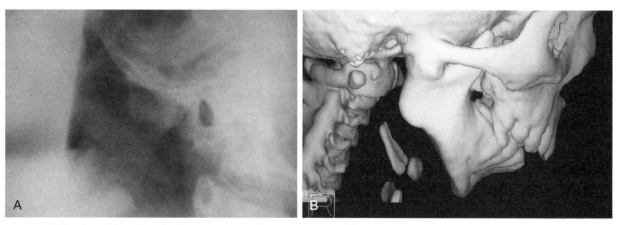

• 图14.1　A. 骨性强直。整个关节为密质骨所包绕。B. 3岁患者的CT三维重建影像显示完全的骨性强直。（Courtesy Dr. Joseph Van Sickles, University of Kentucky, Lexington, KY. ）

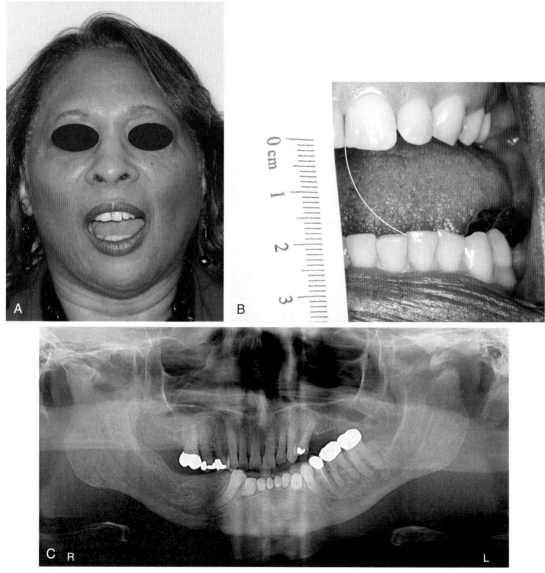

• 图14.2　A. 由于左侧颞下颌关节（TMJ）强直而引起的张口受限。B. 患者的最大开口度<20mm，并明显偏向患侧。C. 注意在这张曲面断层片上左侧颞下颌关节纤维性强直。（Courtesy Dr. Larry Cunningham, University of Kentucky, Lexington, KY. ）

缩的状态，在解除关节强直后必须进行适当肌肉治疗。

对症治疗

由于关节强直通常没有症状，一般不建议进行对症治疗。然而，创伤等因素可能会迫使下颌超限运动从而造成组织的损伤。如果因此引发疼痛和炎症，则建议进行对症治疗，包括主动将下颌运动限制在无痛范围内。服用镇痛药并配合深度热疗。

关节囊纤维化

关节囊纤维化是引起下颌运动障碍的另一个原因。颞下颌关节周围的关节囊韧带可以限制关节的移动范围。如果关节囊出现纤维化，囊内组织变紧，髁突的运动也会受限，造成慢性下颌运动障碍。关节囊纤维化往往是炎症的结果，通常继发于邻近组织或创伤所引发的炎症，并以后者多见。创伤可能源自外力（如面部受到撞击）、颞下颌关节手术，或下颌运动过度产生的内压力。

对因治疗

基于以下两点考虑，通常不对关节囊纤维化进行对因治疗。首先，关节囊纤维化只会限制下颌边缘运动，而不会影响患者的功能运动。其次，纤维化只能通过手术来治疗。然而，手术却是该病的病因之一。所以要严格把控手术的适应证，否则会适得其反。

如果受限只影响功能时，可以尝试进行理疗。超声波可以深度加热，有助于松解组织。关节手法复位后立即使用超声波治疗，可能有助于增大关节的活动度。理疗相对无害，因此可以尝试。理疗对于急性下颌运动障碍的效果要好于慢性下颌运动障碍。

对症治疗

由于关节囊纤维化一般没有症状，故无须对症治疗。有时，当下颌被迫超出关节囊的限制（如创伤）后才会出现症状。这通常与创伤部位的炎症反应有关。此时对症治疗与关节囊炎的治疗相同。

肌挛缩

肌挛缩是指肌肉功能长度的无痛性缩短。包括两种不同的类型：肌静止性挛缩和肌纤维性挛缩。升颌肌挛缩会导致慢性下颌运动障碍。

肌静止性挛缩

病因

当肌肉长时间不能完全拉伸（牵张）时，会出现肌静止性挛缩。疼痛会限制肌肉的功能性拉伸，导致活动受限。因此肌静止性挛缩通常是继发性的。目前认为，肌肉完全拉伸对保持其功能长度非常重要。完全拉伸能激活高尔基体，反射性地将信号传递给肌梭以维持肌肉的功能性长度。有学者认为，打哈欠对保持适当的肌肉长度是非常重要的。

下颌骨骨折后需行6~8周的颌间固定，期间升颌肌群不能完全拉伸。这是升颌肌群肌静止性挛缩的常见病因。一旦骨折愈合后去除颌间固定，开口度很难立即恢复到正常的40mm以上。

相反，开口度可能只能达到15~20mm。而如果患者慢慢地进行开口训练，就可以逐渐恢复到正常范围。通过被动牵张和拉伸肌肉，使高尔基体受到刺激，肌梭得到反馈信息是需要拉伸得更长，这种现象也称为反牵张反射，广泛存在于肌肉骨骼系统中（见第2章）。这项机制就是肌静止性挛缩的治疗基础，在下一节中我们会更加详细地讨论。

长期佩戴前伸再定位咬合板也会导致肌静止性挛缩。佩戴咬合板无法使翼外肌下头完全拉伸，因此会出现肌静止性挛缩，致使髁突无法立即回到肌骨稳定位。如果患者此时停戴咬合板，则会出现后牙开𬌗。这是每日24小时佩戴前伸再定位咬合板时常见的副作用。然而，如果是像前文所述的那样间断性地佩戴咬合板，肌肉是能够完全拉伸的，就很少会出现后牙开𬌗。

病史

患者有长期下颌运动受限的病史。可能是继发于目前已解决的疼痛。

临床特征

肌静止性挛缩的特征是无痛性张口受限或其他形式的下颌运动受限（取决于受累的肌肉）。

对因治疗

确定肌静止性挛缩的原发病因很重要。如果病因仍然存在，必须在采取有效治疗之前先去除。去除病因后，对因治疗的目的就是逐渐恢复受累肌肉的长度。通过此方法在几日或几周内缓慢恢复肌肉原始的静息长度。如果治疗过程中出现疼痛，则会引发保护性的共收缩，导致治疗失败。可以通过以下两种锻炼来恢复肌肉静息长度：被动牵张和对抗开口。

被动牵张

被动牵张是当患者达到最大开口后，轻缓地牵张升颌肌群超过其极限范围。牵张动作必须轻柔、缓慢，以免引起肌肉组织的创伤，并引起疼痛或炎症反应[15-16]。有时可在患者放松状态下将手指放置在前牙区来辅助牵张（图14.3）。瞬间的拉伸会刺激高尔基肌腱器官反射性调节肌梭放松肌肉。要注意不要过度拉伸肌肉。每日进行5～6次被动牵张锻炼，每组拉伸要保持1～2秒，重复4组。要避免过度拉伸而引发疼痛。力量过大会使被拉伸的组织产生炎症反应，这将适得其反。治疗效果不会立竿见影，而是需要几日甚至几周后才会见效，因此需要告知并鼓励患者继续锻炼。

对抗开口训练

对抗开口训练是利用神经系统来辅助放松升颌肌群。值得注意的是，下颌的升颌肌群和降颌肌群的作用是相互拮抗的。换句话说，提升下颌，升颌肌群的收缩必定伴同等程度的降颌肌群的舒张。神经系统的牵张反射有助于控制这种活动。当肌群中的某块肌肉出现局限性肌痛时，肌肉的完全伸长就变得困难。神经反射可以通过启动拮抗肌群的轻度收缩帮助放松肌肉。当升颌肌群不能正常

牵张时，可以通过降颌肌群的收缩，神经反射性地放松升颌肌群，这称为松弛反射[17]。

对抗开口训练中，指示患者将手指压在颏部下方，然后对抗下颌的压力尝试开口（图14.4）。每组训练10次，每日2～3组。手指施加的对抗力应当轻柔，不应引发疼痛。在每组对抗开口运动的前后都需要进行升颌肌群的被动牵张。如果是侧向运动受限，也可以用类似的方法进行侧向对抗训练，但这种情况少见（图14.5）。

当下颌运动障碍的患者正确地进行被动牵张和对抗开口训练时，疼痛会消除。通常疼痛的加重都与组织内炎症有关。因此，出现疼痛就意味着练习施加的力量过

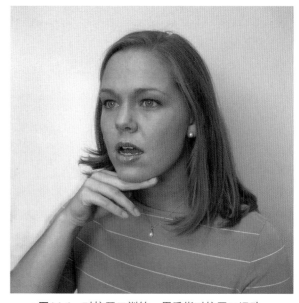

●图14.4 对抗开口训练。用手指对抗开口运动。

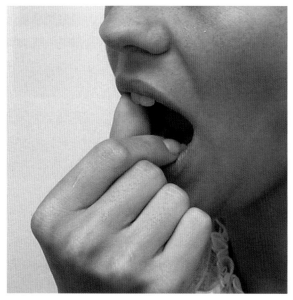

●图14.3 被动牵张训练。张口到最大受限位置时，将手指放在牙齿之间。间歇性地轻微施力来牵张升颌肌群。该训练不应该引发疼痛。

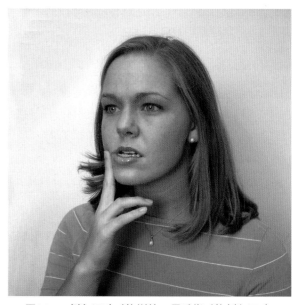

●图14.5 侧向运动对抗训练。用手指对抗侧向运动。

重或过急，患者和理疗师应该减轻力量，有时还需要减少重复次数。切记，治疗可能需要几周见效，不可操之过急。

对症治疗

由于对因治疗不会引起症状，对症治疗对治疗肌静止性挛缩或任何慢性下颌运动障碍作用十分有限。如果确实出现症状，可以口服止痛药，同时降低训练强度。也可采用温热疗法和超声波治疗。

肌纤维性挛缩

病因

肌纤维性挛缩是源于肌内或鞘内组织的粘连。这些组织粘连后，使肌纤维无法收缩，从而导致肌肉无法完全拉伸。肌纤维性挛缩的常见病因是肌炎或肌肉创伤。

病史

肌纤维性挛缩的病史中往往有严重的肌肉损伤史或长期的运动受限。患者无疼痛主诉。有时由于症状长期存在以至于患者未意识到有张口受限。

临床特征

肌纤维性挛缩的临床特征是无痛性张口受限。髁突的侧向运动往往不受影响。因此，如果难以鉴别诊断，可以借助影像图片，可见张口过程中髁突运动受限而侧向运动未受影响。

对因治疗

在肌纤维性挛缩中，肌肉组织可以处于放松状态，但肌肉长度不会增加。因此，肌纤维性挛缩是永久性的。部分肌肉的牵张可以通过持续的弹性牵引完成。由于受到肌肉组织健康程度和适应能力的限制，弹性牵引使肌肉线性伸长的过程非常缓慢[15]。一般来说，对因治疗都是通过手术分离受累肌肉。如果考虑手术干预，需要注意未累及的肌肉功能也受到了长期限制，很可能也处于肌静止性挛缩状态。手术解除肌纤维性挛缩后，需要同时观察该肌和其他升颌肌的治疗效果。通过手术分离的肌肉经常随着时间推移而可能再次出现粘连。如果能够通过被动牵张训练来维持运动范围，张口受限则很可能不会复发。

对症治疗

由于肌纤维性挛缩很少伴疼痛，因此不建议进行对症治疗。如果有症状，治疗方法与肌挛缩的治疗方法相同。

> **注意**
>
> 要注意，通常很难通过病史和检查来鉴别肌挛缩是静止性还是纤维性的。在多数情况下需要诊断性治疗。如果治疗后恢复了正常的肌肉长度，即可诊断为肌静止性挛缩。如果治疗后症状反复，且肌肉长度没有增加，则很可能就是纤维性挛缩。

喙突阻挡

在下颌开口过程中，喙突会沿着颧弓和上颌骨外侧向前下运动。如果其运动路径受阻而无法顺利滑动，将导致张口受限。

病因

喙突阻挡的病因往往是喙突发育过长（图14.6）或组织纤维化[18-22]。由于这些情况往往是慢性的，通常不伴疼痛，因此喙突阻挡是一种慢性下颌运动障碍。

第一种情况，喙突发育过长[23-24]：往往是慢性颞肌功能亢进所引起的（颞肌附着在喙突上）。甚至有人认为，喙突发育过长会引起关节盘移位[25]。

第二种情况，组织纤维化：可能是源于创伤或既往的感染[21]。在喙突前移过程中，如果运动路径前方和下方的组织出现纤维化，就会导致喙突无法在上颌骨和颧弓之间自由移动。创伤可能是因为该区域的手术治疗后形成了瘢痕组织，或上下颌骨骨折后牵引颧弓导致组织纤维化。颧弓骨折后断端嵌入喙突的运动路径也会造成张口受限。有证据表明，张口受限的主要取决于喙突运动轨迹与颧弓内表面之间的间距，而非喙突长度[26]。

病史

该区域的创伤或感染后常出现无痛性的张口受限和长期的关节盘脱位的病史。

临床特征

下颌运动明显受限，尤其前伸运动。张口通常无偏斜，除非双侧喙突受限的程度不一致。如果是单侧喙突受限，下颌在开口时会偏向患侧。CBCT有助于鉴别诊断（图14.6B）[27-29]。

对因治疗

喙突阻挡的对因治疗是修整相应的组织。有时，超声波治疗配合温和的被动牵张有助于松解组织。真正意义上的对因治疗是通过手术缩短喙突长度或消除阻挡原因（图14.7）[30-34]。由于通常不伴疼痛，且手术具有创伤性，因此不建议外科手术。手术可能会加重组织的纤维化，所以只有在功能严重受损时才会考虑手术。

对症治疗

由于喙突受阻通常不伴症状，因此不需要对症治疗。如果强行开口使下颌超出限制范围，则会出现创伤组织炎症反应的相关症状。炎症出现后，患者可以采用与肌腱炎相同的对症治疗。

发育异常

根据受累的组织器官可将咬合系统的发育异常分为两大类：骨组织异常和肌肉异常。

先天性和发育性颌骨异常

颌骨常见的发育异常包括发育不全（无发育）、发育缓慢（发育不足）、增生（过度发育）或肿瘤（不受控制地破坏性生长）。

病因

颌骨发育异常的病因尚不完全明确。青少年的关节创伤会造成髁突发育不全，导致非对称性偏颌或生长趋势改变（图14.8）[35-40]，最终演变为下颌骨不对称性

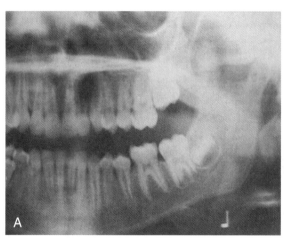
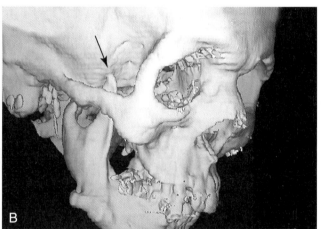

• 图14.6　A. 喙突过长（箭头）。喙突限制了下颌的开口运动，导致慢性下颌运动障碍。B. CT的三维重建显示喙突过长，导致该患者张口受限。

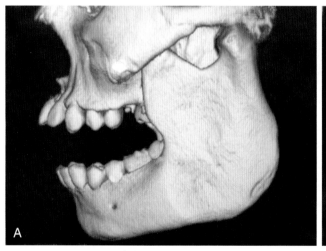
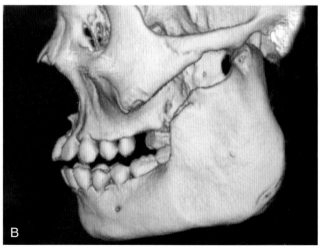

• 图14.7　喙突阻挡的对因治疗方法是缩短喙突。A. 术前的CT可见喙突过长。B. 术后CT可见喙突变短。

改变和相关的错殆畸形（图14.9和图14.10）[41]。有人认为，类风湿关节炎早期[42-43]也会引起不对称发育。创伤[44]还可能引起增生，从而诱发颌骨发育过度[45-46]，常见于陈旧性骨折。内源性的生长代谢（图14.10～图14.13）和激素失调有可能会引发发育不良及增生性改建（如肢端肥大症）（图14.14）。目前许多肿瘤特别是转移瘤的致病因素仍不明确（图14.15）。

病史

颌骨发育异常的一个共性就是患者所诉的临床症状与结构异常是直接相关的。由于病程进展缓慢，常不伴疼痛，患者通常能够代偿。

临床特征

任何功能性的代偿或疼痛都是继发于组织结构的改建。临床上可见偏颌与生长发育异常有关。颞下颌关节的影像学检查或CBCT都是非常重要的诊断手段。

对因治疗

颌骨发育异常的对因治疗不能照本宣科，必须是个性化的。具体不在本书内阐述，请参考其他更详细的资料[47-48]。通常，治疗的目的应当是在最微创的情况下恢复相关结构的功能。应始终考虑患者的终身健康与生活质量。活动期的肿瘤应当及时进行手术或其他治疗（图14.16）[49-52]。

对症治疗

由于大多数颌骨发育异常不伴疼痛或功能障碍，因此不需要对症治疗。如果出现疼痛或功能障碍（如局限性肌痛、关节盘紊乱、炎症），则根据具体的情况进行治疗。注意肿瘤晚期可能会出现类似症状，如果发现肿瘤，不应使用对症治疗来掩盖症状，必须将患者转诊到相关的专科进行正确的治疗。

先天性和发育性全身肌肉异常

全身性肌肉紊乱种类繁多，其中一些似乎有遗传倾向，而另外一些则更像后天发育所致。这其中有许多情况不为人们所知。肌肉紊乱可分为三大类：发育不良（肌力弱小）、肥大（肌肉的大小和强度增加）和肿瘤（不受控制地破坏性生长）。

病因

肌无力的病因有很多。肌肉发育不良是一组遗传性疾病，其特征是进行性肌无力。部分肌无力与神经肌肉连接问题有关（即重症肌无力）。部分可归因于脊髓肌肉萎缩（如肌萎缩侧束硬化症或运动神经元病）[53]。还有部分肌无力与脱髓鞘疾病（如多发性硬化症）有关[54]。

肌肉肥大通常与肌肉的过度使用有关。对于咀嚼肌群而言，肥大通常继发于长期的重度磨牙症。肌肉肿瘤的病因还需要进一步研究。

病史

肌肉发育不良的一个共同特征是肌无力感。肌肉肥大的患者很少有疼痛不适，可能只出现外观改变（咬肌肥大）。由于这些疾病通常进展缓慢，患者通常能够适应而不会意识到这些疾病。

临床特征

全身性肌肉紊乱的临床特征与现有的具体问题有关。肌肉发育不良通常难以发现。肌肉肥大可表现为咬

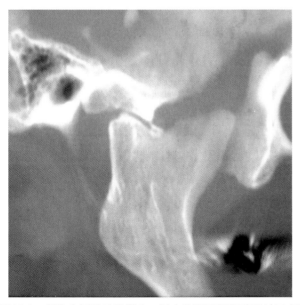

• 图14.8　创伤会导致骨质增生。图中的颞下颌关节经过了多次手术，骨组织出现反应性增生。注意关节窝内的大面积增生。

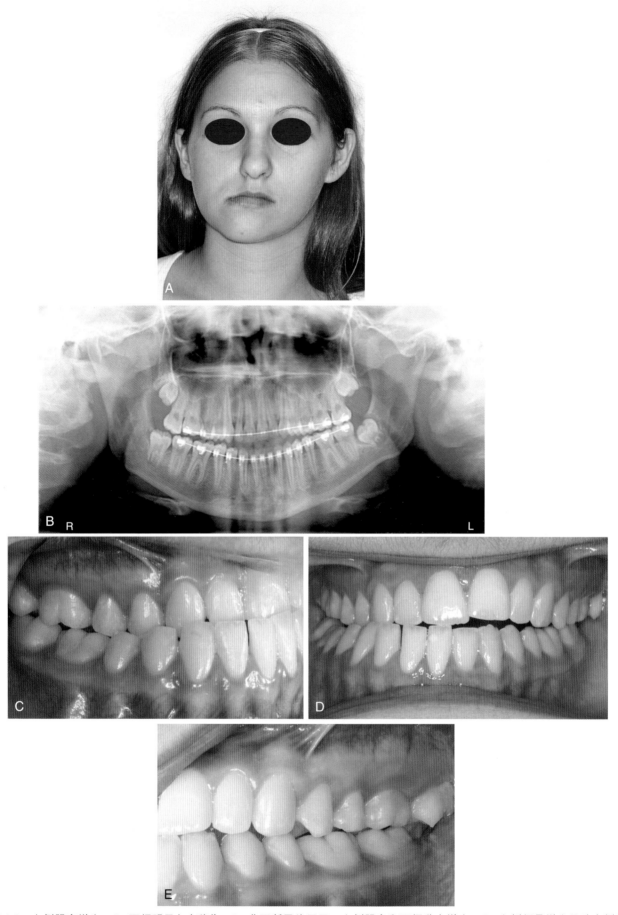

• **图14.9** 左侧髁突增生。A. 下颌明显向右移位。B. 曲面断层片显示：左侧髁突和下颌升支增生。C. 左侧颌骨增生导致右侧后牙反𬌗。D. 由于左下颌骨生长导致下颌向右移位。E. 左侧后牙的颊舌关系保持正常。（Courtesy Dr. Larry Cunningham, University of Kentucky, Lexington, KY.）

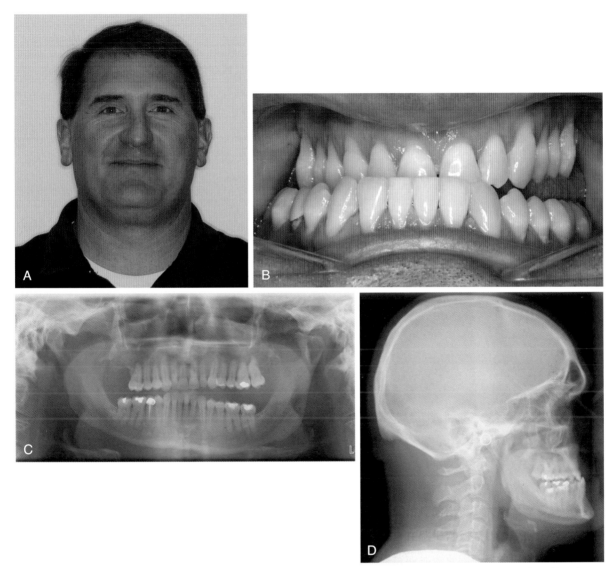

•图14.10　A. 左侧髁突单侧增生，中线右偏。 B. 该患者临床检查可发现后牙开殆。C. 左侧髁突增生患者的曲面断层片显示左侧髁突增生导致髁突无法位于关节窝中，从而出现左侧后牙开殆。D. 该患者的头颅侧位片。与健侧相比，下颌骨不对称并且后牙开殆。（Courtesy Dr. Heather Hopkins, Lexington, SC.）

肌肥大（图14.17），但患者可能并不会意识到异常。出现这些肌肉紊乱时，患者各种表现可能正常。

对因治疗

全身性肌肉紊乱的对因治疗必须根据患者的具体情况而定，具体不在本书内阐述，请参考其他更详细的资料[55-56]。一般来说，治疗应在尽量微创的前提下恢复功能。应当重视患者生活的健康和幸福。如果出现继发于磨牙症的肌肉肥大，则应采用稳定型咬合板治疗。注射A型肉毒素可以治疗咬肌和颞肌肥大（见第12章），

但如果没有消除磨牙症，肌肉肥大仍会复发。肿瘤则需要积极的随访及治疗。

对症治疗

由于大多数全身性肌肉紊乱无疼痛或功能障碍的表现，因此不需要对症治疗。如果出现疼痛或功能障碍，则需根据具体的情况对症治疗（如局限性肌痛、关节盘紊乱、炎症）。注意肿瘤晚期也可能会出现症状，如果发现肿瘤，不应使用对症治疗来掩盖症状，此时患者必须转诊到适当的专科医生以求正确的治疗。

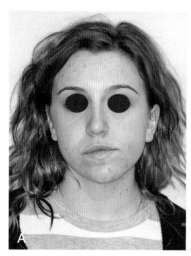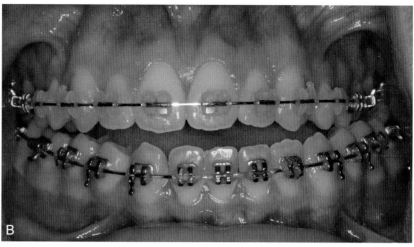

•图14.11 A. 右侧髁突增生，中线左移。B. 口内照：由于右侧下颌骨的增生而导致前牙开殆、后牙反殆。（Courtesy Dr. Larry Cunningham, University of Kentucky, Lexington, KY. ）

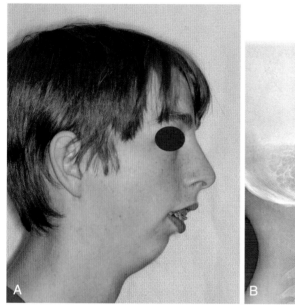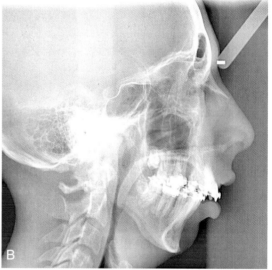

•图14.12 A. 双侧髁突发育不全。下颌骨明显缺乏生长，导致 II 类面型。B. 该患者的头颅侧位片。

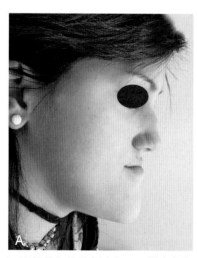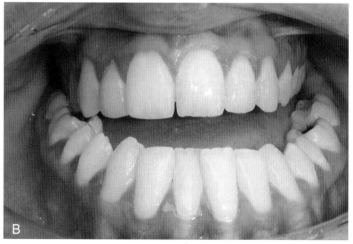

•图14.13 A. 下颌骨向前发育过度。B. 髁突向左、前生长，导致仅右侧第二磨牙有咬合接触。（Courtesy Dr. Joseph Van Sickles, University of Kentucky, Lexington, KY. ）

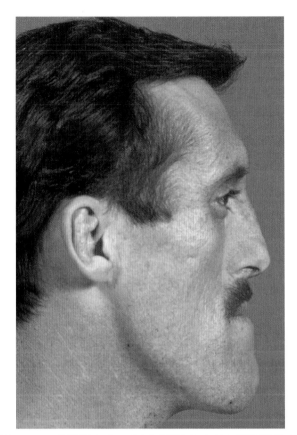

• 图14.14 肢端肥大症。由于下颌持续生长出现下颌前突，导致 Ⅲ 类错𬌗。（From Proffit WR, White RP, Sarver DM. Contemporary Treatment of Dentofacial Deformity, St Louis, Mosby, 2007）

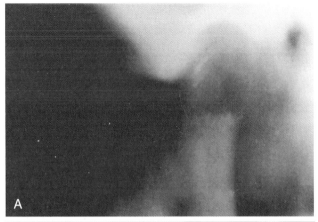

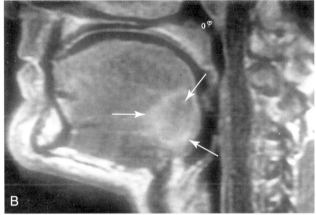

• 图14.15 A. 左侧髁突发育不良，转移性腺癌。患者因耳周疼痛就诊。B. 舌根部肿瘤［鳞状细胞癌（箭头）］表现为颞下颌关节紊乱病疼痛和张口受限。（Courtesy Dr. D. Damm, University of Kentucky, Lexington, KY）

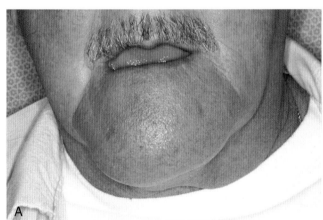

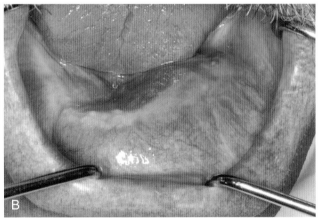

• 图14.16 A. 该患者因下颌骨疼痛就诊。注意患者的颏部肿胀。B. 下颌牙弓口内视图。

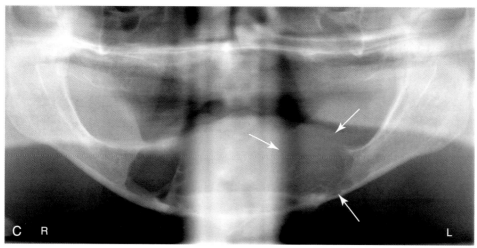

•图14.16（续） C.曲面断层片显示为广泛的成釉细胞瘤。（Courtesy Dr. Larry Cunningham, University of Kentucky, Lexington, KY.）

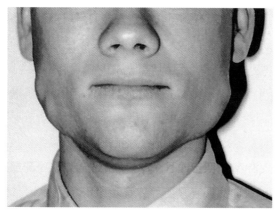

•图14.17 长期磨牙症导致咬肌肥大。

❖ 病例报告

❖ 病例1

病史

男性，32岁，推销员。主诉张口受限5周余。于当地牙科诊所进行局部麻醉后1日出现注射区压痛，并诱发张口受限。1周后疼痛自行好转，但仍存在张口受限。目前患者无任何疼痛症状，仅张口受限。

检查

双侧颞下颌关节无疼痛、压痛或弹响。最大开口度34mm伴"硬末端"感觉。张口过程中无疼痛，侧向运动轻微受限。肌肉检查无异常。口内检查见个别牙需要修复，从正中关系（CR）位向前上移动2mm到牙尖交错位（ICP）。前牙中度磨损，其他咬合无异常。注射

部位未见任何炎症症状和体征。曲面断层片显示双侧关节面正常。病史及临床检查均未见其他异常。

诊断

注射后创伤和/或感染所致疼痛引起的继发性升颌肌群静止性挛缩（又称为牙关紧闭）。

治疗

病史提示病因为注射后炎症引起的疼痛导致肌挛缩，但对注射部位的检查没有发现任何炎症。可以推测相关病因已自愈无须治疗。采用被动牵张训练逐渐拉抻升颌肌群。每日练习4~5次，如果引起疼痛，则减少频率和力度。1周后，开口度增加到36mm。患者对此效果感到满意，并在每日被动牵张训练的同时增加了对抗开口训练。1周后，患者开口度达38mm，但主诉有轻微的肌肉酸痛。接下来建议患者减少对抗和被动牵张训练中使用的力度，直到感觉不到疼痛为止。1周后，肌肉酸痛症状消失，开口度仍为38mm。3周后，开口度达到44mm并无张口疼痛。第5周停止训练，6个月后复诊时，最大开口度为46mm。

❖ 病例2

病史

男性，27岁，警察。主诉下颌活动受限6个月余。6个月前因右下颌被击伤，后自觉是由左侧颞下颌关节引起运动受限。当时怀疑下颌骨发生骨折，但未拍摄X

线片确认。患者进行颌间固定治疗后4周予以拆除，自觉左侧颞下颌关节仍疼痛，且运动时加重（3/10分）。2周后运动受限，随后5个月也无好转。患者最初被告知受限情况会慢慢改善，但事实并没有，由此前来就诊。在询问病史时，没有发现下颌运动的明显异常。

检查

双侧颞下颌关节无疼痛或压痛。开口时下颌中线明显偏左。检查和触诊时发现右侧髁突在开口过程中有活动，而左侧无活动。左侧向运动幅度为7mm，而右侧向运动幅度仅为2mm。最大开口度为26mm。肌肉检查无压痛或疼痛。口内检查见前牙因外伤缺失2颗，已行固定桥修复。从正中关系（CR）位到牙尖交错位（ICP）无滑动。双侧均为组牙功能殆。曲面断层片和CBCT显示关节表面正常。右侧颞下颌关节功能活动轻度受限；左侧完全受限。既往病史和临床检查均无其他重要发现。

诊断

继发于创伤性关节炎的左侧颞下颌关节纤维性强直。

治疗

向患者解释了疾病的性质，并指出手术是唯一的根治疗法。鉴于患者仅有轻度功能障碍，目前不建议行手术治疗。

◈ 病例3

病史

男性，66岁，退休邮递员。主诉左侧颞下颌关节持续疼痛3周余。由于疼痛（4/10分），影响进食，并自觉导致整体健康状况下降。病史显示患者有长期关节弹响史，近期开始伴疼痛。

检查

左侧颞下颌关节疼痛（2分），右侧关节无症状。下颌运动范围正常（开口度44mm，侧向运动幅度8mm），但运动使疼痛从4/10分加剧至7/10分。肌肉检查发现右侧咬肌和颞肌疼痛（2分），左侧颞肌压痛（1分）。口内检查全口无牙，全口义齿修复4年余，垂直距离保持良好且咬合稳定。曲面断层片示左侧髁突后部有一大片侵蚀区。CBCT清晰地显示一个囊肿样肿块侵蚀了髁突的后部。立即转诊患者给外科医生进行适当的影像学检查，并进行手术活检分析骨组织。

诊断

转移性腺癌。

治疗

进一步体检发现左肺有一个很大的病灶。怀疑该处为原发病灶，并转移至左颞下颌关节。患者接受了根治性手术切除两个病灶，随后化疗一个疗程。

第15章
咬合板治疗
Occlusal Appliance Therapy

"咬合板是TMD的辅助治疗手段。"

——杰弗里·奥克森

咬合板是一种由硬质丙烯酸树脂所制作的可摘矫治器，覆盖于牙齿的𬌗面及切缘，与对颌牙弓形成精确的咬合接触（图15.1），也称为𬌗板、𬌗夹板、𬌗护板等。

咬合板用途多样。既可以创造暂时性的稳定咬合，继而改变中枢神经系统（the central nervous system，CNS）的外周神经感觉传入，对特定肌肉疼痛紊乱起到治疗作用。也可以调整咬合关系使髁突位于肌骨稳定位。还可以保护牙齿及牙周支持组织，避免异常𬌗力造成的牙折和/或牙齿磨损。

总论

咬合板具有许多优点，可以用于治疗多种颞下颌关节紊乱病（temporomandibular disorders，TMD）。由于许多TMD的病因及相关关系十分复杂，因此初始治疗阶段，应先采用可逆性和无创性治疗方法。咬合板可通过暂时性改善咬合系统的功能关系达到这一效果。如果咬合板是针对某种TMD的病因特制的，即使是暂时性的使用，其症状也会改善。因此，咬合板也可用于TMD的治疗性诊断。然而，并不能过度简化咬合板治疗与症状之间的关系，本章后面将详细阐述咬合板治疗可以通过多种途径改善TMD的症状。如果咬合板治疗能有效缓解症状，那么在不可逆性治疗开始之前必须明确病因与治疗效应之间的因果关系，这对保证后续治疗的长期疗效至关重要。咬合板治疗也有助于确定具体病因。如果怀疑错𬌗是TMD的病因，咬合板可以快速且可逆的达到医生所期望的咬合关系。如果咬合板无法改善TMD的症状，那么病因有可能并不是错𬌗，此时应慎重决定是否需要进行不可逆性咬合治疗。

咬合板治疗TMD的另一个优点是可以缓解症状[1-6]。据早期综述[7-8]报道其治疗有效率为70% ~ 90%。然而，近期一篇基于Cochrane数据库的系统性综述[9]指出咬合板治疗并不具有可靠的治疗效果。早期与近期研究结论存在差异，可能是由于早期研究存在实验设计上的不足。咬合板如何缓解TMD症状的准确机制尚未有定论[10-12]，学界仍需更多的循证医学证据，以更好地理解咬合板治疗在TMD中的作用[13-14]。

咬合板治疗成功与否取决于咬合板的选择、制作、调改，以及患者的配合。

咬合板的选择

临床有多种类型的咬合板，每种类型均针对特定的病因。为患者选择合适的咬合板，首先需要明确该患者TMD的主要病因，继而选择针对该病因的咬合板类型。并不存在任何一种咬合板可以治疗所有类型的TMD。实际上，咬合板治疗对某些类型的TMD无效，因此，必须再次强调病史、检查及诊断的重要性。

咬合板的制作及调改

选定了合适的咬合板后，须通过制作及调改才能达到治疗目的。制作咬合板时应注意软组织的舒适性，以及为了消除病因所需功能上的精确改变。咬合板的不当调改，不仅会影响治疗效果，还会影响医生的正确诊断，并造成患者对后续治疗效果的质疑。

患者的配合

咬合板治疗是一种可逆性治疗，只有在患者佩戴咬合板时才能产生治疗效果。因此，医生必须教会患者如

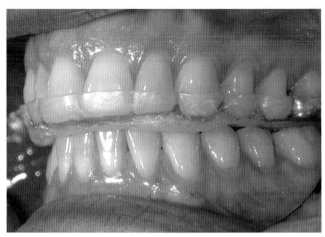

• 图15.1 上颌咬合板。

何正确使用咬合板。一些咬合板需要长期佩戴，而有一些咬合板仅需在部分时间佩戴。对于治疗效果不佳的患者，需询问其是否严格遵从要求正确地使用咬合板。合适且经过精确调改的咬合板，如果患者不正确使用，也无法改善TMD的症状。

咬合板的类型

临床上用于治疗TMD的咬合板类型多种多样。最常用的两种为稳定型咬合板和前伸再定位咬合板。稳定型咬合板曾称为肌松弛咬合板，因为其最初用来减轻肌肉疼痛的症状[1-2,14-15]。前伸再定位咬合板既往也称为肌骨再定位咬合板（orthopedic repositioning appliance），因为其最初的治疗目的是改变下颌相对于颅骨的位置关系。其余类型的咬合板还有前牙平面咬合板、后牙咬合板、枢轴咬合板（the pivoting applianc）及软质或弹性咬合板。下面将依次介绍以上类型咬合板的特点、治疗目标及适应证。

因为稳定型咬合板及前伸再定位咬合板在TMD的治疗中具有重要作用，因此先介绍两者的制作过程。

稳定型咬合板

特点及治疗目标

稳定型咬合板根据上颌牙弓制作，使患者达到最佳的咬合关系（见第5章）。当稳定型咬合板就位时，髁突位于肌骨稳定位，同时牙齿均匀接触，非正中运动时尖牙引导后牙分离。稳定型咬合板的治疗目标是去除存在于咬合关系和关节位置之间的肌骨不稳定性，继而去除该TMD的病因（见第7章）。

适应证

稳定型咬合板最初应用于治疗肌肉疼痛紊乱[1-2,14]。研究显示[16-21]，佩戴稳定咬合板可以降低因精神紧张所致的副功能运动。因此，当患者出现TMD相关的肌肉亢进症状，例如，夜磨牙，可以考虑采用稳定型咬合板进行治疗[22]。近期许多关于咬合板治疗缓解TMD症状的确切机制研究并不能令人信服，但是大多数学者均赞同咬合板用于临床治疗TMD[1-2,12,14,23-24]。稳定型咬合板可用于治疗局限性肌痛和中枢介导慢性肌痛，也可用于治疗创伤引起的继发性盘后组织炎，降低受损组织的受力，继而促进组织的恢复[25]。

制作技术简介

稳定型咬合板为覆盖全牙弓的硬质丙烯酸树脂制成，上下牙列均可应用，多为上颌。上颌咬合板通常更稳定，且覆盖更多组织，所以固位好且抗折性更佳。同时也符合更多临床使用场景，可以在各种类型的骨性及牙性错𬌗畸形中，与对颌牙形成最广泛的接触。如在安氏Ⅱ类及Ⅲ类病例中，如果采用下颌稳定型咬合板，则难以达到合适的前牙接触及引导。由于上颌咬合板与下颌牙齿的接触均位于平面上，因此上颌咬合板的稳定性更好。下颌咬合板则不具备此优势，尤其是在前牙区。上颌咬合板的另一优点是可以将髁突稳定在肌骨稳定位。下颌咬合板也具备一定的优势，其最主要的优势在于下颌咬合板不易影响患者的言语功能，同时具有更好的美学效果。当然，这一优点只有当患者在白天佩戴时才能体现出来（将在后续进行阐述）。

咬合板的制作方法多种多样。最常用的制作方法是将模型固定在𬌗架上，去除上颌牙列模型的倒凹，用蜡在模型上制作出咬合板，再将咬合板蜡型进行包埋和热凝树脂充填，之后在口内进行最终就位及调改[26-29]。另一个常用的方法是采用自凝树脂，直接在上𬌗架的模型上制作[30]。先填上颌模型倒凹，涂布分离剂，然后用细蜡线勾勒出咬合板的轮廓，再将自凝树脂覆盖于上颌模型，在其未凝固时与下颌进行咬合。用前牙切导针及个性化切导盘确定咬合板厚度及设计非正中引导（见第20章）。

　　将来也可能通过采集上下牙列的影像，结合计算机辅助设计及辅助制作技术（CAD/CAM），运用数字化手段制作咬合板。在出版本书第8版时，以上所描述的数字化手段已经出现。然而，在获取精确的咬合关系及下颌运动的动态记录上仍显不足。因此，数字化技术制作的咬合板需要在患者口内进行大量调改，才能达到稳定型咬合板的最佳治疗效果。

　　下面介绍一种简单的咬合板制作技术。与其他方法不同[31-35]，该方法并不需要将模型上𬌗架，而是在肌肉的直接引导下精确定位下颌位置，从而减小上𬌗架环节可能出现的误差。在取印模的同次就诊就可佩戴咬合板。采用何种方法制作咬合板仅对医生而言很重要，而与患者的症状缓解无关，症状缓解的程度取决于咬合板在多大程度上达到了治疗目标。不管采用以上何种制作方法，医生都需确保患者在离开诊所时，调改后的咬合板符合肌骨稳定位的最佳标准（见第5章）。该种简单的制作方法只是为了达到治疗目标的一种手段。

咬合板制作

上颌咬合板的制作包含以下步骤：

1. 制取患者的上颌藻酸盐印模，避免在牙列及腭部出现气泡及空隙，立即灌注石膏（最好是超硬石膏），因为不需要大的模型底座，因此该模型不需要进行倒置灌注。当石膏完全硬化时进行脱模，必须保证模型上无气泡及空隙。

2. 在模型修整机上将模型修整至前庭沟处。利用压力或真空压膜机将2mm厚度的硬质透明丙烯酸树脂片覆盖于模型上（图15.2）。部分公司提供双面丙烯酸树脂片，软面用于牙列面，硬面用于与对颌牙形成𬌗面。由于该树脂片提供了更好的固位性能，同时保证了精确的咬合接触，因此可以考虑采用该种材料制作咬合板（一般为2.5mm厚）。

3. 用磨片将模型沿咬合板的边缘切开，唇颊侧切至牙间乳头水平，腭侧按直线切至第二磨牙的远中处。（图15.3）。

4. 将成型的咬合板从模型上取下，用硬质橡胶轮去除腭侧多余的丙烯酸树脂材料（图15.4）。

5. 咬合板的舌侧边缘止于牙龈边缘延伸10~12mm处，唇侧边缘止于前牙的切1/3与中1/3交界处，后牙区可稍长，抛光咬合板边缘。在该制作阶段，将咬合板边缘稍留长，如果咬合板不能在口内完全就位，再将边缘磨短。

6. 在玻璃杯中调拌少量透明自凝丙烯酸树脂，在即将固化时，将其覆盖在咬合板前牙区（图15.5A），这将作为前牙止点（anterior stop），约4mm宽，且延伸至与下颌中切牙具有咬合接触（图15.5B）。

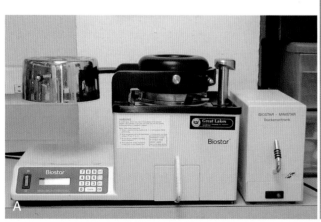
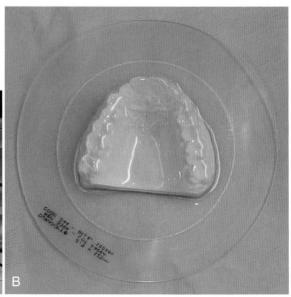

• 图15.2　A. 一个2~2.5mm厚的透明树脂片在压力成型器上压制成型（Biostar, Great Lakes Orthodontics Products, Tonawanda, NY）。B. 模型上已经成型的树脂片。

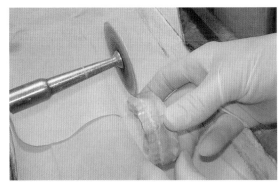

• 图15.3　用磨片将模型的上颌结构切下。

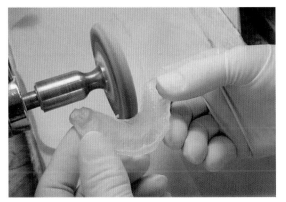

• 图15.4　用硬质橡胶轮磨除腭侧多余的树脂。

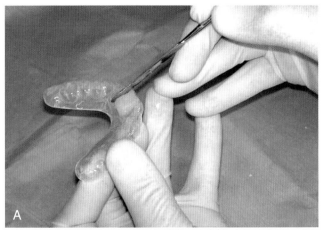

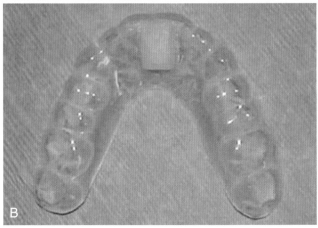

• 图15.5　A. 在咬合板前部添加少量自凝树脂，制作下颌切牙的前牙止点，宽为4~6mm。B. 前牙止点𬌗面观。

咬合板试戴

　　将咬合板在口内试戴并进行评估（图15.6）。咬合板应在上颌牙列就位良好，固位性和稳定性良好，不随唇舌的运动而移动。保证咬合板受压均不引起撬动或松脱。如果咬合板的边缘位于牙齿的切、中1/3交界处，则能保证足够的固位力。

　　如果咬合板不能完全就位，可在口外采用吹风机进行加热后，再进行就位。这将有助于咬合板的良好就位，但需注意不能过热，否则将导致咬合板的变形。

　　极少数情况下，咬合板与牙列不吻合，固位力较差，则可以在咬合板的内侧面，采用透明自凝丙烯酸树脂进行重衬，但是需要注意这只适用于采用硬质丙烯酸树脂片制作的咬合板，如果是双面（软/硬面）咬合板，则不能采用此方法。重衬前，需先检查患者口内是否存在丙烯酸修复体（临时冠等）。具体步骤如下：

1. 如果患者口内有丙烯酸修复体，则用凡士林涂布表面，以免与新的丙烯酸树脂材料粘连。

2. 在玻璃杯中调拌少量自凝丙烯酸树脂，添加至咬合板内侧面，厚度为1~2mm，用气枪吹干，当自凝丙烯酸树脂即将固化时，将上颌牙列湿润，戴入咬合板。嘱患者勿咬合。

3. 去除唇侧及邻间隙的多余树脂。

4. 当丙烯酸树脂固化时，多次摘戴咬合板，以免树脂进入倒凹导致无法脱位。

5. 当树脂开始变热，取下咬合板使其在口外结固。检查患者牙齿，清理口内残留的树脂材料。当树脂完全固化后，去除锐利边缘及多余的树脂。此时咬合板具有足够的固位力和稳定性。

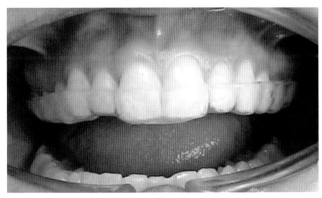

• 图15.6　戴入上颌咬合板，评估适合性。咬合板应当舒适，固位良好，无晃动。

当咬合板与上颌牙列充分吻合后，即可形成咬合关系并开始进行调改。

确定肌骨稳定位

为了发挥稳定型咬合板的最佳治疗效果，必须使髁突位于最稳定的肌骨位置，即正中关系位。可以采用以下两种方法寻找正中关系位。

第一种方法是第9章介绍的双手引导法。正常的TMJ结构中，当髁突位于肌骨稳定位时，关节盘位于髁突与关节窝之间。如果关节盘发生功能性移位，双手引导下颌运动会使髁突位于盘后组织的位置。当双手引导法时TMJ产生疼痛，应该怀疑存在关节囊内紊乱，且怀疑该位置的稳定性。应当针对关节囊内疼痛源进行治疗时，可能会使用前伸再定位咬合板。

第二种方法是在咬合板的前牙区形成止点，用肌肉来确定肌骨稳定位。采用的方法与第9章中介绍的隔距片（leaf gauge）类似。让患者在斜躺时咬合后牙，此时只有下颌切牙与咬合板的前牙止点发生接触，形成的前牙止点需要有一定厚度，能够使前牙分开3~5mm，此时后牙分开1~3mm。下颌后牙不应与咬合板有任何接触。如果下颌后牙与咬合板有咬合接触，则需使咬合板变薄以消除接触点，确保仅有前牙止点咬合接触。

用咬合纸标记和调改前牙止点，形成与下颌前牙长轴垂直的接触点。前牙止点与下颌前牙长轴除垂直外不应形成任何角度，否则会使下颌位置发生偏移。如果前牙止点向远中倾斜，咬牙会使下颌后退并远离肌骨稳定位（图15.7），前牙止点不应产生使下颌后退的力量。同样，如果前牙止点向近中倾斜，咬牙会使下颌咬合时

向前移动或滑动并远离肌骨稳定位（图15.8）。当前牙止点为平面时，患者咬合后牙，主要升颌肌群的功能性收缩会使髁突位于其最前上位，抵靠在关节结节后斜面（图15.9）。

在以上两种方法中，重要的是与患者进行沟通确定精确的下颌位置。由于前牙止点是平面，患者可以前伸下颌，导致在肌骨稳定位的前方闭口，这需要患者通过练习后牙咬合来避免。当患者斜靠在牙椅上时，重力会使下颌位置向后。在部分病例中，让患者将舌尖放置于软腭后部表面的同时缓慢后牙咬合会有所帮助。

寻找髁突肌骨稳定位，最具有可靠性和重复性的方法就是将以上两种方法同时运用。咬合板在患者口内就位后，嘱患者斜靠，先采用双手引导法寻找肌骨稳定位。之后嘱患者反复后牙咬合。如果前牙止点显示的咬合接触点具有可重复性，则表明下颌的位置稳定（图15.10）。

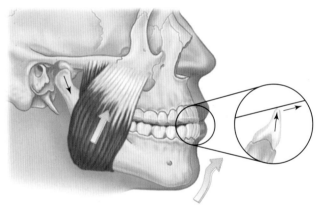

•图15.8　如果前牙止点向近中倾斜，闭口时会推下颌前伸，从而远离肌骨稳定位。

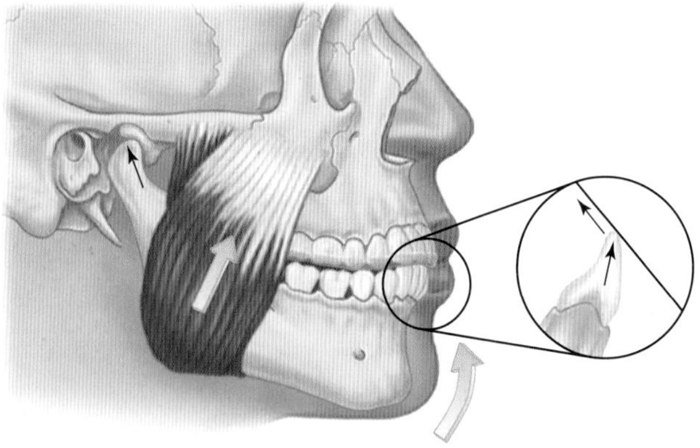

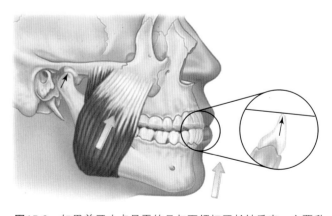

•图15.9　如果前牙止点是平的且与下颌切牙长轴垂直，主要升颌肌群的收缩会使髁突位于其关节窝内最前上位，抵靠在关节结节后斜面（肌骨稳定位）。

•图15.7　如果前牙止点向远中倾斜，闭口时会推下颌向后退，从而远离肌骨稳定位。

形成咬合

确定了CR位后，患者应该在佩戴咬合板数分钟之后即可适应。指导患者前牙轻咬于咬合板的前牙止点上，这有助于患者通过神经肌肉控制系统来协调现有咬合状况下的肌肉活动。因前牙止点已经消除了现有的咬合关系，与肌肉保护相关的肌肉记忆也被消除，因此可以促进髁突在肌骨稳定位就位。当因咀嚼肌紊乱而不易确定CR位时，也可以先让患者佩戴仅有前牙止点的咬合板24小时。有时这有助于减轻症状。然而，该方法也具有一定的缺点，将在后文讨论。

当确定患者的肌骨稳定位后（无论是否有手法引导），取出咬合板，并在𬌗面的剩余前牙和后牙区添加透明自凝丙烯酸树脂（图15.11）。添加的树脂需足量以便显示每颗下颌牙齿的咬合接触。还需在下颌尖牙对应的前牙区唇侧添加足量树脂以便之后形成引导斜面。

咬合板在戴回患者口内前，需注意用气枪吹干单体，并用温水彻底清洗。将咬合板戴回患者口内并就位后，采用双手引导法引导髁突至CR位，嘱患者后牙咬在添加的自凝树脂材料上，直到前牙与前牙止点接触（图15.12）。5～6秒后从患者口内取出咬合板，观察𬌗面，确保所有下颌牙齿均有明显的咬合印迹，并且尖牙的唇面有足够的树脂形成的非正中引导面。可以多次将咬合板戴入患者口内，以确定肌骨稳定位，直到树脂材料凝固之后，从患者口内取出咬合板。

> **注意**
>
> 必须在自凝树脂材料产热前将咬合板取出，可以让其在椅旁固化。也可将其置于温水中以助于减少咬合板成型过程中产生的气泡。

调改CR位接触点

使用铅笔在咬合板的𬌗面标记出每颗下颌牙齿颊尖和切缘的最深区域（图15.13）。这些区域即是咬合板

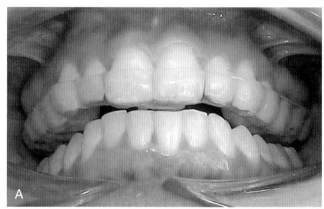
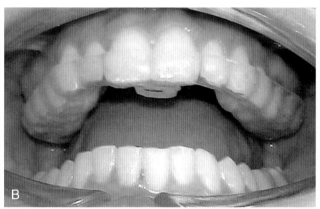

• 图15.10　A. 下颌切牙咬合于前牙止点上，余牙无接触。B. 用咬合纸在前牙止点上标记接触位置，检查其是否为平面，且与下颌切牙长轴垂直。

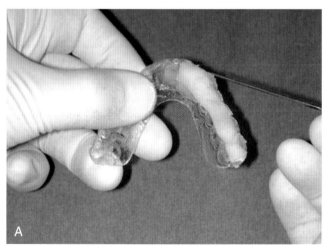
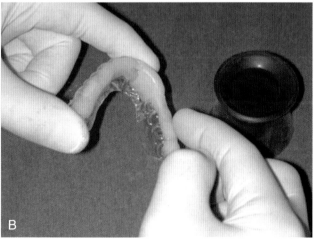

• 图15.11　A. 在咬合板表面添加自凝树脂。B. 添加的树脂须覆盖除前牙止点外的其余𬌗面。在尖牙对应区域的颊侧添加少量树脂以备后续制作尖牙引导。戴入患者口内前，应吹干单体并用温水将咬合板清洗干净。

成型后CR位的咬合接触点。随后去除铅笔标记点以外的多余树脂，以便能够无干扰地做非正中运动。仅保留下颌前牙与尖牙唇侧的部分树脂，以便形成下颌运动时理想的咬合接触。

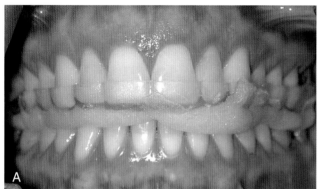

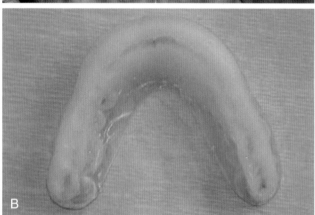

•图15.12　A. 添加自凝树脂后将咬合板戴入患者口内，闭口使下颌在正中关系时咬合在前牙止点上。B. 下颌切牙在自凝树脂上咬出印记后，立即从口内取出咬合板，在椅旁完全固化。可见所有下颌牙齿均在添加的树脂上留有咬合印记。

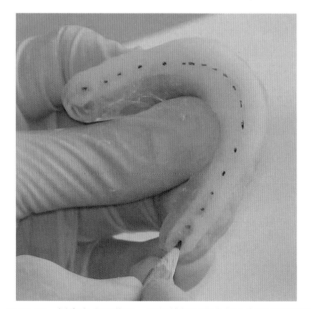

•图15.13　树脂完全固化后，用铅笔标记咬合板上每颗下颌牙齿颊尖和切缘的咬合印记，这些印记是咬合板成型后最终的正中关系咬合接触点。

可以使用硬质橡胶轮磨除多余的树脂材料（图15.14）。除了切牙和尖牙的唇侧，其余用铅笔标记过的殆面均磨至平面状，随后用慢速手机对咬合板进行抛光。抛光后将咬合板戴入患者口内，嘱患者闭口并用红色咬合纸标记正中接触点。仔细调整所有前牙和后牙区的咬合接触点，使其均位于平面上均匀受力。在许多病例中，树脂凝固收缩会使殆面变形，导致牙尖不能达到标记的深度，出现"甜甜圈"样印记。出现这种情况时，应调改印记周围的树脂，使牙尖与标记点充分接触，并使所有牙齿在平面上同时均匀接触（图15.15）。

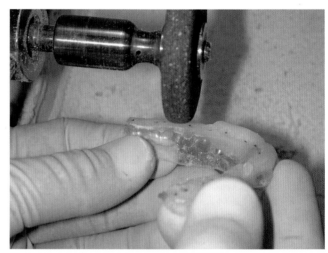

•图15.14　用硬质橡胶轮磨除正中关系接触点周围多余的自凝树脂，除了切牙和尖牙的唇侧，其余用铅笔标记过的殆面均磨至平面状，这些区域将形成非正中引导。

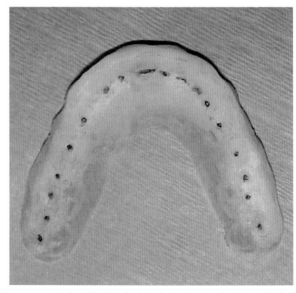

•图15.15　患者在肌骨稳定（正中关系，CR）位闭口调改后的稳定型咬合板，所有CR位接触均匀且位于平面上。

调改非正中引导

形成了理想的正中接触点后，需要调改前牙引导。下颌尖牙唇侧的树脂需要调改平整，并与殆平面形成30°~45°的夹角，同时允许下颌尖牙在前伸和侧向运动时平滑无阻碍（图15.16）。

下颌尖牙在咬合板的殆面保持平滑无阻碍的运动十分重要。如果引导的角度过陡，下颌尖牙会限制下颌运动，可能会加重现有的肌肉紊乱症状。为避免混乱，可以用不同颜色的咬合纸标记非正中接触点。戴入咬合板，用蓝色咬合纸标记在CR位闭口后的左、右侧方及前伸运动轨迹，之后换用红色咬合纸标记CR位的咬合接触点，取出咬合板并进行检查。前牙区蓝色线条代表下颌尖牙的前伸及侧向运动轨迹，该轨迹应平滑连续。如果出现不规则或不连续的运动轨迹，则需要进行调整

（图15.17）。

尖牙引导应平滑且使后牙分离无接触。咬合板后牙区殆面的蓝色印记为后牙的非正中干扰，应去除，后牙区殆面应仅留下红色的CR位咬合接触点。下颌中切牙及侧切牙的非正中接触点也应该去除，仅留下下颌尖牙的主要运动轨迹（图15.18）。

在下颌前伸运动中，调改咬合板的目的是使其具有下颌牙尖牙引导，而非下颌中切牙或侧切牙引导。下颌切牙也可用于辅助下颌前伸引导，但是需要注意不能将所有殆力集中在单颗切牙上。当下颌切牙用于引导下颌前伸运动时，必须检查所有侧向运动的轨迹，因为其可能是某些特定运动导致的切牙殆创伤，这就需要花费大量时间调改咬合板。简单的（且可行）调改做法是将下颌前伸运动引导仅放在下颌尖牙上，之后去除下颌切牙

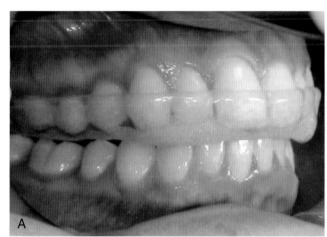
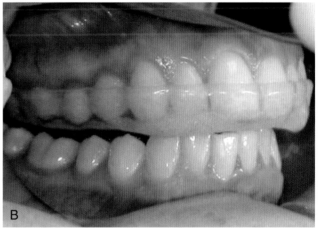

• 图15.16　A. 尖牙颊侧的自凝树突起（侧面观）。B. 侧向运动时，下颌尖牙引导使后牙无咬合接触（尖牙保护殆）。

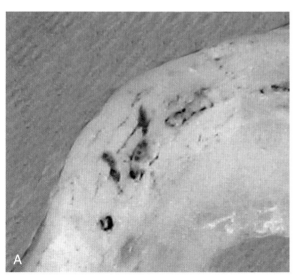
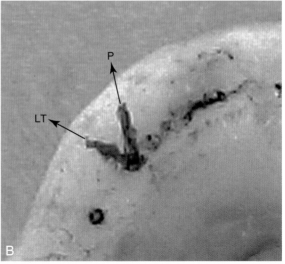

• 图15.17　A. 侧向（LT）引导和前伸（P）引导没有形成连续的接触，应调整至如图B. 所示的连续运动轨迹。

区域的任何非正中接触点。调改后,将咬合板重新戴入患者口内,并用咬合纸标记咬合接触点及运动轨迹,直到CR时,后牙的咬合接触点仅位于咬合板平面上。

调改稳定型咬合板时患者处于后仰姿势,标记了所有咬合接触点后,调整椅位使患者头部直立或微向前倾(图15.19),然后嘱患者轻咬后牙。如果前牙咬合较后牙重,则说明患者在调整姿势时下颌有轻微的前伸(见第5章),此时需要调改前牙接触点使之较后牙轻。直到患者能轻松闭口并感觉主要是后牙接触,咬合板调改就完成了。

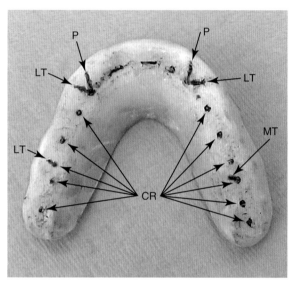

•图15.18 正中及非正中咬合标记后的咬合板。下颌尖牙承担侧向(LT)及前伸(P)引导,咬合板的后牙区应仅有正中关系(CR)接触点。但是该咬合板出现了不必要的后牙离中侧咬合接触(LT)和归中侧咬合接触(MT),应予以去除。

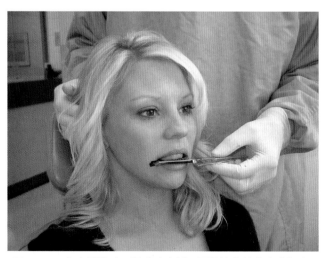

•图15.19 患者斜躺时,调改咬合板。调整椅位使患者头部直立(或进食位),再评估咬合。前牙接触应该比后牙接触轻,否则应用咬合纸标记并调整至轻接触。

咬合板调改完成后,进行抛光。让患者检查唇舌部是否存在锐利边缘或感觉不适的地方。有时超过上颌唇侧牙列的树脂对于固位和非正中运动无帮助,可以将其去除达到最佳的美学效果。

稳定型咬合板的最终标准

在患者佩戴咬合板之前,咬合板必须达到以下8个标准(图15.20):

1. 咬合板须与上颌牙列吻合,与下颌牙列咬合接触以及按压检查时,稳定性和固位性良好。

2. 在肌骨稳定(CR)位时,下颌牙齿颊尖和切缘必须与咬合板平面接触且受力均匀。

3. 下颌前伸运动时,下颌尖牙须与咬合板接触且均匀受力。下颌切牙也可接触咬合板,但受力不能大于下颌尖牙。

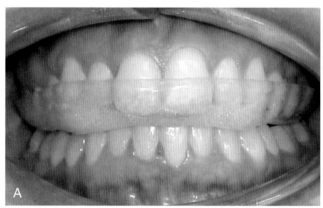

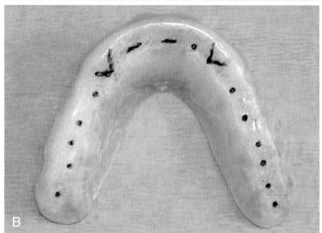

•图15.20 稳定型咬合板的最终咬合接触。A. 正面观。B. 𬌗面观。

4. 侧向运动时，仅允许下颌尖牙与咬合板侧向接触。

5. 闭口时下颌后牙与咬合板的咬合接触略重于前牙。

6. 头部直立时，后牙与咬合板的咬合接触略重于前牙。

7. 咬合板的𬌗面应尽量平整，不存在下颌牙尖的压痕。

8. 咬合板必须抛光，避免损伤周围软组织。

指导和调整

指导患者如何正确摘戴咬合板。

用手指的力量进行咬合板的定位和就位，咬合板一旦被按在牙列上，会因为𬌗力的作用而稳固。摘下咬合板时，用食指指甲于第一磨牙区域将咬合板远中末端往下拉就可轻易摘下。

根据患者的疾病类型指导患者佩戴咬合板，如果患者主诉晨起时肌肉疼痛，则应怀疑是夜磨牙，须在夜间佩戴咬合板。如果患者主诉午后疼痛，则可能是由情绪压力、久坐习惯、疲劳引起的日间肌功能异常，针对这类患者，无须日间佩戴咬合板，可以采用自我调节（PSR）（第11章）。日间佩戴咬合板仅仅是为了提醒患者此时正在对他们的牙齿进行治疗（认知意识）。当患者掌握了自我调节后，就无须再佩戴咬合板。如果患者为盘后组织炎，则需要更频繁地调改咬合板。肌源性紊乱的患者最好部分时间佩戴咬合板（特别是夜间佩戴），关节囊内紊乱患者最好持续佩戴咬合板[37]。如果佩戴咬合板时疼痛加重，患者应立即停止佩戴咬合板并告知医生进行后续评估和调改。

开始佩戴咬合板时，可能出现唾液分泌增加的现象，但这种情况会在几小时后缓解。取下咬合板后，应立即用水、牙膏或小苏打进行清洗，避免沉积牙垢和产生异味。关于佩戴咬合板的患者自我护理表详见第16章。患者携带此表，离开诊所。

嘱患者2~7日后复诊，重新检查咬合板上的咬合印记。当肌肉放松，症状消失时，则表明此时髁突可能处于更靠前上的位置，这需要调改咬合板达到理想咬合接触关系。在每次复诊时都应重新检查肌肉和TMJ，以判断TMD的症状和体征是否消除。

如果患者佩戴咬合板后症状缓解，则表明诊断和治疗正确。如果症状没有减轻或好转，则需要重新评估咬合板的口内适应性和咬合接触状态。如果以上均无问题且患者正确佩戴咬合板，患者仍未好转，则可能是咬合板治疗针对的病因有误，有可能是最初的诊断错误或肌肉紊乱是继发于其他疾病。如前所述，只有消除了最初的肌肉紊乱，才能有效治疗继发性肌肉紊乱。

在某些情况下，需要制作下颌稳定型咬合板。现有证据显示上颌和下颌咬合板可以同样减轻症状[38]。下颌咬合板的首要优点是对言语和美观的影响较小。下颌咬合板的咬合要求与上颌咬合板一致（图15.21）。然而，因为上颌切牙存在唇倾，无法在下颌咬合板上形成与上颌切牙长轴垂直的前牙止点，不能采用肌肉辅助定位髁突的肌骨稳定位。因此，制作下颌稳定型咬合板时，医生必须采用双手引导法来确定关节的稳定位置。

前伸再定位咬合板

特点及治疗目标

前伸再定位咬合板可以引导下颌略微前伸至牙尖交错位更前方的位置。可用于治疗特定类型的关节盘紊乱疾病，其可使髁突向前定位，有助于形成更好的盘-髁关系，使组织更好的修复和适应（图15.22）。前伸再定位咬合板的治疗目的并非永久改变下颌位置，而是暂时性的改变下颌位置以促进盘后组织适应。一旦组织适应，即可去除咬合板，此时髁突位于肌骨稳定位并可在已适应的盘后纤维组织上进行无痛性功能运动（见第13章）。

适应证

前伸再定位咬合板最初主要用于治疗可复性关节盘前移位和关节盘移位伴间歇性绞锁的患者（图15.23），还可用于治疗伴疼痛的关节弹响（单声或往复弹响）及下颌绞锁。部分炎症性紊乱也可采用前伸再定位咬合板进行治疗，其可将髁突略微前移，减轻患者症状，例如，关节盘后组织炎。

制作技术简介

与稳定型咬合板一样，前伸再定位咬合板也覆盖全牙列，可应用于上颌或下颌。由于上颌咬合板相较于下颌更容易形成引导斜面引导下颌前伸至预期位置，因此常采用上颌咬合板。换句话说，下颌咬合板更容易引导患者下颌后退。

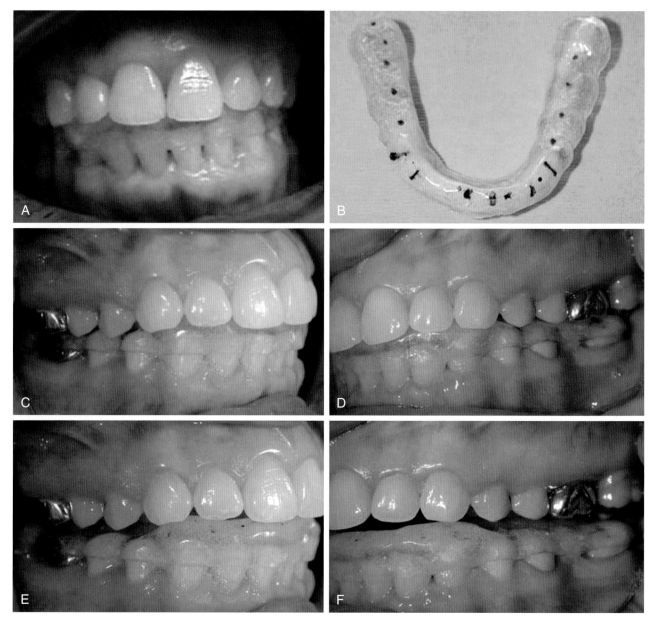

• 图15.21 A. 下颌稳定型咬合板。B. 用咬合纸标记出下颌稳定型咬合板的咬合接触及非正中引导的拾面观。C. 和D. 肌骨稳定位的右侧及左侧观。E. 和F. 下颌非正中运动的右侧及左侧观，所示为尖牙引导。

制作和试戴咬合板

制作前伸再定位咬合板的最初步骤与制作稳定型咬合板一样（图15.24），制作前牙止点，使咬合板与上颌牙列吻合。因为超过上颌牙列唇侧的树脂对于治疗并非必需，可以去除以改善美学效果。这对于需要白天佩戴咬合板的患者而言至关重要。尽管此类咬合板很少白天佩戴，但仍要考虑美观性（见第13章）。

确定合适的前导位置

前伸再定位咬合板成功的关键在于找到可以消除患者症状的最适位置。可用前牙止点来定位，其引导面必须呈平面，且与下颌切牙长轴垂直。同时要求前牙止点不能明显增加垂直距离，咬合板应尽可能薄。与稳定型咬合板一样，咬合板戴入口内后，患者反复开闭口咬在前牙止点处。当前牙接触前牙止点时，后牙应接近但不接触咬合板。如果发生接触，则需要磨薄咬合板后部。完成上述步骤后，再次嘱患者前牙咬合在前牙止点处，并评估关节症状是否改善。如果仅因为垂直距离增加即消除了患者的关节弹响、疼痛症状，且关节稳定性得以提高，则应选择稳定型咬合板治疗。

如果关节疼痛和弹响并未消失，嘱患者下颌略微前

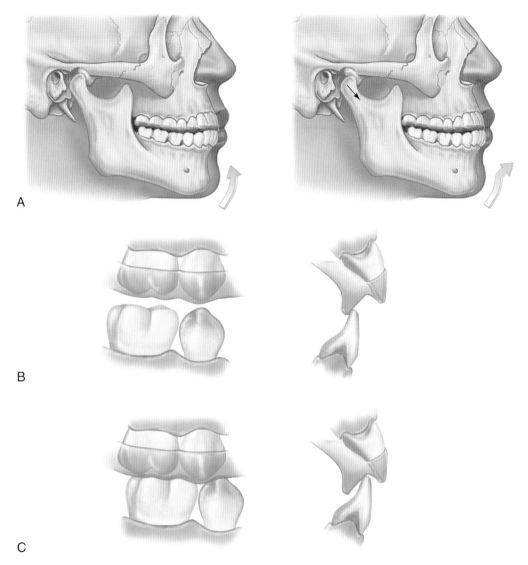

• 图15.22 A. 前伸再定位咬合板使下颌略微前伸，使盘–髁关系暂时性趋于正常。B. 正常闭口时，下颌切牙接触咬合板的前牙引导斜面。C. 咬合时，前牙引导斜面引导下颌前移至期望的治疗位，该位置可消除关节盘紊乱，且所有牙齿均匀接触以保持牙弓稳定。

伸并在此位置做开闭口运动（图15.25）。观察关节症状，找到关节弹响消失的前伸位，并用红色咬合纸标记出患者此时咬合在前牙止点的位置。该位置应当是从肌骨稳定（CR）位向前，可以消除关节弹响的最短前伸距离。确定此位置后，取下咬合板，用球钻在标记处刻出1mm深的引导沟（图15.26），以便下颌切牙能准确接触定位。将咬合板戴回患者口内，嘱患者下颌切牙咬在引导沟后反复开闭口，评估关节症状是否改善。在该前伸位上，关节弹响应当消除，紧咬牙时关节疼痛症状有改善或消失。但是，肌源性疼痛可能无法快速消除，因为其往往是关节疼痛引起的肌肉保护性反应。运用功能检查有助于鉴别此类疼痛（见第9章）。

如果没有观察到体征及症状，则该位置为正确的前伸位。如果关节症状仍存在，则表明该位置不理想，应重新定位适当的前伸位。

需要说明的是，建立良好的盘–髁关系并非依靠增加咬合板的厚度实现的。而是依靠咬合板提供的前伸位使关节关系更为稳定继而消除弹响。并不需要增加咬合板厚度和过度前伸。

前伸再定位咬合板的治疗目标是消除关节弹响和疼痛症状。尽管关节弹响的消除可能有助于确定恰当的下颌位置。然而，关节弹响的消失并不意味着髁突位于关节盘中间带。关节造影[39]和CT扫描[40]显示，当应用前伸再定位咬合板治疗后关节弹响消失，部分关节盘仍然处于移位状态。因此，建议采用关节镜[41]或MRI[42-43]来辅助确定咬合板的最佳下颌位置。这些方法毫无疑问对于确定下颌位置很有帮助。然而，部分医生认为以上这些方法不切实际且花费较大。因此，更为可行的方法是先依靠关节弹响消失来判断下颌位置，如果咬合板治疗未减轻症状，再采用先进技术辅助。

当确定借助前牙止点确实可以缓解关节症状时，将咬合板从患者口内取出，在其余𬌗面增加自凝树脂来建立完整的咬合接触。

注意

树脂材料不能覆盖前牙止点区域。

在前牙止点腭侧可放置部分树脂，当下颌前牙咬合时，这部分树脂材料位于下颌前牙的舌侧。树脂材料用气枪吹干并温水清洁后，将咬合板戴回患者口内。嘱患者轻轻咬合在引导沟。最初可由医生辅助患者咬在合适的位置，因为患者可能无法直接咬合在引导沟，可嘱患者先前伸咬合在前牙止点区，再缓慢将下颌后移直到感受到引导沟。用这种方法可以保护前牙止点腭侧的树脂材料。当前牙接触到引导沟后，反复做开闭口运动以确认下颌位置。在树脂材料硬化产热前，取出咬合板并在椅旁固化。

调改咬合

与稳定型咬合板一样，前伸再定位咬合板要求所有的咬合接触在平面上。区别点在于前牙区的引导斜面将使下颌位于ICP位稍前方的位置（图15.27）。

评估咬合板，用硬质橡胶轮去除多余树脂，并用低速手机配合树脂钻进行抛光。咬合板后牙区呈平面状，抛光前牙引导斜面。将咬合板戴回患者口内，嘱患者在前伸位闭口。用红色咬合纸检查咬合印记，所有咬合接触点必须清晰可见。在部分病例中，添加的树脂可能会变形，使牙尖无法咬合至既定深度，呈现"甜甜圈"样咬合印记。此时可略微去除印记周围的树脂，使牙尖与咬合板上的牙尖窝相吻合。调改良好的咬合板在前伸位时应与所有牙齿同时均匀接触（图15.28A）。如果患者想后退下颌，下颌切牙就会接触到突出的前导斜面，导致闭口时下颌被引导至预期的前伸位（图15.28B~F）。引导斜面应抛光以避免运动过程中的干扰。

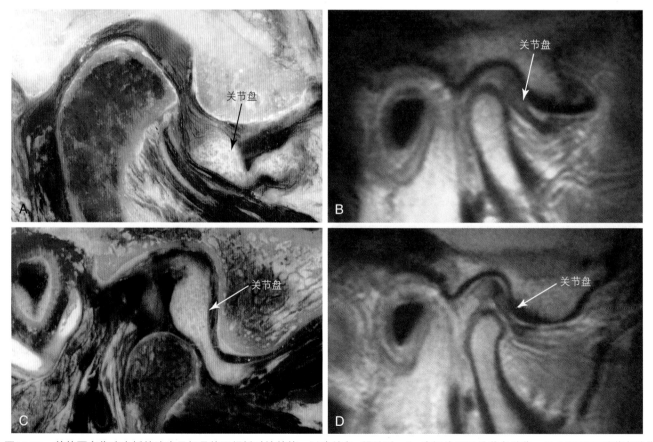

• 图15.23 前伸再定位咬合板的治疗目标是使下颌暂时性前伸，以改善盘−髁关系。A. 该切片显示关节盘移位。B. MRI显示关节盘移位至髁突前方。C. 下颌略微前伸，关节盘回到髁突表面。D. MRI显示关节盘位于髁突上的正常位置。该处为暂时性治疗位，可促进盘后组织适应。（Courtesy Dr. Per-Lennart Westesson, University of Rochester, Rochester, NY.）

前伸再定位咬合板的最终标准

咬合板在交付患者前，必须达到以下5个标准：

1. 咬合板与上颌牙列吻合，当与下颌牙齿接触以及触诊检查时，保持稳定性和固位性良好。

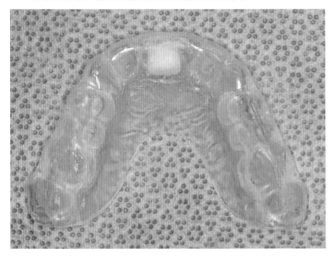

• 图15.24 制作前伸再定位咬合板时初始步骤与稳定型咬合板一样。可见在前牙区制作的前牙止点。

2. 在建立的前伸位上，下颌牙齿同时接触且均匀受力，牙尖咬在平面上。

3. 在咬合板确定的预期前伸位上进行开闭口运动时，关节症状应该消失。

4. 下颌后退过程中，咬合板舌侧的引导斜面应在闭口运动中引导下颌至预期的前伸位。

5. 咬合板应该抛光，与周围软组织相适应。

指导和调整

与稳定型咬合板相同，应告知患者前伸再定位咬合板的摘戴和日常护理方法。嘱患者仅在夜间佩戴咬合板，而在日间不佩戴，以便髁突正常功能运动能够促进盘后纤维结缔组织的适应（图15.29）。同时应嘱患者采用PSR技术，在日间减轻关节组织的负载。如果患者在日间感觉疼痛，可短时间佩戴咬合板缓解疼痛。一旦疼痛缓解，则只在夜间佩戴（见第13章、第16章）。

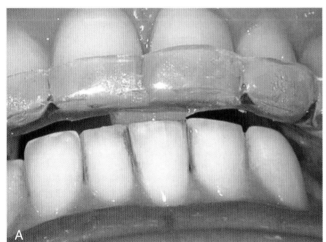

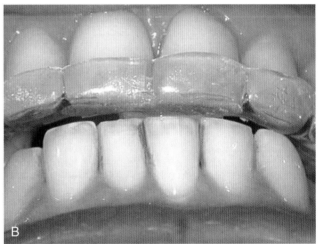

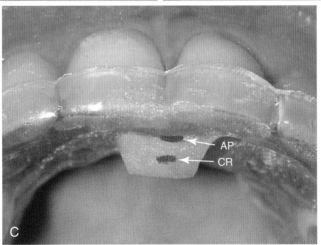

• 图15.25 定位理想前伸治疗位（AP）。A. CR位时前牙和前牙止点的接触关系。但是该位置不能缓解关节盘移位引起的疼痛或弹响。B. 患者下颌略微前伸至开闭口运动时疼痛性弹响消失处，在前牙止点上用咬合纸标记此位置。C. 图中标注的CR是指髁突的肌骨稳定（CR）位，AP则是指能消除颞下颌关节弹响的髁突前伸治疗位。

部分医生更倾向于使用下颌前伸再定位咬合板。他们认为从功能和美观的角度而言，患者更容易接受下颌前伸再定位咬合板，而美观仅仅对于需要白天佩戴咬合板的患者很重要。多数可复性关节盘前移位的患者并不需要日间佩戴咬合板。如果佩戴下颌咬合板，由于没有设置前牙引导斜面，必须指导患者保持下颌前伸。因此对于需要夜间佩戴咬合板的患者而言，上颌咬合板更适合夜间使用，其可保持下颌前伸位。在睡眠时，上颌咬合板因为具有前牙引导斜面，能更好地控制下颌运动。

佩戴咬合板的时间取决于疾病的类型、程度和疼痛病程。患者健康状况及年龄也是治疗的影响因素（见第13章）。

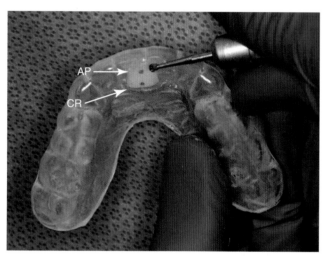

• 图15.26　如图所示的两个标记点：正中关系（CR）咬合接触及消除关节盘紊乱症状的理想前伸治疗位（AP）。用小球钻在前牙止点上磨出AP的引导沟，这有助于患者下颌回到此位置。

前牙平面咬合板

特点及治疗目标

前牙平面咬合板是由硬质树脂制作而成的，覆盖上颌牙弓，仅与下颌前牙产生接触（图15.30）。其作用是使后牙咬合分离，消除后牙咬合状况对咬合系统的影响。

适应证

前牙平面咬合板适用于由肌骨不稳定或急性咬合状况改变引起的咀嚼肌紊乱[44-47]。也可用于副功能运动的短期治疗。前牙平面咬合板与其他任何仅覆盖部分牙弓的咬合板一样会引起并发症，如果数周或数月长时间佩戴，会引起无咬合接触的后牙过度萌出。这种情况下去除咬合板后，将出现前牙开𬌗（图15.31）。

前牙平面咬合板仅用于短期治疗，需要密切关注治疗效果。由于稳定型咬合板也具有同样的治疗效果，且不会造成后牙过度萌出，因此稳定型咬合板是更好的选择。

近来有一种新型治疗头痛的咬合板。该咬合板由发明者[48]命名为"抑制三叉神经紧张性疼痛的抑制系统"（nociceptive trigeminal inhibition tension suppression system，NTI TSS或NTI）。其理念并非最新，而是沿用了前牙平面咬合板的治疗理念。事实上，这是一种只允

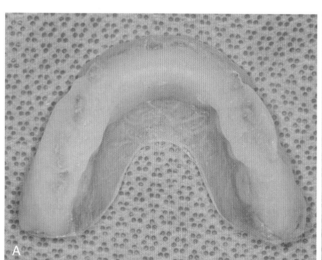
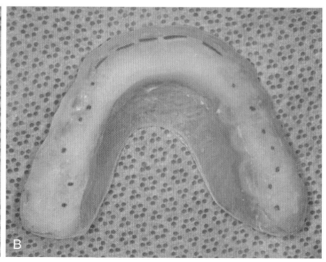

• 图15.27　在咬合板上除前牙止点外的其余𬌗面均添加自凝树脂。舌侧的树脂突起将会与下颌前牙接触，形成后退引导斜面。指导患者先前伸咬合在前牙止点区，再缓慢将下颌后移直到感受到引导沟。A. 前伸治疗位时的下颌牙齿咬合印记。B. 最终调整的咬合板应在前伸治疗位时所有牙齿均匀接触。

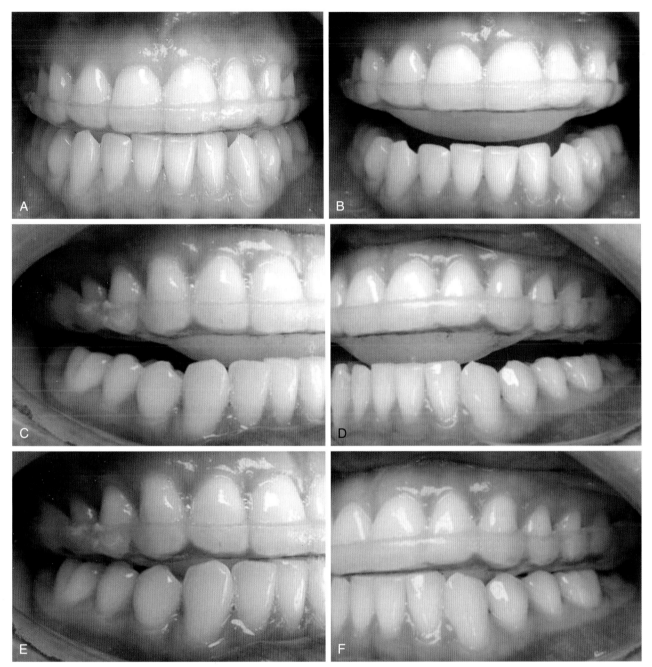

• 图15.28　临床使用的前伸再定位咬合板。A. 正面观，下颌处于略前伸的位置，此时盘–髁关系更趋正常。B. 正常闭口过程中，下颌前牙接触上颌咬合板引导斜面。C. 和D. 咬合时，引导斜面引导下颌略微前伸至理想的治疗位。E. 和F. 该治疗位可消除关节紊乱症状。

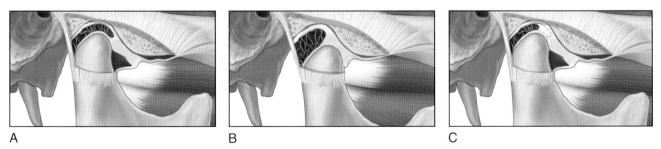

• 图15.29　A. 关节盘前移位导致髁突压迫盘后组织从而产生疼痛。B. 佩戴前伸再定位咬合板使髁突略微前移，离开盘后组织回到关节盘上，从而减轻盘后组织受压，疼痛缓解。C. 组织适应后，摘除咬合板，髁突可回到其原来的肌骨稳定位。此时髁突可以在适应后的盘后组织上正常功能活动而不产生疼痛。但是由于关节盘仍然处于移位状态，所以仍存在弹响。

许中切牙接触的前牙平面咬合板。最初的研究提出，NTI对于治疗头痛的治疗效果略好于标准咬合板[49]。然而，该项研究并未将NTI和作为咬合板治疗金标准的稳定型咬合板进行对比，而是与从未用于头痛治疗的漂白护齿垫进行对比。两个未知量进行对比是该试验的致命缺陷，因此该研究结果无效。在更加科学的随机双盲临床试验中发现，针对颞下颌关节紊乱病和头痛的治疗效果，NTI与稳定型咬合板无差异[50]。AI Quran等[51]也发现在治疗TMD时，NTI与稳定型咬合板疗效也无显著差异。在另一个设计良好的随机对照试验中[52]，NTI的大多数测量参数并未优于稳定型咬合板。另一项研究发现，每15位使用NTI的患者中，就有一位出现前牙开𬌗，而使用稳定型咬合板则没有出现咬合改变，这提示NTI比稳定型咬合板更容易改变患者的咬合关系（图15.32）。

咬合板可以缓解部分患者的头痛[53-56]。国际头痛学会（International Headache Society, IHS）将TMD引起的头痛纳入了第3版的头痛分类中（IHS 11.7）[57]。这类头痛发生于颞区，且与其他TMD症状直接相关，并随下颌功能运动加重。不同咬合板对于该类头痛治疗效果是否存在差异以及何种咬合板治疗效果最佳仍亟待研究，

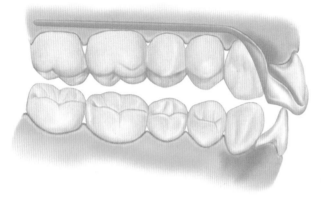

• 图15.30 前牙平面咬合板，该类咬合板仅有前牙咬合接触。

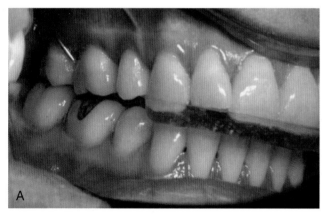

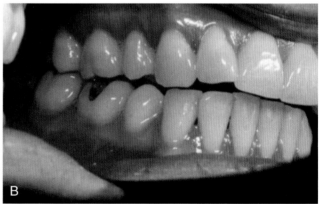

• 图15.31 A. 患者佩戴前牙平面咬合板近1年，可见咬合板就位时下颌第二磨牙有咬合接触。佩戴这种咬合板可导致无覆盖的磨牙过度萌出。B. 摘除咬合板后嘱患者咬合，仅有过度萌出的第二磨牙可咬合对颌牙。佩戴这种咬合板导致出现前牙开𬌗。

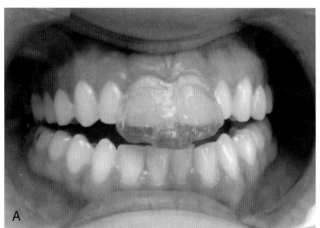

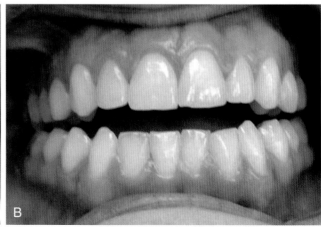

• 图15.32 A. 患者佩戴前牙平面咬合板1年余。B. 摘除咬合板，患者仅第二磨牙咬合接触，这是由于髁突位置改变所致，而非牙齿过度萌出。佩戴这种咬合板常导致前牙开𬌗。

此类研究资料尚严重缺乏。理想的咬合板应在保证最佳疗效前提下，并发症最少且性价比最高。医生在选择某种新治疗方法前，应当先科学地评估其疗效和风险因素。只有在新治疗方法的疗效和风险因素与标准的、长时间临床使用验证过的治疗方法相当或更佳后，才可以选择该疗法。

后牙咬合板

特点及治疗目标

后牙咬合板通常制作于下颌，由覆盖后牙的硬质树脂和起连接作用的金属舌杆构成（图15.33），治疗目的主要是改变患者的垂直距离和下颌位置。

适应证

后牙咬合板主要用于治疗严重垂直距离丧失，或下颌需要大量前伸的患者[58]。部分医生建议运动员佩戴此类咬合板以改善运动表现[59-60]。然而，目前尚无科学证据支持这一理论[61-62]。

尽管并未研究清楚，但是此类咬合板对于某些关节盘紊乱可能有效。与前牙平面咬合板一样，后牙咬合板可能引起无咬合接触的牙齿过度萌出和被覆盖牙齿的压低（图15.34），因此不建议长期佩戴该类咬合板。多数情况下，治疗关节盘紊乱时应与前伸再定位咬合板一样覆盖全牙弓。

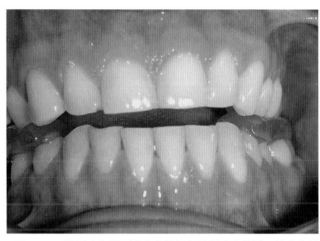

• 图15.33　后牙咬合板。该咬合板仅有后牙咬合接触。较少文献支持此种治疗方法。

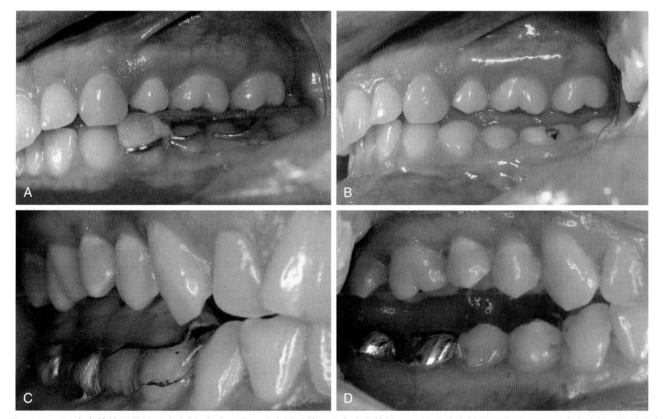

• 图15.34　A. 患者持续佩戴后牙咬合板2年余。戴入咬合板时前牙均有咬合接触。B. 取出咬合板后可见ICP后牙无咬合接触。这种咬合板可能会压低后牙或使前牙过度萌出（或两者兼具）。C. 佩戴后牙咬合板数年的侧面观。D. 取出咬合板后，可见严重的后牙开𬌗，这是该咬合板的缺点。

枢轴咬合板

特点及治疗目标

枢轴咬合板是一种覆盖全牙列的硬质树脂咬合板，在每个象限只有一个后牙接触点（图15.35）。这个接触点应该尽量靠后，通过颏部的向上牵引力使前牙闭合，髁突向下运动。

适应证

枢轴咬合板最初的设计理念是为了降低关节内压从而减轻关节表面负荷。该治疗效果的实现得益于在前牙闭合时，在第二磨牙周围形成支点，使髁突向后、下运动，远离关节窝。然而，这种治疗效果的产生只能通过在枢轴前部产生闭口力量而实现。但升颌肌群的力量位于枢轴后部，因此无法产生枢轴效应（图15.36）。最初该类咬合板用于治疗关节弹响[45]，但是似乎前伸再定位咬合板更适合用于治疗关节弹响，因为其能更好地控制位置改变。枢轴咬合板可能在伴疼痛的关节盘移位患者中有一定治疗作用，其不会限制下颌运动，因此患者可以在闭口时前伸或后退，以此来避开枢轴点。如果出现此种状态，髁突就会远离盘后组织，从而达到治疗目的[63]。但该观点值得怀疑，需要更多的科学试验来研究其在口腔领域的可用性。

枢轴咬合板也可用于治疗TMJ骨关节炎[64]。建议佩戴咬合板的同时，配合从头顶包裹至颏部的弹性绷带来减轻关节受力。颏部人为施加的力量有助于降低关节内压。

研究显示[36,65-66]佩戴枢轴咬合板但不附加口外力量时，可使髁突位于关节窝的前上位，因此并不会降低TMJ所受压力。然而，Mocayo等[60]发现患者佩戴枢轴咬合板双侧咬合时，从X线片可见髁突平均下降1.3mm。这些相互矛盾的结果可能需要更多的研究加以验证。

常规能够使髁突移出关节窝的咬合板仅有单侧枢轴咬合板。当在第二磨牙上使用单侧枢轴咬合板时，闭口会使对侧关节受压，而同侧关节因此轻微移动（增加了关节盘与髁突之间的距离）[36]。因此可能单侧枢轴咬合板适用于急性单侧不可复性关节盘移位患者，但目前尚无科学证据证明其有效性。因为枢轴咬合板可能会压低第二磨牙，因此其佩戴时间不建议超过1周（图15.37）。

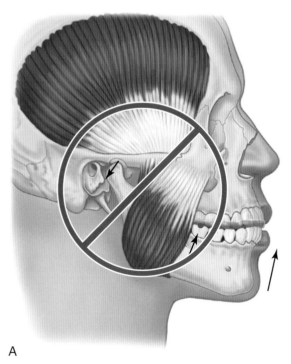

A

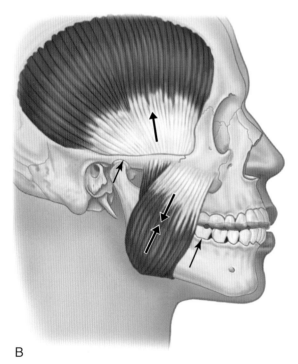

B

• 图15.35　A. 和B. 可见仅双侧上颌第一磨牙有咬合接触。事实上，研究表明这种咬合板不会减轻关节负荷，较少文献支持此种咬合板治疗方法。

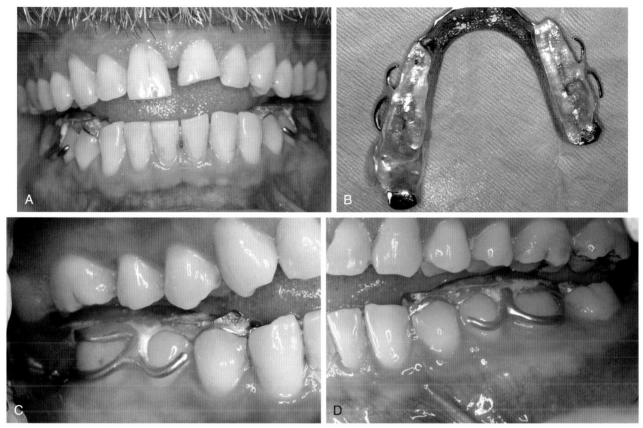

• 图15.36 A.～D. 后牙枢轴咬合板。部分医生相信这种咬合板可牵张髁突，但尚无研究证实。因为枢轴点位于升颌肌群（咬肌和颞肌）施力的前方，当在接触枢轴点的后牙上施力时，关节位于肌骨稳定位。研究表明这种咬合板实际使关节负重，而不是牵张关节。只有在颏部额外施加向上的外力时才可牵张关节。

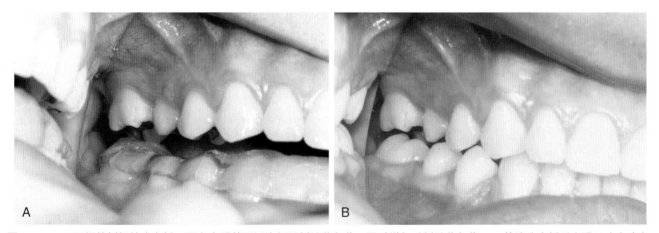

• 图15.37 A. 下颌单侧枢轴咬合板。研究表明其可以降低同侧关节负荷，同时增加对侧关节负荷。B. 摘除咬合板后出现了咬合改变，可见上颌第一磨牙被压低无咬合接触。较少文献支持此种咬合板治疗。

软质或弹性咬合板

特点及治疗目标

软质咬合板是用弹性材料制作，佩戴于上颌的咬合板。其治疗目标是与双侧对颌牙同时均匀接触。多数情况下，由于软质材料难以精确调整，因此其难以达到治疗目的。

适应证

软质咬合板有多种用途。然而，很少有证据支持。最常见的用途是作为避免创伤牙弓的保护性咬合板（图15.38）。当运动员佩戴此类咬合板遭遇创伤时，可以降低口腔组织受损伤的概率[69-71]。

软质咬合板也被推荐用于严重紧咬牙和磨牙症患者的治疗[45,72]。其有助于分散副功能运动时的异常殆力。然而，软质咬合板并不能减少夜磨牙的活动频率。Okeson等[20]研究发现，每10位佩戴软质咬合板的患者中，就有5位的咬肌肌电水平升高；每10位佩戴稳定型咬合板的患者中，有8位咬肌肌电水平降低（仅有1位佩戴软质咬合板的患者出现了肌电水平下降）。其他对比硬质咬合板和软质咬合板的研究显示[73-74]，软质、硬质咬合板均可以改善症状，但硬质咬合板似乎更快、更有效。紧咬牙时，硬质咬合板对咬肌和颞肌的肌电水平降低优于软质咬合板[75]。其他研究显示[76]，短期应用软质咬合板相比姑息治疗和不治疗，能有效减轻症状。然而，也有部分研究认为[77]，软质咬合板并未比非咬合板治疗能更好地改善患者症状。Truelove等[78]发现硬质、软质咬合板似乎都能减轻TMD症状。

科学研究表明[16-17,19-21,35,79-81]，硬质咬合板可用于治疗紧咬牙和夜磨牙所致的TMD症状。有关软质咬合板的文献报道较少，但近期有研究显示部分患者可以从短期应用软质咬合板中受益[82-83]。

软质咬合板可用于治疗因慢性和反复性上颌窦炎所导致的重度后牙敏感者[84]。在部分上颌窦炎病例中，后牙（牙根进入上颌窦）承受殆力变得异常敏感。软质咬合板可以有助于减轻此类症状，但仍需采用其他治疗方法对上颌窦炎进行对因治疗。

咬合板治疗的常规治疗考量

大量研究显示，咬合板治疗能有效缓解70%～90%的TMD症状，但也有部分研究存在矛盾的结果，目前对于咬合板如何发挥治疗机制尚未明了。在早期研究中，许多学者[7,16-17,19-21,79]都得出结论咬合板治疗可以降低肌肉活动（尤其是副功能运动）。当肌肉活动性降低，肌源性疼痛也得以缓解，同时也会使颞下颌关节和咬合系统其他结构受力降低。当这些结构受力降低后，相关症状也会减轻。关于究竟是咬合板的何种特性降低了肌肉活动性，以及症状的改善是否与肌肉活动性降低有关等问题仍存在争论。然而，许多医生给患者佩戴咬合板治疗后，患者症状的缓解使他们相信自己正确判断了疼痛的病因。并因此认为咬合板对咬合系统产生了影响，然后立即直接针对这一影响采取永久性治疗手段。有时候这样的治疗可能正确，而有时候这种治疗可能并不恰当。

在开始咬合板治疗前，医生需要知道所有的咬合板至少有8个共同特征，这可能有助于解释咬合板的治疗机制。在尝试任何永久性咬合治疗之前，必须考虑这8个特征：

1. 咬合关系的改变：所有咬合板都可以暂时性改变现有的咬合关系。咬合改变，特别是使咬合更加稳定和适宜的改变，通常会降低肌肉活动性从而减轻症状。这一理念多年来被广为接受，且被认为是咬合板治疗缓解TMD症状的唯一作用方式。然而，这种

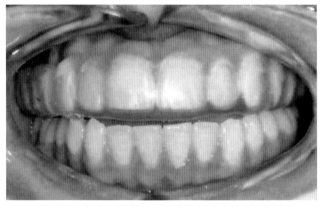

• 图15.38　最初用于保护运动员的软质或弹性咬合板。

狭隘的观点可能会造成医生采取不必要的永久性咬合治疗。在任何永久性咬合改变前，还需要考虑以下7点。

2. 髁突位置的改变：大多数咬合板会改变髁突位置，要么是肌骨稳定位，要么是结构功能最适合的位置。这种关节稳定性的增加将可能改善TMD症状。

3. 垂直距离的增加：所有咬合板都会暂时性增加患者的垂直距离。垂直距离的暂时性增加可以暂时性降低肌肉活动性[85-87]，并改善TMD症状[85-87]。因此这种垂直距离改变可能与症状缓解有关。

4. 认知效应：佩戴咬合板的患者会更多地注意自己的功能和副功能运动。咬合板具有"警示器"的功能，提醒患者注意会引起紊乱的异常运动。认知能力提升后，带来了症状的改善[90-93]。尤其是当患者采用自我调节时，这一表现更为明显。实际上，自我调节的一个治疗目的就是提醒患者有意识的注意他们的下颌位置，从而避免牙齿异常接触以及降低肌肉活动性（第11章）。可能TMD的症状改善和患者有意识的主动减少下颌运动有关。

5. 外周神经刺激传入中枢神经系统（CNS）的改变：如第7章中所述，夜磨牙的起因是CNS。任何外周神经刺激似乎都会抑制CNS的活动性[94]。患者佩戴咬合板后，咬合板会改变外周神经刺激传入，从而通常会降低CNS引起的夜磨牙活动性。咬合板并不能治愈夜磨牙，仅仅是降低了磨牙频率。研究显示[21,95-97]，长时间佩戴咬合板的患者，停戴咬合板后，夜磨牙会复发。

而且，每晚佩戴咬合板的患者，在适应了这种外周神经刺激传入后，夜磨牙也有可能复发[98]。实际上，对于那些在佩戴咬合板前就出现症状缓解的夜磨牙患者，持续佩戴咬合板后，同样可能发生夜磨牙复发的情况，对外周神经刺激传入的适应性可能可以解释这种现象。可能可以考虑减少佩戴咬合板的时间。Matsumoto等[99]发现每隔几周佩戴咬合板的患者，其肌肉活动性要显著低于每晚佩戴咬合板的患者。这个观点不同以往。实际上，我们刚开始进行TMD治疗时，经常让患者每日24小时，每周7日佩戴咬合板，因为我们坚信咬合是诱发疼痛的最主要病因。尽管这也是另一种可能性，但TMD的疼痛似乎是由多方面引起的。持续佩戴咬合板可能并不是最佳选择，并且可能仅会暂时性改善患者症状。

6. 骨骼肌的自然恢复：如第12章中所述，肌肉过度使用会造成疼痛，尤其是超过正常限度的使用（局部肌肉感受器存在延迟效应）。休息后，肌肉疼痛症状自然缓解。如果患者因为肌肉的非正常使用造成局限性肌痛，就诊后立即佩戴咬合板，症状可能会缓解。然而，医生很难判断这是因为咬合板的治疗效应还是患者的自然恢复。

7. 安慰剂效应：任何治疗都存在安慰剂效应[100-101]。口腔医生很少考虑安慰剂效应，因为它在口腔治疗中极少出现，主要因为大多数的口腔治疗都是机械性的。例如，安慰剂效应无法改善冠边缘的密合性。但是，如果治疗目标是缓解疼痛时，就可能存在安慰剂效应。研究结果显示[102-103]，40%的TMD患者出现过安慰剂效应。医生良好的接诊方式和治疗方式可能带来良好的安慰剂效应。医生的经验与信心也对治疗的成功有很大助益。构建良好的医患关系，同时医生对咬合板能够治愈疾病的良好宣教及保证，能减轻患者的情绪压力，可能更好发挥安慰剂效应。这可能也是症状缓解的机制之一。

8. 趋众效应：这是一个统计学术语，在此可用来描述慢性肌肉骨骼疼痛症状波动[104]。随访TMD患者时会发现，其疼痛程度常每日或每周地波动。部分日子疼痛较重，部分日子疼痛又可以忍受。如果让患者进行疼痛程度评分，0分为无痛，10分为最痛，患者平均疼痛度可以达到3分。部分日子疼痛可达7~8分，而后随时间推移又降至平均3分。患者通常因疼痛剧烈而选择就诊，经过治疗（如咬合板治疗），疼痛从7分降至3分，很难判断症状的缓解究竟是因为治疗作用还是趋众效应引起。这可能会使医生感到迷惑，从而误导后续的治疗。关于多种治疗成功的短期非对照试验的数据，需要质疑其真实效应。症状缓解究竟是因为治疗作用还是趋众效应？这需要良好的双盲对照试验研究来解答[101]。

如佩戴咬合板后患者症状缓解，需要考虑以上8个因素对治疗成功的作用，直到有明显的证据可排除其他因素后，才能进行永久性咬合治疗。例如，患者主诉咀嚼肌疼痛，检查发现垂直距离丧失，用咬合板恢复垂直距离，1周后症状消失。似乎看起来是垂直距离的增加导致症状缓解。然而，其余7个因素还没排除。在进行改变垂直距离的永久性治疗前，必须先确认垂直距离改变的效果或排除其余7个因素。在保持咬合和髁突位置同时，逐渐磨薄咬合板，观察在垂直距离减小后症状是否复发。由于在最初佩戴咬合板时存在安慰剂效应，让患者保持正确垂直距离4～6周后，安慰剂效应逐渐减弱。如果患者仍未觉不适，则可以排除安慰剂效应。咬合板治疗4～6周后，症状未复发，此时可让患者取下咬合板数天。如果症状复发，则可确诊为垂直距离丧失。然而，还不能排除例如咬合状况、髁突位置等其他因素的影响。如果症状未复发时，应考虑其他因素（认知能力、安慰剂效应、情绪压力导致的磨牙症、自然恢复及趋众效应）。情绪压力通常具有周期性和自限性，且可能和局限性肌痛的增加有关。

需要指出，垂直距离的改变，对于许多TMD症状都有很好的治疗效果，尤其是肌肉疼痛。然而，这种治疗效果可能是暂时性的[89,105]，因此不能作为永久性治疗的依据。研究显示[106]，垂直距离并不是TMD的主要促进因素[107]。因此必须慎重确定病因后再改变垂直距离。

总而言之，尽管咬合板具有诊断价值，但是关于其治疗原理仍不能妄下结论。在任何永久性治疗之前，必须有足够证据对症治疗对患者有益。例如，情绪压力加重引起副功能运动的患者，通常不适合过度的咬合板治疗。

第16章
治疗程序
Treatment Sequencing

"由于颞下颌关节紊乱病的复杂性，不可能制作出与'烹饪大全'一样精确的临床指南，本章的指南仅为一个尝试。"

——杰弗里·奥克森

前5章介绍了各种TMD的具体治疗方法。治疗程序也很重要，知晓在何时实施何种治疗也很关键，治疗成败有时决定于此。本章介绍了TMD主要类型的治疗程序，旨在提高临床疗效，辅助医生进行TMD疾病诊治。

每个治疗程序均以图的形式展示，以帮助医生进行疾病诊疗。用既往治疗成功和失败的经验来阐述不同治疗方案的选择原则。关于治疗方法，本章仅做简单介绍，详细的治疗方法需要查阅本章其他相关的章节。

需要指出，这些治疗程序适用于一般TMD的诊疗，适合大多数TMD患者，但并不意味着适合所有临床情况。这些治疗程序的设计形式以单一诊断为基础，如果患者具有多个诊断时，医生则需要参考多个治疗程序的图示。这种情况比较复杂，因此当患者有两个诊断，且两个诊断相互产生矛盾时，应该以主要诊断为主，次要诊断为辅。

例如，咀嚼肌紊乱常伴关节盘紊乱，正如11章中所述，这两个诊断常常合并出现，因为一个症状可以引起另一个症状。当发生此种情况，确定首要诊断，并针对其进行治疗很有帮助，这样同时对次要诊断也有疗效。然而，有时很难做到这一点，因此良好的病史采集和临床检查十分重要。多数患者的首要诊断与其主诉关系最为密切，虽然并非总是如此，但是当确定首要诊断较困难时，这会是个不错的切入点。

当患者同时患有关节盘紊乱和咀嚼肌紊乱，且首要诊断难以确定时。通常可以先把咀嚼肌紊乱当作首要诊断，并对此进行治疗。因为咀嚼肌疼痛相比于关节囊内疼痛和囊内紊乱更为常见，所以最初的治疗也应该针对咀嚼肌症状进行。如果治疗后症状未缓解，再将治疗转为针对关节盘紊乱。

其余治疗原则包括首先采用可逆性和非创伤性治疗方法。这些治疗的结果有助于决策是否需要进行后续的非可逆性和创伤性治疗。此治疗原则适合于所有类型的TMD，应该避免不必要的非可逆性治疗方案。

有时，治疗可能无法缓解患者的TMD症状。此时，就需要对患者重新进行临床检查和诊断。继续原先的治疗只会造成病情的恶化并给后续治疗带来困难。医生都存在误诊的可能性。实际上，误诊是治疗失败最常见的原因。当治疗失败时，需要对患者的症状和体征进行再评估，尝试寻找其他可能的诊断。

有时诊断正确，但是治疗无法去除致病因素。典型的例子就是不可复性关节盘前移位。咬合板和对症治疗可能无法缓解症状。当严重疼痛持续存在时，外科手术可能是唯一的治疗选择。是否进行手术来治疗关节囊内紊乱需由患者决定，而不是医生。患者应该基于以下几点决定是否进行手术：（1）患者需要了解外科治疗的成功率和失败率、优点和缺点、风险和预后；（2）当前的疼痛程度。由于疼痛是一项个性化的主观感受，只有患者才知晓疼痛的程度。如果疼痛轻微，仅偶有发生，这就不是外科治疗的指征。但是如果疼痛影响生活质量，则可以考虑进行外科治疗。再次强调只有患者才能决定是否进行外科治疗。

患者应该了解咬合系统疼痛的机制。TMD疼痛并不会危及生命，也不会随着时间越来越糟。这并非癌症，需要采取有创性治疗。但从另一方面而言，咬合系统疼痛会影响生活质量，只有患者才知道疼痛对其生活的真实影响。

本章包含11个治疗思路流程图，帮助医生选择和进行恰当的治疗：其中4个与咀嚼肌紊乱相关，4个与关节盘紊乱相关，3个与炎症性关节紊乱相关。确诊后，就可以使用以下流程图来辅助治疗决策。对应的诊断内容如注16.1所示。

●**注16.1** **颞下颌关节紊乱病的诊断分类**

一、咀嚼肌紊乱
A. 保护性共收缩（图16.1）
B. 局限性肌痛（图16.1）
C. 肌筋膜痛（图16.2）
D. 肌痉挛（图16.3）
E. 中枢介导性肌痛（图16.4）

二、颞下颌关节紊乱
A. 盘-髁复合体紊乱
　　1. 可复性关节盘移位（图16.5）
　　2. 可复性关节盘移位伴间歇性绞锁（图16.5）
　　3. 不可复性关节盘移位（图16.6）
B. 关节表面结构不调
　　1. 形态改变（图16.7）
　　2. 粘连（图16.7）
　　3. 半脱位（开口过度）（图16.8）
　　4. 脱位（图16.8）
C. 炎症性关节紊乱
　　1. 滑膜炎/关节囊炎（图16.9）
　　2. 盘后组织炎（图16.9）
　　3. 关节炎
　　　a. 骨关节炎（图16.10）
　　　b. 感染性关节炎（图16.11）

流程图后为8位患者自我照护表格。医生需要向患者解释诊断及治疗方案。然而，患者有可能忘记有助于自身缓解的重要信息。以上表格应该在患者离开诊所前交予患者，有助于加强患者的自我照护意识。疾病宣教有助于治疗的实施与康复。应将以下8个教育表格复印给患者。

1. 无痛性下颌功能运动（图16.12）。
2. 纠正不良习惯及放松肌肉（图16.13）。
3. 头、颈、肩部保健（图16.14）。
4. 软质饮食（图16.15）。
5. PSR（图16.16）。
6. 咬合板护理（图16.17）。
7. 睡眠保健（图16.18）。
8. 开口训练（图16.19）。

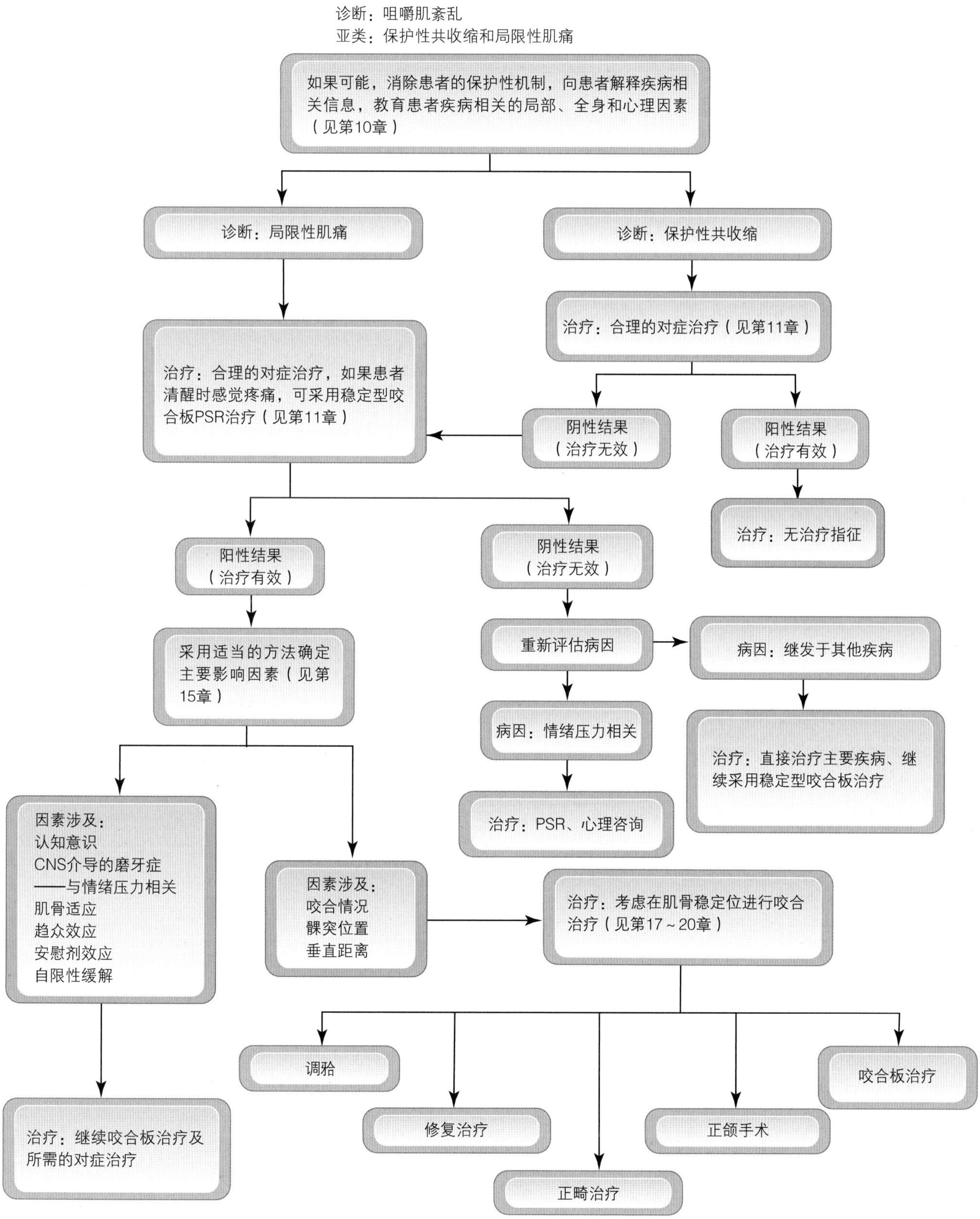

诊断：咀嚼肌紊乱
亚类：保护性共收缩和局限性肌痛

如果可能，消除患者的保护性机制，向患者解释疾病相
关信息，教育患者疾病相关的局部、全身和心理因素
（见第10章）

诊断：局限性肌痛

诊断：保护性共收缩

治疗：合理的对症治疗（见第11章）

治疗：合理的对症治疗，如果患者
清醒时感觉疼痛，可采用稳定型咬
合板PSR治疗（见第11章）

阴性结果
（治疗无效）

阳性结果
（治疗有效）

治疗：无治疗指征

阳性结果
（治疗有效）

阴性结果
（治疗无效）

采用适当的方法确定
主要影响因素（见第
15章）

重新评估病因

病因：继发于其他疾病

病因：情绪压力相关

治疗：直接治疗主要疾病、继
续采用稳定型咬合板治疗

治疗：PSR、心理咨询

因素涉及：
认知意识
CNS介导的磨牙症
——与情绪压力相关
肌骨适应
趋众效应
安慰剂效应
自限性缓解

因素涉及：
咬合情况
髁突位置
垂直距离

治疗：考虑在肌骨稳定位进行咬合
治疗（见第17~20章）

治疗：继续咬合板治疗及
所需的对症治疗

调𬌗

修复治疗

正畸治疗

正颌手术

咬合板治疗

• 图16.1 咀嚼肌紊乱的治疗思路（亚类：保护性共收缩和局限性肌痛）。CNS：中枢神经系统；PSR：机体自我调节。

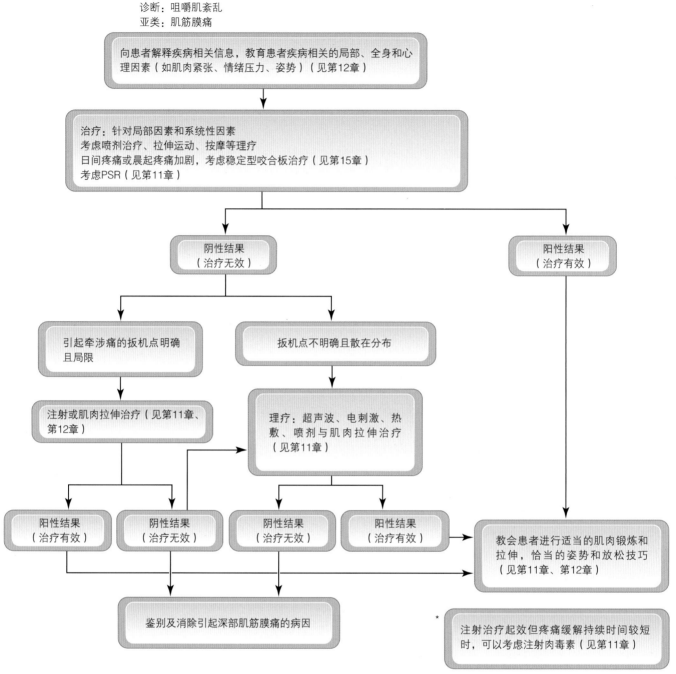

诊断：咀嚼肌紊乱
亚类：肌筋膜痛

向患者解释疾病相关信息，教育患者疾病相关的局部、全身和心理因素（如肌肉紧张、情绪压力、姿势）（见第12章）

治疗：针对局部因素和系统性因素
考虑喷剂治疗、拉伸运动、按摩等理疗
日间疼痛或晨起疼痛加剧，考虑稳定型咬合板治疗（见第15章）
考虑PSR（见第11章）

阴性结果
（治疗无效）

阳性结果
（治疗有效）

引起牵涉痛的扳机点明确且局限

扳机点不明确且散在分布

注射或肌肉拉伸治疗（见第11章、第12章）

理疗：超声波、电刺激、热敷、喷剂与肌肉拉伸治疗（见第11章）

阳性结果
（治疗有效）

阴性结果
（治疗无效）

阴性结果
（治疗无效）

阳性结果
（治疗有效）

教会患者进行适当的肌肉锻炼和拉伸，恰当的姿势和放松技巧（见第11章、第12章）

鉴别及消除引起深部肌筋膜痛的病因

*注射治疗起效但疼痛缓解持续时间较短时，可以考虑注射肉毒素（见第11章）

•图16.2 咀嚼肌紊乱的治疗思路（亚类：肌筋膜痛）。PSR：机体自我调节。

诊断：咀嚼肌紊乱
亚类：肌痉挛

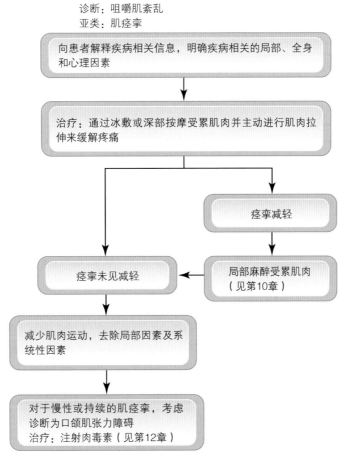

向患者解释疾病相关信息，明确疾病相关的局部、全身和心理因素

治疗：通过冰敷或深部按摩受累肌肉并主动进行肌肉拉伸来缓解疼痛

痉挛减轻

痉挛未见减轻

局部麻醉受累肌肉（见第10章）

减少肌肉运动，去除局部因素及系统性因素

对于慢性或持续的肌痉挛，考虑诊断为口颌肌张力障碍
治疗：注射肉毒素（见第12章）

• 图16.3　咀嚼肌紊乱的治疗思路（亚类：肌痉挛）。

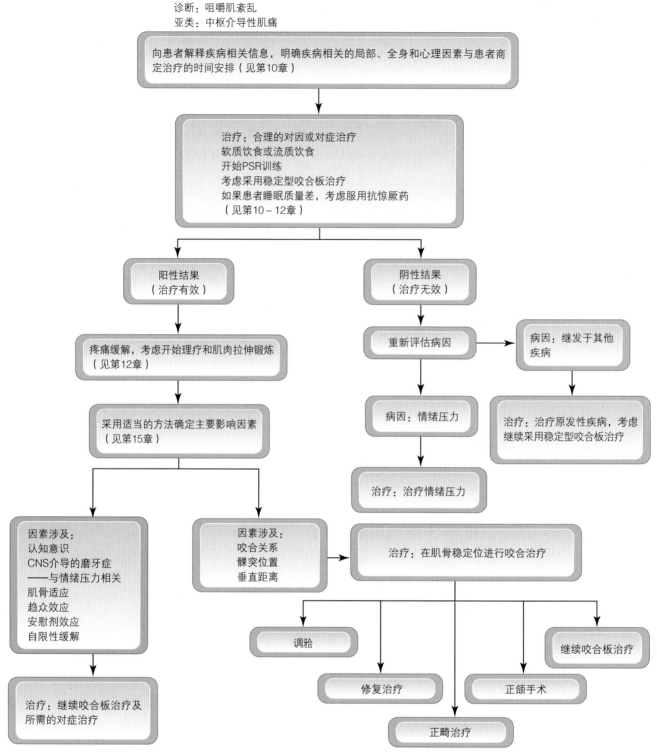

诊断：咀嚼肌紊乱
亚类：中枢介导性肌痛

向患者解释疾病相关信息，明确疾病相关的局部、全身和心理因素与患者商定治疗的时间安排（见第10章）

治疗：合理的对因或对症治疗
软质饮食或流质饮食
开始PSR训练
考虑采用稳定型咬合板治疗
如果患者睡眠质量差，考虑服用抗惊厥药
（见第10～12章）

阳性结果（治疗有效）

阴性结果（治疗无效）

疼痛缓解，考虑开始理疗和肌肉拉伸锻炼（见第12章）

重新评估病因

病因：继发于其他疾病

采用适当的方法确定主要影响因素（见第15章）

病因：情绪压力

治疗：治疗原发性疾病，考虑继续采用稳定型咬合板治疗

因素涉及：
认知意识
CNS介导的磨牙症
——与情绪压力相关
肌骨适应
趋众效应
安慰剂效应
自限性缓解

因素涉及：
咬合关系
髁突位置
垂直距离

治疗：治疗情绪压力

治疗：在肌骨稳定位进行咬合治疗

调𬌗

继续咬合板治疗

治疗：继续咬合板治疗及所需的对症治疗

修复治疗

正颌手术

正畸治疗

• 图16.4　咀嚼肌紊乱的治疗思路（亚类：中枢介导性肌痛）。CNS：中枢神经系统；PSR：机体自我调节。

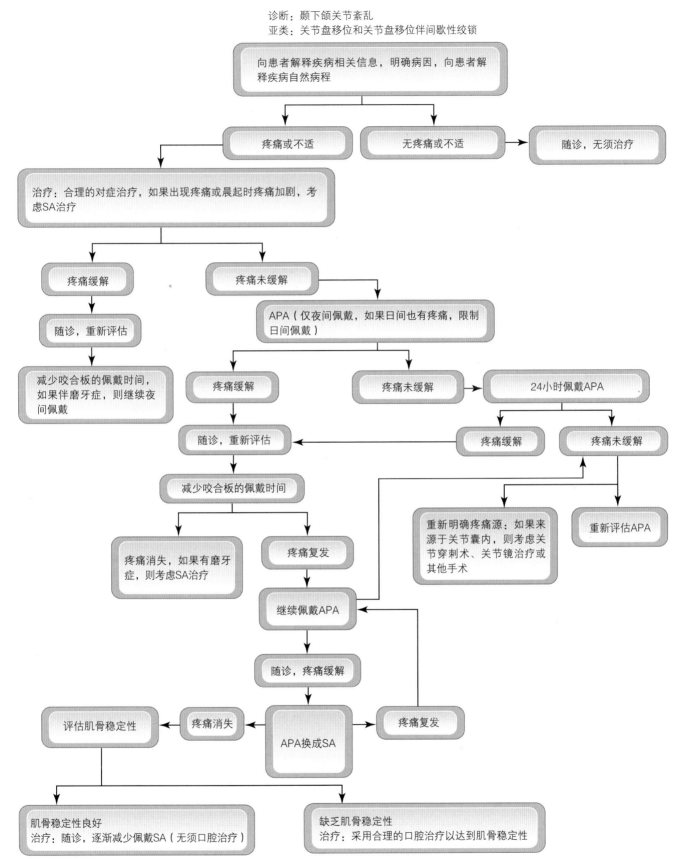

• 图16.5 颞下颌关节紊乱的治疗思路（亚类：关节盘移位和关节盘移位伴间歇性绞锁）。PSR：机体自我调节；APA：前伸再定位咬合板；SA：稳定型咬合板。

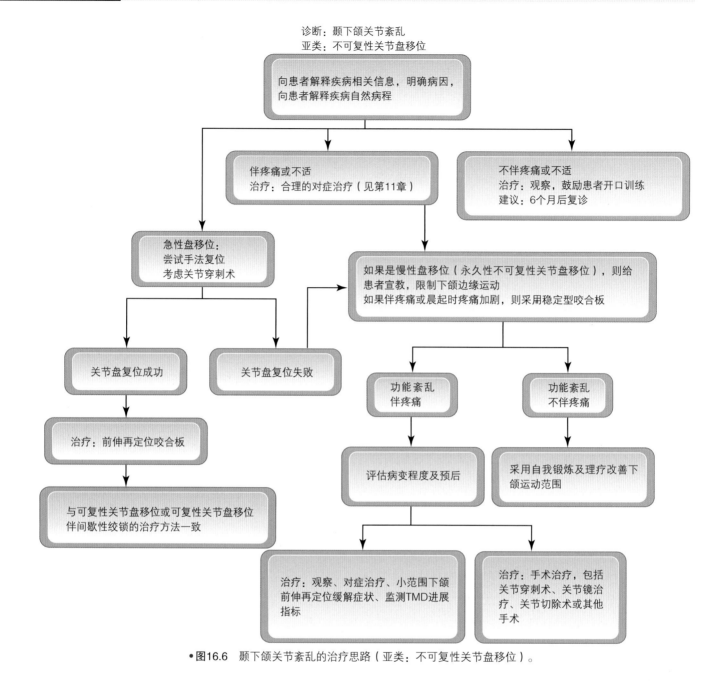

•图16.6　颞下颌关节紊乱的治疗思路（亚类：不可复性关节盘移位）。

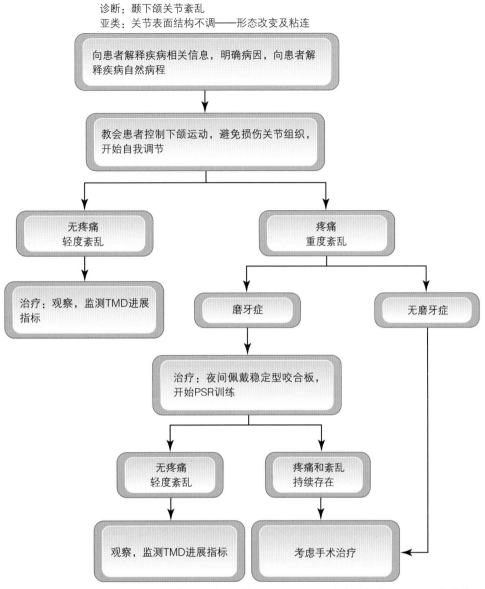

诊断：颞下颌关节紊乱
亚类：关节表面结构不调——形态改变及粘连

• 图16.7 颞下颌关节紊乱的治疗思路（亚类：关节表面结构不调——形态改变及粘连）。PSR：机体自我调节。

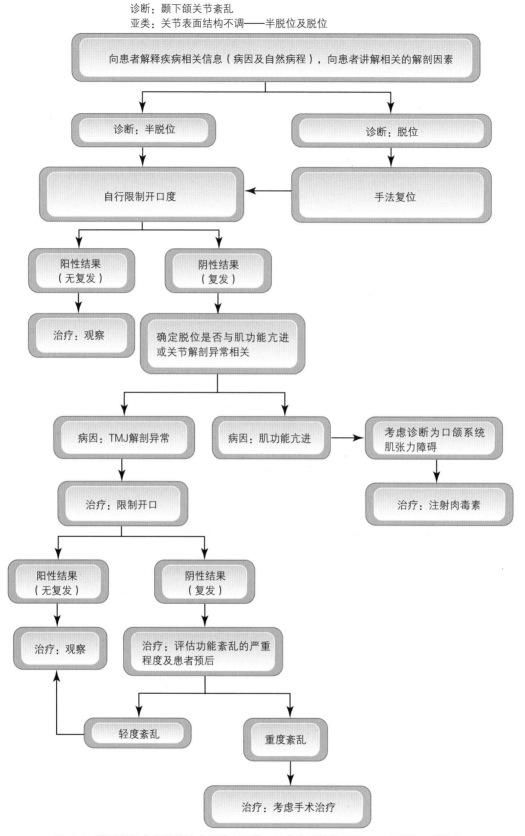

诊断：颞下颌关节紊乱
亚类：关节表面结构不调——半脱位及脱位

向患者解释疾病相关信息（病因及自然病程），向患者讲解相关的解剖因素

诊断：半脱位

诊断：脱位

自行限制开口度

手法复位

阳性结果
（无复发）

阴性结果
（复发）

治疗：观察

确定脱位是否与肌功能亢进
或关节解剖异常相关

病因：TMJ解剖异常

病因：肌功能亢进

考虑诊断为口颌系统
肌张力障碍

治疗：限制开口

治疗：注射肉毒素

阳性结果
（无复发）

阴性结果
（复发）

治疗：观察

治疗：评估功能紊乱的严重
程度及患者预后

轻度紊乱

重度紊乱

治疗：考虑手术治疗

• 图16.8　颞下颌关节紊乱的治疗思路（亚类：关节表面结构不调——半脱位及脱位）。

诊断：颞下颌关节紊乱
亚类：炎症性关节紊乱——关节囊炎、盘后组织炎及关节急性创伤

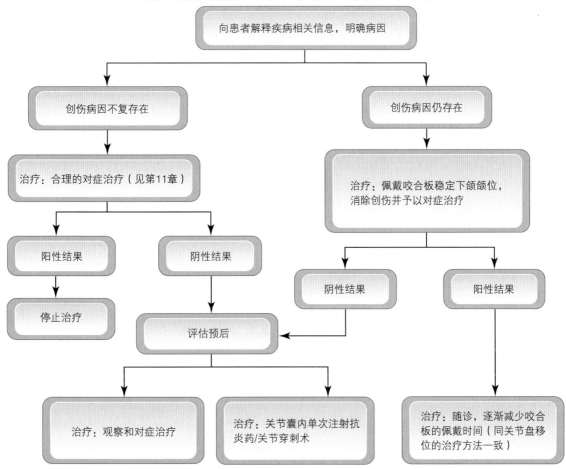

• 图16.9 颞下颌关节紊乱的治疗思路（亚类：炎症性关节紊乱——关节囊炎、盘后组织炎及关节急性创伤）。

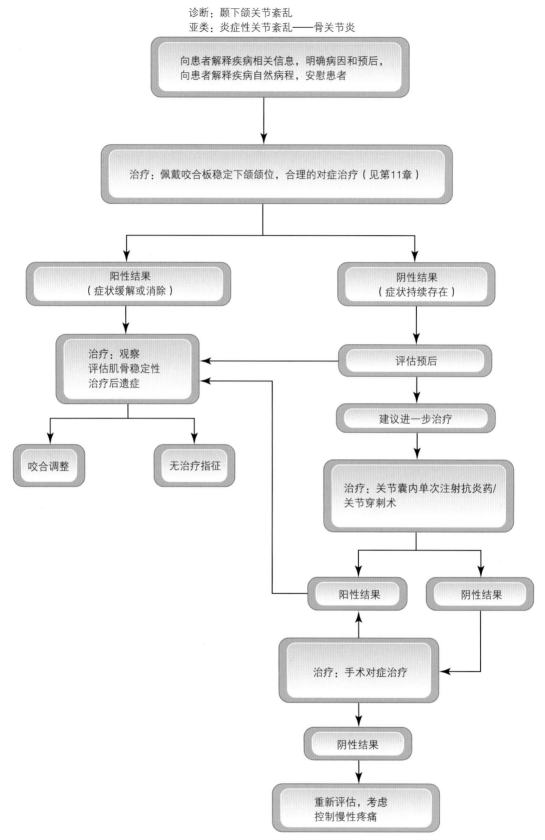

• 图16.10　颞下颌关节紊乱的治疗思路（亚类：炎症性关节紊乱——骨关节炎）。

诊断：颞下颌关节紊乱
亚类：炎症性关节紊乱——感染性关节炎

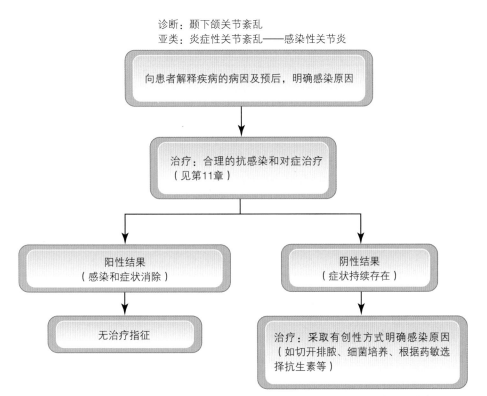

•图16.11　颞下颌关节紊乱的治疗思路（亚类：炎症性关节紊乱——感染性关节炎）。

无痛性下颌功能运动

姓名 ______________________________ 出生日期 __________

保持下颌在无痛的范围内运动。如果在下颌运动过程中出现疼痛，肌肉继而紧张可加剧疼痛。与扭伤的脚踝一样，肌肉及关节的过度使用会延缓恢复，且可能造成进一步损伤。以下为一些有助康复的建议。

1. 在无痛范围内进行开口运动。
2. 打哈欠时，用手托住颏部以限制大开口。
3. 建议软质饮食（避免进硬食，避免食用多纤维的食物。切勿大口咬苹果、胡萝卜等）。
4. 细嚼慢咽。
5. 避免副功能运动习惯，例如，咀嚼口香糖、咬指甲、噘嘴、日间紧咬牙或磨牙、吸烟、咬笔、推下颌向前以及用舌顶前牙或腭部。
6. 在无痛期限制娱乐及唱歌等活动。
7. 尽可能避免关节弹响，尤其是疼痛性关节弹响。

• 图16.12　指导患者无痛性下颌功能运动的教育表格。

不良习惯纠正及肌肉放松

姓名 _____ 出生日期 _____

一、简介

    A. **纠正习惯的基本原理**：颞下颌关节及肌肉疼痛有时由于过度使用和/或创伤。因为咀嚼、言语和吞咽需要使用关节及这些肌肉，因此它们无法完全休息。但是，我们可以通过减少副功能运动习惯来避免过度使用它们。

    B. **口腔副功能运动习惯**是指除咀嚼、吞咽、言语等正常功能以外，咀嚼肌的不自觉活动。

    C. **副功能运动习惯**包括嚼口香糖、咬指甲、噘嘴、日间紧咬牙或磨牙、吸烟、咬笔、推下颌向前以及用舌顶前牙或腭部。

    D. **目标**：由于大多数人都相对没有意识到存在这些副功能运动习惯，因此目标是教授患者有意识地去避免无意识的副功能运动习惯。

    E. **练习放松口唇的姿势**：

        1. 上下牙齿略微分开，嘴唇放松（通常上下唇分离），且舌头也应放松休息（不要用力顶住腭部）。有时可让患者在口唇间吹一点气，辅助下颌到达此放松位置。

        2. 经常练习将下颌到达此放松位置有助于患者感觉正常（练习每日6次，每次至少1分钟）。

二、不良习惯改善技巧

    A. **视觉提示方法**：

        1. 在您常待的每个房间（包括您的汽车）中挑选3~4个物体（视觉提示）（如在厨房：冰箱门把手、水龙头；在书房：灯罩、电视遥控器）。

        2. 对物体做记号，或在上面贴上明亮的贴纸。

        3. 每次您看到视觉提示时，问自己"我的下颌在做什么？"这比单纯处于放松姿势更有效。

        4. 停止不必要的口腔不良习惯。在几秒内到达下颌放松位置，并在心里默念"不要_____"（无论您在做什么）。

        5. 然后恢复正常活动，直到看到另一个视觉提示并再次自我提问。

        6. 努力坚持此练习过程30日就可以改善口腔副功能运动习惯。

    B. **时间间隔法**：

    （需要一个可从15分钟至2小时调节定时的闹钟）

    1. 早上，设置定时15分钟的闹钟。

    2. 当闹钟响起时，问自己"我的下颌在做什么？"这比单纯处于放松姿势更有效。

    3. 停止不必要的口腔不良习惯。在几秒内到达下颌放松位置，并在心里默念"不要_____"（无论您在做什么）。

    4. 然后恢复正常活动，再设置15分钟的闹钟。

    5. 当闹钟再次响起时，检查是否有副功能运动习惯。如有，则重复步骤3和步骤4。

    6. 如果闹钟响起时，您的下颌处于放松位置，可自我鼓励，并将闹钟定时设为30分钟。

    7. 当闹钟再次响起时，检查是否有副功能运动习惯。如有，则重复步骤3和步骤4，并将闹钟定时设为30分钟。

    8. 如果闹钟响起时，您的下颌处于放松位置，可自我鼓励，并将闹钟定时设为1小时。

    9. 保持间隔1小时的闹钟，直到您在闹钟响起时下颌仍处于放松位置，然后可将闹钟定时设为2小时。

    10. 在当天剩下的时间里继续设置间隔2小时的闹钟，并通过下颌是否处于放松位置来检查是否有副功能运动习惯。

    11. 第二天早上，再次重复以15分钟间隔的闹钟开始，如果不再有副功能运动习惯，可将时间间隔加倍，最多至2小时。

    12. 努力坚持此练习过程30日就可以改善口腔副功能运动习惯。

• **图16.13** 指导患者纠正不良习惯及放松肌肉的教育表格。

头、颈、肩部保健

姓名 _____ 出生日期 _____

　　头、颈部姿势不良会导致肌肉疲劳，从而引起肌痛、头痛和关节疼痛。此外，情绪压力加重时，常见头、颈部肌肉紧张。以下是有利于最大限度地减少这些症状的一些简单建议。

1. 保持良好的头、颈、肩、臂姿势。
   a. 保持头部在双肩正中位置。
   b. 保持肩膀向下，保持肘部舒适地垂在身体两侧，不要将它们支撑在扶手上。
2. 不要以斜躺的姿势阅读。尝试托住或在大腿上放置枕头将书抬起至视线水平。在拿着书本时一定要同时保证手臂有支撑。
3. 坐在办公桌前工作时，调整椅子的高度，使手臂支撑在肘部水平，切勿过高。脚应平放在地板上。尽量使用能支撑腰部的椅子或靠枕。
4. 调整您的工作区域，以便完成超过1～2分钟以上的任务所需的肢体运动量最少。
5. 如果您需要长时间接听电话，请使用耳机。避免用肩膀夹住手机。
6. 如果您需要长时间使用计算机，请考虑以下事项：
   a. 将计算机屏幕置于能保持头部姿势正常、不易疲倦的舒适位置。如果您戴眼镜，请确保与屏幕的距离合适。距离不适导致的对焦问题会导致额外的头、颈部运动。
   b. 将计算机键盘放在膝盖上，这样您的手臂就可以舒适地垂在身体两侧。建议打字时使用腕托。
   c. 建议使用带有腕托的鼠标垫。
   d. 经常弯曲和伸展手臂来拉伸肌肉。
7. 从事任何需要久坐的工作时要经常休息（每20～30分钟休息1～2分钟）。起来随便走走。头部重新直立，放松颈、肩部肌肉。这将有助于恢复良好的血液流动。
8. 坚持有氧运动。坚持一项有氧运动，使心率保持在最大工作心率的60%～80%，20分钟，每周3～4次（最大工作心率为220次减去您的年龄）。在开始新的锻炼计划之前，请先咨询您的医生。

• **图16.14** 指导患者头、颈、肩部保健的教育表格。

TMD患者的软质饮食

姓名 _____ 出生日期 _____

早餐

即食早餐

软质谷物（燕麦、麦片粥、玉米片）

鸡蛋（任何烹饪方式均可）

水果（切片、软的、捣碎的、炖的均可）

苹果派

芝士

午餐、晚餐

金枪鱼、鸡蛋、螃蟹或火腿沙拉

鸡肉/火鸡沙拉（质地细腻）

白软干酪、酸奶

软蔬菜

土豆泥

没有外壳的软面包

炒碎牛肉配酱汁、奶酪等。

任何种类的汤

切成小块的鱼

辣椒

馅

意大利面

千层面

豆腐

切成小块的鸡肉/火鸡

米饭或豆类

通心粉和奶酪

中国菜

甜点

冰激凌

果冻

任何糊状物

布丁

婴儿食品

冰沙、奶昔

避免进食

口香糖

胡萝卜（任何脆蔬菜）

小熊软糖和其他耐嚼的糖果

牛排

冰块

脆脆的饼干

坚果、花生、玉米坚果、葡萄坚果

耐嚼的比萨饼皮和面包

百吉饼

硬水果（整个苹果、梨）

排骨（其他有嚼劲的肉）

面包块（脆沙拉配菜）

葡萄干和其他干果

爆米花、脆薯条

• 图16.15 指导患者软质饮食的教育表格。

PSR

姓名 _____ 出生日期 _____

引自Dr. Peter M. Bertrand, DDS, MS和Dr. Charles R Carlson, PhD.

一、主动有意识锻炼（proprioceptive awareness training，PAT）
全天按顺序练习PAT 6次，每次2~3分钟。

  1. 放松、自然的姿势
    a. 坐直，双膝分开，放松腹部肌肉。
    b. 手臂应放在大腿上，双手张开，手指略弯曲。
    c. 直立头位，但不绷紧颈部肌肉。
    d. 双侧颈、肩部同等放松。
  注意：站立、半斜躺和斜躺时也可以练习自然放松的姿势。

  2. 检查非功能性咬合接触、紧咬牙和磨牙
    a. 练习放松嘴唇、舌头，将上下牙齿稍分开30秒至1分钟。
     ·有些患者发字母"N"的音可能有助于放松。
    b. 勿用舌头顶前牙或腭部，这可能会导致疲劳。
    c. 如果您每日进食1小时，功能性咬合接触应少于10分钟/日。
  注意：牙齿接触仅发生于咀嚼和吞咽期间或在滑倒、跌落、被撞击时。

  3. 轻柔的头部运动：避免歪头
    a. 闭上眼睛，如果感觉不适并头晕，则睁开眼睛。
    b. 上下牙齿略分开，练习放松嘴唇、舌头；呼气，同时慢慢向前低头，避免引起任何不适、紧绷或疼痛。
    c. 头部舒适地向前停顿约3秒。
    d. 吸气，膈肌慢慢扩张、放松腹部，同时将头部慢慢直立到自然姿势。
    e. 呼气前停顿1秒，然后再次向前低头。
    f. 上述步骤a~e每分钟做6次。
  注意：如果难以协调头部运动与呼吸，那么只需专注于轻柔、对称的头部运动，这有助于血液流动。

  4. 缓解上背部紧绷感：改善圆肩
    a. 上下牙齿略分开，放松嘴唇、舌头，保持自然姿势。
     ·与指挥合唱团一样举起双手。如果这不舒服。
     ·将手臂从静止位置略微抬起，双手张开，手指略微弯曲。
    b. 在不引起不适的情况下前后移动手臂和肩膀。
    c. 缓慢重复手臂运动（仅每5秒1次）。做6组，每日6次。
  注意：练习自然的姿势和轻柔的手臂运动将帮助您放松疼痛部位并识别不良的姿势习惯，例如，歪头、手臂交叉和圆肩。

二、短暂的放松休息
  1. 让脚、腿、手、手臂、肩膀、头、眼睑、嘴唇、牙齿和舌头处于放松休息的状态。
  2. 从放松5分钟开始，逐渐每次增加1分钟，直到20~25分钟。
  3. 在初始训练期间，每日至少休息2次。

•图16.16　指导患者机体自我调节（PSR）的教育表格。

三、以放松的姿势开始睡眠：控制夜间活动

1. 仰卧，练习缓慢呼吸，同时保持嘴唇放松，牙齿略微分开。

2. 然后，大声说"嘴唇放松，舌头放松，睡觉放松"6~7次，同时想象自己睡得很放松。

3. 开始仰卧睡眠。如果发生移动，请不要担心。

四、腹式呼吸：控制膈肌进行腹式呼吸有益健康

1. 在放松、自然的姿势下，控制膈肌缓慢而有规律地呼吸。

2. 吸气时，通过膈肌轻轻上抬腹部，最大限度地使肺部扩张。

3. 呼出二氧化碳时，随着膈肌的放松，腹部会下降。

4. 再次吸气前，舒适地停顿3~4秒。

　　· 停顿不是指屏气，而是指安静和放松的时间。

5. 如果您在任何时候开始感到头晕或晕眩，则说明您过度换气。要么恢复正常呼吸模式，或更好的是，在两次呼吸之间等待更长的时间，不要深呼吸。

注意：缓慢的腹式呼吸应该非常放松，但可能需要时间来重新学习。

机体自我调节（PSR）提示

当饮用大量不含咖啡因的液体、进食正确的食物，且定期锻炼不引起疼痛时，PSR效果最佳。多加练习，使腹式呼吸成为自然。

记住：要有耐心

PSR需要时间来改善不健康、易疲劳的习惯

不做会增加疼痛的活动

PSR机制

PSR的目标是期望产生减少疼痛、疲劳和错误运动的生理性变化。

自然姿势位是肌肉最放松的位置，机体以最低的耗能分配氧气、葡萄糖和热量。在没有任何不适的情况下双侧对称运动，可以改善流向酸痛肌肉的血流量，并增加滑液向关节的扩散。主动有意识锻炼（PAT）及其中轻柔的运动还可以帮助患者识别并避免会使肌肉扭曲和疲劳的下颌副功能运动（不适当的）及颈、肩部不良习惯。

膈肌是人体最抗疲劳和最有效的肌肉之一。腹式呼吸能减少压力激素的释放，促进肌肉放松，促进睡眠及氧气和葡萄糖在全身的分布。氧气和葡萄糖的最佳输送取决于有效的腹式呼吸。

疼痛患者经常忘记腹式呼吸。相反，他们倾向于主要使用颈部和胸部肌肉、更快地胸式呼吸。在这种情况下，患者会过快地呼出二氧化碳并导致二氧化碳不足（低碳酸血症）。应避免低碳酸血症，因为它会增加压力激素水平，减少组织的氧气供应，收紧肌肉，并且在极端情况下会改变血液生化。除非做剧烈运动，否则请使用腹式呼吸。

• 图16.16（续）

咬合板护理

姓名 _____ 出生日期 _____

1. 夜间睡眠时佩戴咬合板。日间使用机体自我调节（PSR）技术来防止任何不必要的牙齿接触（紧咬牙）。日间仅可在缓解急性疼痛或在医生特别指示的情况下佩戴咬合板。
2. 切勿佩戴咬合板进食。
3. 摘下咬合板时，请将其保存在提供的盒子中。否则可能被儿童或宠物当作玩具。
4. 放入盒中之前，用牙膏刷洗咬合板以去除堆积的菌斑。与天然牙一样，咬合板也会堆积菌斑。
5. 不佩戴时无须保持咬合板湿润。将咬合板干燥地存放在盒子中，干燥储存。
6. 每次复诊时，请随身携带咬合板以便检查是否合适。

佩戴咬合板时您会注意到的事项：
1. 您可能会注意到口内唾液变多。当您习惯使用咬合板后，这种情况会在3~5日内消退。
2. 您的牙齿在佩戴咬合板的前几个晚上可能会酸痛，将在几天内缓解。
3. 如果您需要日间佩戴咬合板，这可能导致您言语不清，将在几天内缓解。

如果发生以下情况，请联系我们：
1. 如果您在取下咬合板后感觉咬合改变持续超过1小时。
2. 如果您的口腔出现任何在2~3日内无法消退的痛点。
3. 如果感觉咬合板太紧或太松。

如果您有任何问题或疑虑，请与我们联系。

• 图16.17 指导患者咬合板护理的教育表格。

睡眠保健

姓名 _____　出生日期 _____

一夜好眠的小贴士：

- **保持一致**：尽量每日在同一时间上床睡觉和起床。
- **摆脱困境**：睡前，列一份待办事项或忧虑表格，以便理清思路。缓解压力，避免睡前谈话。
- **睡眠是夜间活动**：避免白天睡觉和熬夜。如果您的作息时间已经改变，请与您的医生一起制订一个恢复正常作息的计划。
- **把床当作睡觉的地方**：养成在另一个房间、桌子或沙发上看电视、吃饭、阅读或发短信的习惯，让您的身体将上床睡觉与入睡联系起来。
- **保持舒适**：选择让您感觉良好的枕头和床上用品，让您的睡眠区域舒适。
- **建立舒缓的睡前习惯**：安静地阅读或洗个热水澡或淋浴，尝试做一些放松运动。
- **睡前准备**：至少提前1小时开始准备睡觉，让您的环境安静下来，让您的头脑安静下来。上床后，将您的思想转移到愉快的活动或其他一些舒缓的视觉图像（如海滩、森林）上。
- **避免可能让您保持清醒的兴奋剂**：一杯热可可或咖啡、几支香烟或一些甜点在夜间听起来不错，但也可能让人难以入睡。晚饭或辛辣的食物可能会让您的胃部不适，使您保持清醒。

失眠时请勿做以下事项：

- **咖啡因**：请不要晚上摄入咖啡、茶或软饮料。咖啡因可以让您保持清醒。
- **酒精**：请不要接近就寝时间摄入酒精饮料。
- **电视和书籍**：如果您打算看电视或读书，请选择不太可能让您保持清醒的内容。避免故事或节目中包含人们争吵、悬念、暴力或现实生活中的戏剧的内容。
- **互联网**：避免起床上网。这很可能会刺激您的大脑，而不是变得困倦，这会让您保持清醒。
- **家务活**：不要下床整理或打扫房子。尽管您可能会想到未完成的家务，但半夜的体力劳动可能会使您的肌肉紧张而不是放松；此外这项活动会使您大脑兴奋，而非安静。
- **锻炼**：即使您知道这会让您筋疲力尽，下床锻炼也不是一个好主意。体力活动可以作为兴奋剂，兴奋您的思想和身体。锻炼对睡眠有益，但需要安排在当天早些时候，而不是睡前。
- **卧床**：如果您无法入睡，请勿卧床。相反，起床做一些放松的事情，直到困倦。

● **图16.18**　指导患者睡眠保健的教育表格。（Adapted from Ramirez Basco M: The bipolar workbook: tools for controlling your mood swings, New York, 2005）

开口训练

姓名 _____ 出生日期 _____

原则：有时无法完全张口，但张口受限与疼痛没有直接关系。此时，轻柔、无痛的被动开口训练有助于促进下颌肌肉放松和恢复正常的开口度。

技巧：将手指放在下颌牙齿上轻轻下压，被动牵张下颌至最大无痛开口位。您也可以使用"剪刀手势"，将拇指放在上颌牙齿上、食指放在下颌牙齿上进行被动开口训练。应在最大开口度保持15秒。

注意：如果这会产生疼痛，则说明您用力过大。产生疼痛可能会引发肌肉反应，这不仅会诱发更多的疼痛，还会进一步限制您的开口度。如果出现疼痛时，肌肉冷敷可能会有所帮助。可以使用冰袋或喷剂来进行冷敷。冷敷肌肉通常可以在不引发疼痛的情况下进行更大幅度的拉伸。

1. 将冰袋放置于疼痛的肌肉部位1~2分钟。最初可能会有一些不适感，但随后组织会开始感到麻木。切勿持续冰敷超过5分钟。在疼痛缓解的同时，进行上述拉伸锻炼。
2. 使用喷剂时，可在疼痛的肌肉部位喷涂3~5秒。使用时请务必保护您的眼睛、耳朵和口腔。完成喷涂后，进行上述拉伸锻炼。
3. 完成拉伸后，将手掌（或热敷袋或湿热毛巾）放在已冷敷15秒的区域，以温暖肌肉。
4. 重复上述步骤2次。
5. 每日重复2~3次。

记住！必须是无痛性拉伸。

• 图16.19　指导患者开口训练的教育表格。

第四部分

咬合治疗
Occlusal Therapy

　　不可逆性调整咬合的治疗关系只适用于以下两种情况。第一种情况也是最常见的，是为了改善上下牙齿的功能咬合关系，其中也包含了美学考量。大多数牙科治疗中都会以不同的方法以期最终达到这个目标。这些方法可能是通过修复以恢复牙的粭面形态，也可能是通过正畸或正颌手术移动牙位来达到更好的功能咬合关系或美学。而这些治疗过程并不会引起颞下颌关节紊乱病。

　　需要不可逆性调整咬合关系的第二种情况是为了治疗颞下颌关节紊乱病。在这种情况下，患者可能没有牙齿缺失或牙体缺损，但存在咬合不稳定且需要改变。不可逆性咬合治疗仅在有明显证据表明咬合是与颞下颌关节紊乱病症状相关的病因时才进行，否则不应当常规进行咬合调整。

　　当然，这并不意味着咬合不重要。实际上，它是咀嚼功能的基础，也是口腔医学的基础。牙科治疗都需要秉持咬合的理念。

　　本书的第四部分由4个章节组成，将对需要不可逆性咬合治疗的不同情况进行讨论。必须在治疗开始之前就评估咬合治疗的适应证和必要性。

> "如果发现引起颞下颌关节紊乱病的主要因素是咬合，那么唯有口腔医生能提供长期有效的治疗。但假如颞下颌关节紊乱病与咬合因素无关，那么除因修复或美学考量外，不能改变咬合。"
>
> ——杰弗里·奥克森

咬合治疗是指一切可改变患者咬合关系的治疗方法。它可通过调整咬合接触方式和改变功能颌位来改善咬合系统的功能状况。按治疗方式可分为两种类型：可逆性和不可逆性。

可逆性咬合治疗会暂时性改变患者的咬合关系或关节位置，但去除治疗干预后患者将恢复到原有的咬合关系，例如，咬合板治疗（图17.1）。使用咬合板治疗时，患者的咬合接触和关节位置将发生有利的改变。当取出咬合板时，患者即恢复原有的咬合关系。

不可逆性咬合治疗会不可逆性改变患者的咬合关系，因此治疗后无法恢复到原有的咬合。例如，为了改善咬合关系和肌骨稳定性，选择性地将牙齿进行调𬌗、重塑𬌗面。由于该过程涉及磨除牙釉质，因此其是永久性或不可逆性的。其他形式的不可逆性咬合治疗还包括固定修复和正畸治疗（图17.2）。

在前几章中，我们对可逆性咬合治疗（咬合板）用于多种类型的颞下颌关节紊乱病的治疗进行了讨论。在下面的章节中，我们将重点讨论不可逆性咬合治疗。鉴于它的不可逆性，只有在确定对患者有益时才进行。需要不可逆性咬合治疗的两个普遍适应证包括：（1）治疗颞下颌关节紊乱病；（2）与其他必要的治疗措施共同显著改善现有的咬合关系。

治疗颞下颌关节紊乱病

如果有充分证据表明造成颞下颌关节紊乱病的首要病因是普遍存在的咬合异常和/或缺乏肌骨稳定性，此时可进行不可逆性咬合治疗。换句话说，改善咬合关系很可能缓解咬合系统的功能紊乱。

口腔界一度认为大多数颞下颌关节紊乱病是由错𬌗引起的。由此，不可逆性咬合调整就成为治疗颞下颌关节紊乱病的常规手段。如今有了更多的循证资料，因此我们对颞下颌关节紊乱病的复杂性也有了更好的认识。我们认识到咬合关系只是可能导致颞下颌关节紊乱病的五大病因之一（见第7章）。因此，只有当有明显证据支持咬合关系是病因时才需要进行不可逆性咬合治疗。而缺乏此类证据的患者不应当把改变咬合作为常规治疗。同时也要记住，咬合关系导致颞下颌关节紊乱病有两种方式：咬合关系的急性改变（反馈调节的改变）和肌骨稳定性的缺乏（负荷增大）（见第7章）。同样重要的是，临床医生需要认识到这两种情况下的咬合治疗方法有较大差异。

大量成功的咬合板治疗证明了改变患者咬合可以治疗颞下颌关节紊乱病。然而，仅仅由于咬合板治疗可以缓解临床症状，这一事实并不足以表明必须进行不可逆性咬合治疗。如第15章所述，咬合板可以通过多种机制改变临床症状。因此，必须确定咬合板的何种特征可以针对性消除何种症状。如果忽略咬合板治疗的多重作用机制，而采用不可逆性咬合调整，例如，调𬌗，这很可能无法消除关节紊乱的症状。鉴于不可逆性咬合治疗无法恢复原状，应当在制订这些治疗方案之前注意确认其治疗的必要性。

多学科联合治疗

咬合系统没有任何功能紊乱的情况下，医生也经常实施不可逆性咬合治疗。例如，患者有严重的牙体缺损、龋坏或牙齿缺失时，需要恢复他们的咀嚼功能。利用牙体预备、固定修复或可摘义齿修复牙列也属于不可逆性咬合治疗的一种形式。即使没有明显的颞下颌关节紊乱病症状，也需要仔细地将咬合关系恢复到能够促进和维持患者健康的状态（图17.3）。

毫无疑问，为牙列有问题的患者进行咬合治疗是口腔医生的一项重要工作。然而，在这样的治疗过程中可能会出现一些有关预防性治疗的问题。想象一下，如果有一位24岁的女性来到牙科诊所进行常规检查。平

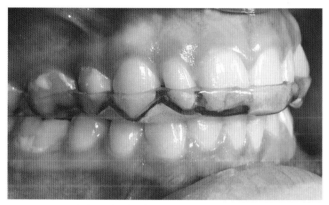

• 图17.1　稳定型咬合板治疗是一种可逆性咬合治疗方法。

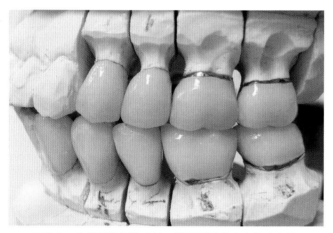

• 图17.2　大规模修复治疗是一种不可逆性咬合治疗方法。

素未有咬合系统功能紊乱的迹象。然而，临床检查发现她有严重的错𬌗，那么就出现了一个关于预防性治疗的问题。是否应该进行咬合治疗来改善咬合状况以防止任何将来可能出现的颞下颌关节紊乱病？许多著名的口腔医生都建议应该进行治疗。然而，目前尚无科学证据表明，如果不及时治疗，这位患者会在将来出现颞下颌关节问题。尽管错𬌗看似严重，但咬合系统仍能在生理适应范围内发挥咀嚼功能。人们可能会认为，在将来的某个时期，她的生理适应性水平可能因为其他病因而无法代偿，例如，创伤、情绪应激增加或疼痛感受加剧。然而，没有任何证据表明这种情况会发生在特定的患者身上，如果确实发生了，其治疗也可能会与常规的咬合治疗大不相同。最近一些重要的研究揭示了可能影响颞下颌关节紊乱病发作和进展的因素[1-5]。

今后，这些研究肯定会帮助临床医生为患者确定最适宜的治疗方案。同时要记住，患者的错𬌗可能并非其颞下颌关节紊乱病的主要风险因素，必须评估错𬌗与关节位置的关系。如果牙尖交错位与髁突的肌骨稳定位相协调（见第5章），则错𬌗不是颞下颌关节紊乱病的主要风险因素（一种稳定的错𬌗）。这一概念在第7章中已论述，临床医生在制订治疗颞下颌关节紊乱病的治疗计划时需要加以考虑。

目前，根据现有的数据是无法预测患者是否会发生颞下颌关节紊乱病的。因此，医生很难证明预防性治疗的合理性，特别是当预防性治疗既昂贵又耗时时。但是，如果由于其他原因（如美观、龋病、牙齿缺失等）需要进行多学科治疗时，应同时进行咬合治疗，以达到咬合关系和肌骨关系的最大协调。

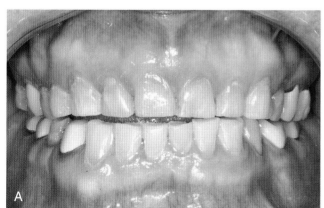
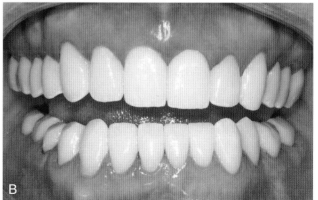

• 图17.3　A. 有明显牙齿磨耗和咬合问题的患者。B. 患者口内粘接的最终瓷修复体。（Courtesy Dr. Wes Coffman, Lexington, KY.）

咬合治疗的治疗目标

确定是否需要为颞下颌关节紊乱病的患者实施不可逆性咬合治疗，应先通过佩戴稳定型咬合板来试验。如果稳定型咬合板治疗没有显著改善症状，则不应考虑不可逆性咬合治疗。如果稳定型咬合板治疗能够减轻或消除颞下颌关节紊乱病的症状，许多临床医生希望直接进行不可逆性咬合治疗。这可能是一个很大的误区。应始终记住，咬合板可以通过多种作用机制改变患者颞下颌关节紊乱病的症状（见第15章）。一旦症状得以消除，临床医生必须确定患者为何反应良好。如前所述，治疗成功可能与8种不同的因素有关，而其中许多与咬合因素无关。在进行不可逆性咬合调整之前，临床医生应当明确症状减轻的原因（见第15章）。对于患者和临床医生来说，完成一项精心设计且昂贵的牙科治疗计划后症状却复发无疑最令人沮丧。

在那些已确定咬合关系是颞下颌关节紊乱病的主要病因的病例中，需要进行不可逆性咬合调整。与稳定型咬合板一样，这些咬合调整的治疗目标应该是建立咬合系统的肌骨稳定位。因此，对于可逆性和不可逆性咬合治疗，其治疗目标是一致的（肌骨稳定位）。

当前伸再定位咬合板已消除症状时，并不建议立即在该治疗位置完成不可逆性咬合治疗。如第13章所述，前伸再定位咬合板的主要目的是促进关节盘后附着组织的适应性改建。一旦完成改建，髁突应恢复到肌骨稳定位。也即是说，在成功完成前伸再定位咬合板和稳定型咬合板治疗后，髁突应处于肌骨稳定位。不可逆性咬合治疗的治疗目标是在此位置上建立肌骨稳定关系。

肌骨稳定位是治疗目标

咀嚼肌功能障碍的患者通常佩戴稳定型咬合板治疗，其可以使髁突处于肌骨稳定位时以获得最佳的咬合关系（见第5章）。炎症性关节紊乱以及严重牙列缺损的患者，也最好遵循这一治疗原则。所有这些情况的咬合治疗目标是使髁突回到其肌骨稳定位（正中关系），同时牙齿处于牙尖交错位（肌骨稳定位）。更具体而言，治疗目标如下：

1. 髁突处于最上、前位，正对着关节结节后斜面。

2. 关节盘恰当地介于髁突和关节窝之间。在那些曾经治疗过关节盘移位的病例中，髁突现在可能在适应性纤维组织上开始移动，而此时关节盘仍然处于移位甚至脱位状态。虽然这种情况可能并不理想，但却是适应性的，在不出现疼痛的情况下可认为是正常的功能运动。

3. 下颌从肌骨稳定位开始闭口运动，后牙均匀且同时接触。所有接触均发生在中央尖与对颌牙较平坦的𬌕面之间，𬌕力通过牙体长轴传导。

4. 下颌非正中颌位运动时，前牙接触而后牙分离。

5. 在头正位（进食姿势位），后牙比前牙接触更重。

这些治疗目标对于缓解多数颞下颌关节紊乱病的症状最为有效，因此也是不可逆性咬合治疗的治疗目标。这些目标还提供了牙列重建所必需的稳定和可重复性的下颌位置。如第5章所建议的那样，如果患者治疗后可以达到这个关节位置，同时咬合关系稳定，即最大限度地维护口颌系统的健康。

咬合治疗计划

如果已经确定患者需要咬合治疗，医生还需要确定合适的治疗方法。一般来说，可以达到治疗目标的最微创的治疗是最好的选择。而通常也只需要微小的调改就可以有效地改善现有咬合关系。

微小地调改通常是选择性地将牙齿𬌕面重塑以达到理想的咬合接触关系。这种治疗方式称为选择性调磨或调𬌕（也称咬合平衡）（图17.4）。通常需要磨除一定的牙体结构，因此磨除范围应仅限于牙釉质的厚度。如果牙釉质被完全磨除，那么牙本质就会暴露，从而造成了牙本质敏感并可能导致龋坏。

如果牙齿排列不齐更为严重，就需要更大范围地改变现有咬合状况才能达到治疗目的。如果选择性调改牙釉质无法达成目标，则可能需要修复治疗。冠修复或其他形式的固定修复可以改善咬合关系达到预期的治疗目标（图17.5）。

当牙齿排列不齐进一步加重，仅靠冠修复或其他形式的固定修复可能也无法达成目标。制作的后牙冠修复体无法有效地引导𬌕力沿牙体长轴传导。因此，有时

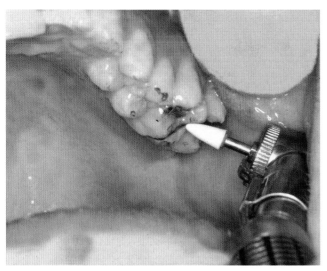

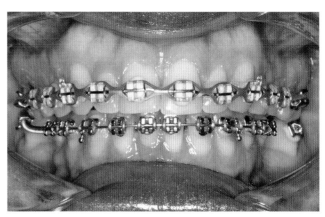

•图17.6　正畸治疗是一种不可逆性咬合治疗方法，当严重牙列不齐且固定修复无法达到咬合治疗的目标时，可能需要考虑正畸治疗。

•图17.4　调𬌗是一种不可逆性咬合治疗方法，该法通过牙齿的精细重塑以达到咬合治疗的目的。

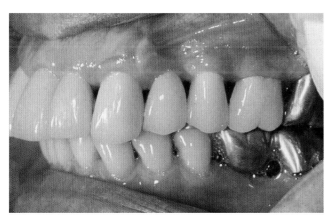

•图17.5　固定修复是一种不可逆性咬合治疗方法，当调𬌗不能达到咬合治疗目标时，可能需要这种治疗方式。

就必须利用正畸治疗来达成治疗目标。正畸治疗可以排齐牙列从而改善咬合关系（图17.6）。有时，牙列不齐是由于牙弓间位置关系不良造成的。此时最可能成功达成治疗目标的方法是正畸联合矫正颌骨位置关系的手术（正颌手术）治疗（图17.7）。

　　因此，错𬌗的严重程度决定了何种治疗方法最合适。这些治疗方法包括调𬌗、冠修复、固定修复、可摘义齿修复、正畸治疗以及正颌手术。为了达到治疗目标通常需要采取联合治疗。例如，在完成正畸治疗后，进一步的调𬌗可能有助于改善牙齿精确的咬合。所有这些治疗方案都需要制订精确的治疗计划。通常治疗计划需要考虑两个因素：（1）最佳的治疗方法通常是最简单的，即能实现治疗目标的方法；（2）临床医生应在确

定最终治疗效果之后再开始治疗。

　　多数常规病例都很容易预见最终的治疗效果，因此可以明确地开展治疗。然而，当治疗计划更为复杂时，有时很难确切地预见每步或每阶段的治疗将如何影响最终效果。对于这些复杂的病例，在实际治疗开始前，最好先找出准确预测最终治疗结果所必需的信息。最有效的手段是通过在准确安装在𬌗架上的研究模型上模拟所需要的治疗。例如，在研究模型进行调𬌗可以帮助确定在患者口内操作时可能遇到的困难。同时还可以指明需要磨除的牙体组织的厚度（图17.8）。这不仅有助于预测治疗效果，还有助于预测调𬌗后是否仍需要其他的修复治疗。因此，如果在调𬌗后仍需要进行修复治疗，患者就可以提前获悉所需的修复体数量。

　　如果选择固定修复或种植修复缺失牙，就可以通过在安装于𬌗架上的研究模型上制作一个诊断蜡型来观察预期的咬合状况（图17.9）。如果需要美观改变时也可以利用该法（图17.10）。诊断蜡型有助于确定设计代型，并有利于直观呈现患者预期的美观效果。也可以在模型上通过分段移动牙齿到所需位置模拟正畸的最终效果（图17.11）。利用这种方法，医生可以很容易地呈现预期的最终结果，并且可以提前发现其中可能出现的任何问题。如果无法做到每步治疗及最终结果心中有数，医生则不应该开展治疗。

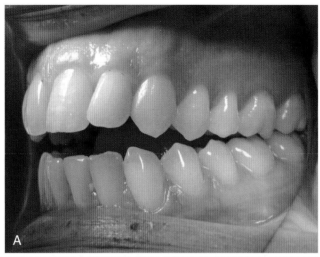

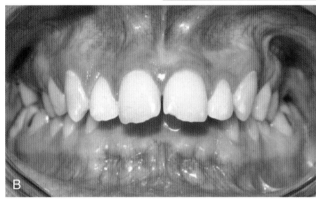

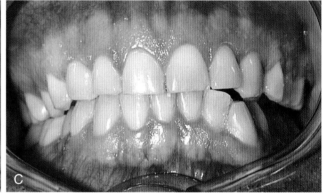

• 图17.7 3例重度错𬌗的病例。A. 严重的前牙开𬌗。B. 明显深覆𬌗。C. 牙弓宽度不足。造成这些问题的主要因素是上颌和下颌的颌骨位置关系。这些情形无法仅靠牙科治疗矫正，必须考虑适当的牙科治疗（如正畸、固定修复）联合外科手术。

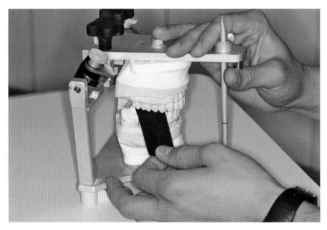

• 图17.8 在对患者进行调𬌗之前，应首先在精确安装在𬌗架上的研究模型上实行。这将有助于临床医生确定调𬌗的有效范围。如果需要去除大量的牙体结构，应告知患者可能需要额外的修复治疗。

三等分法

选择合适的咬合治疗方法十分重要，但通常很困难。大多数情况下，必须在调𬌗、全冠或其他固定修复，以及正畸治疗之间做出选择。上下后牙的颊舌侧𬌗合偏差通常是决定合适治疗的关键因素。其偏差范围决定了选择何种治疗方法最合适。

这种偏差最好的检查方法是先用双手辅助将髁突引导至肌骨稳定位（正中关系位）。然后下颌以铰链运动方式缓慢闭合，直到出现牙齿轻接触。此时，检查上下牙齿的颊舌侧关系。如果中央尖咬合于对颌牙中央窝附近，只需稍微调𬌗即可达到治疗目标。中央尖咬合处距对颌牙中央窝越远，就需要更大范围的治疗才能达到治疗目标。

既有的三等分法[6-8]可以帮助确定合适的治疗方法。后牙中央尖牙尖的内侧斜面都可以等分为三。当下颌髁突处于正中关系位，下颌后牙近中颊尖咬合于对颌牙近中舌尖近中牙斜面近中央窝1/3时，通常可选择调𬌗而不会损伤牙齿（图17.12A）。

如果下颌后牙近中颊尖咬合于对颌牙近中舌尖、近中牙斜面中1/3处（图17.12B），最适合选择冠修复或其他形式的固定修复。在这些情况中，调𬌗很可能磨穿牙釉质，从而需要进行修复治疗。

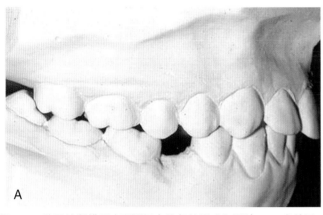 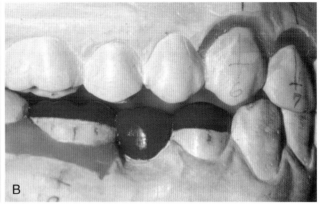

• 图17.9　使用诊断蜡型来预测固定修复的形式和设计。A. 术前图。注意下颌磨牙缺失并向近中倾斜。B. 固定桥联合直立磨牙及拔除第三磨牙的预期结果。

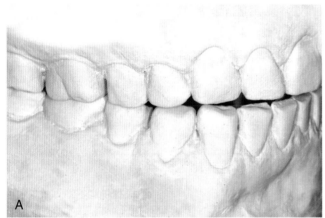 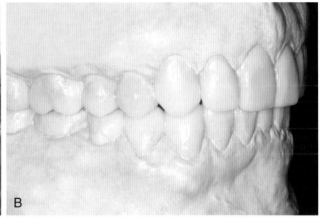

• 图17.10　美学蜡型。A. 患者牙齿磨耗严重，咬合不良。B. 展示了美观和功能预期效果的蜡型。（Courtesy Dr. Wes Coffman，Lexington，KY.）

如果下颌后牙近中颊尖咬合于对颌牙近中舌尖、近中牙斜面切1/3时，甚至尖尖相对（图17.12C），则最适合选择正畸治疗。在这些情况下，冠修复体或其他形式的固定修复体往往不能充分地将𬌗力通过牙体长轴传导，导致咬合关系存在潜在不稳定。

临床上，三等分法可以通过干燥牙面，然后将髁突引导至正中关系位，再让患者做铰链运动闭口轻咬咬合纸。这样就可以看见咬合接触区并确定接触区在牙尖斜面上的位置。医生可以直接观察整个牙列的颊舌侧关系来决定合适的治疗方案（图17.13）。有时，当牙齿接触不够典型，不足以代表牙弓间关系时，就不能用这种方法决定最佳的治疗方案。

在多数情况下，临床上仅凭对牙齿关系判断就可以明确地选择治疗方式。但有时，如当下颌不易引导回到正中关系位或牙齿咬合关系不够直观可视时，就很难判断何种治疗方式更合适。此时，准确安装在𬌗架上的诊断模型有助于我们进行判断。𬌗架上的模型没有软组织、肌肉和唾液等干扰，可以帮助医生做出更准确的诊断。同时，诊断模型也可用于（如前所述）模拟治疗，以确定治疗的效果和难度。

治疗计划的影响因素

在仔细分析咬合关系后，医生大多能确定最合适的治疗方案。如果调𬌗可以在不损坏牙齿的情况下达到目的，则选择调𬌗。但是，如果需要采用其他非保守的治疗方式（如冠修复或正畸治疗），则可能需要考虑其他因素。由于这些治疗耗时多、费用高，因此必须权衡其潜在的利弊。有5个因素会影响治疗的选择：（1）临床症状；（2）牙列状况；（3）全身健康；（4）美观需求；（5）经济条件。

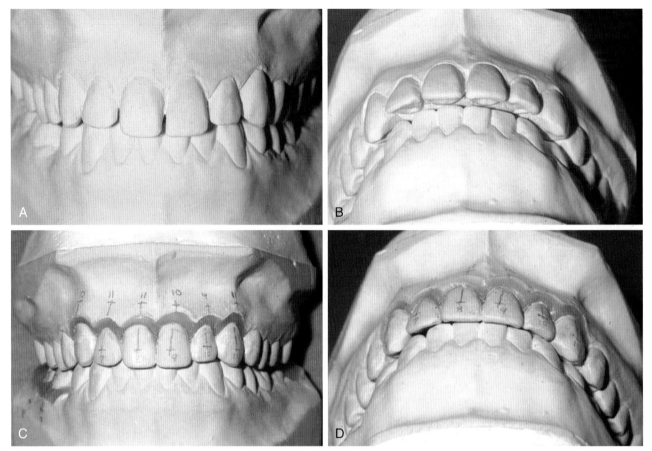

• 图17.11 正畸治疗的方案设计。A. 和B. 术前关系。注意存在的牙间隙（A）和切导的缺失（B）。C. 和D. 是正畸治疗的预期效果。牙齿已经从模型上切下，然后利用石蜡移到最终的正畸位置。注意牙间隙的关闭及切导的改善。

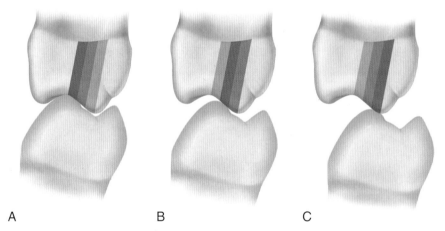

    A   B   C

• 图17.12 三等分法。中央尖牙尖的内侧斜面都可以等分为三。当髁突处于最理想的治疗位（正中关系位），下颌后牙近中颊尖咬合于近中央窝的1/3（A）时，最合适的治疗方法是调𬌗。当下颌后牙近中颊尖咬合接触于中1/3时（B），一般适合全冠或其他类型的固定修复。当下颌后牙近中颊尖咬合接触于切1/3时（C），最适合正畸治疗。

临床症状

    颞下颌关节紊乱病的相关临床症状因人而异。一些患者会出现短暂的轻度不适，并且只是偶尔复发。对于这类患者来说，考虑大范围的修复或正畸治疗通常过于极端。然而，当症状很严重并且已确定咬合治疗（即咬合板治疗）有效时，就应当采取上述的治疗。因此，临床症状的严重程度有助于确定是否需要不可逆性咬合治疗。

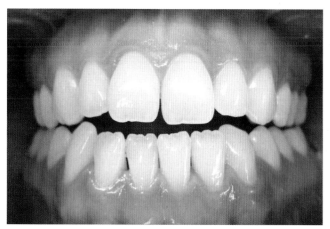

• 图17.13 髁突处于正中关系位时，上下牙弓的颊舌侧关系图。注意，该患者的下颌牙齿颊尖与上颌牙齿颊尖几乎尖尖接触。依据三等分法，这种情况最好通过正畸治疗矫正（而不是调𬌗）。

牙列状况

牙列的健康也会影响治疗的选择。当患者有多颗牙齿缺失和牙体缺损时，修复、种植/或固定修复治疗不仅可消除颞下颌关节紊乱病，还可以改善咬合系统的健康和功能。相反，如果患者有健康且几乎无修复的牙列，而仅仅牙列不齐，其最佳的方案可能是正畸治疗而非修复治疗。从这个意义上说，牙列状况会影响患者最佳的咬合治疗方案。

全身健康

尽管大多数牙科患者都素来体健且能很好地耐受治疗过程，但依然存在少数不能的患者。在制订咬合治疗计划时，始终需要考虑患者的全身健康。一些治疗的预后会极大地受到患者全身健康状况的影响。例如，牙周治疗的预后可能会极大地受到糖尿病或白血病等系统性疾病的影响。甚至诊疗时间过长也会对一些慢性病患者产生不利影响。这些全身健康的考量可能会极大地影响咬合疗法的合适选择。

美观需求

几乎所有的牙科治疗的开展都围绕着建立和维护咬合系统功能及美观。在治疗颞下颌关节紊乱病时，如今首要考虑的依然是功能。然而，美观可能也是一个需要考虑的主要问题。在制订咬合治疗计划时，不应忽视或低估美观考量。应当询问患者的美观需求。有时，患者由于这些美观需求而不接受特定的治疗计划。例如，有的患者可能因为美观欠佳而不接受咬合板治疗。而在其他一些情况下，患者可能因为美观需求而趋向接受某些治疗方案。例如，当医生得知患有轻度或中度颞下颌关节紊乱病症状的患者不满意自身目前的面貌并希望做出改进时，就可以推荐这类患者进行正畸治疗。正畸治疗可以同时改善功能和美观，从而更全面地满足患者的需求。

经济条件

与其他服务一样，患者的经济状况也会显著影响治疗计划。尽管治疗选择本不应当受到费用的影响，但事实上患者经常出于经济考虑而影响治疗方案。全口修复或种植修复可能对于某些患者的治疗有益，但他们无法负担这样的治疗费用因而必须选择替代方案。例如，选择可摘局部义齿、局部覆盖义齿、甚至全口义齿也可以获得理想的咬合关系，而费用只需全口重建的一小部分。这些经济方面的考量只能根据患者对于外观、健康、舒适等方面的需求来进行评估，而不能公式化。

优先考虑因素

在制订适当的咬合治疗计划之前，这5个因素中的每个都需要考虑。重要的是要认识到，这些因素对于患者和医生来说，优先级可能不同。当症状不严重时，经济条件和美观需求往往是患者更重要的关注点。然而，与此同时，口腔医生可能认为牙列状况更为重要。无论如何，成功的治疗计划的制订必须始终将患者的需求放在首位。

在治疗的方案及疗效可预估的情况下，就可以开始实施治疗。然而，在其他情况下，可能需要努力确定何种治疗最适合患者。此时，建议选择咬合板治疗。大多数考虑进行不可逆性咬合治疗的患者已经接受咬合板治疗且成功缓解了颞下颌关节紊乱病的症状。在咬合板治疗时，要鼓励患者根据需要持续佩戴咬合板以缓解或消除症状。当症状是偶发性的或与情绪应激增加有关时，尤其适用咬合板治疗。通过在特定时间（如睡眠）佩戴咬合板，许多患者能够保持舒适。

另一些患者在精神紧张时会加剧症状，这些时期可佩戴咬合板。那些无法负担大额治疗费用或因全身健康的无法接受其他治疗方案的患者往往适合咬合板治疗。如果建议使用咬合板治疗，重要的是让患者了解咬合板的使用、护理和维护。同样非常重要的是，咬合板与所有牙齿的咬合均衡接触，因而长期使用情况下不会让个别牙齿过度萌出。

第18章
殆架在咬合治疗中的应用
Use of Articulators in Occlusal Therapy

"殆架是种工具，而非答案。"

——杰弗里·奥克森

殆架是再现一些具有重要诊断价值的颌骨信息和下颌边缘运动的工具。临床上有多种不同类型的殆架，每种类型都是研发者针对特定用途需要所设计的。根据学术观点和应用目的的不同，多年来已经研发出了数十种殆架。殆架是咬合治疗的重要辅助工具；但是应该注意殆架仅是治疗过程一种辅助工具，而不是一种治疗形式。合理使用殆架可以帮助收集、分析患者信息，可能将有助于设计治疗方案。但是如果医生使用不当，它就无法反馈正确的信息。换句话说，只有医生对殆架的功能、优点、缺点和用途有透彻的了解，才发挥殆架在咬合治疗中最大的作用。

殆架的应用

殆架在口腔临床治疗中的许多方面都有帮助。准确上好殆架的诊断模型，能够辅助医生做出正确的诊断、制订治疗计划并实施治疗。

应用于诊断

咬合治疗包括两个重要阶段：诊断和治疗。由于诊断总是先于并将决定治疗计划，所以诊断必须准确。根据不准确的诊断制订治疗计划必然导致治疗失败。

由于咬合系统的各种结构之间存在复杂的相互关系，因此很难得到准确的诊断。为此，必须收集和分析所有相关的信息（见第9章）。在咬合检查过程中，有时可能需要更仔细地评估咬合状况。当强烈怀疑咬合状况可能是疾病的显著病因或当牙列状况需要进行咬合治疗时，更要仔细地评估咬合状况。此时准确上好殆架的

诊断模型可有助于帮助评估咬合情况。石膏模型应固定在肌骨稳定位上［正中关系（CR）］才可以全方位评估边缘运动。如果将模型安装在牙尖交错位（ICP），并且患者从CR位到牙尖交错位（ICP）有滑动，那么就无法在殆架上定位髁突的最后上位，因此也无法正确评估该位置的咬合状况。

诊断模型准确上好殆架用于辅助诊断具有两大优势。首先，这有助于观察牙齿静态和功能状态下的相互关系。尤其对第二磨牙区域特别有帮助，由于受到颊部和舌部软组织的妨碍，第二磨牙区难以观察。在殆架上可以很容易地对患者舌侧的咬合情况进行检查，而这在临床上是无法观察到的（图18.1）。这是检查静态功能和动态功能时牙齿关系的必要手段。其次，这可以很容易地观察下颌运动情况。因为在殆架上患者的下颌运动及咬合情况不受神经肌肉控制影响。而通常在临床检查时，神经肌肉系统的保护性反射会避免创伤性咬合接触，从而掩盖了某些殆干扰，导致漏诊。诊断模型在殆架上咬合时，这些接触就变得明显（图18.2）。

然而，正如本章一再强调的，仅靠咬合检查并不足以诊断颞下颌关节紊乱病。必须确认咬合检查结果是否有临床意义。因此，从殆架上诊断模型获得的咬合信息可以作为确诊的另一种信息来源。

应用于制订治疗计划

成功的治疗需要先制订一个完善的治疗计划，不仅要消除已确定的病因，而且要有一定的逻辑性和顺序。有时对患者进行临床检查并预估疗效往往具有难度。然而，必须在治疗开始前就对治疗的最终效果以及实现治疗目标所需的每个步骤都心中有数。如果无法做到，正确上殆架的诊断模型可有助于制订治疗计划。诊断模型

的使用是治疗成功的保证，并且可以根据所需的治疗方式，采取不同的应用。

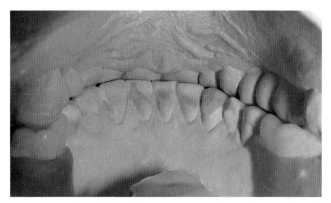

● 图18.1　粭架上的诊断模型可直观显示临床难以察看的舌侧咬合状况。（Courtesy Dr. Rodrigo Fuentealba, University of Kentucky, Lexington, KY.）

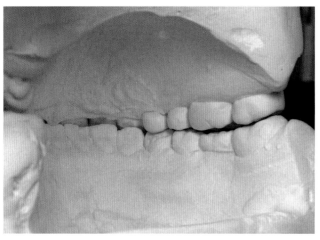

● 图18.2　检查粭架上准确安装的诊断模型时，注意到患者牙尖交错位时右侧后牙牙冠的咬合接触不良。由于神经肌肉会控制下颌避开此位置，因此在口内无法准确观察到。

调粭

临床上检查完患者后，通常很难判断仅调磨牙釉质是否可以达到治疗效果。如果快速判断错误，医生可能会磨穿牙釉质，导致患者需要额外的修复治疗。因此对于一些调粭疗效难以预测的患者，应当先在上好粭架的诊断模型上模拟调粭，以观察治疗效果。如果必须磨除大量牙体组织才足以实现治疗目标，则可以提前告知患者需要额外的治疗（如冠修复、正畸治疗）及费用。这种事先计划也有助于增加医患间的信任。

功能（诊断）蜡型

通常，严重的牙体缺损或牙齿缺失需要通过全冠或固定义齿修复来恢复正常功能和咬合稳定性。在某些情况下，很难准确地预测修复体应该如何设计才能最好地实现治疗目标。正确上粭架的诊断模型有助于确定治疗的可行性，并且可改进治疗方案。与调粭一样，可以先在诊断模型上完成既定的治疗方案以观察疗效。设计并制作满足理想治疗目标的功能性诊断蜡型（图18.3）。完成诊断蜡型后，可以制订出最适合的设计方案。诊断蜡型不仅可以直观地看到最终的治疗效果，而且可以预测期间可能遇到的任何问题。通过诊断蜡型，治疗成功有了更大的保证。

美学（诊断）蜡型

耗费大量的时间和金钱完成前牙牙冠或固定义齿修复后，患者对美学效果不满意，无疑非常令人沮丧。因

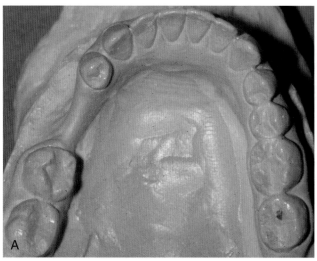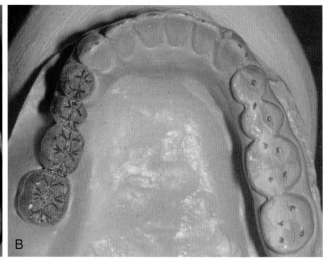

● 图18.3　A. 该患者有几颗牙齿缺失和牙齿倾斜，因此难以预测固定局部义齿的修复效果。B. 正畸矫正后磨牙区制作功能性诊断蜡型，有助于临床医生和患者更好地了解最终修复效果。

此修复前需要仔细检查业已存在的美学影响因素，以便确定其对修复体最终美学效果的影响。异常的牙间隙、组织形态或咬合通常会影响全冠、种植或固定修复的最终美学效果。如果无法预测修复前已存在的客观因素是否会影响最终的美学效果，则可以利用美学（诊断）蜡型预先呈现最终的修复效果。这有助于口腔医生和患者直观地看到修复后的美学效果，也有助于口腔医生了解该如何获得最终的美学修复（图18.4）。

如果诊断蜡型表明无法达到预期的美学效果，则可能需要联合其他治疗来一起完成固定修复。这可能包括种植治疗、正畸治疗、牙周治疗、牙髓治疗或可摘局部义齿修复。通过诊断蜡型，医生和患者都可以直观地看到修复后的美学效果。患者期望的美学效果得以实现，从而将最大限度地减少医疗纠纷。治疗的成功性也得以保证。

正畸预排牙

牙列不齐通常更适合正畸治疗。简单的常规病例很容易预测正畸的治疗效果。然而，有时特定的牙齿排列问题或牙齿拥挤可能难以预测最终治疗效果。此时，可以在正确上殆架的诊断模型上模拟牙齿移动。通过在诊断模型上分段重排牙齿，医生和患者可以直观地看到预期的正畸治疗效果（图18.5）。这也有助于临床医生尽可能避免正畸治疗过程中可能出现的意外问题。

如果考虑拔牙正畸，则可以移除要拔除的牙位。然后就可以直观地比较拔牙与不拔牙正畸的治疗效果，从中选择最合适的治疗方法。因此，正畸预排牙可以为治疗计划提供有价值的信息。特别是对于制订个别牙齿移动的治疗方案（图18.6）。如果需要进行复杂的正畸治疗时，进行正畸预排牙也很有帮助，但这不能作为正畸设计的唯一依据。成功的治疗计划还需要对生长和发育以及牙齿移动的生物力学有充分的了解。

固定修复体的设计

固定或可摘局部义齿的具体设计通常取决于口颌系统的功能和美学综合考量。诊断模型正确转移到殆架上有助于设计理想的修复体。从单冠到可摘局部义齿的咬

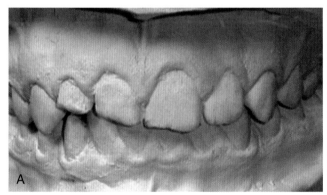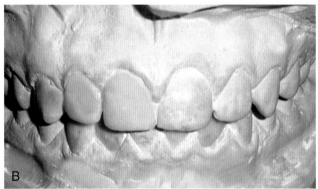

• 图18.4　美学（诊断）蜡型。A. 术前咬合状况。注意磨损和折断的前牙。B. 制作诊断蜡型有助于直观展示修复后的预期美学效果。（Courtesy Dr. Rodrigo Fuentealba, Concepcion, Chile. ）

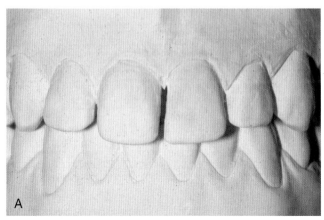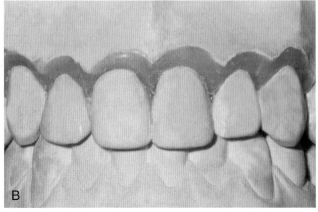

• 图18.5　美学（诊断）正畸预排牙。A. 术前中切牙之间存在明显的间隙。患者希望改善此种情况。B. 通过前牙的诊断性正畸预排牙，可以向患者展示正畸治疗的理想治疗目标。让患者直观地了解治疗效果有助于平衡期望值。

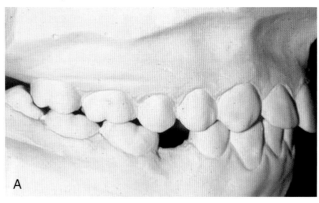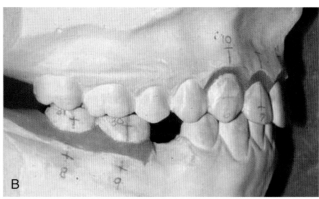

• 图18.6　正畸预排牙。A. 术前（侧面观）。B. 拔除第三磨牙后，第一、二磨牙可以成功地直立，形成良好的咬合关系。可在间隙处制作固定局部义齿或种植修复蜡型，以便患者和医生更好地预测最终治疗效果。

合要求都可以在诊断模型上进行可视化设计和预测。

如果因龋坏或旧有的修复体造成牙齿抗力不佳时，必须选择一种治疗方法来加强和保护临床牙冠。如果选择单冠修复，正确转移到𬌗架的诊断模型有助于设计修复体达到最佳形态和功能的要求。在诊断模型上进行功能咬合分析，可以发现哪些区域因𬌗力而需要增厚，而哪些区域又需要优先考虑美观。以这种方式设计的修复体可以最好地满足功能和美学的需求。

设计可摘局部义齿时，运用诊断模型进行咬合分析，可以获得最理想的咬合设计。上好𬌗架的诊断模型可提供可摘局部义齿基托设计的信息，例如，可用颌间距离以及哪些牙位最适合放置𬌗支托。它还可以用来帮助选择最理想的覆盖基牙，或合适的种植体植入部位，以提高覆盖义齿的修复效果。

𬌗架与诊断模型的其他用途

精准转移到𬌗架的诊断模型通常有助于医患沟通。如果在诊断模型中发现问题，通常患者会更容易理解他们口腔中存在的问题。此外，通过在诊断模型上模拟治疗，可以让患者更全面地理解治疗计划。这有助于建立良好的医患关系。成功治疗的基础始于患者对自己口腔问题的透彻理解和适当的治疗方案。

应用于治疗

𬌗架最常应用于治疗。虽然𬌗架不能治疗患者，但是它是制作咬合板和治疗患者过程中不可或缺的辅助工具。𬌗架可以提供制作咬合协调的咬合板或修复体所必需的下颌运动的准确信息。虽然理论上这些信息可通过直接口内检查获取，但𬌗架消除了许多干扰因素（如舌、颊、唾液和神经肌肉控制系统）。某些情况下，例如，需要使用不适用于口腔的修复材料时，𬌗架就成了调整咬合唯一可靠的仪器，也是制作全冠、固定义齿、可摘局部义齿和全口义齿的必要环节。多数正畸矫治器的制作也需要使用𬌗架。

𬌗架的类型

𬌗架有多种尺寸和形状，根据它们的使用目的而有不同的个性化设计。为了方便讨论与理解，可根据它们调整和复制患者特定髁突运动的能力，将各种类型的𬌗架分为三大类：不可调𬌗架、半可调𬌗架和全可调𬌗架。一般来说，𬌗架的可调性越大，它在复制髁突运动时就越准确。下面将介绍这几类𬌗架的结构、使用方法及其优缺点。

不可调𬌗架

概述

不可调𬌗架（图18.7）是𬌗架中最简单类型。无法进行任何调整，所以无法准确地模拟患者的特定髁突运动。这类𬌗架多数可以进行非正中运动，但运动只能达到平均值幅度，无法准确复制患者特定的非正中运动。

不可调𬌗架唯一能准确复制的颌位是ICP。安装在ICP的诊断模型只可以从这个位置开始重复开闭口运动，这也是不可调𬌗架唯一可重复和准确定位的位置。由于没有准确地将髁突到牙尖的间距转移到𬌗架上，它甚至无法准确地复制患者开闭口的轨迹。只有将诊断模型准确地上在殆架的这一位置时，ICP才可以重复。其他颌位或运动（如开闭口、前伸运动、左右侧向运动）都不能准确地复制患者下颌运动轨迹。

不可调殆架使用方法

由于只准确复制了牙齿的咬合关系，因此可以使用任意上殆架的方法来定位和固定诊断模型。通常将诊断模型固定在牙尖交错位（ICP），并且位于殆架的上颌和下颌部件等距的位置。然后用石膏将下颌模型固定在殆架的下颌部件上。同样上颌模型也固定到上颌部件。石膏凝固后，上下颌模型便可以分开做单纯的铰链运动，并准确地返回到初始的ICP。

> **注意**
>
> 上殆架时必须使模型上的牙齿应咬合在理想的接触位置。如果使用蜡记录咬合关系，则无法准确复制牙尖交错位。这是由于不可调殆架无法准确复制患者下颌的实际铰链轴（相关的完整解释，请参阅第18章"垂直距离增大情况下的颌间记录"）。

不可调殆架的优缺点

使用不可调殆架有两个明显的优点。第一个优点是这种殆架费用相对便宜，医生可以大量采购以满足大量的临床需求。第二个优点是模型上殆架耗时较短。由于安装过程相对简单，无须从患者那获取额外的信息。因此，可以在最短的时间内完成模型的安装。

尽管这些优点可能有助于治疗，但不可调殆架的缺点通常远远超过优点。由于不可调殆架仅准确复制了ICP，因此无法正确制作修复体以满足患者非正中咬合的

要求。由于该殆架只能简单控制咬合状况，口腔医生必须耗费大量时间在口内调整非正中咬合。此外，如果需要调殆量较大，可能会导致牙齿形态和咬合关系不佳。

半可调殆架

概述

半可调殆架（图18.8）与不可调殆架相比，可以更准确复制髁突运动。它通常具有3种调节方式，可以准确模拟患者的髁突运动。因此，半可调殆架不仅可以精确复制牙尖交错位，而且牙齿从该位置进行非正中运动时，所产生的咬合接触将非常接近患者口内的真实接触情况。因此，半可调殆架可以记录更多有关患者特定运动的信息，以便在后续制作修复体时使用。半可调殆架常见的调节方式有：（1）髁导；（2）侧向偏移（或Bennett角）；（3）髁间距离。

髁导

矢状面上髁突沿关节结节向下移动的角度会显著影响后牙的窝沟深度和牙尖高度（见第6章）。半可调殆架可调整该角度与患者的情况一致。因此，可以制作具有适当窝沟深度和牙尖高度的修复体，与患者现有的咬合状况协调一致。

Bennett角

在侧向运动中，环绕（平衡侧）髁突在关节窝中向内运动（在水平面上测量）会显著影响后牙中央窝的宽

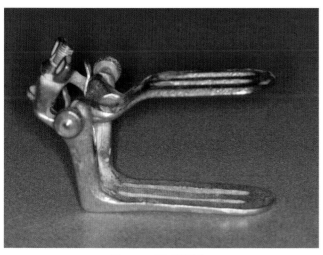

• 图18.7 不可调殆架。

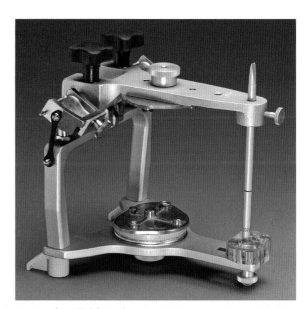

• 图18.8 半可调殆架。（Whip-Mix 2000 series Model 2240, Whip-Mix Inc., Louisville, KY.）

度（见第6章）。髁突向内移动与内侧壁形成的夹角称为Bennett角。适当调整该角度有助于制作的修复体更接近患者现有的咬合状况。

多数半可调𬌗架模拟Bennett运动时，下颌从正中位移动到最大侧向运动位置时，平衡侧髁突的运动轨迹只是一条直线。也有少部分𬌗架可调整瞬时侧移和逐步侧移时的Bennett角。如果患者存在明显的瞬时侧移，这些𬌗架可更准确地复制髁突运动。

髁间距离

髁突转动中心之间的距离会影响后牙中央尖在对颌牙𬌗面（水平参考面）上的平衡侧和工作侧运动轨迹（见第6章）。半可调𬌗架可以调整髁间距离近似于患者的情况。适当调整髁间距离有助于制作的修复体的𬌗面解剖结构与患者口内中央尖的运动轨迹协调一致。

半可调𬌗架使用方法

应当根据从患者处获取的咬合信息对半可调𬌗架进行适当的调整。因此，准确安装诊断模型到半可调𬌗架需要3个步骤：（1）面弓转移；（2）正中关系颌间记录；（3）非正中颌间记录。

面弓转移

面弓转移的主要用途是将上颌模型准确地转移到𬌗架上。它利用3个不同的参考点（两个后部和一个前部）在𬌗架上定位模型。后部参考点是两侧髁突的铰链轴，前部为任意一点。

多数半可调𬌗架不能准确定位患者的铰链轴，常用接近于大多数患者铰链轴的一个既定点替代。用此指定的铰

链轴作为后部参考点将上颌模型安装在𬌗架上，其髁间距离与患者本身的非常接近。前部是任意的一点，通常由制造商设置，如此上颌模型就可以定位在𬌗架的上颌和下颌之间的合适位置。一些𬌗架的前部参考点是鼻梁；而另一些𬌗架则设置为上颌前牙切缘上方特定距离的位置。

后部参考点确定后就可以测量髁间距离。具体方法是通过测量患者头部两侧后部参考点之间的宽度，并减去每侧参考点与髁突转动中心横向偏差的标准补偿值。然后将测量值通过面弓转移到𬌗架上，并在𬌗架上将髁间距离调整到合适的位置。调整好髁间距离后，面弓适当地固定在𬌗架上，上颌模型就可以安装到𬌗架的上颌部件上（图18.9）。

正中关系颌间记录

下颌模型上𬌗架时，需要先将上颌模型准确安装在𬌗架上，然后找到所需的下颌位置，并保持这种关系将下颌模型通过石膏固定到咬下颌部件上。常用易于定位的牙尖交错位，因为牙齿通常很快就会进入最广泛的咬合接触。当在牙尖交错位难以上𬌗架或不稳定时，则可以嘱患者紧咬一张烤软的蜡片，然后将此咬合的蜡片放置在上下颌模型之间。这种颌间记录形式有助于在牙尖交错位固定模型。

但是一定要记住，在牙尖交错位上𬌗架时，大多数𬌗架不允许髁突进一步向后移动。对于有CR到ICP滑动的患者（长正中），上下颌模型只能固定在最大牙尖交错位，而不能到达CR位。换句话说，如果将上下颌模型以ICP固定在𬌗架上，则无法在𬌗架上观察到从ICP向后的运动。由于CR-ICP的滑动在咬合治疗中有重要作用，因此更应

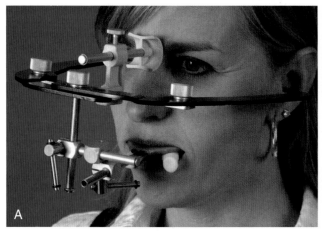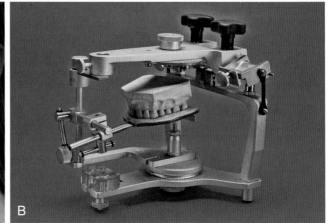

• 图18.9　面弓装置，可利用其将上颌模型固定至𬌗架的上颌部件，同时也将患者髁突转动中心间距也进行转移。A. 正确放置的面弓。B. 将面弓的数据转移到𬌗架以定位上颌模型。（Whip–Mix Inc., Louisville, KY.）

当将模型固定在CR位。但是髁突在这个位置时咬合经常不稳定。因此，需要颌间记录来稳定上下颌关系。

有很多方法可以记录正确的颌间关系。应当在正中关系（肌骨稳定位）进行颌间记录，以便在粭架上可以准确复制患者下颌的所有运动。正中关系颌间记录的一种方法是在上颌前牙切端放置前导板（图18.10）来协助患者定位关节的稳定位。在上颌前牙放置前导板并配合双手复位手法（见第9章）来寻找髁突的最上前位。一旦医生认为该位置是可重复的，就可以嘱患者闭口。合适的前导板应当使前牙接触于导平面，导平面应垂直于下颌前牙长轴，而后牙不接触。嘱患者在没有后牙接触的情况下闭口，升降肌群将会使髁突定位至其肌骨稳定位。如果此过程可重复数次，再次定位该位置并在后牙之间注入咬合记录材料，记录此时的颌间关系。记录完成后，从口内取出咬合记录材料并用于下颌模型上粭架。

完成髁突CR位的定位及颌间记录后，就可以将记录转移到粭架上，辅助下颌模型固定到粭架的下颌部件上。上下颌模型均固定在粭架上后，去除颌间记录，上下牙齿即可咬合至CR位早接触状态。然后观察下颌是否会移动至更稳定的牙尖交错位，出现CR-ICP的滑动。以此种方法上粭架，可观察CR-ICP的滑动距离，并有助于后期制作修复体。

> **注意**
>
> 正中关系颌间记录是在一定垂直距离上制取的，该垂直距离略大于CR位的早接触。如果使用的垂直距离过小，记录的蜡片可能被咬穿，导致牙齿接触，从而改变下颌位置。另外，如果颌间记录时垂直距离过大，则在移除记录的蜡片后牙齿将咬合在一起导致记录不准确。这常见于没有准确复制铰链轴位置的情况（请参阅第18章"垂直距离增大情况下的颌间记录"）。

非正中颌间记录

非正中颌间记录用于调整粭架，使其能够模拟患者的髁突运动。常用蜡片记录，但也还有许多其他合适的产品。

使用蜡片记录时，先将适量的蜡片烤软后置于后牙上。嘱患者将牙齿略微分开，然后进行侧向边缘运动。下颌处于侧向颌位时，牙齿咬合在蜡片上但不咬穿（图

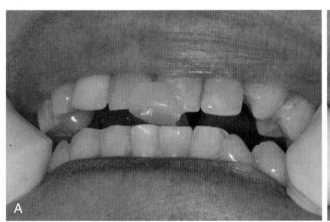
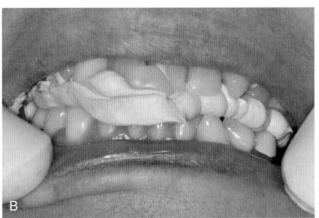
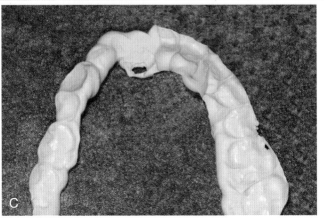

• **图18.10** 制取颌间记录，用于将下颌模型固定到粭架的下颌部件上。A. 在上颌前牙放置前导板，并使用双手复位手法来寻找髁突的前上位。B. 髁突位置确定后，可在后牙之间注入咬合记录材料，记录此时的颌间关系。C. 固化后咬合记录材料用于将下颌模型固定在粭架上。

18.11）。蜡片在空气中冷却后取出即可获得特定边缘运动时牙齿的确切位置。它还可以获得侧向运动过程中髁突的准确位置。将咬合记录放回已固定到𬌗架上的模型上并固定，就可以在𬌗架上重现患者的髁突运动。然后适当地调整髁导斜度和Bennett角来复制这个特定的髁突位置。通过左右侧向和前伸边缘运动的颌间记录，调整𬌗架即可复制患者的非正中运动。

注意

𬌗架上髁导的调节是指调整前伸或侧向运动期间髁突从CR位下移的角度。正常颅骨形态决定了髁道是弧形的（图18.12）。然而，大多数半可调𬌗架只可调整直线轨迹。如果患者存在瞬时侧移或逐步侧移时，髁突运动轨迹通常不是直线。如果在侧向颌间记录时，工作侧尖牙超出尖对尖关系后，平衡侧髁突将向前下移动到位置C（图18.12），此时Bennett角相对较小（角c）。但是，如果在距CR位仅3~5mm处制取颌间记录，则记录将更接近患者的瞬时侧移和逐步侧移（位置B），此时Bennett角较大（角b）。

由于临床医生关心的是任何可能导致牙齿接触的下颌运动，因此有理由认为，最初的3~5mm的运动最为关键。如果使用较小的Bennett角来制作后牙牙冠，则会导致牙窝相对较小。把这样的牙冠戴入口内时，会出现较大的侧向移动，牙冠则会出现归中咬合接触，导致𬌗干扰。为避免这种错误，侧向颌间记录应当不超过5mm的非正中运动范围。

半可调𬌗架的优缺点

半可调𬌗架对患者髁突运动的适应性相比于不可调𬌗架的具有显著优势。更有利于制作符合患者咬合要求的修复体，从而最大限度地减少口内调整的耗时。通常，半可调𬌗架是常规牙科治疗的理想辅助工具。

与不可调𬌗架相比，半可调𬌗架的一个缺点是，最初需要更多时间进行颌位转移，但减少了大量口内的调整，所以是非常值得的。半可调𬌗架的另一个缺点是它比不可调𬌗架贵；但是，增加的收益通常远远超过增加的成本。

全可调𬌗架

概述

全可调𬌗架（图18.13）是牙科中用于复制下颌运动最精密的仪器。有众多调节装置，该𬌗架能够精确复制任意患者的多数髁突运动。常用的调整有4种：（1）髁导；（2）Bennett角或瞬时侧移；（3）转动髁突（工作侧髁突）的运动；（4）髁间距离。

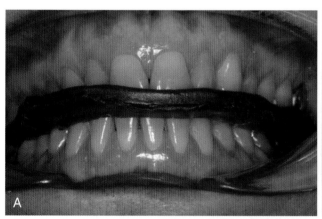
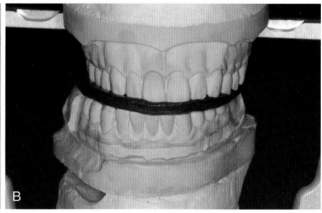
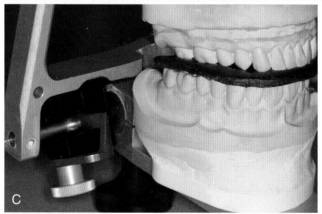

• **图18.11** 侧向颌间记录。A. 在上下牙齿之间放置蜡片，然后下颌向右侧向运动。在这个位置，下颌牙齿咬合在蜡片上。B. 蜡片冷却后置于上颌模型上，将下颌模型对应记录放置。C. 注意，当蜡片放置就位时，可以看到左侧髁突已经开始绕右侧工作侧髁突向前、下、内旋转的运动轨迹。记录下颌轨迹，并在𬌗架中对其进行调整。

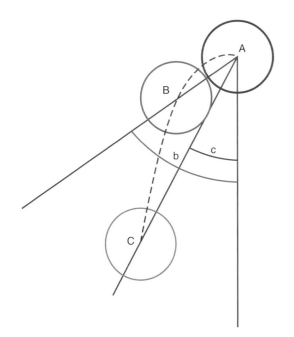

• 图18.12 圆圈A代表处于正中关系（CR）位的髁突（水平视图）。虚线是环绕髁突（平衡侧髁突）的运动轨迹，可以发现存在明显的逐步侧移。如果在距离CR位3～5mm处（如位置B中所见）进行侧向颌间记录，则形成的Bennett角为角b。如果在距CR位置7～10mm处（如位置C中所见，尖牙超过尖对尖关系）进行第二次侧向颌间记录，则形成的Bennett角为角c。由于在接近CR位时有出现牙齿接触，因此应当在位置B进行颌间记录。

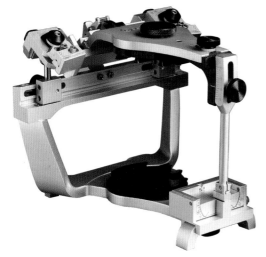

• 图18.13 全可调殆架。（Denar D5A, Whip-Mix Inc., Louisville, KY.）

髁导

全可调殆架与半可调殆架一样，可调节前伸和侧向运动过程中髁突下移的角度。半可调殆架模拟的髁突运动只是一条直线，而全可调殆架能够精确复制患者髁突运动的角度和曲度。

Bennett角（侧向滑动运动）

全可调殆架可以调整患者的Bennett角和患者侧向滑动运动时环绕髁突（平衡侧髁突）的运动轨迹。如前所

述，因为许多半可调殆架的髁突调整装置只是平面，因此无法精确复制这个运动轨迹。全可调殆架可以精确复制髁突运动轨迹，有助于在制作后牙修复体时形成适当的牙尖斜度和窝沟宽度。

转动髁突的运动

在侧向运动过程中，转动髁突（工作侧髁突）不只是单纯地绕固定点转动（见第6章），同时还存在略微的侧向移动。该侧向移动也包括上、下、前、后各个方向，这将影响后牙窝沟深度、牙尖高度以及嵴、沟的方向。转动髁突（工作侧髁突）的运动对工作侧和平衡侧都有影响，但对工作侧影响最大。半可调殆架无法模拟这种运动，而全可调殆架精确复制患者转动髁突的运动轨迹。

髁间距离

全可调殆架与半可调殆架一样可以调整髁突旋转中心之间的距离以匹配患者的真实情况。半可调殆架上通常只有小、中和大3种通用设置，可以选择最适合患者的设置。全可调殆架则可以完全地调整髁间距离。可以根据患者的情况在全可调殆架上调整髁间距离并精确至毫米。这样就可以更准确地复制髁间距离，从而最大限度地减少中央尖在非正中殆干扰。

全可调殆架使用方法

有效使用全可调殆架需要3个步骤：（1）确定铰链轴；（2）髁突轨迹描记；（3）正中关系颌间记录。过去，前两个步骤是通过在描记板上机械地描绘出髁突运动的精确轨迹。目前，描记板已被电子设备所取代，这些设备可以记录下颌骨在所有三维方向上的精确运动，并可进行信息存储，有助于临床医生在殆架上设置这些信息从而模拟患者的运动（图18.14）。

确定铰链轴

对于半可调殆架，任意或平均的髁突铰链轴都可用于面弓转移。然而，将患者的信息转移至全可调殆架时，需要首先准确定位髁突的铰链轴。可通过使用称为铰链轴定位器的装置辅助，将定位器黏附在上下牙齿，并在口外向后延伸到髁突区域（图18.15）。当下颌后退，仅进行开闭口铰链运动时，该设备能够记录铰链轴的精确位置。这是所有下颌运动开始的参考点。

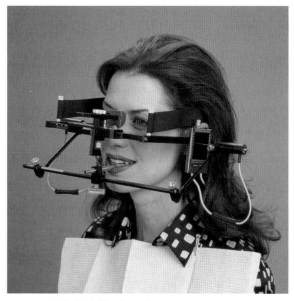

• 图18.14 髁突轨迹描记仪。（CADIAX-2，Whip-MixInc.，Louisville, KY.）

髁突轨迹描记

全可调𬭶架能够精确复制下颌运动。为此，必须获取患者下颌运动的各种信息。

用于半可调𬭶架的非正中颌间记录不足以达到此目的。全可调𬭶架需要使用髁突轨迹描记仪来记录下颌的运动轨迹。因此，必须分别引导患者进行每个下颌运动，并利用描记仪来记录患者精确的髁突运动轨迹。

定位了髁突的终末铰链位置后，嘱患者最大限度前伸下颌。髁突轨迹仪将记录下颌运动的精确轨迹（图18.16）。然后嘱患者返回终末铰链位置，接下来嘱患者立即向右侧移动，记录右侧向运动轨迹（图18.17）。记录完成后，再次嘱患者返回终末铰链位置，然后下颌直接向左移动，并记录左侧向运动轨迹（图18.18）。记录完成后，患者将再次返回到终末铰链位置，并开始记录开闭口运动轨迹（图18.19）。

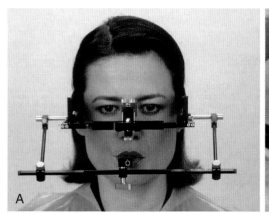

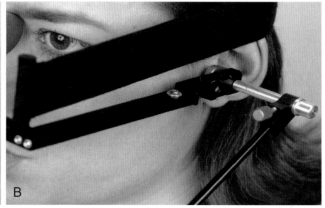

• 图18.15 A. 安装在患者身上的髁突轨迹描记仪。B. 髁突轨迹描记仪。该图所示为髁突铰链轴定位器。

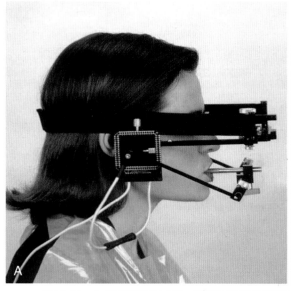

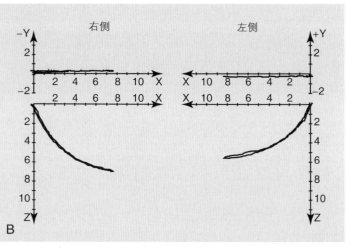

• 图18.16 A. 患者前伸运动时，髁突轨迹描记仪记录下精确的运动轨迹。B. 前伸运动时两侧髁突的运动轨迹导出图。

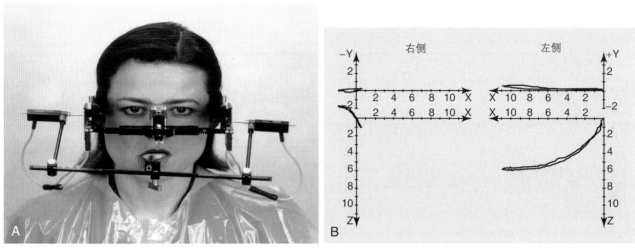

•图18.17 A. 患者右侧向运动时，描记仪记录下精确的运动轨迹。B. 此运动轨迹导出图显示左侧髁突向下、向内移动（平衡侧运动轨迹），而右侧髁突在转动时伴轻微移动（工作侧运动轨迹）。

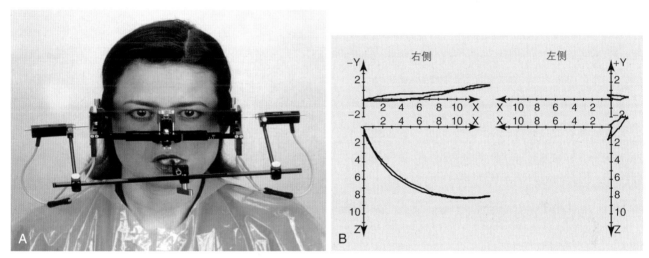

•图18.18 A. 患者左侧向运动时，描记仪记录下精确的运动轨迹。B. 此运动轨迹导出图显示右侧髁突向下、向内移动（平衡侧运动轨迹），而左侧髁突在转动时伴轻微移动（工作侧运动轨迹）。

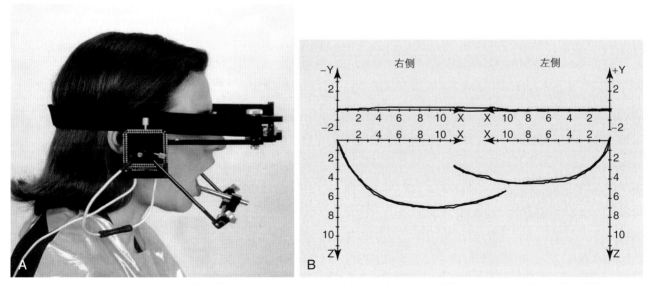

•图18.19 A. 患者开口运动，描记仪记录下精确的运动轨迹。B. 此运动轨迹导出图显示两侧髁突都向下运动移出关节窝的精确轨迹。

完成所有4个运动后，髁突轨迹描记会记录并存储下颌运动的这些数据以供全可调𬤇架的设置参考。

下颌运动轨迹记录完成后，从患者身上取下描记仪。大多数描记仪可利用上颌部分准确地将上颌与髁突的关系转移到𬤇架上。上颌模型上𬤇架完成后，根据前述记录的数据调整𬤇架。正确完成上述操作后，𬤇架就可以在所有3个平面上复制患者的精确髁突运动。

正中关系颌间记录

根据铰链轴位置和髁突轨迹描记仪所提供的信息安装上颌模型，并根据患者的具体髁突运动调整𬤇架。与半可调𬤇架一样，全可调𬤇架安装下颌模型时也需要一个颌间记录，以使其与上颌牙齿保持正确的关系。为了能够观察到下颌全方位运动，应当在CR位制取颌间记录。制作正中关系颌间记录的技术可以根据操作者的偏好而有所不同。本章前面描述的技术是一种简单而可靠的方法。

垂直距离增大情况下的颌间记录

当准确定位铰链轴并将其转移到𬤇架上后，终末铰链运动中牙齿的开闭口轨迹将与患者口内的情况完全相同。因为髁突旋转中心到任一牙尖的距离，在患者口内与𬤇架上完全一样。如果是这种情况，颌间记录的高度对上𬤇架的准确性没有影响。

然而，当使用任意或平均铰链轴安装上颌模型（如不可调和半可调𬤇架）时，髁突旋转中心与任一给定牙尖之间的距离很可能在患者口内和𬤇架上不一样。因此，铰链运动中牙尖的开闭口轨迹也就不完全相同。如果下颌模型安装在牙尖交错位，这种差异没有临床意义，因为差异只表现在开口轨迹上（与咬合接触无关）。然而，如果使用任意铰链轴来安装上颌模型，并且使用垂直距离增大情况下的颌间记录来固定下颌模型，则可能出现显著差异。由于患者口内和𬤇架的闭口轨迹不同，当去除颌间记录后，就会出现不同的闭口轨迹，导致与患者口内看到的咬合接触位置不同（图18.20）。通常，颌间记录越厚，上𬤇架时阐述误差的机会就越大。

通常，在修复体制作的颌位（牙齿接触），利用修复空间制取的颌间记录是最准确的。这时不管使用任意或精确的铰链轴位置来进行颌间记录都是准确的。但是，如果需要垂直距离增大（牙齿分离）情况下制取的颌间记录，则应准确定位铰链轴并将其转移到𬤇架。如果使用半可调𬤇架，通常不可能将准确的铰链轴位置转移到𬤇架上，从而不可避免地导致固定下颌模型时存在误差。在这些情况下，应当尽量减少颌间记录的厚度，进而尽量减小误差。在口内戴牙时，必须通过调𬤇补偿出现的误差。

在某些情况下，治疗计划中需要在𬤇架上制作修复体来加高患者的垂直距离。这时必须获取精确的铰链轴位置。这样患者口内与𬤇架上的开闭口轨迹才能相同，否则在垂直距离增大情况下制作的修复体将无法准确地匹配患者的咬合。所以必须精确地定位铰链轴位置。

全可调𬤇架的优缺点

全可调𬤇架的主要优点是它能够准确地复制下颌运动。如果使用得当，可以制作完全符合患者咬合要求的修复体。因此，只需要进行最少量的口内调𬤇就足以形成稳定协调的咬合关系。

全可调𬤇架的主要缺点是它通常很昂贵，并且修复之前须投入大量时间将信息正确地从患者转移到𬤇架上。必须慎重权衡性价比。简单的修复过程并不一定需要使用全可调𬤇架。通常使用更简易的半可调𬤇架并通过修复体口内调𬤇来弥补其缺点即可满足需要。然而，如果需要进行大范围的修复时，最初的费用和时间投入通常是非常值得的，它能保证修复体的精确性。

𬤇架的选择

𬤇架的选择必须基于以下4个因素：（1）对患者咬合特征的认识；（2）计划修复的范围；（3）了解各类𬤇架系统的局限性；（4）临床医生的技能。

对患者咬合特征的认识

如第6章所述，有两个因素决定下颌运动：切导和髁导。当患者有明确的切导时，这些牙齿的咬合接触通常在控制下颌运动方面起主导作用。髁导通常对下颌非正中运动中后牙接触影响很小。由于𬤇架最重要的功

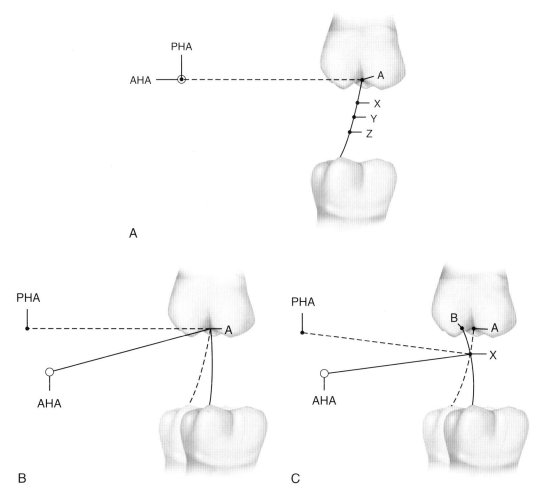

• 图18.20 A. 当患者的铰链轴（PHA）与转移到粭架上的铰链轴（AHA）一致时，患者和粭架的闭口运动轨迹弧度相同。因此，任何开口度（X、Y和Z）的颌间记录都可以确保咬合至理想的咬合位置（A）。B. 当没有准确地定位铰链轴，PHA和AHA之间更有可能存在差异。AHA将位于PHA的前下方。此时，开口和闭口轨迹（弧）是不同的。如果在理想的咬合位置（A）制取颌间记录，这两种轨迹的差异没有临床意义，因为在开闭口运动期间都没有咬合接触。重要的是，两者都会闭口回到理想的咬合位置。C. 如图B所示，PHA与AHA不一样。然而，如果固定下颌模型时使用的是在垂直距离（X）增大情况下制取的颌间记录时，下颌牙齿与PHA有一段适当的距离，但与AHA不是如此。去除颌间记录后，牙齿的闭合轨迹将围绕AHA而不是PHA。由于该轨迹与患者的不同，最终的咬合接触也不同（不是A，而是B）。因此，如果PHA没有转移到粭架上，应该在制作修复体的理想咬合位置进行记录。在垂直距离增大情况下制取的颌间记录将导致咬合接触的偏差。

能之一是模拟后部决定因素的影响，因此可以使用不太复杂的粭架系统即可满足此类患者的需求。然而，如果患者因前牙缺失或排列不齐导致切导不佳时，髁导就成了影响下颌运动的主要因素。通常此时需要使用更复杂的粭架系统。

计划修复的范围

使用粭架的主要目的是尽量减少口内调整修复体的时间。因此，粭架越复杂，修复体戴后需要调整的可能性就越小。但是，使用复杂的全可调粭架制作单冠的性价比通常不切实际。通常，只有在大范围修复时才需

要更复杂的粭架系统。而进行局部修复时，使用简单粭架配合口内调整修复体即可满足需求。

了解各类粭架系统的局限性

要选择合适的粭架，就必须先了解每种粭架系统的优缺点。口腔医生必须意识到，在将修复体永久戴入患者口内之前，必须满足理想功能粭的所有标准。一些简单粭架仅提供实现这一目标所需的一小部分信息。因此，在修复体制作完成后，口腔医生必须准备好进行必要的调粭，使其在永久戴入前满足理想功能粭的标准（见第5章）。因此，简单粭架的缺点是比复杂粭架所

需的口内调殆更多。全可调殆架可以更准确地复制下颌运动，因此牙冠所需的口内调殆较少；当然全可调殆架也需要更多的时间来设置。

如前所述，这些因素必须与治疗计划的复杂性一起综合考虑。实际上，每种殆架系统都有自己的适应证。

1. 不可调殆架最简单，口腔医生可能会更喜欢它。对于有充分和即刻切导的患者，不可调殆架可用于制作单牙冠。但是，需要额外的椅旁时间进行必要的口内调殆，以弥补该殆架的缺点。

2. 制作单冠更实用的选择是半可调殆架。与不可调殆架相比，它能够精确复制下颌运动，因此减少了口内调殆时间。半可调殆架特别适用于切导较小的患者单冠修复。虽然开始需要多一点时间将患者信息转移到殆架，但可减少口内调殆时间。

3. 虽然半可调殆架是用于常规固定修复的好工具，但随着治疗计划的日益复杂，通常需要考虑使用全可调殆架。它尤其适用于复杂的全口重建以及考虑改变咬合垂直距离的患者。

临床医生的技能

值得注意的是，殆架的准确度取决于使用的临床医生。如果在设置殆架或模型上殆架时获取的患者信息不准确，任何殆架的有效性都会大大降低。每种殆架对于已经掌握并能够充分发挥其能力的操作人员都是适合的。然而，临床医生的技能和对殆架的理解非常重要。换句话说，与经验不足的操作者手中的全可调殆架相比，知识渊博的临床医生手中的半可调殆架可能对治疗有更大的帮助。

第19章
调𬌗
Selective Grinding

"调𬌗：牙科学中操作难度最大、要求最高的治疗方法之一。"

——杰弗里·奥克森

调𬌗是精确调整牙齿𬌗面以改善整体接触模式的治疗方式。选择性地磨除部分牙体结构，重塑牙齿咬合接触以达到治疗目的。由于该过程是不可逆的且涉及磨除牙体结构，因此作用有限。在考虑采取调𬌗前必须要有充分的指征。

适应证

调𬌗可用于：（1）某些颞下颌关节紊乱病的辅助治疗；（2）大幅度咬合调整的补充治疗。

某些颞下颌关节紊乱病的辅助治疗

如果有充分证据表明永久性改变咬合状况将减少或消除与一些颞下颌关节紊乱病的症状时，就可以采取调𬌗治疗。错𬌗的严重程度并不能作为决定性因素。如第7章所述，错𬌗的严重程度与临床症状相关性不强，部分原因是患者的生理适应性不同，也由于错𬌗不一定意味着缺乏肌骨稳定性（有的错𬌗很稳定）。是否需要永久性咬合调整，可通过可逆性咬合治疗（如咬合板治疗）来确认。当出现下列情况时可采取调𬌗：（1）咬合板治疗已消除颞下颌关节紊乱病的症状；（2）明确了咬合接触或下颌位置是咬合板缓解症状的原因。当满足以上条件时，那么将咬合板治疗时的咬合接触关系永久性复制在牙列中，就能治愈紊乱。也只有这时，才有足够的信心采取调𬌗，且取得一定的效果。

大幅度咬合调整的补充治疗

为患者调𬌗最常见的原因是作为治疗方案的一部分，调𬌗会大幅改变现有咬合状况。其目的不是治疗颞下颌关节紊乱病，而在于修复和重建咬合。当计划大幅调整咬合状况时，应确立明确的治疗目标：即治疗后能达到理想咬合。如需大范围的单冠或固定义齿修复，则应在治疗开始前就进行调𬌗，以建立稳定的下颌功能位置，从而在此基础上制作修复体。

总之，仅在有足够证据表明调𬌗可助于治疗颞下颌关节紊乱病，或与已确定需要大范围咬合治疗相配合时，才能选择调𬌗来改善咬合状况。目前没有证据表明预防性调𬌗对患者有益。

预测调𬌗结果

请记住，即使需要调整咬合状况，调𬌗也可能并非首选。调𬌗仅适用于牙齿表面需要小幅度调整时，以便在牙釉质内即可完成所有调磨。如果牙齿严重不齐，为达治疗目的调𬌗要磨穿牙釉质时，则必须配合适当的修复治疗。牙本质暴露会导致牙本质过敏、龋易感性和易被磨损等问题，因此必须加以治疗。在治疗开始之前准确预测调𬌗的治疗结果非常重要。口腔医生和患者都应当提前了解调𬌗的结果并做好准备。这样的话，如果在治疗后，还需要额外的冠修复，患者也不会难以接受。

仅靠调𬌗能否成功实现治疗目标取决于牙列不齐的程度。因为必须在牙釉质范围内操作，所以只能进行最小幅度的调磨。三等分法（见第17章）有助于预测调𬌗能否成功，它涉及髁突位于肌骨稳定位时，牙弓的颊舌向协调性问题（图19.1）。

还需要考虑前后向不调。最好是通过检查是否存在正中关系（CR）位到ICP的滑动，具体方法是：将下颌定位在肌骨稳定（CR）位后做单纯铰链运动时，观察上下牙齿是否轻微接触。如果存在后牙颊舌向不调（三

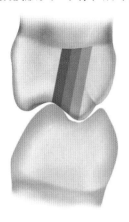

• 图19.1　三等分法：调𬌗。在应用三等分法时，中央尖牙尖的内侧斜面都可以等分为三。髁突处于理想治疗位时（正中关系）闭口，上下牙齿咬合接触。如果下颌牙齿中央尖的初始接触位于接近对颌牙中央窝的1/3时（如图所示），则意味着可以成功进行调𬌗。如果接触垫越接近对颌牙尖的中1/3，调𬌗就越有可能导致牙本质暴露而需要额外修复。

等分法），患者咬合时就会对牙齿施力，导致下颌存在CR到ICP的前上滑动。滑动距离越短，调𬌗就越有可能在牙釉质范围内完成。通常，向前滑动距离<2mm时，调𬌗都能够顺利进行。

矢状面的滑动方向也会影响调𬌗的成败。应该同时检查水平向和垂直向的滑动。通常，当水平向滑动距离较大时，仅在牙釉质范围内完成调𬌗更为可能困难（图19.2）。如果滑动几乎与闭口轨迹的弧线平行（垂直向滑动距离较大），调𬌗通常更容易。因此，滑动的距离和方向都有助于预测调𬌗结果。

检查完CR滑动后，须评估前牙的位置。前牙很重要，因为它们在非正中心运动时使后牙不接触。当髁突处于治疗位（CR位），嘱患者再次闭口，直到第一颗牙齿轻轻接触。此时尝试检查上下前牙的关系，想象患者继续沿着闭口弧线闭口，直到达到其咬合垂直距离所确定的位置。此处就是消除CR位早接触后前牙的位置。尝试预测未来前牙引导的类型和高度。

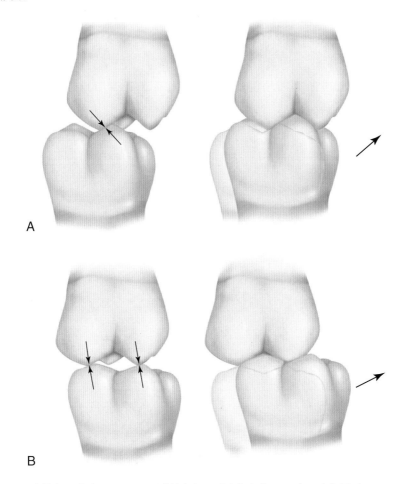

• 图19.2　前后向滑动。A. 当牙尖较高且陡时，CR-ICP滑动的方向以垂直向为主。B. 当牙尖低平时，CR-ICP的水平向滑动更多。水平滑动距离越大，在牙釉质范围内完成调𬌗的难度就越大。

对于牙齿排列整齐且CR滑动非常短的患者，预测调𬌗的结果相对容易。同样，水平滑动6mm且牙齿排列不齐的患者也很容易确定不宜只进行调𬌗。预测调𬌗结果的难点在于以上两种极端情况之间的患者。因此，当难以确定调𬌗结果时，利用精确的诊断模型上𬌗架有助于进行进一步的分析。𬌗架上的诊断模型更容易直观地评估牙齿排列和CR滑动。仍有疑问时，可以在诊断模型上进行调𬌗，以便直观地看到最终结果。调𬌗范围较大的牙齿则应进行相应的冠修复。一旦可直观预见调𬌗结果，就可以权衡调𬌗的潜在收益与恢复牙列所需的所有额外治疗。在向患者建议调𬌗之前，必须评估这些考虑因素。

调𬌗的重要考虑

在确定有适当指征并充分预测疗效后，即可开始调𬌗。但是，建议不要在没有向患者彻底解释的情况下就匆忙进行治疗。在某些情况下，治疗的成败取决于患者的接受度和配合度。医生应该向患者解释，牙齿上有一部分很小的区域会干扰下颌的正常功能，我们治疗的目的是消除这些区域以恢复正常功能。患者应意识到，虽然这个过程可能需要一些时间，但变化非常轻微，通常照镜子很难看到。在调𬌗开始之前，应讨论和解释有关的任何问题。尤其是在需要修复时，必须详细解释治疗的结果。

从技术角度来看，调𬌗可能是一个困难而乏味的过程。不应随意或在没有完全了解治疗目标的情况下开始。成功的调𬌗可以改善咬合系统的功能。另外，调𬌗不当实际上可能会导致咀嚼功能出现问题，甚至会加剧之前对神经肌肉系统影响不明显的𬌗干扰（产生所谓的咬合意识），因此可能会引发功能性问题。成功的调𬌗不应导致患者的咬合意识。相反，这种情况通常发生在情绪压力大或有其他情绪问题（如强迫性行为障碍）的患者身上。最好通过以下方式避免：首先，明确有适当的调𬌗指征再调𬌗（情绪压力不是主要因素）；其次，调𬌗要仔细准确。

医生对患者的控制力会极大地影响调𬌗的有效性。由于调𬌗过程要求精确，因此必须仔细控制下颌位置和牙齿接触。在调𬌗过程中必须适当限制患者的肌肉活动，以便达到治疗目标。因此，调𬌗过程中应确保患者放松。调𬌗应在安静祥和的环境中进行。患者斜靠在牙椅上，医生以温柔、和蔼与善解人意的方式同其交流。当患者成功地放松和配合医生时应当给予鼓励。理想情况下，医生能够将下颌引导至所需位置，该过程应轻柔缓慢，以免引起保护性肌肉活动。调𬌗的成败取决于上述所有因素。

调𬌗的治疗目标

调𬌗不仅涉及牙齿的重塑，下颌位置的改变也很关键。调𬌗应从定位髁突的肌骨稳定（CR）位开始，可通过第9章中介绍的双手引导法实现。对于TMD患者，可通过咬合板来帮助确定稳定的关节位置。如果由于任何原因导致髁突位置的可重复性不良，则在达到稳定、可重复的位置之前不应开始调𬌗。调𬌗的咬合治疗目标如下：

1. 当髁突处于肌骨稳定（CR）位且关节盘位于其中正确的位置时，所有可能的后牙的中央尖牙尖顶和对颌牙中央窝平面同时且均匀接触。
2. 下颌侧向运动时，工作侧前牙引导使后牙分离。
3. 下颌前伸时，前牙引导使后牙分离。
4. 在头部直立时（进食头位），后牙比前牙咬合更重。

以上目标可有多种方法来实现。后文所述的一种方法包括两个步骤：首先，建立可接受的肌骨稳定位的下颌位置；其次，建立可接受的侧向和前伸引导。

建立可接受的肌骨稳定位的下颌位置

此步骤的目标是在髁突处于肌骨稳定（CR）位时，建立理想的咬合接触。许多患者在CR位的咬合关系并不稳定，从而导致向更稳定的牙尖交错位（ICP）滑动。调𬌗的一个主要目标是当髁突处于CR位时形成稳定的牙尖交错位。

实现上述目标的另一种方法称为消除CR滑动。下颌的滑动是由对颌牙斜面之间接触不稳定造成的。如果CR位时牙尖顶接触于中央窝平面，此时升颌肌群收缩不会导致滑动。因此，实现可接受的ICP咬合接触的目标是将所有斜面改变或重塑为牙尖或平面。牙尖与平面接触是可取的，因为它们可以将殆力有效地通过牙体长轴传导（见第5章）。

CR滑动可分为前上滑动、前上伴右侧滑动以及前上伴左侧滑动。每种都发生于特定相对的斜面。基本理解这些内容有助于更便捷地建立可接受的CR位。

前上滑动

从CR位到最大牙尖交错位的滑动轨迹在矢状面上可能是一条向前上方的直线，其是由上颌牙尖的近中斜面和下颌牙尖的远中斜面之间的接触所形成的（图19.3）。

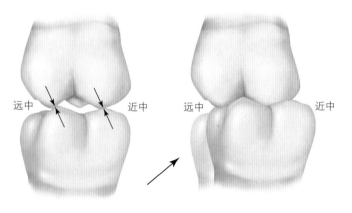

• 图19.3 前上滑动。这种类型的CR位到ICP下颌滑动是上颌牙尖的近中斜面和下颌牙尖的远中斜面之间的接触形成的。

前上伴右侧滑动

CR滑动可能是向前上的同时伴有向右（即向右滑动），这种侧向滑动是由后牙的内外侧斜面所引导的。

如果向右侧的滑动是由右侧牙弓相对的牙齿接触产生的，则主要是由于上颌牙齿腭尖的颊斜面接触于下颌牙齿颊尖的舌斜面。由于这也是归中侧（平衡侧）咬合接触的位置，因此有时也称为归中侧正中殆干扰（图19.4A）。

如果向右侧的滑动是由左侧牙弓相对的牙齿接触产生的，咬合接触有两种可能性：上颌牙齿颊尖的舌斜面接触于下颌牙齿颊尖的颊斜面，或上颌牙齿腭尖的舌斜面接触于下颌牙齿舌尖的颊斜面。由于这些斜面也是离中侧（工作侧）咬合接触的区域，因此有时也称为离中侧正中殆干扰（图19.4B）。

前上伴左侧滑动

CR滑动可能是向前上的同时伴有向左侧滑动。引起这种左侧滑动的相对牙尖斜面与产生右侧滑动的相同，只是接触的牙面位于对颌牙上（图19.5）。

了解接触斜面的确切位置可以极大地帮助调殆。当然，这些接触的斜面位置只有牙齿的颊舌向关系正常时才准确。如果后牙反殆，则接触斜面的位置也会发生改变。了解这些原理后，医生就可以开始调殆。

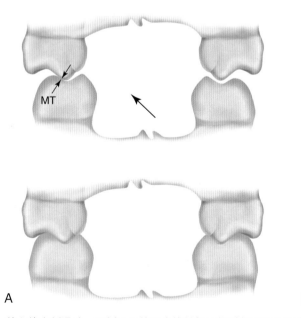
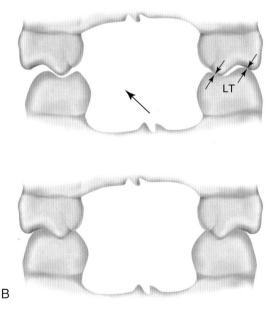

A   B

• 图19.4 前上伴右侧滑动。两侧牙弓的牙齿接触都可能引起下颌从正中关系（CR）位到ICP的右侧滑动。A. 右侧牙弓的上颌牙齿腭尖的颊斜面接触于下颌牙齿颊尖的舌斜面导致右侧滑动（归中侧正中殆干扰）。B. 左侧牙弓的上颌牙齿颊尖的舌斜面接触于下颌牙齿颊尖的颊斜面或上颌牙齿腭尖的舌斜面接触于下颌牙齿舌尖的颊斜面引起下颌向右侧滑动（离中侧正中殆干扰）。LT：离中侧咬合接触；MT：归中侧咬合接触。

肌骨稳定位的获得

患者斜躺在牙椅上，医生用双手引导法定位肌骨稳定（CR）位，然后嘱患者缓缓闭口至牙齿轻接触，请患者指出最先接触的牙齿部位。然后让患者张口，用气枪或棉卷彻底干燥牙面。用镊子夹住薄咬合纸放在最先接触的一侧牙面上。再次引导下颌至CR位后闭口至牙齿轻接触，轻咬咬合纸，标记出上下牙齿的接触区域。一个牙尖斜面上可能出现一个或两个接触点，近中斜面和远中斜面都有可能（图19.6），也可以是颊斜面或舌斜面（图19.7）。为了消除CR滑动，必须将这些斜面

重塑成牙尖或平面。

可用高速手机搭配绿砂石车针来重塑牙面外形。但是对于初学者，建议使用低速手机搭配绿砂石，避免过快、过多地磨除牙体结构。当技术熟练且有信心后，就可以使用高速手机。这样对牙齿与骨之间的振动较小，可以在较短时间内取得良好效果，因此患者也更舒适。

如果接触点接近中央尖牙尖，应将其磨除。磨除后，再次咬合后牙时，接触点可能会变得更靠近牙尖顶（图19.6B、图19.7B和图19.8）。如果接触点位于中央窝附近的斜面上，则应将斜面重塑为平面。这通常称

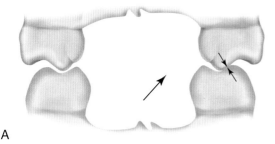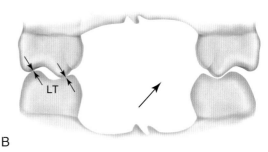

• 图19.5 前上伴左侧滑动。与右侧滑动时类似，两侧牙弓的牙齿接触也都可以引起下颌从正中关系（CR）位到ICP的左侧滑动。这些接触区域也与引起右侧滑动移的区域相似，但位于对颌牙的牙面上。A. 左侧的归中侧正中𬌗干扰导致下颌向左侧滑动。B. 右侧的离中侧正中𬌗干扰导致下颌向左侧滑动。LT：离中侧咬合接触。

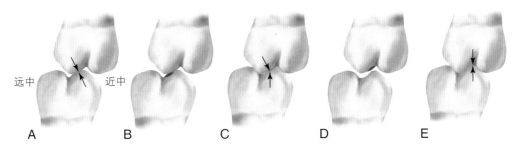

• 图19.6 正中关系（CR）时的调𬌗顺序。A. 注意在CR位时，上颌牙齿的近中斜面与下颌牙齿的远中斜面接触。B. 下颌牙尖的接触区最靠近牙尖顶，磨除该斜面使仅有牙尖顶与对颌牙接触。C. 再次咬合时，该下颌牙尖接触于上颌牙尖的进中斜面。D. 将该斜面重塑为平面（中空调磨）。E. 再次咬合时，可以看到下颌牙尖顶与上颌牙齿的中央窝平面接触，就完成了该区域的调𬌗目标。

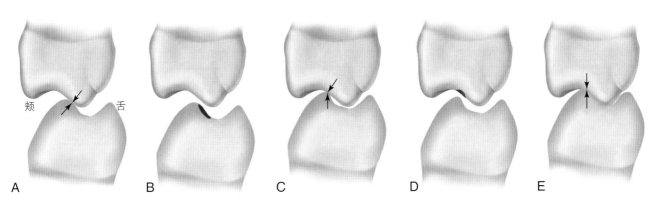

• 图19.7 正中关系（CR）位的调𬌗顺序（近中视角）。A. 注意在CR位时，上颌牙齿的舌斜面接触于下颌牙齿的颊斜面。B. 下颌牙齿中央尖的接触区最靠近牙尖顶，磨除该斜面使仅有牙尖与对颌牙接触。C. 再次咬合时，该下颌牙尖接触于上颌牙尖的舌斜面。D. 将该斜面重塑为平面（中空调磨）。E. 再次咬合时，可以看到下颌牙尖顶与上颌牙齿的中央窝平面接触，就完成了该区域的调𬌗目标。

为中空调磨，因为会使中央窝略微变宽（图19.6D、图19.7D和图19.9）。

需要记住，调𬌗时不能改变上下牙齿的颊舌向关系，因为髁突处于CR位时，该关系由牙弓间宽度决定。因此，唯一能实现牙尖顶与平面接触的方法是加宽牙窝，重塑一个新的接触平面。

完成了这些斜面的调𬌗后，应当再次对牙齿进行干燥、标记和重新检查。如果仍然存在斜面接触，则以类似的方式重新调磨，直到只有牙尖顶与平面接触。完成了这些后就形成了稳定的咬合接触关系。需要牢记，这样的接触方式并不是实现稳定CR位所必需的唯一接触方式。调𬌗后，其他牙齿也会接触，必须按照相同的顺序和技术加以改。

在正中关系中，相对的牙尖斜面咬合接触会导致垂直距离增加。随着斜面被磨除，患者便恢复至原有的咬合高度，即由牙尖交错位所决定的咬合高度。此时闭口

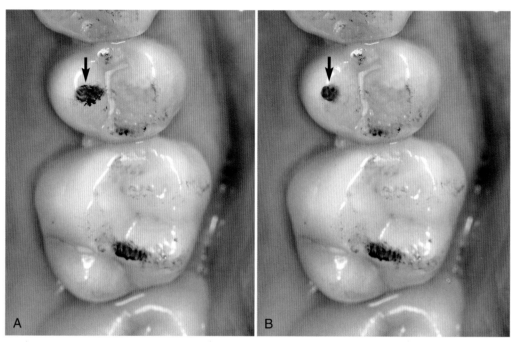

• 图19.8 A. 可以看见在正中咬合接触位于上颌第二前磨牙（箭头）的颊斜面和牙尖顶上。B. 调𬌗后再次咬合时，仅有牙尖顶接触。

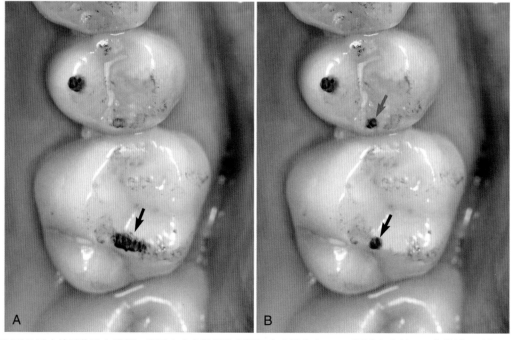

• 图19.9 A. 可以看见正中接触位于上颌第一磨牙中央窝附近的颊斜面上（箭头）。B. 通过磨除斜面，将接触面重塑为平面，只留下平面接触（称为中空调磨）。注意，这样调𬌗后，下颌磨牙的牙尖将接触于上颌第二前磨牙的边缘嵴上（箭头）。

将有更多的牙咬合接触。应当检查并调改每对接触的部位，以形成牙尖顶和平面的接触方式。应当牢记，必须消除所有的斜面接触。

CR位咬合接触建立后就形成了稳定的牙尖顶与平面接触关系，但此时的垂直距离通常较牙尖交错位时更大。因此，这些新的接触面很可能会导致其他后牙无法接触（图19.10）。此时，需要进行微调以使其他牙齿也咬合接触。

即使牙尖顶与平面接触是理想的咬合接触方式，但也应当降低这种接触区以使其他牙齿能完全接触。通常来说，维持功能牙尖的功能和稳定很重要，所以建议

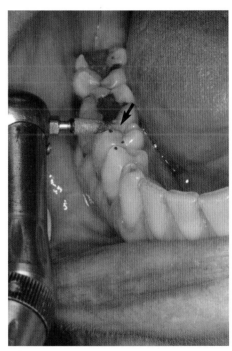

• **图19.10** 下颌前磨牙上理想的牙尖顶和平面接触。然而，上颌牙齿腭尖不咬合于下颌第二前磨牙（箭头）的远中边缘嵴。还必须加以调磨，使上颌牙齿腭尖咬合于远中边缘嵴。

调整咬合未接触的小平面。但还需要考虑随着中央窝接触面的调整，中央尖会咬合在中央窝更深的位置。牙尖顶在窝内的位置越深，在非正中运动过程中就越有可能接触到对颌牙斜面。由于消除非正中运动的后牙干扰也是调𬌗的目标之一，所以此时最有效的办法就是调改牙尖。因此，决定是调改牙尖还是调改平面，可通过观察非正中运动时的牙尖接触情况。

如果在非正中运动时，牙尖顶不接触对颌牙𬌗面，则调改对颌牙的接触平面（图19.11）。如果牙尖顶确实接触到对颌牙𬌗面，则调改牙尖顶（图19.12）。这种调改不仅有助于在CR位时其他后牙上也建立咬合接触，还可以减少在非正中运动时出现异常的后牙𬌗干扰前牙引导。需要牢记，不论是调改牙尖顶还是接触平面，都必须保持其原有的形态，从而能更好地恢复患者原有的咬合高度，重建理想的咬合关系。

标记和调整CR位咬合接触，直到所有可用的后牙中央尖能均匀且同时地接触于平面。理想情况下，每颗磨牙上应该有4个正中接触点，每颗前磨牙上应该有2个。由于调𬌗仅涉及磨除牙体结构，并无法改变所有牙齿表面或位置，因此有时结果不太理想。但至少必须达到每颗对颌牙至少有1个正中接触点的最低目标。否则就可能会导致没有接触的牙齿逐渐移位，最终出现不需要的牙齿接触。

在调整CR位后牙咬合接触时，前牙咬合将逐渐加重，因此也应当进行调整。一般认为应当均衡地调磨上下前牙，直到后牙接触重新成为主要的咬合接触。前牙调𬌗时，应格外注意调改后形成的咬合引导。无论是需

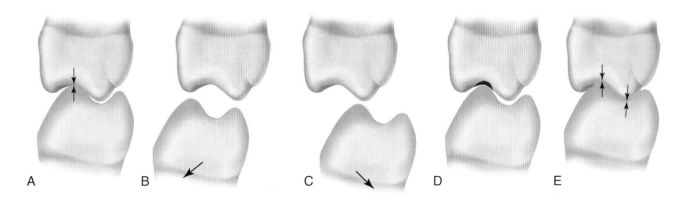

A   B   C   D   E

• **图19.11** A.下颌牙齿颊尖早接触，使上颌牙齿腭尖无咬合接触。B. 离中运动时无咬合接触（箭头）。C. 归中运动时无咬合接触（箭头）。D. 调改下颌牙齿颊尖接触的对颌牙窝。E. 调𬌗后上颌牙齿腭尖也可咬合接触。

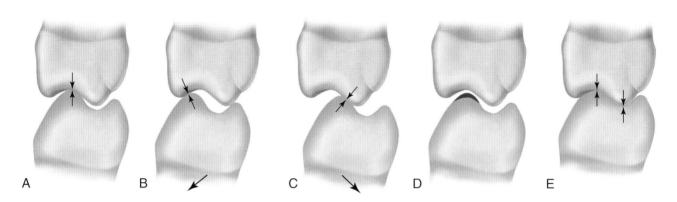

• 图19.12 A. 下颌牙齿颊尖早接触，使上颌牙齿腭尖无咬合接触。B. 同时存在离中侧（工作侧）咬合接触（箭头）。C. 归中侧（平衡侧）咬合接触（箭头）。D. 调低下颌牙齿颊尖高度。E. 调殆后上颌牙齿腭尖也可咬合接触。

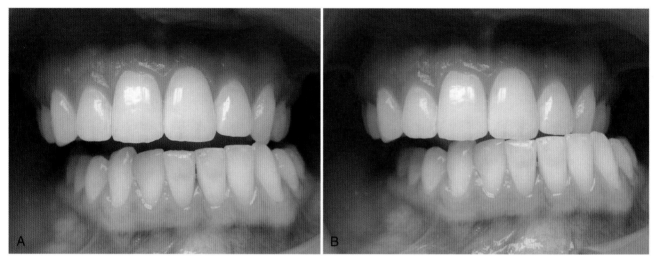

• 图19.13 A. 左横向运动过程中的尖牙引导。B. 当下颌尖牙滑过上颌尖牙后，前牙应开始接触，称为交互保护殆。

要对上颌或下颌牙齿调磨更多，如果确定这可以改善咬合引导，则应该进行调改。

当所有后牙牙尖顶和对颌牙中央窝平面同时、均匀接触时，就是建立了CR位。此时，引导下颌到达CR位后用力咬合，不会出现下颌移位或滑动（不存在斜面接触导致的滑动）。当患者闭口至正中轻接触时，能感觉到所有后牙均匀接触。如果某颗牙齿的接触较重，则应当仔细调殆，直到其与其他后牙均匀接触。调殆完成后，就形成了良好的肌骨稳定性。

建立可接受的侧向和前伸引导

概述

这一步的调殆目标是建立稳定且功能完好的牙齿接触，引导下颌完成各种非正中运动。

如第5章所述，后牙通常不适合在下颌非正中运动时受力。前牙，尤其是尖牙则比较适合。因此，在最好的情况是在侧向运动时，尖牙接触而所有后牙不接触（双侧）。如果尖牙的位置较正就很容易形成上述的尖牙引导。但是，尖牙的位置往往不正常，这使其无法在侧向运动时立即接触。由于调殆仅涉及磨除部分牙体结构，因此无法纠正这种不接触的情况。此时，最适合承受侧向力的牙位应该接触并引导下颌运动，直到尖牙可以接触并协助运动。

另一种可接受的侧向接触方式是最靠近口腔前部的几颗后牙接触（如前磨牙）。换句话说，当尖牙的位置不能立即接触形成侧向引导时，就应当建立组牙功能殆。在这种情况下，下颌的侧向运动是由前磨牙甚至第一磨牙的近中颊尖所引导。运动至尖牙接触后就可协助引导侧向运动。

重要的是要记住，这种侧向运动是动态的，而非静态。在整个运动过程中必须正确调整牙齿接触，直到下颌尖牙滑过上颌尖牙后，形成前牙切端接触（又称为交互保护殆）（图19.13）。在这个动态运动过程中，组牙功能殆中的所有引导牙应均匀、平滑地接触。如果发现在部分运动过程中，全部由第一前磨牙引导，则其可能会受到创伤性殆力而出现松动（图19.14）。应当对其进行调殆，直到侧向运动时其与其他牙齿一起均匀接触。

1. 可接受的离中侧咬合接触是上下牙齿颊尖接触，而非舌尖接触。应当消除离中侧的舌侧接触以及归中侧接触，因为这些接触常导致非正中咬合不稳定。

2. 与侧向运动一样，前伸运动时最好形成前牙引导，而非后牙引导。前伸运动时，下颌切牙沿上颌切牙舌面向下滑动，使后牙咬合分离。离中运动时，侧切牙也可以起引导作用。随着侧向运动的幅度增加，尖牙开始参与引导。

技术要点

建立正中咬合接触后，就不应再进行任何改变。接下来调整非正中咬合接触时都应该在CR接触周围进行

调改而不改变CR接触。患者在CR位闭口时，可以观察到前牙的关系，然后再决定是否可能建立尖牙即刻引导或组牙功能引导（图19.15）。

如果需要建立组牙功能引导，则须选择可起引导作用的牙齿。嘱患者移动下颌，进行各种侧向和前伸运动，以便找到最理想的接触方式。在某些情况下，一些归中侧（平衡侧）殆干扰实际会使前牙无法接触，从而导致难以观察最佳的引导形式（图19.16）。此时，建议先消除归中侧殆干扰后，再行确定最佳的引导关系。

确定了理想的引导接触后，就可以进一步调磨并消除剩余的非正中咬合接触。为确保不改变已建立的CR接触，建议使用两种不同颜色的咬合纸。牙齿干燥后将蓝色咬合纸置于牙面上，嘱患者后牙轻咬合，并从CR位开始向右滑动并返回CR位，然后再向左滑动并返回CR位。最后，下颌前伸并返回CR位。然后张口，取出蓝色咬合纸，换为红色咬合纸，嘱患者闭口咬合至CR位。取出红色咬合纸并检查接触点。此时所有非正中接

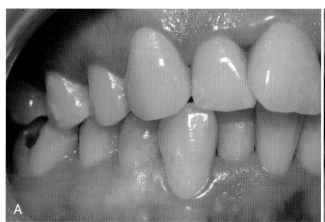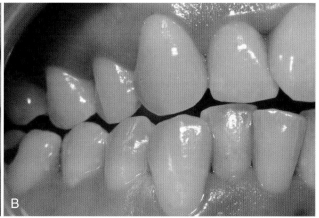

• 图19.14 A. 牙尖交错位时，尖牙的位置看似最适合形成前牙引导。B. 在功能运动时，可以很明显观察到实际是第一前磨牙起引导作用。前磨牙无法耐受此功能殆力，从而可能因创伤而出现松动。调殆时，应减少此类接触，从而形成尖牙引导。

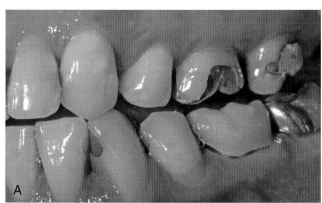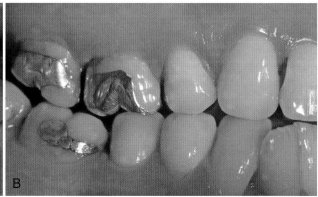

• 图19.15 A. 尖牙引导。注意尖牙的接触方式，使侧向运动时，后牙不接触。B. 组牙功能引导。多数后牙在侧向运动时共同引导下颌运动。

触点均标记为蓝色，正中接触点则标记为红色。在不调磨任何红色正中接触点的情况下，调改蓝色非正中接触点以达到理想的引导接触。观察到的印迹通常为红色点状标记伴蓝色条痕（图19.17）。此类印迹显示的是在特定的非正中运动过程中，红色的中央尖与对颌牙斜面的接触情况。

在进行调𬌗时，了解各种非正中接触的位置颇有助益。这有助于医生立即分辨出哪些接触是需要的，而哪些是必须调磨的。

侧向运动时，离中侧（工作侧）咬合接触可能发生于上颌牙齿颊尖的舌斜面和下颌牙齿颊尖的颊斜面之间，也可能发生在上颌牙齿腭尖的舌斜面和下颌牙齿舌尖的颊斜面之间。归中侧（平衡侧）咬合接触则发生于上颌牙齿腭尖的颊斜面和下颌牙齿颊尖的舌斜面之间。用咬合纸标记这些后牙的𬌗面后，就可以在这些牙面上直观地看见每个接触区域（图19.18）。全面了解这些接触区有助于简化调𬌗治疗。

前伸运动时，后牙的前伸接触可发生于上颌牙齿腭尖的远中斜面和下颌牙齿颊尖的近中斜面之间。将后牙𬌗面上这些潜在的接触部位标记出来后，就可以直观地看到后牙上所有潜在的非正中接触区（图19.19）。

尖牙引导的调𬌗过程

当前牙具有提供尖牙引导关系时，应磨除后牙上的所有的蓝色咬合标记，保留已建立的CR接触（红色）。

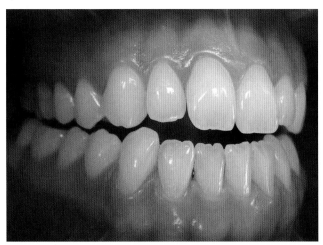

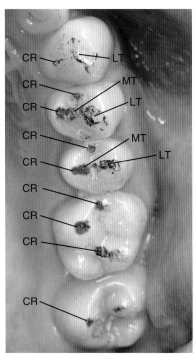

• 图19.16 右侧向运动时，左侧第三磨牙有明显的归中侧接触，使右侧开𬌗。此种咬合关系导致缺乏肌骨稳定性，如果此时牙齿受力，则可能导致颞下颌关节紊乱病。

• 图19.17 用蓝色咬合纸标记非正中接触，红色咬合纸标记正中接触。在该患者口内，可见正中（CR）接触周围存在着离中侧咬合接触（LT）和归中侧咬合接触（MT）。

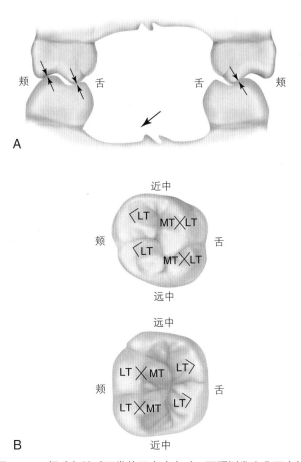

• 图19.18 颊舌向关系正常的牙齿咬合时，可预测发生非正中接触的牙面区域。A. 右侧向运动。B. 上下第一磨牙的潜在接触区域。LT：离中侧咬合接触；MT：归中侧咬合接触。

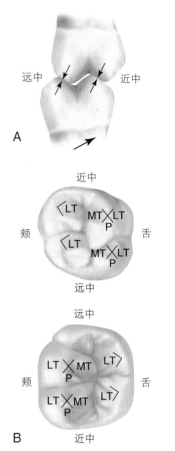

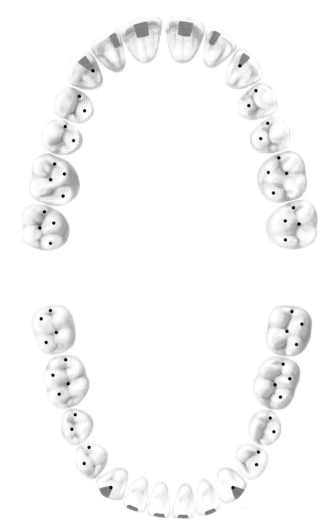

• 图19.19 A. 前伸运动时后牙的潜在接触区（P）（箭头）。B. 上下第一磨牙上所有潜在的非正中接触区。LT：离中侧咬合接触；MT：归中侧咬合接触；P：前伸咬合接触。

完成该步后，再次干燥牙面并重复用蓝色咬合纸标记非正中接触，红色咬合纸标记正中接触，通常需要多次调磨后才能获得理想的效果。在完成此过程后，后牙应只在牙尖顶和𬌗平面上留有红色的CR接触点。尖牙则留有蓝色的离中侧接触点，切牙（可能还有尖牙）留有蓝色的前伸接触点（图19.20）。

组牙功能引导的调𬌗过程

前牙为组牙功能引导关系时，则保留后牙上所有的蓝色接触点。由于后牙是组牙功能引导的必要辅助，因此必须格外小心，切勿磨除这些接触点。理想的离中侧接触应位于前磨牙的颊尖和第一磨牙近中颊尖上。

调𬌗完成后的咬合关系应该是，后牙仅存在红色的CR接触点（除了侧向运动为组牙功能引导时必须保留颊尖上的蓝色接触点）。当尖牙引导足以使其他牙不接触时，其上留有蓝色的侧向接触点。切牙则留有蓝色的前伸接触点（图19.21）。

• 图19.20 预期的调𬌗效果。在此病例中，患者实现了尖牙引导。

<table>
<tr><td>注意</td></tr>
<tr><td>如上一章所述，控制下颌运动的神经肌肉系统具有很强的保护作用。保护性反射机制避免了某些牙齿接触对正常功能产生干扰。这种保护机制存在于正常的功能运动中，但通常不存在于潜意识水平的副功能运动中。换句话说，咬合检查时无法观察到副功能活动时可能存在的牙齿接触。调𬌗时也应当识别并消除此类接触，使其在副功能运动时也不会出现。此类接触最好通过辅助性侧向运动来检查[1]。</td></tr>
</table>

如图19.22所示，当患者做侧向运动时，在下颌缘及下颌角处向上、向内施加外力，辅助髁突进行边缘运动，这种运动通常不发生于正常功能运动期间，但会发生于副功能运动期间。在调𬌗过程中，辅助性侧向运动中发现的牙齿接触都应当予以消除。

直立头位（进食头位）的咬合检查

在完成调𬌗之前，还需要进行直立头部的咬合检

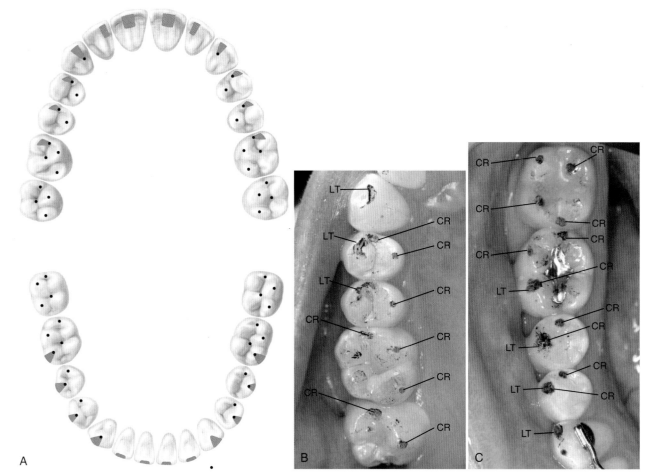

A

B

C

• 图19.21 A. 理想的调𬌗效果。在该病例中，患者实现了组牙功能引导。B. 和C. 调𬌗完成后的上下牙齿。注意已形成的组牙功能引导接触点。正中（CR）接触点位于牙尖顶和小平面上。在尖牙和前磨牙上可以看到离中侧咬合接触（LT），而没有归中侧咬合接触。

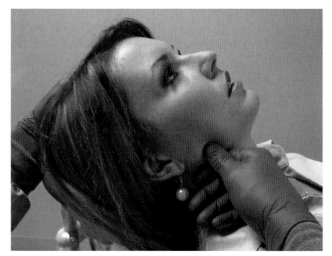

• 图19.22 辅助性下颌运动。在下颌角处向上、向内施力来辅助检查归中侧咬合接触。

查。由于大多数调𬌗都是患者斜躺的情况下进行，因此前述的讨论中没有考虑姿势改变对下颌位置的影响，因此应当在患者离开前对此加以检查。

在头部向前倾斜约30°的直立位置（将Frankfort平面与水平向成30°），嘱患者后牙咬合。确定下颌位置的姿势变化是否会导致前牙接触比后牙接触更重。如果较重，则稍微减轻前牙接触，使后牙接触更重。在询问患者时要注意收到的反馈是否准确，因为如果仅询问患者是否感觉前牙接触更重，患者可能会稍微前伸下颌来感觉接触。如果此时患者感觉前牙接触更重，他们就会做出肯定的回答，结果导致误磨除一些已良好成形的引导。

处于进食头位时，最有效的询问方式是让患者闭口后轻咬后牙。在此过程中，询问患者主要是后牙接触还是前牙接触，抑或前后牙均匀接触。如果主要为后牙接触，则意味着姿势对咬合的影响很小，调𬌗即已完成。

但是，如果前牙接触较重或前后牙都均匀接触，则需要最后在进食头位进行调𬌗。让患者保持此姿势，干燥前牙并将红色咬合纸置于上下牙齿之间，嘱患者再次轻咬后牙。磨除前牙上所有的红色CR接触点，直到患者感觉主要是后牙接触。通常一两次调整后就可以适应下颌的这种姿势变化。一旦感觉明显是后牙接触，调𬌗即已完成。

患者须知

调𬌗完成后，患者可能会感到肌肉疲劳，这是正常现象，尤其是调𬌗时间较长时。可告知患者，可能部分牙齿在摩擦时会感觉比较粗糙，但将在几天内变得光滑。

患者无须为协助提高调𬌗效果，将注意力集中在下颌位置或牙齿接触上。患者刻意地去尝试体验咬合接触时可能会感到治疗过程中未发现的牙齿接触，从而过度担心。这将增强患者的咬合意识，甚至导致肌肉过度收缩。最好建议患者尽可能放松肌肉，并避免牙齿接触。

局部调𬌗

某些病例可能只需要局部调𬌗。例如，在功能运动时明显限制下颌运动的归中侧𬌗干扰。对此，医生的第一反应可能是在不改变其他咬合特征的情况下消除这些异常干扰。虽然这样下颌运动会更自如，但在进行这种部分调𬌗之前需要考虑一些预防措施。

如果磨除归中侧咬合位接触时不考虑牙尖交错位时牙齿的稳定性，牙齿则可能不形成咬合，继而移位至重新咬合接触的位置；或建立新的牙尖交错关系，这样即使磨除大量的牙釉质也无法获得调𬌗治疗的所有永久性疗效（图19.23）。有时，调磨后无咬合接触的牙齿可能不会伸长，从而导致失去稳定的牙尖交错位。由于缺乏咬合接触，牙周韧带也丧失了对下颌位置的感受，致使患者不断寻求稳定的咬合接触位置，导致肌肉过度活动（保护性共收缩）。此时最有效的办法是通过修复治疗恢复牙齿外形，形成咬合接触。对于此类患者，应当建立精确、稳定的牙尖交错位。

如果确定造成颞下颌关节紊乱病的主要病因是缺乏肌骨稳定性时，则不建议行局部调𬌗。在这种情况下，局部调𬌗需要消除哪些𬌗干扰完全依赖于医生的推测。

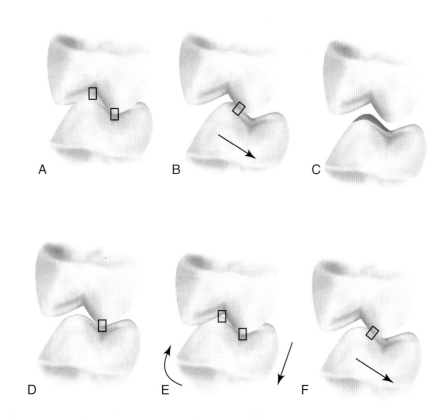

• 图19.23 局部调𬌗可能导致不理想的牙齿接触关系。A. 稳定的牙尖交错关系。B. 存在归中侧咬合接触。C. 在不考虑牙尖交错位或下颌牙齿颊尖的情况下，去除归中侧咬合接触。D. 如此导致牙尖交错位时，下颌牙齿颊尖失去正中咬合接触。E. 造成牙齿移位至重新建立牙尖接触关系（箭头）。F. 伴随着这种重建的咬合关系，可能会重新出现不理想的归中侧咬合接触。

唯一能改善肌骨稳定性的方法是进行全面的调𬌗。

然而，局部调𬌗可能对于少数病例有所帮助。如果患者主诉症状与修复相关（咬合关系的急性改变）时，应仔细检查修复体。如果咬合接触不理想，应予以消除以符合现有的咬合状况。如果单颗牙齿出现松动或牙髓炎，有时可调整其咬合以减轻受力。应当知晓，避免牙齿咬合接触只是一种暂时性治疗。随着牙齿重新萌出至咬合接触，非正中接触可能会重新出现。通常最好在消除所有非正中接触的同时减轻牙尖交错位时该牙的接触。这将使牙齿保持稳定的功能关系，同时降低症状复发的可能性。

牙齿松动和牙髓炎时局部调𬌗只是对证疗法，对引起问题的病因影响不大。如果牙齿变得敏感或松动，而没有证据表明是牙周炎时，应怀疑存在副功能活动。局部调𬌗有助于减轻与该患牙的症状，但对副功能活动影响很小。此时，应考虑减少副功能活动的治疗。

第20章
咬合治疗的修复考量
Restorative Considerations in Occlusal Therapy

"修复牙齿是口腔诊疗的基础。"

——杰弗里·奥克森

在日常口腔诊疗中，遇到最多的就是各种形式的修复治疗。其治疗目的是替换或重建缺失的牙体结构。然而，医生往往低估了这些治疗对牙齿咬合状况的影响。大多数修复治疗都或多或少会影响现有咬合状况。尤其是在进行全口重建时，修复治疗对于咬合的潜在影响更是显而易见的。但应该注意的是，即使是银汞合金充填修复，充填不足或过度都会对咬合产生显著影响。

有时，会缓慢发生一系列看似微不足道的变化，导致逐渐丧失咬合稳定性。通常患者不会注意到这些变化，直到出现严重的殆干扰。相比之下，患者很快会注意到咬合的突然改变，因此通常会及时就诊而避免出现严重后果。

重要的是，要考虑到所有修复治疗在某种程度上都是咬合治疗的一种形式。然而，这种说法并不总是正确，因为部分修复体不涉及重建殆面（如下颌第一磨牙颊侧点隙的充填体或前牙开殆患者的前牙冠修复体）。尽管如此，绝大多数修复体确实涉及了殆面。由于修复治疗会影响咬合状况，当确定咬合治疗可以解决颞下颌关节紊乱病（TMD）时，就可以进行必要的修复治疗来改变咬合以达到治疗目标。由于修复治疗可同时减少或增加牙齿表面结果，因此相较于单纯调殆，可以实现更大程度的咬合调整。

修复治疗和咬合治疗通常不可分割。当修复性治疗主要用于治疗龋坏和重建牙齿形态结构时，必须注意重建良好的功能性咬合。当它们主要用于咬合治疗时，也必须注意重建牙齿的美观且形态与相邻组织协调。

在本章中，修复治疗分为两种类型：充填修复和固定修复。充填修复是指在口内制作最终修复体（如银汞合金、复合树脂充填）。固定修复则是指口外制作并在口内进行最终调整和粘接（如嵌体、高嵌体、基牙或种植体上的全冠、固定桥）。虽然本章不主要叙述可摘局部义齿，但其也同样适用这些咬合考量。

咬合治疗中的充填修复

然而，当文献讨论充填修复技术时，通常很少强调咬合方面的考量。然而，充填治疗的成败不仅取决于修复体的边缘和轮廓，还取决于咬合关系。

治疗目标

为了保证牙齿稳固并具有理想的咬合接触，必须完成以下治疗目标：（1）牙齿接触；（2）下颌位置。

牙齿接触的治疗目标
后牙接触

充填治疗后，充填体须与对颌牙及邻牙接触稳定，以确保牙齿不会移位或伸长。闭口咬合时，充填体应与原有的后牙同时、均匀、协调接触。应能够将殆力沿牙体长轴传递。在多数情况下，修复前稳定咬合和轴向负荷通常是由相互吻合的牙尖与对颌牙中央窝之间相对的平面实现的。将银汞合金塑造成这样的接触关系较为困难。如果尽力而为却仍无法完整地恢复这种对应的接触平面（平面缺失），则可能会导致咬合不稳定。因此，要达到必要的稳定咬合和轴向负荷，最好将充填体塑造成牙尖顶与对颌牙中央窝平面咬合的接触关系，从而达到治疗目标。

前牙接触

前牙上的多数充填治疗是利用复合树脂来恢复到

正常的牙齿形态和功能。前牙的咬合要求之一（见第5章）是在非正中运动时引导下颌运动。因此，闭口位时前牙接触应较后牙轻。而在非正中运动过程中，前牙应引导下颌运动，同时使后牙咬合分离。在直立头位（进食头位）时，前牙接触也应较后牙轻。

下颌位置的治疗目标

充填治疗时，下颌位置很大限度取决于咬合系统是否存在功能紊乱。如果患者无功能紊乱，通常在最大牙尖交错位上完成充填修复。如果患者有咬合系统功能紊乱，则应在治疗前先解决功能紊乱。如果在治疗功能紊乱时确定主要病因是咬合状况，则应在充填修复前先尝试调𬌗（如果可行的话）。调𬌗后充填体就可形成较好的咬合关系。

实现治疗目标

治疗前仔细检查咬合状况，可以大大提高前、后牙治疗的成功率。此步骤可以是观察诊断模型，也可以是用咬合纸标记患者的咬合接触点。了解现有的咬合接触点可以极大地帮助在新修复体上重建这些接触。

后牙接触

在新的银汞合金充填体上重建稳定的后牙接触是一项艰巨的任务。银汞合金充填过高通常会导致修复体折裂而需要重做。因此，现在趋于稍微降低咬合高度以防止充填体折裂。由于患者难以察觉咬合的改变，因此即刻的修复效果令人满意，但这种情况往往不稳定，从而出现牙齿移位或伸长，直到建立新的咬合接触。这种牙齿移位会造成牙间关系异常和/或异常的非正中咬合接触（图20.1）。

因此，银汞合金充填体应设计为有咬合而非降低不咬合。初始时让患者轻咬咬合纸后去除多余的银汞合金。请记住，在治疗前观察咬合接触可以为需要完成的雕刻位置和范围提供宝贵意见。将与中央牙尖顶相对的银汞合金区域雕刻为一个小平面，再根据其所在部位，塑形为边缘嵴或中央窝。通常对天然牙体结构上接触点的检查会有所裨益。完成上述操作后，充填体的塑形已接近完成。充填体应与对颌牙同时、均匀接触（牙尖顶与平面接触），接下来再评估非正中咬合接触。用不同颜色的咬合纸区别正中与非正中接触点（与调𬌗过程一样，见第19章）。多数情况下，银汞合金充填体不作

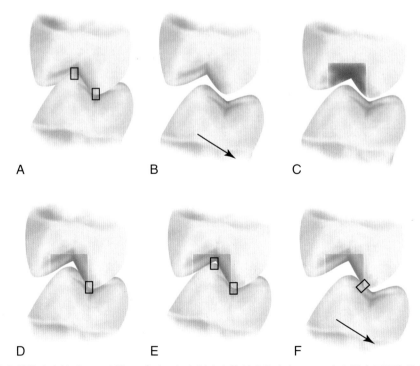

•图20.1　A. 稳定的牙尖交错位咬合关系。B. 侧向运动时无归中侧咬合接触（箭头）。 C. 在上颌磨牙预备的银汞合金充填窝洞。D. 充填体去除过多，导致与下颌牙齿颊尖无咬合接触。E. 一段时间后，下颌牙齿移位至更稳定的咬合位置，下颌牙齿颊尖和充填体之间重新建立咬合接触。F. 虽然这样的牙尖交错位很稳定，但存在归中侧咬合接触（箭头）。

为下颌运动的引导面，因此可完全消除其上的非正中接触。后牙复合树脂充填时也遵循该原则。

前牙接触

> **注意**
>
> 如果牙尖交错位（ICP）是理想的下颌闭口位，那么下颌通常还可从该位置向后移动少许。必须评估此向后的运动，以避免新修复体上出现向后退运动的秴干扰。如果发现下颌在正中关系（CR）位闭口时，新修复体上有早接触，则应调低早接触点，从而避免干扰原有的正中关系接触。在没有任何功能紊乱的情况下，CR位的接触方式患者在生理上应可接受，修复治疗不应对其形成干扰。

前牙复合树脂充填时应首先恢复牙齿形态。依照牙齿原有的外形轮廓对复合树脂进行塑形、固化后，应检查其咬合状况。理想下颌位时较重的咬合接触应调轻。通常检查时可将手指放在牙齿唇面，同时嘱患者闭口轻咬后牙来感知（图20.2）。较重的前牙接触常导致牙齿唇向移位或剧烈震动（称为震荡）。标记并调整这些咬合接触，直到手指感受不到患牙的任何异常移位。

调整完下颌闭口位的接触点后，就可以开始检查非正中咬合接触。如果充填体需要在非正中运动中提供引导，则其应当引导下颌平滑无阻地运动。为此，须磨平充填体表面不规则的部位，过度雕刻或抛光导致运动阻碍或边缘缺陷的充填体须重新制作。前伸运动及各种侧向运动都应当进行检查。

充填体的非正中咬合接触充分调整后，让患者在牙椅上坐直，进行进食头位的咬合检查，较重的前牙接触应予以调轻，使后牙咬合更重。

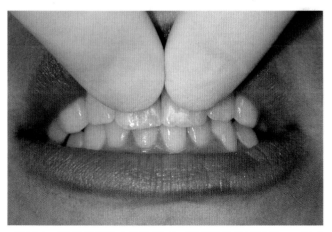

• 图20.2 可将手指放在前牙唇面，同时嘱患者反复闭口、轻咬后牙来检查较重的前牙接触。

咬合治疗中的固定修复

与充填治疗相比，固定修复在咬合治疗中具有多种优势。虽然充填治疗也可重塑牙面形态，但调整咬合关系时通常需要精细地去除充填体的高点。从这个意义上说，它与调秴一样有所限制。然而，固定修复的优势在于可增加或减少牙齿结构来实现理想的修复。由于修复过程通常在口外完成，因此避免了在口内操作的不利影响（即能见度、开口度、唾液）。通过合理使用秴架（见第18章），可以精确制作出满足治疗目标的修复体。制作完成后，再在口内进行最后的调整。

治疗目标

与充填治疗一样，固定修复的治疗目标也包括牙齿接触和下颌位置。

牙齿接触的治疗目标
后牙接触

后牙接触应稳定，并使秴力沿牙体长轴传递。由于可精确制作修复体的外形，这种轴向负荷可以形成围绕中央尖的相对斜面接触（称为三点接触）或牙尖顶与对颌牙平面接触来实现（图20.3）。上述两种方法都可以达到治疗目标。

前牙接触

前牙应在闭口咬合时接触较轻，而在非正中运动时提供主要的引导。固定修复可以更好地控制整颗牙齿外形，因此可以更好地形成精确的引导接触关系。与其他治疗一样，进食头位时前牙不应过重接触。

下颌位置的治疗目标

制作固定修复体的颌位取决于两个因素：（1）咬合系统中是否存在功能紊乱；（2）修复范围。

功能紊乱

在固定修复前，必须对患者进行彻底的检查。如果发现任何功能紊乱，则应在修复前即予以治疗。如第15章中讨论的，如果通过可逆性咬合治疗和其他影响因素，确定现有的咬合状况是导致咬合系统紊乱的病因，则应先进行调秴，以便在所需的下颌位置（CR）形成稳定的咬合关系。建立了良好的咬合关系后，则可以进行固定修复以稳定咬合和下颌位置。

修复范围

在没有咬合系统功能紊乱迹象的患者中，固定修复的范围决定咬合重建后的下颌位置。无功能紊乱的患者，其咬合状况基本处在生理适应性范围内。

如果仅需要进行小范围的固定修复（如单冠），制作的修复体应与现有的咬合状况相协调（图20.4）。因此，应在牙尖交错位制作牙冠，且就位后应与现有的非正中引导相协调。如果原本患者功能运动时就无障碍，则很难证明治疗后已彻底将咬合改变为更有利的状态。

但是，如果患者需要大范围固定修复时，无论患者对现有牙间交错位（ICP）适应性如何，都应选择最佳的下颌位置，即正中关系（CR）位（图20.5）。这是

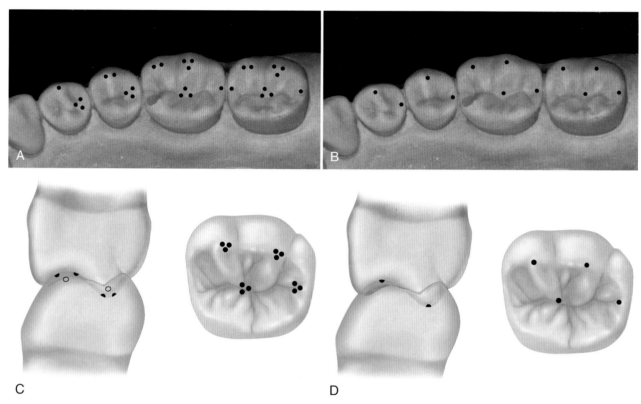

• 图20.3　A. 典型的三点接触式咬合形式。B. 每个中央尖与对颌牙窝形式3个对应接触点。C.典型的牙尖顶与小平面接触式咬合形式。D. 每个中央尖牙尖顶都与对颌牙的小平面有一个接触点。

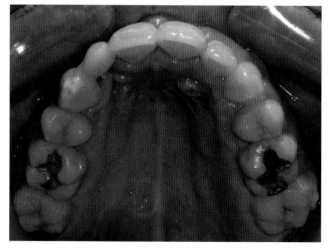

• 图20.4　检查显示该患者几乎不需要修复治疗。该患者计划植入种植体，替代右上切牙的临时修复桥体，并在牙尖交错位制作最终修复体。

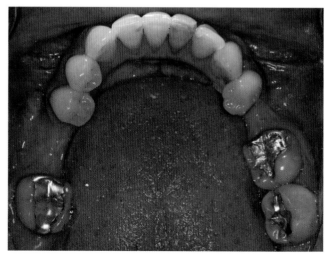

• 图20.5　检查显示该患者明显需要进行修复治疗。应在理想的关节位（正中关系位）上进行修复。

表20.1　治疗计划和顺序小结

咬合系统状况	牙列状况	
	咬合改变较小的治疗（如单冠）	咬合改变较大的治疗（如全口咬合重建）
功能紊乱	**A类患者** 治疗功能紊乱 通过调𬌗稳定咬合状况（如果可能） 冠修复以稳定咬合状况 根据现有的咬合状况行冠修复（注意不要产生任何正中或非正中早接触）	**B类患者** 治疗功能紊乱 通过调𬌗稳定咬合状况（如果可能） 冠修复以稳定咬合状况
无功能紊乱	**C类患者** 根据现有的咬合状况行冠修复（注意不要产生任何正中或非正中早接触）	**D类患者** 通过调𬌗稳定咬合状况 冠修复以稳定咬合状况

基于两点考虑：首先，ICP完全由牙齿接触决定。备牙时将消除这些接触，导致失去原有的ICP，需要建立新的ICP；然而，没有证据表明患者能否适应新的ICP。当ICP丧失时，最可行的方法是利用肌骨稳定位作为建立稳定咬合的参考位。其次，肌骨稳定位具有可重复性，有助于形成精确的咬合关系。

目前尚无预防颞下颌关节紊乱病（TMD）的方法（见第17章）。由于许多因素会导致咬合系统的功能紊乱，因此即便有可能预测TMD的未来进展，但也肯定极其困难。然而，当计划大范围咬合治疗时，将丧失原有咬合关系，比较合理的做法是选择最稳定的下颌位来重建咬合。如果有可能预防TMD，那么在此位置建立咬合关系应该是最适合的。

即便是一个单冠修复，在确定修复的下颌位置时也必须考虑口腔的整体健康状况。如果可以预测患者未来一段时间将需要更大范围的固定修复，明智的做法是考虑在CR位制作第一个修复体。这能提供稳定可重复的关节位置，从而允许在相同的下颌位置制作后续的修复体。如果不以CR位为参考位，很难在几年内协调每个修复治疗的目标，通常导致大范围修复后咬合关系异常。

本章节将所有需要固定修复的患者分为4组来概括阐述（表20.1），将介绍每类患者的基本治疗计划和顺序。由于简单的图示无法准确地对所有患者进行分类，因此仅将典型病例做了分类。对于难以界定分类的患者（如需要三单位固定桥修复且右侧颞下颌关节无症状弹响6年余的患者），必须在治疗计划前进行大量思考和分析。

实现治疗目标

在制订固定修复计划和顺序时，应当首先考虑前牙的接触。当修复的前牙能良好地引导下颌非正中运动时，才能在此基础上进行后牙修复。

前牙接触

在开始任何前牙固定修复之前，应仔细检查前牙的功能关系。应检查非正中运动过程中前牙是否起主要引导作用（如前牙引导时后牙应咬合分离）。前牙修复的顺序取决于现有的前牙引导情况。

前牙引导充分

多数情况下，前牙的形态和功能足以形成了良好的前牙引导，但这些牙齿仍需要进行修复。备牙时切削牙体组织将导致现有的引导丧失。一旦现有的引导丧失，就只能依靠主观判断来制作新的修复体。但是这样制作的前牙引导患者通常难以适应。如果修复后的前牙引导太平，则无法保证后牙在整个非正中运动过程中咬合分离。如果修复的引导过陡，则可能导致下颌运动受限，肌肉功能受损。为避免以上并发症，应保留并恢复精确的前牙引导。可在修复前利用个性化切导盘记录并在𬌗架上保留前牙引导的特征。

个性化切导盘

大多数半可调𬌗架都可适配个性化切导盘。备牙前，将患者原有的引导特征转移并保持在切导盘上。制作新修复体时，可以在新修复体中复制原有引导的特征。因此制作的前牙修复体将复刻原有的前牙引导。

使用个性化切导盘时，首先要在半可调𬌗架上准确安装诊断模型。然后将切导针与切导盘分开约1mm的间距，并在切导盘上放置少量自凝丙烯酸树脂。将上下颌模型进行咬合，使切导针刺入添加的树脂（图20.6）。

然后将下颌模型从咬合位开始向各个方向缓慢做非正中运动。切导针也随之移动，从而在树脂上形成特征性轨迹，反映出前牙的接触特征。

完成所有运动后，等待树脂凝固。如果制作准确，

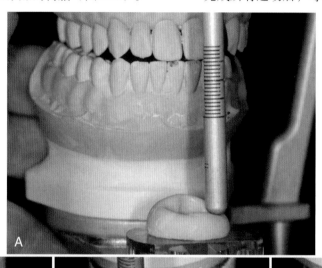

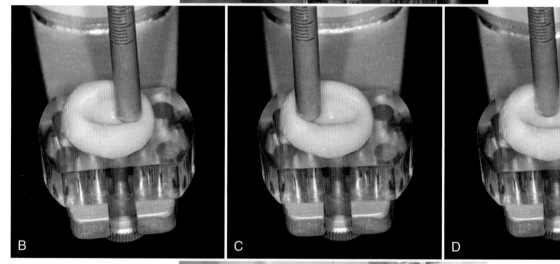

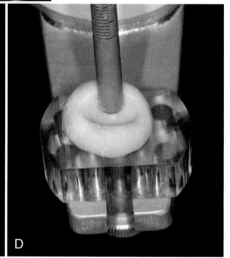

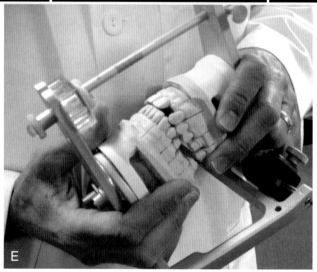

• 图20.6 个性化切导盘的制作。A. 将少量自凝丙烯酸树脂放置在半可调𬌗架的切导盘上。当上下颌模型闭合时，切导针将刺入树脂中。下颌模型先向右做侧向运动。B. 右侧向运动中，切导针在树脂中移动。C. 下颌模型向左做侧向运动，再行前伸运动。D. 在树脂凝固前完成上述运动。E. 树脂凝固后，临床医生可向任意方向移动下颌模型，切导针将始终接触前牙个性化切导盘，从而复制患者原有的前牙引导。

在上下前牙接触时，切导针应在所有运动中均接触树脂。如果切导针或牙齿在所有运动过程中都没有接触，则树脂可能已轻微变形。如果如此，则应重新制作。

如果切导记录不准确是由于牙齿并未接触，则应调整树脂形态使牙齿在运动中可以正确接触。如果是由于切导针未接触树脂导致记录不准确，则应重新放置树脂进行记录。

利用诊断模型精确制作完个性化切导盘后，即可准备进行前牙修复。在𬌗架上精确安装工作模型。然后向各个方向移动下颌模型做非正中运动，切导针应始终接触个性化切导盘，如此就确定是原有的前牙引导。对颌牙接触的新修复体外形应与非正中运动中切导针的运动轨迹吻合，以此来复制原有的前牙引导。

前牙引导不充分

有时，由于前牙缺失、排列不齐或折断，导致现有的前牙引导不充分。对于这些患者，必须改变前牙以形成更适合的引导。此时根据修复前模型制作的个性化切导盘就没有了参考意义，因为这只会复制出不合适的现有引导。应在前牙牙体预备后用临时修复体进行修复。

临时修复体旨在实现良好的前牙引导和美学效果。某些病例也可能需要正畸重排牙齿位置。由于这些临时修复体往往不同于原有的前牙引导，因此应在数周（甚至数月）内观察患者是否能够适应。在此期间除了确定新形成的引导是否合适外，也应观察其美学效果。如患者无法适应或美学效果较差，则调改临时修复体，直到实现良好的引导和美学效果。当引导较好时，则可以开始制作诊断模型。然后将其准确地上𬌗架，根据临时修复体的轮廓制作个性化切导盘。确定切导盘的准确性

后，就可以将模型分割为独立的代型，在其上制作合适外形的修复体。

建立良好的前牙引导的另一种可行方法是使用诊断蜡型。这种方法是在诊断模型上𬌗架后，在前牙堆蜡来塑造理想的前牙引导和美学效果。然后利用诊断蜡型来制作前牙临时修复体。如果患者对临时修复适应性良好，则可以根据调整好的诊断模型制作个性化切导盘。如果不合适，则在口内进行调改直到合适为止。调改完成后，就可以将模型上𬌗架并开始个性化切导盘的制作。

> **注意**
>
> 并非所有不充分引导都可以通过固定修复来纠正。如果牙齿排列不齐和牙弓间差异较大，则可以考虑其他方法，例如，正畸或正颌手术。尤其是没有其他前牙修复指征时，更是如此（图20.7）。治疗前对模型的彻底分析有助于确定适当的治疗计划。

后牙接触

实现了充分的前牙引导后，就可以开始将后牙修复至在"CR"位提供稳定的咬合支撑。如果引导充分，后牙应仅在闭口位接触，而在所有非正中运动中均无接触。后牙接触应稳定，同时可将𬌗力沿牙体长轴传导。

如前所述，这可以通过以下方式实现：中央尖三点接触或中央尖顶与小平面接触。两者各有优缺点：

1. 中央尖三点接触（Tripodization）：中央尖三点接触须利用对颌牙斜面来建立稳定的ICP。然后形成围绕每个中央尖顶均匀分布的3个接触点，平摊𬌗力，从而稳定了牙尖的咬合接触位置。使用某些技术中，中央尖接触于对颌两邻牙边缘嵴之间的外展隙上，

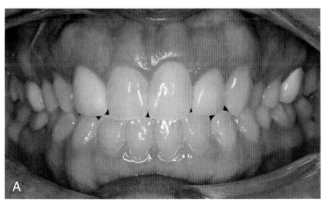
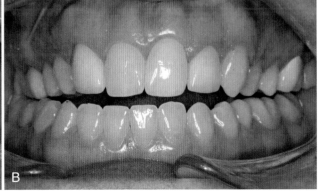

• 图20.7　A. 该患者牙间交错位时的咬合相对正常。B. 但是，当下颌做右侧向运动时，前牙的位置很明显不足以形成足够的引导，最好通过正畸治疗来改善此情况。

形成两个接触点（两点接触）。最终每个磨牙修复体上形成10~12个接触点（图20.3A）。理论上，这项技术是合理的。然而，实际上它有许多缺点。通常很难在制作和戴牙过程中形成并维持所有接触点。如果在制作时最终冠修复体缺少了一个或多个接触点，则可能会影响咬合的稳定性。

当制作的修复体将与相对平坦的银汞合金充填体咬合时，也很难形成三点接触。换句话说，三点接触技术最适用于对颌牙也是修复体的情况。当非正中运动期间无法形成即刻引导，或存在迅即侧移时，也较难以形成三点接触。在这两种情况下，前牙引导晚于后牙的侧向运动。当牙尖已经在ICP接触相邻斜面时，就难以消除侧向运动中的后牙干扰。

2. 牙尖顶与小平面接触：第二种可行的后牙接触方式是中央尖顶与对颌牙的小平面接触（图20.3B），从而使𬌗力沿牙体长轴传递。即使修复体在制作过程中失去了1个触点，剩余的接触点也足以形成稳定的咬合，同时使𬌗力沿牙体长轴传递。对于银汞合金充填体，可以实现令人满意的牙尖顶与小平面接触，并且如果出现迅即侧移，通过加宽牙窝即可轻松消除任何潜在的非正中接触。

总而言之，这两种方法都能形成稳定的咬合接触关系。三点接触更适合于即刻引导且对颌牙面也可调改的情况。换句话说，全口咬合重建时更适合形成三点接触。然而，这通常很困难。更简单的办法是形成牙尖顶与小平面接触，无论修复范围如何，都可以使用该方法。因此，该方法也更实用且适用性更广。

有些特殊的尖窝关系需要同时使用两种方法。当条件合适时，可以在同一个修复体中使用这两种方法。以下部分将详细介绍在形成良好牙齿形态的同时，建立牙尖顶与小平面接触的方法。

蜡型技术

蜡型技术可以设计和塑形特定的牙齿形态[1]，可用于单冠修复及全口后牙重建。

下面以右下磨牙蜡型的设计制作为例，进行简要阐述。

1. 首先将诊断模型在CR位上半可调𬌗架。制作右下第一磨牙的可卸代型，并适当削磨修整（图20.8）。

2. 在代型上涂布分离剂，以便分离最终的蜡型。用蜡刀、蜡勺、酒精灯等工具在代型上制作完整的蜡型（图20.9）。

3. 检查右上第一磨牙的𬌗面，其将与蜡型咬合接触，检查尖窝关系。如图20.10所示，可见蜡型的近中颊尖将接触于上颌第一磨牙（红色）的近中边缘嵴。下颌磨牙的远中颊尖将接触于上颌磨牙的中央窝。根据牙窝的形状选择形成小平面接触还是三点接触。

两者都可以合理传导𬌗力。该图显示在同一个修复体上同时具有三点接触（红色）和牙尖顶与小平面接触。上颌磨牙的近中舌尖将接触于下颌磨牙的中央窝（蓝色），远中舌尖接触于下颌磨牙的远中边缘嵴（蓝色）。了解这些牙尖及其对应的𬌗面位置有助于修复体设计。

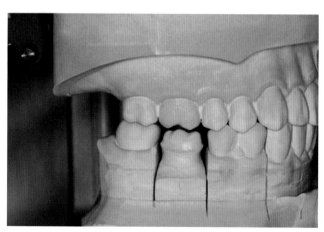

•图20.8　制作贵金属铸造冠的代型。（Courtesy Dr. Stephen Selwitz, University of Kentucky, Lexington, KY.）

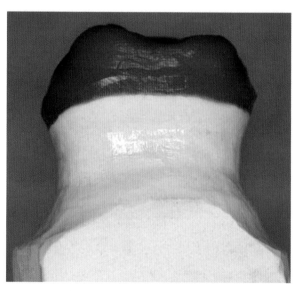

•图20.9　在代型上制作完整的蜡型。

4. 制作蜡型的远中边缘嵴。其高度取决于邻牙边缘嵴的高度（图20.11）。注意，将模型轻轻咬合时，上颌第一磨牙的远中舌尖在边缘嵴上咬合的印迹（图20.12）。边缘嵴的形状应该设计为牙尖顶与小平面接触的形式（图20.13）。

5. 下一步是构建下颌磨牙近中颊尖的接触区。将模型进行咬合，可以看到上颌磨牙近中边缘嵴的位置。在对应区域将蜡堆成锥状以接触该部位。为了方便展示，图中的牙尖使用蓝色蜡制成（图20.14和图20.15）。

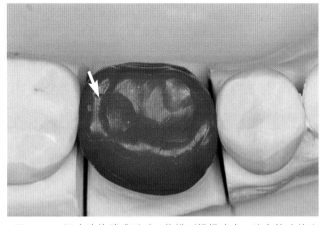

• 图20.12 远中边缘嵴成形后，将模型轻轻咬合。注意箭头处为上颌第一磨牙远中舌尖的咬合印迹。

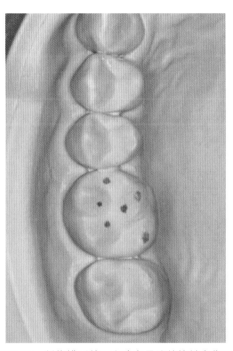

• 图20.10 制作蜡型前，应确定最终的接触点位置。

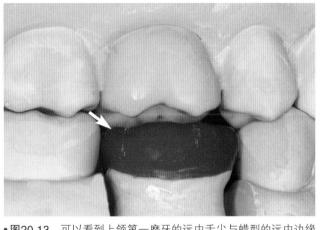

• 图20.13 可以看到上颌第一磨牙的远中舌尖与蜡型的远中边缘嵴（箭头）接触。

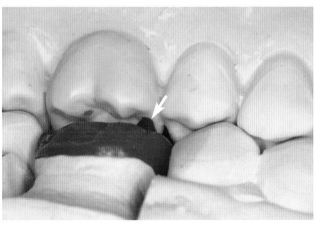

• 图20.14 堆塑近中颊尖，使其与上颌第一磨牙的近中边缘嵴（箭头）接触。

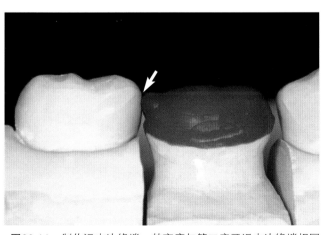

• 图20.11 制作远中边缘嵴，其高度与第二磨牙近中边缘嵴相同（箭头）。

6. 形成近中颊尖后，用同样的方法形成远中颊尖。根据三点接触的设计原则，依据对颌牙中央窝形态，设计远中颊尖。牙尖高度即为牙窝的深度（图20.16），然后从颊侧进行检查（图20.17）。

7. 牙尖高度确定后，就可以将牙尖的颊尖嵴以及近远中嵴设计成理想形状（图20.18）。注意，蜡型的牙尖高度和颊侧形态应与牙弓中的邻牙一致（图20.19）。

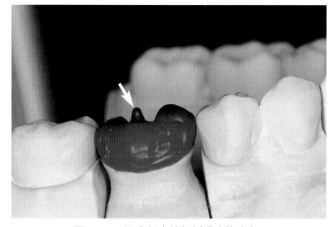

●图20.17　远中颊尖的颊侧观（箭头）。

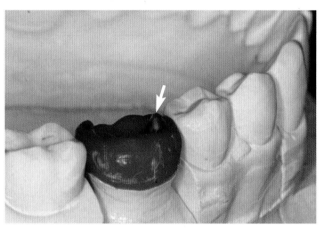

●图20.15　近中颊尖（箭头）的颊侧观。

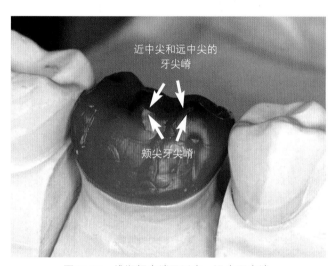

近中尖和远中尖的牙尖嵴

颊尖牙尖嵴

●图20.18　堆塑颊尖嵴及近中、远中牙尖嵴。

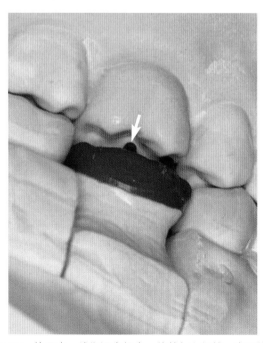

●图20.16　接下来，堆塑远中颊尖，使其与上颌第一磨牙的中央窝（箭头）接触，应形成稳定的三点接触。

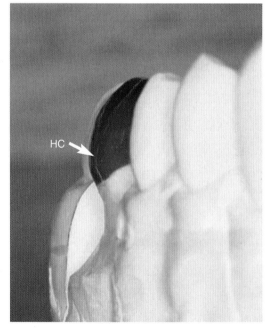

HC

●图20.19　在牙齿的颈1/3处形成颊侧外形高点（HC）（箭头），如此即完成牙冠颊侧外形的制作。其外形轮廓应与其他后牙的颊侧外形相协调。

8. 接下来是堆塑舌尖。由于舌尖是非功能尖，因此可根据牙弓形态进行设计。用红色铅笔画一条连接所有相邻舌尖的假想线，即舌侧咬合线（见第3章），以此来指导牙尖的设计（图20.20）。用蓝色蜡堆塑完舌尖后，从舌侧检查模型的咬合情况（图20.21）。舌尖的高度应依据Spee曲线和Wilson曲线设计（见第3章）。

9. 制作良好的舌尖颊侧观（图20.22）。接下来制作近中、远中和舌侧牙尖嵴，最终完成牙齿形态设计（图20.23）。

10. 最后一步是形成发育沟的形态并再次确认所有咬合接触。

图20.24展示了尚无发育沟的基本牙体结构形态。尽管在蜡型的制作过程中建立了咬合接触，但需要再次检查确保接触仍然存在。一种确定是否存在牙齿接触的简便方法是在蜡型上喷细粉。将细粉喷在牙面上，然后将上下颌模型闭口至轻咬合状态。没有附着粉末的区域即是接触区（图20.25）。检查完正中咬合接触后，将模型做非正中运动，确保蜡型上没有非正中粭干扰。应去除所有的非正中粭干扰。如图20.26所示为蜡型的最终形态。

正确制作了蜡型的咬合后，就可以评估整个蜡型的解剖形态。牙齿外形和边缘制作完成后，取下蜡型，制作最终修复体，并在患者口内进行调整。请记住，修复的最终目的不是使修复体适合粭架，而是适合患者的口

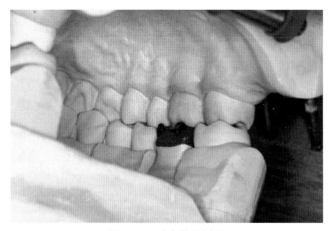

• 图20.21 舌尖的舌侧观。

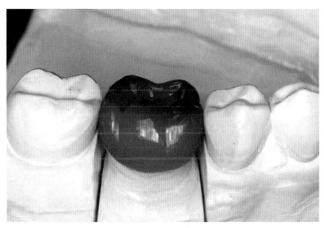

• 图20.22 舌尖的颊侧观。

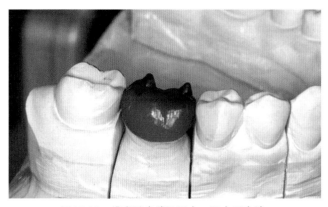

• 图20.23 堆砌舌尖嵴及近中、远中牙尖嵴。

内情况。因此，口腔医生应当在口内对修复体进行必要的调整，以改正粭架使用及其他过程中出现的误差。

修复体戴入口内时，应先检查邻接和边缘。邻接和边缘合适后，再检查修复体的咬合情况。

让患者闭口至理想的接触位置，然后检查邻牙的咬合情况。这有助于确定新修复体与其他牙齿是否协调，并了解需要调整的程度。如果发现邻牙无咬合接触，则

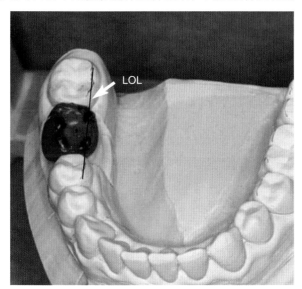

LOL

• 图20.20 可用红笔连接相邻舌尖画出舌侧咬合线（LOL），然后在其上堆砌舌尖（见第3章）。

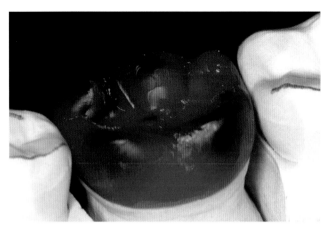

• 图20.24　图示为仅有基本的牙尖和边缘嵴，而尚无发育沟的牙面形态。

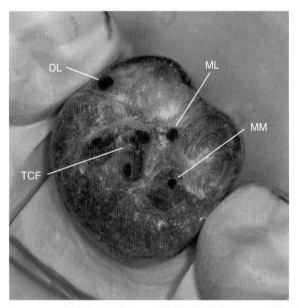

• 图20.25　一种确定是否存在牙齿接触的简便方法——在蜡型上喷细粉。蜡型喷好细粉后，将上下颌模型闭合至轻咬合。没有附着粉末的区域即是接触区。DL：远中舌尖接触点；ML：近中舌尖接触点；MM：近中边缘嵴接触点；TCF：中央窝处的三点接触。

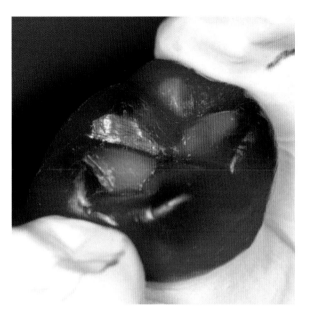

• 图20.26　使用彩色蜡制成的最终蜡型。注意，其中的灰蜡用于形成功能尖的内侧牙尖嵴。

需将修复体进一步调低。将红色咬合纸放在干燥的牙面上，去除所有较重的红色接触区域。在调整过程中必须注意保持理想的接触形式（牙尖顶或小平面）。当患者咬合至牙尖交错位时，金属咬合纸（0.0005英寸的聚酯薄膜）可以顺利通过修复体与邻牙的间隙，即完成了修复体的调整。患者也可以提供有关修复体接触的宝贵信息，尤其是在非麻醉状态下。在理想咬合位置调整好修复体后，就可以开始评估非正中运动了。

如果是在最大牙尖交错位制作的修复体，则先将下颌引导至CR位，然后检查是否存在CR-ICP滑动。新修复体不应干扰原有的CR-ICP滑动。应磨除修复体上新的CR位接触。如果是在CR位制作的修复体，那么在制作蜡型时就已完成了这些调整，只需在口内稍微调整即可。

接下来评估侧向和前伸运动。与调𬌗时一样，调整侧向运动接触时需使用两种不同颜色的咬合纸。干燥牙面后，放上蓝色咬合纸，嘱患者闭口至ICP，然后分别向左右做侧向运动及前伸运动（在归中侧额外施力辅助下颌侧向运动有助于发现可引起保护性反射的归中侧咬合接触）。然后换为红色咬合纸，嘱患者再次闭口至ICP。如果前牙引导充分，则应去除所有后牙的蓝色标记点。如果需要由某些后牙提供侧向引导，则找出所需的引导接触并消除剩余的蓝色标记点。

最后一点：必须再次强调，并非所有颞下颌关节紊乱病（TMD）都可通过修复治疗解决。首先，必须确定咬合因素是TMD的主要病因，或必须确定咬合改变是恢复咬合系统正常功能所必需的，此时才具备修复治疗的指征。一旦确定需要治疗，就需要制订适当的治疗计划，来确保修复治疗能成功实现治疗目标。如果对修复治疗的可行性存疑，则应先使用诊断模型和蜡型来获取有关治疗的参考信息。当牙列不齐妨碍了修复治疗时，可能需要考虑正畸或正颌手术。同样，随着牙齿缺失数量的增加，可能需要考虑种植修复、局部或全口可摘义齿修复来实现治疗目标。